U0233377

实用灾害救援医学教程

Medical Response to Major Incidents and Disasters:

A Practical Guide for All Medical Staff

实用灾害救援医学教程

Medical Response to Major Incidents and Disasters:
A Practical Guide for All Medical Staff

原　　　　著　Sten Lennquist

主　　　　译　郑静晨

副　主　　译　李晓雪　郝昱文　姚　远

译者及审校人员　（按姓氏笔画排序）

王　琴　　王汉斌　　朱宇航　　杨　轶

杨晓莉　　吴　蔚　　吴士文　　汪　铃

张宇峰　　陈东红　　陈雁西　　宗兆文

赵　喆　　郝鑫鑫　　秦至臻　　龚　艺

樊毫军　　穆学涛

秘　　　　书　南　杰　李　琪

北京大学医学出版社

SHIYONG ZAIHAI JIUYUAN YIXUE JIAOCHENG

图书在版编目（CIP）数据

实用灾害救援医学教程 /（瑞典）伦奎斯特
（Lennquist）原著；郑静晨主译 . —北京：北京
大学医学出版社，2020.4
　　书名原文：Medical Response to Major Incidents
and Disasters：A Practical Guide for All Medical Staff
　　ISBN 978-7-5659-2159-9

　　Ⅰ．①实… 　Ⅱ．①伦… ②郑…
Ⅲ．①灾害－急救医学－指南 　Ⅳ．① R459.7-62

　　中国版本图书馆 CIP 数据核字（2020）第 007197 号

北京市版权局著作权合同登记号：图字：01-2016-0529

Translation from the English language edition:
Medical Response to Major Incidents and Disasters: A Practical Guide for All Medical Staff
edited by Sten Lennquist
Copyright © Springer-Verlag Berlin Heidelberg 2012
Springer is part of Springer Science+Business Media
All Rights Reserved.

Simplified Chinese translation Copyright © 2019 by Peking University Medical Press.
All Rights Reserved.

实用灾害救援医学教程

主　　译：郑静晨
出版发行：北京大学医学出版社
地　　址：（100191）北京市海淀区学院路 38 号　北京大学医学部院内
电　　话：发行部 010-82802230；图书邮购 010-82802495
网　　址：http://www.pumpress.com.cn
E-mail：booksale@bjmu.edu.cn
印　　刷：北京金康利印刷有限公司
经　　销：新华书店
责任编辑：董采萱　　责任校对：靳新强　　责任印制：李　啸
开　　本：889 mm×1194 mm　1/16　印张：23　字数：640 千字
版　　次：2020 年 4 月第 1 版　2020 年 4 月第 1 次印刷
书　　号：ISBN 978-7-5659-2159-9
定　　价：258.00 元
版权所有，违者必究
（凡属质量问题请与本社发行部联系退换）

译者前言

2008年汶川大地震，波及大半个中国及亚洲多个国家和地区，也塑造了当代"众志成城、八方支援"的汶川大救援精神。从此以后，每年的5月12日成为国家法定的防灾减灾日。同年，我们出版了我国首部《灾害救援医学》专著。

十年过去了，灾害救援医学的羽翼日渐丰满，军民融合、医工联合、平战结合，更多的医疗救援力量投身到大家庭的建设和发展中来。在救援队伍能力方面，我们有三个体会：一是医学救援不仅是单纯性救治工作，而且是世界性公共卫生问题。对灾害中的平民而言，社会结构破坏，灾害带来的不安全感、疾病和营养不良，以及缺乏医疗卫生服务所造成的死亡等导致的伤害，比直接伤害或创伤的影响还要大。救援队员需要真正理解并掌握救援过程中的系统性问题，有的放矢，才能精准施救。二是医学救援并非仅是现代城市灾害应急所需，而且是常态化建设工作。从女娲补天、大禹治水的神话传说，到国际现代城市搜索与营救队伍（Urban Search and Rescue Team, USAR）的建立与发展，人类的历史就是不断与灾害抗争、谋取胜利的历史。在信息化、智能化、城市化高度发展的现代社会，分工更加精细。我国已着手建立专业化、职业化的救援队伍，救援队员迫切需要持续的技术提升和能力更新。三是高精装备和技术培训正在成为救援队伍发展的两翼。国际救援的舞台不仅是人道主义担当的体现，也是各国救援装备、技术能力展示和比拼的竞技场。近些年，我们一方面致力于陆、海、空立体救援高精装备和关键技术的研究，解决的是救援顶层设计、技术引领的问题；另一方面，倡导训练示范基地建设，加快教材体系论证。这些培训技术具有应用简单易行、标准化程度高、使用广泛、效果确凿等特点，解决的是研究成果有效转化为应用能力的问题。

基于以上三个判断，适逢北京大学医学出版社邀请，希望能合作翻译出版《实用灾害救援医学教程》，我欣然答应了。这本书由Sten Lennquist博士团队根据欧洲重大事故医学应急救援交互式经典课程经验编写，专著内容简明实用、图文并茂，主要观点清楚、系统。相信该书在国内的出版有助于传播国际培训经验，丰富救援医学理论，规范医疗救治行动，对提高我国的灾害救援医学能力具有一定的指导意义和积极的推动作用。我国灾害救援医学诸多资深专家和中青年骨干参与了本书的翻译和审校，他们不仅在自己的研究领域有所建树，而且有着丰富的救援与临床经验。他们的辛勤付出使本书的表达更贴近国情，可读性、借鉴性和实用性良好。

人类在灾害面前是渺小的，因为不可能从根本上消灭灾害；人类在灾害面前又是强大的，因为具有认知、创新和改造世界，让灾害不再成为灾难的能力。作为社会的一员，在此，我谨向该领域的从业者、学者、专家们致以崇高的敬意。

郑静晨
2019年8月

谨以此书献给那些有无限精力和热情，并投身于医务人员重大事故教育和培训的同道。这是一项充满挑战的工作，不仅仅是因为它需要针对重大事故进行有效和准确的培训，它还需要让各级决策者认识到他们有责任向各类工作人员提供此类培训——所有这些工作都是为了使重大事故中不断增加的受害者获益。

原著前言

众所周知，如今随着全球科技和经济的发展，重大事故（**现有资源不足以应对即时医疗需求的情形**）发生率已显著上升。为了维持并不断提高我们的生活水平，我们持续开发、利用先进科技，与此同时我们也在付出相应的代价，即科技发展所带来的相关风险。科技发展还带来自然环境和气候方面的变化，导致"自然灾害"逐步升级，而所谓"自然灾害"，其实多为人为原因所致。全球人口的增加以及穷国与富国之间仍然存在的生活水平差距（在一些地区，这种差距甚至还在扩大）造成全球政治局势紧张，武装冲突和恐怖主义行为频发，从这个角度上说，当今世界没有一个地方是安全的。

矛盾的是，我们的医疗系统应对重大事故的能力却日益变得脆弱：我们对效率的要求越来越高，以至于我们接收大量伤员的"储备能力"下降或完全丧失；我们越来越依赖脆弱的技术系统；由于亚专科化的持续推进，我们应对专业外急救的能力正变得越来越弱。鉴于此，医疗领域和教育领域的决策者必须做出相应决策，这是其不可推卸的责任，尤其是在教育领域。

所有职位、各级医务人员都有责任为应对重大事故而做好准备。只有这样，我们才能尽可能地以最佳方式采取行动，从而尽可能消除或减少因重大事故而造成的生命、健康损失以及生理、心理上的痛苦。为此，我们需要制订应急计划并进行应急准备。此外，如过去经验所明确显示的：所有职位的医务人员都应接受严格培训，以具备应对重大事故的能力，这一点至关重要。在重大事故中，"以更有效率的方式，继续做好常规工作"是不够的；在这样严峻的情况下，要进行准确的处置和操作，还必须拥有其他技能：

- 在医疗需求明显超过现有资源的情况下，做出优先顺序方面的决策，并根据实际情况对这些决策进行准确调整。这不仅包括患者的优先顺序（检伤分类），也包括采用诊断、治疗措施的优先顺序，这会涉及所有医务人员。

- 因为专科医生数量不足，需要对自己专业以外的损伤、疾病进行初步的急救处理。

- 因为先进技术手段的使用受到限制，需要使用简化的诊断、治疗方法。

- 操作储备系统，以其作为我们脆弱技术系统的备用手段。

- 需要了解整个流程，按预定的警报、应急救援流程，无缝投入应急救援工作。

没有教育和培训，这些都不可能做到。与大多数临床专科不同，培训无法在"真实环境"（重大事故）中进行，只能采用模拟技术，这对培训负责人员提出了较高的要求。

到目前为止，进行此类培训的最佳方式是采用交互模型——"实践性学习"，即所有学员都接受从指挥、协调到患者处置的所有级别的决策培训：在这种特定情形下应对患者采取哪些措施，以及为了尽可能实现现有资源的最优化利用，应以何种优先顺序、何种方式实施这些措施。为此，培训模型应提供足够详细的信息作为决策的基础，并且能够反馈死亡率、并发症等决策结果。

要进行充分的交互式培训，就需要缩减传统的课堂教学时间。为此，学员应有相应的教材可以自学，以便为参加培训做好准备。目前该领域的教材分为两类：一类是针对应急计划制订者或管理者编写的，另一类主要是介绍如何进行基本的创伤处置。本书根据欧洲重大事故医学应急救援（medical response to major incidents，MRMI）交互式课程经验而编写，旨在为所有医务人员提供针对重大事故应急救援的实用性指南，以填补该领域的明显空白。本书的内容涵盖了在重大事故严峻情形下所需的从指挥、协调到伤员实际处置的所有相关知识，并且以一种全面、易读的形式将所有这些基础知识呈现出来。

在所使用的术语和组织架构方面，各国不尽相同。为此，本书的执笔小组在编撰本书时，已努力调整本书的结构和内容，使之尽可能与我们所确认的大多数欧洲国家所采用的共同标准相符。鉴于医疗体系、文化、经济和传统方面存在的差异，各国所使用的术语和组织架构不可能完全相同，但是，我们认为本书给出的原则只要进行简单的调整，就应该能够符合任何一个欧洲国家甚至大多数其他国家的标准。

本书由欧洲 MRMI 课程的核心成员编写。为了本书的出版，他们都投入了大量的精力。同时，本书的编写还得到一个国际专家团队的支持，他们分别在重大事故应急救援的不同领域拥有丰富的经验。作为本书的编者和协调者，在此我衷心感谢所有为本书的出版投入时间和精力的人们，世界各地日益增多的重大事故受害者也将因你们所做的努力而获益。

Sten Lennquist
Söderköping，瑞典

目　录

1

重大事故：定义及医疗需求

Sten Lennquist

1.1 术语

在医疗系统内，重大事故被定义为"一种既有资源无法满足应急医疗需求的状况"。它与重症或严重受伤人群的具体数量，以及具体的资源水平状况无关，它只表示资源与需求之间的一种不平衡状态。该术语仅指一种紧急状况，即资源的缺乏可能立即导致死亡或严重健康损害。而资源与需求之间的"长期"失衡状态在当今医疗系统中越来越普遍，不被归类为"重大事故"。

在本书中该术语涵盖三个等级的重大事故：

1. 一级重大事故：通过调整组织配置与操作指南，可以维持通常的医疗水准，挽救所有可存活患者的生命。类似术语包括重大事故、重大意外事件、重大紧急事件、可自救事故。
2. 二级重大事故：出现大量伤员，即使调整组织配置与操作指南，也无法维持通常的医疗水准（挽救所有可存活患者的生命）。类似术语包括大规模伤亡事故、灾难、无法自救事故。
3. 三级重大事故：与二级相似，但事故地区或国家的基础设施遭到破坏。这意味着对检伤分类、医疗及其他各种支援的需求更高，通常需要外部援助。类似术语包括复杂紧急事件或复合事故。

采用该术语的好处在于，它为针对警报做出应急救援决定提供了直接、可行的依据：一级通常指应当启动灾难应急计划，并调整操作指南实施救援；

S. Lennquist
e-mail: lennquist@telia.com

二级指需提高警报等级与应急准备，优先救治可能存活的伤员，推迟救治存活率低的伤员；三级指需从其他地区或国家调动外部资源，并利用社区其他设施，以确保水、电、食物和临时住所的供应，以及使用交通工具转送伤员和运送人员、物资。

针对重大事故，使用一个国际统一的术语是最理想的；但现实状况是由于存在资源、灾难预期、社会结构、文化和传统的不同，我们可能不得不继续接受各国对其定义的差异。不管对重大事故的称谓如何，其定义都不仅需要表达一个概念，还需要是可行的、有用的，成为在这种情势下做出决定和实施应急救援的基础，医疗系统各级人员也必须熟知。

1.2 何时以及何人可以宣布"重大事故"

如前所述，重大事故的医学定义与伤员的具体数量或具体的资源水平状况无关，它只表示应急需求与可立即提供的资源之间的不平衡状态。例如，在一起公共汽车交通事故中，有40名乘客受伤，但只是轻伤；他们不需要救护车运送，因为可由另一辆公共汽车运送至最近的医院；而该医院的急诊科每天可收治200名患者，故这起事故中的伤员可以被轻易"消化"掉。因此，这起交通事故不必归类为重大事故。另一方面，如果在一个校园或购物中心发生疯狂枪击事件，有5～10人遭受枪击，需要立即进行手术，而该地区很少发生这类事故，则这个事件可能被宣布为重大事故。

对此，宣布重大事故的铁则是：宁可误判，不可漏判。

相应地，应由医疗责任人，根据既有信息，判断、宣布重大事故的发生。这项决定也需立即传达至所有相关组织和团队。

谁负有此项责任呢？这因国家、地区而有所不同。在一些地方，是第一批到达现场的救护车医务人员；在其他地方，是协调中心——警报中心、救护车调度中心，或地区医疗指挥中心等。由他们根据收到的警报信息，或首批抵达现场团队提供的报告，负责宣布发生了重大事故。

不论由谁负责，在地区灾害应急计划中都必须明确规定能够做决定的职位名称。负有此责任的人员必须随时待岗，并且受过严格培训，才可以做出这些决定。

在大部分情况下，对重大事故的等级都很难立即做出判断，因为首份现场报告包含的信息往往有限，而不同团队不得不根据这些有限信息决定警报的等级。很明显，一些事故在一开始就足以被评为较高等级的警报；而另一些事故，在获得更多信息后，可能需将等级调高或调低。管理链中不同级别的团队可能评级不同，并且在应急救援的过程中，评级也可能发生变化。

需要注意的是，在前线救援的人员通常忙于照顾患者，很难甚至根本无法全面了解总的医疗需求或可获得的资源。因此，所有级别的应急协调员或指挥员的一项重要工作，就是持续向其下属工作人员传达已宣布的事故等级，因为这将影响检伤分类流程和处理方案的选择。

1.3 现代社会中的重大事故风险

在过去几十年间，既有资源无法满足应急医疗需求的情形显著增加，并且随着社会的发展，这类风险也继续增大。

- 在 20 世纪，全球人口从 16 亿增至 60 亿；按现在的年均人口增长率 1.33% 计算，预计在 2050 年，全球人口将达到 89 亿，这本身也将成为一个危险因素。

- 随着城市化的持续，人口密集程度加剧，包括常住人口和公共聚会。这些地方也是恐怖主义袭击的潜在目标。

- 人口流动性增大，无论是定居或旅游。例如，在瑞典 900 万居民中，全年平均有超过 40 万人居住在其他国家；大部分情况下，他们作为游客旅行的地方都容易发生自然灾害或出现恐怖主义活动。

- 在过去几十年间，危险品的生产、运输和使用明显增多。在瑞典，每年有 1800 万吨易燃、易爆、化学或有毒物品使用公路运输，另有 300 万吨使用铁路运输。

- 危险品包括放射性物质。现代社会越来越依赖它提供能源。近期发生的事件显示，它的危险性不容忽视。

- 全球恐怖主义已然成为常态，并部分取代了武装冲突。这意味着，无论何时、何地，以及是否积极介入任何冲突，在没有预警的情况下，我们都可能面对大量受伤人群。恐怖分子的目的是为了其自身利益而吸引公众注意；他们总是选择在最容易下手且造成最大恐慌效果的地方制造袭击，完全不理会是否有无辜人员遇害。

- 尽管全球战争风险暂时降低，但只有历史才可以证明；在世界部分地区，武装冲突仍然持续不断。随着政治对立的加剧和贫富差距的增大，它们还可能长期存在。

- 现已达成共识的是：持续不断的气候变化使所谓的"自然灾害"加剧，而自然灾害造成的健康损害和死亡风险也在增大，后者受全球人口增加、人口密度增大，以及建筑工程重利益、轻安全倾向的影响。

2007 年世界灾难报告显示，在 1997—2006 年，被界定为灾难的事故数量增加了 60%。同期灾难事故死亡人数从 60 万增至 120 万以上，受影响人数从 2.3 亿增至 2.7 亿。

然而矛盾的是，我们的医疗系统却越来越难以应对这些情形：

- 受持续追求高效率，追求对所有既有资源的最优化使用的影响，备用能力削弱。
- 对先进科技的依赖程度加深。
- 医务人员专业领域进一步细分，削弱了应对一般状况的能力；

本书下一章将概述不同种类重大事故的案例

以及从中获得的经验。它们清楚显示，无论我们生活、工作在世界什么地方，也无论这些地方看起来多么安全与和平，我们仍然随时都可能面临需要应急救援的情形。我们需要运用下面所述知识与应急准备去减少健康受损和死亡，减轻患者的痛苦，以不辜负他们对我们专业能力的信任。

1.4 重大事故中的医疗需求

在重大事故中，医疗系统的目标是尽最大可能减少或消除死亡和健康受损，以及随后引发的身体和心理伤害。要实现此目标，需要做到以下两点：

1. 将既有资源重新分配至最需要的地方，并迅速调配额外资源（包括人员与物资）。
2. 通过在患者之间以及应急措施之间确定精准的优先顺序，并采用简单的诊断、治疗方法，实现既有资源的最优化使用。

重新分配、调配资源需要制订应急计划并进行应急准备，包括一套设置好的协调、指挥架构，它需要明确定义各级别负责做决定的职位。要实现既有资源的最优化使用，需要对所有参与应急救援的人员进行教育与培训。同其他医学领域一样，应急计划、教育和培训需要进行基础研发。

1.4.1 制订应急计划与进行应急准备的必要性

针对重大事故，我们需要制订特殊计划吗？是继续由已存在并且我们熟悉的组织应对，还是另建一个新的组织，哪一个方案更好呢？

所有既有经验都告诉我们，为了高效地应对这些情形，制订应急计划是必要的。并且，某些至关重要的行动必须早做准备，这样，在事故发生之时才有可能发挥作用。不过，有两点需要强调清楚：

1. 目标不是建立一个新组织，而是对既有组织进行必要调整，以将资源调配至不足的地方，如对受害者的处理。无论在哪一天、哪个时间段，也无论是何人在岗，我们制定的应急计划应可在几分钟内启动。应急计划必须简单：简单是应急计划务实、精准的关键。
2. 应急计划不能取代教育和培训。如果作为应急计划重要组成部分的预期参与人员对其缺乏认识，或者他们缺少下文所述的重大事故发生时

精准行动所必不可少的知识和技能，则最好的应急计划也不能发挥作用。

就算应急计划很简单，人员都已经过培训，我们仍然需要制订应急计划。警报传来时，在很短时间内就要做出决定：我应该联系谁？我应该向谁发出警报？我该采取什么步骤？这些问题的答案都应该被明确记载在预备的行动卡上，发给所有参与人员，各个步骤按时间顺序排列。它还有个前提，就是必须有明确定义的警报等级，包括相应的应急准备等级，后者由接收警报的负责人（同样明确定义）决定，该负责人必须随时待岗。了解警报等级后，应急救援人员按该等级行动卡所示采取行动，而接到警报的团队自动进入应急状态。

一个常见的错误是制定的应急计划过于复杂，为上述的各个步骤添加了大量的无用信息。如果由远离一线的行政人员制订，就容易出现这种情况（"一份厚厚的应急计划看上去不错，也意味着应急准备到位"，但那样的应急计划可能过于复杂，根本无法启动）。因此应急计划应由一线人员制订，或者至少应与一线人员密切配合制订。它要求所有参与人员都对重大事故与灾害应急计划的原则有基本了解，这也是该领域教育的一项重要内容。

在医院，需要做一系列应急准备，以实现精准的应急救援。例如：

- 一个备用房间，供医院的指挥团队使用，配备独立的对外通信线路和设备，以协调应急救援行动。
- 在急诊部内或与之相连的地方设立备用区域，以便针对大量伤员进行检伤分类和初步处理。
- 在与急诊部相连的地方配备去污染设施，以消除被危险物质或放射性物质污染的患者进入医院的风险。
- 备用房间，可用作进行小型手术的额外手术室；可用手术室数量可能成为医院收治大规模患者的限制因素。
- 备用呼吸机，或有获得额外呼吸机支援的策略，因为呼吸机数量是另外一个重要限制因素。
- 针对大规模伤员的备用物资，以及获得额外物资的策略，因为很多物资存货量仅限于正常应急需要。
- 备用系统，包括电、水、通信与计算机技术支持。
- 备用设备，必要时针对奔赴现场的院前急救队配备。

- 一套简单的伤员登记系统。

当警报传来时，是来不及做以上准备的；而以上任何要素的缺乏都可能导致整个应急救援链的崩溃，患者就不得不因此而忍受痛苦。因此，有必要采取特定步骤进行应急准备并制订计划。应急计划与应急准备都必须在经验分析的基础上进行，那是从以往发生的重大事故与灾难中获得的经验；其中，应急计划是针对重大事故与灾难的应急救援操作指南的重要内容之一，需要持续开发并进行严格评估。关于管理链中不同要素的应急计划与应急准备的原则，将在专门探讨这些要素的章节中讨论。

1.4.2 教育培训的必要性

为应对这样的情形，作为医务人员，我们仅仅做好日常工作并持续在业务上精进是不够的。我们需要学习、掌握各种额外的知识和技能，才能更精准地应对这些情形下的特殊需求。

在过去几十年间，医疗取得了快速、广泛的发展。治疗效果得到提高，许多以前的不治之症现在都可以成功治愈。同时，社会的发展也对治疗的质量与安全提出了更高要求。这也导致新的、更先进的医学技术不断出现，并且医学专业领域进一步细分，即大量知识被局限于狭窄的专业领域。今日的医务人员通常专业领域狭窄，过度依赖先进的诊断和治疗技术。这种发展趋势不仅出现在科技高度发达的国家，也不同程度地出现在世界各地。

先进技术的出现以及疾病、病症治愈可能性的提高，也使医疗成本不断增大。这也对效率提出更高要求，每一项资源都必须实现最优化使用。然而，这也意味着备用能力的减弱，难以应对突然出现的大量伤员和重症患者，这已成为一个世界公认的问题。概括地说：

- 我们医疗系统应对重大事故与灾害的能力不断削弱，而随着社会的发展，这类事故发生的风险却不断上升。
- 因此，在胜任日常医疗护理工作外，对特殊的知识和技能的需求增大，以保证在重大事故中能有效应对。

1.4.2.1 重大事故与灾害的精准应急救援所需知识与技能

重大事故或灾害可能在任何时间、任何地点毫

无预警地发生，正如全球恐怖主义袭击所显现的一样。当我们突然需要救治大量受伤或重症患者时，我们可能：

- 无法获得或没有时间使用平常接触的先进技术；
- 没有专科医生来处理通常由他们负责的病症；
- 无法向所有患者提供正常情况下的优质、安全的治疗；
- 无法提供备用的手术室或呼吸机，因为所有资源已实现最优化使用；
- 无法满足大量伤员的物资供给，因为许多物资只有一天的库存量；
- 无法提供计算机支持，而所有日常工作都据此展开；
- 通信系统无法工作，因为现代科技系统非常脆弱，无法超负荷工作且容易发生技术故障。

这种情况下，需要以下相关知识与技能：

- 使用简单的诊断与处理方法；
- 初步治疗自己专业之外的紧急病症，至少是那些常见于重大事故的情形；
- 进行检伤分类，做出快速、精准的决定，确定患者之间以及诊断、治疗措施的优先顺序；
- 作为组织的一员，了解整个组织的架构，以按照需要快速重新分配资源；
- 在物资供给不足的情况下展开工作，同时了解如何获得额外物资供给；
- 当计算机、通信系统或其他先进技术系统出现故障时，使用备用系统。

另外，应对某些类型的事故需要特殊知识，如对受到危险品、生物制剂或放射性物质污染的患者的管理，或者在通常的医疗中少见的特殊创伤的治疗，如由高能量导弹、碎片或爆炸造成的创伤和严重感染的创伤等。

严峻环境下开展工作时，如在资源极其匮乏的区域，或受"长期"灾害影响而存在严重公共健康问题的区域，则需要掌握相关领域的知识，如营养学、传染性疾病，以及对难民和失去家园人群的管理。所有这些都要求派遣至这些区域服务的人员受过特殊教育和培训。

1.4.2.2 培训的操作指南

该领域教育与培训的开展难度很大。与其他医学领域不同，对于出现在重大事故中的问题及其应对方法，很少有患者可以做实例演示；真正发生事

故的现场也不是进行教育与培训的地方。这就需要不同类型的模拟模式。现场演习是最常用的教育和培训应急救援人员的方法，但演习场景容易给人造成巨大震撼，它或许能成功模拟事故现场的混乱，但对受训人员来说，提供的信息有限。他们可能提出疑问：在现实中，我的决定和行为会导致什么后果？

灾害医学教育与培训的重点是决策制定。从协调员到指挥员的各级别人员都必须在压力下和有限的时间内做出正确的决定：

对哪些资源发出警报？如何更好地使用它们？

针对每个患者的管理：

在这种特殊情形下，该如何应对这个患者？何时以及怎样做？优先顺序是什么？

在这样的情形下，关键的是哪怕错误决定只有一次，患者也没有了第二次机会。我们像计算机一样工作：接收大量信息（输入数据）、分析信息、做出决定、产生结果（输出数据）。在培训和评估决策时，做决定所依据的所有信息以及决定可能导致的所有后果都必须明确阐述。这要求有先进的模拟模型，必须详细列出管理链中的所有要素（现场、运输、医院、协调和指挥），因为它们相互联系并共同对结果造成影响。近年来，大家已认识到使用此类模型的必要性，它们也正取代过时且昂贵的现场演习及模拟人的培训模式。

那么，谁需要接受培训呢？任何医务人员，不论其专业如何，在任何时候都有可能遭遇没有专科医生或专家在场而面临大量严重受伤或重症患者的情形。因此，在医生与护士的基础培训中，必须包括专门的课程，教授重大事故中的基本工作原则。现在欧洲已采用这种模式，只有少数几个国家例外。这样的培训是大学和护理学校的责任，也是其达到培训标准的必要条件。

急救领域的专业人员则需要接受职位上的额外培训，这通常在医院进行。在一些国家、县或地区，这些培训获得政府支持，因为这关系到公众的安全。可能担任领导或协调职位的人员需要接受进一步培训，因为他们的工作难度更大，这样的培训通常在每个国家为数不多的地区培训中心进行。第

18 章将着重讨论教育与培训的操作指南。

1.4.3 研发的必要性

前面已强调，在应急救援领域，操作指南开发和评估的必要性与其他所有医学领域一致。重要研发领域包括：

- 重大事故与灾害的风险分析，以此作为制订应急计划和进行应急准备的基础；
- 重大事故与灾害的经验、结果的持续跟踪、信息收集和分析，以此作为开发、评估操作指南的基础；
- 重大事故与灾害中简单诊断、治疗方法的开发与评估；
- 备用系统的开发与评估，包括技术支持、通信和信息技术；
- 应急准备标准的开发与评估，以确保质量；
- 教育方法的开发、评估与验证。

第 19 章将探讨该领域研发的范围与方法。

扩展阅读

Aylwin CJ (2006) Reduction in mortality in urban mass casualty incidents – analysis of triage, surgery and resources use after the London bombings on July 7, 2005. Lancet 368:2219–2225

Frykberg ER (2002) Medical management of disasters and mass casualties from terrorist bombings – how can we cope? J Trauma 53:201–212

Gelling J (ed). (2002) Fundamental disaster management. Society of Critical Care Medicine, Mount Prospect

Hodgetts T, Mackway-Jones K (eds) (2002) Major incident management and support – the practical approach. BMJ Publishing Group, London

Hogan DE, Burstein JL (2007) Basic perspectives of disasters. In: Hogan DE, Burstein JL (eds) Disaster medicine, 2nd edn. Lippincott Williams & Wilkins, Philadelphia

Klyman Y, Kouppari N, Mukhier M (2007) World disaster report 2007. International Federation of Red Cross and Red Crescent Societies, Geneva

Lennquist S (2003a) Promotion of disaster medicine to a scientific discipline – a slow and painful but necessary process. Int J Disaster Med 2:95–99

Lennquist S (2003b) Education and training in disaster medicine - time for a scientific approach. Int J Disaster Med 1:9–15

Lennquist S (2003c) The importance of maintaining simplicity in planning and preparation for major incidents and disasters. Int J Disaster Med 2004:5–9

Lennquist S (2005) Education and training in disaster medicine. Scand J Surg 94:300–310

Liberman M, Branas CC, Mulder DS et al (2004) Advanced versus basic life support in the prehospital setting – the controversy between the "scope and run" and the "stay and play" approach to the care of the injured patient. Int J Disaster Med 2:9–17

Noji E (ed) (1997) The public health consequences of disasters. Oxford University Press, Oxford

O'Neill PA (2005) The ABCs of the disaster response. Scand J Surg 4:259–266

Powers R, Daily E (eds) (2010) International disaster nursing. Cambridge University Press, Cambridge

Shapira SC, Hammond J, Cole LA (2009) Essentials of terror medicine. Springer, New York

Smart CJ (2008) How and what do you declare a major incident? Prehosp Disaster Med 23:70–75

Smith E, Waisak J, Archer F (2009) Three decades of disasters – a review of Disaster-specific literature from 1777–2009. Prehosp Disaster Med 24:306–311

Sundness KO, Birnbaum ML (2003) Health disaster management guidelines for evaluation and research in the Utstein style. Prehosp Disaster Med 17(Suppl 3):1–177

Turegano F, Perez-Diaz D, Sans-Sanchez M et al (2008) Overall assessment of the response to the terrorist bombings in trains in Madrid, March 11 2004. Eur J Trauma Emerg Surg 34: 433–441

网站

World Health Organization, International Strategy for Disaster Reduction Report, 2008–2009. World Disaster Reduction Campaign: http://www.unisdr.org/eng/public_aware/world_camp/2008-2009world_health_day20090407/enindex.html

2

重大事故：案例与经验

Sten Lennquist

2.1 术语

传统上，重大事故及灾害分为：①人为灾害，由人类或人类发展引起；②自然灾害，由自然或气候变化引起。第一类包括技术失误而造成的事故，如工业或交通事故。第二类包括地震、火山、飓风及洪水等灾害。

然而，许多所谓的自然灾害是人类活动的结果，因此这种分类并非完全恰当。近年来，有一种观点正逐渐得到支持，那就是人类造成的气候变化间接地增加了特定类型自然灾害（如飓风和洪水）的发生风险。如今出现的饥荒在很大程度上是由贫富国家之间资源分配不公、对自然的过度开发，以及政治行为造成的。另一方面，被归类为人为的灾害也可能是由气候上的变化造成的，比如由强风导致的飞机及船舶事故。

因此，更加贴切的分类方式为：
- 因技术进步而造成的事故。
- 蓄意制造的事故。
- 因气候及自然变化而造成的事故。

2.2 因技术进步而造成的事故

人类发展史即是一部技术进步史。但是，技术进步速度如此之快、范围如此之广则是近几十年来的事情。由于技术进步，我们的生活水平持续提高，但同时我们也消费了大量资源，忽视了其对自然、气候造成的影响，以及子孙后代的需要。持续提高生活水平的需求，显著地促进了工业生产及旅游业的发展，以及更快速、更大规模交通设施的使用。由于重经济利益、轻安全，大量人群遭遇事故的风险增大，无论是由技术进步直接造成的事故，还是由对自然及气候影响间接造成的事故。

由技术进步造成的事故包括：
- 交通事故——空中、海上、轨道及公路事故。
- 危险品事故——易燃、易爆、化学、有毒物质及放射性物质的生产、运输及使用事故。
- 建筑物、工业及运输系统的火灾事故。
- 公共及政治事件——在有限区域内聚集大量人群，如体育赛事、节庆、政治集会或示威游行。
- 建筑物或在建工程坍塌，由重经济利益、轻安全因素而致的事故。
- 技术系统故障，如计算机及通信系统。我们社会各方面对技术系统的依赖程度不断加深，但在紧急时刻它却容易受到技术故障和超负荷的影响而导致事故。

此类事故可能由建造和管理失误造成，这些所谓人为因素无法通过安全体系完全杜绝。它们也有可能由低估或无视风险所致，比如由过度重视经济利益或竞争造成。例如 2004 年（译者注：原文错误，应为 1994 年）发生在波罗的海的爱沙尼亚号渡轮事故（见下文），造成 852 人死亡，这场悲剧即是明知存在风险却对其视而不见的例子。任何有责任心的专业人士都会认识到失事渡轮结构上存在风险，如果根据渡轮大小调整载重量，渡轮可以更安全。这恐怕就是一个我们必须为我们的生活方式

S. Lennquist
e-mail: lennquist@telia.com

付出代价的教训。这种代价需要以更充分的应急准备应对。可事实并非如此。爱沙尼亚号渡轮灾难中的大部分幸存者（137 人中的 97 人）被直升机解救；然而，在此之后，参与应急救援的直升机数量非增反降。为了节省资金，军用直升机可用数量减少，但并未出现任何替代措施。不幸的是，类似例子还有很多。

2.2.1　交通

在历史上，从未像今天这样，有如此大规模、世界性的人和物品迁移。由此而引起的事故包括：

- 飞机事故；
- 船舶事故；
- 轨道交通事故；
- 公路交通事故。

2.2.1.1　飞机事故

空中交通的密集程度正在日益增大。例如，据估计，2009 年美国航空乘客超过 9.85 亿人次，相比 1995 年的 5.8 亿人次，15 年内几乎翻了一番。每个欧洲大型机场，每年运送旅客人数达到 0.5 亿～1 亿。

近年来，相对于空中交通的密集程度而言，飞机事故的数量是较小的。根据美国国家运输安全委员会的最新统计数据，在总共 1120 万人次起飞中，发生事故 0.223 次，其中 0.018 次存在人员死亡。这意味着在飞机起飞中，乘客遇到事故的概率为 1∶50 万，死亡的概率为 1∶550 万。因此，从统计数据上来看，航空是最为安全的交通方式。

尽管飞机事故很少，但仍然存在。航空公司之间竞争的加剧，导致不断追求高效率，这可能成为威胁航空安全的一大因素，并成为当前业内讨论的焦点。同时，主要机场周围空中交通密度的持续增大，也是一个危险因素。在所有飞机事故中，15% 发生在飞机起飞时，55% 发生在降落时，其余发生在飞行途中。

在机场附近发生的事故中，由于迅速有效的营救行动和更安全的飞机制造，受伤幸存者增多，这已成为近年来的显著趋势。其中一个例子是 1989 年发生在英国 East Midlands 的飞机事故。因为发动机故障，一架波音 737 客机紧急迫降在机场附近，损毁严重（图 2.1）。不过由于迅速有效的火情控制及营救，在总共 118 名乘客中，87 名被现场救出，其中 16 名最终不治身亡。大量幸存者伤势严重，给医疗护理带来很大压力。此次事故的救援情况在单独的出版物中有详细报告（Wallace 等，1994）。

空中交通事故也可能发生在偏远地区，给营救及现场医疗急救带来很多困难。最悲惨的例子之一

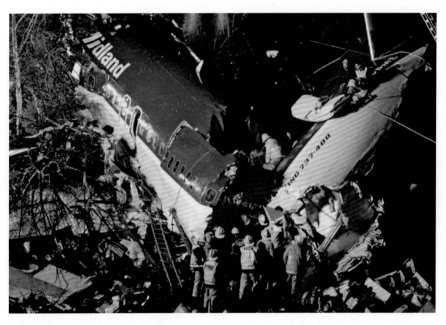

图 2.1　1989 年发生在英国 East Midlands 的飞机事故。由于发动机故障，一架波音 737 客机在机场附近紧急迫降时坠毁。尽管飞机损毁严重，118 名乘客中仍有 87 名被救出，其中 16 名在初步救治后死亡。这张照片清楚地显示出飞机事故中的一个趋势：由于迅速有效的营救和火情控制，以及飞机结构的改进，飞机事故中的幸存概率增大，但大量严重受伤的幸存者也增大了医疗系统的压力（Photo Scanpix，已获得授权）

是 1985 年发生在日本的大型喷气式客机事故。飞机由于本身的机械故障而坠毁，造成 500 多人死亡。营救及医疗人员在事故发生 14 小时后才赶到现场。数名幸存者目睹了不少人在飞机坠毁后仍然存活，但在等待救援过程中死去。还有其他类似救援迟缓的例子，这突显了迅速确定失事地点及派遣医疗人员的重要性。

近年来，飞机撞上建筑物或坠毁在人口密集区的事故增多。飞机降落在大型机场前往往经过人口稠密区。这种现象如此普遍，实在是令人惊讶。例如，1991 年发生在荷兰阿姆斯特丹的飞机事故（Arturson 等，1994），一架大型喷气式客机直接撞上一座高楼（图 2.2a 和 b）。幸运的是，仅有 50 人死亡。这是因为该飞机正进行调度飞行，飞机上只有机组人员，而且大楼中大部分居民当时都在室外。不难想象，如果飞机载满乘客，并且居民们都在家中，后果将是多么严重（Arturson 等，1994）。

在人口稠密区发生飞机事故的另一个例子发生于 1988 年在德国 Ramstein 举行的飞行表演上。飞机在空中发生碰撞后，一架飞机冲向观众并坠毁，导致 43 人死亡，400 多人受伤（Brismar 和 Lorin，1990）。1993 年在瑞典斯德哥尔摩市中心举行的飞行表演上，一架新型军用飞机坠毁，地点距离一个站满观众的大桥仅 100 米，差点儿造成另一起类似

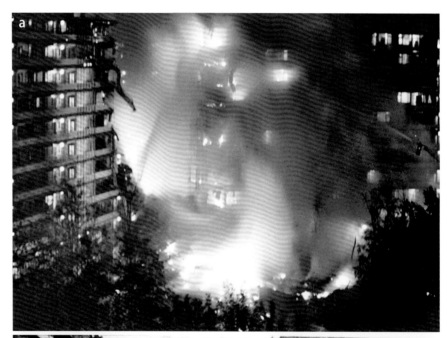

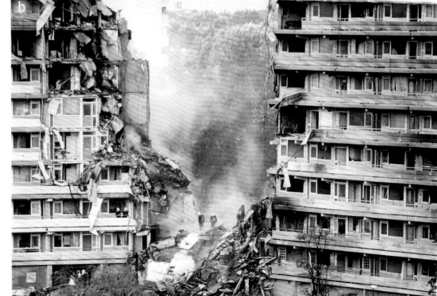

图 2.2 1991 年在阿姆斯特丹发生的飞机事故。一架大型喷气式客机降落时撞上一幢高层公寓楼，造成建筑物损毁并引发火灾。由于这是一次调度飞行，飞机上只有机组人员，并且事故发生时只有极少数居民在家，因此这次事故的伤亡人数较小。如果客机上载满乘客，并且居民们都在家，那么伤亡人数肯定会大大增加。a. 将近 70 吨的燃料引起熊熊大火；b. 出事地点位于生活区中心。如今，许多飞机在机场降落前都要经过人口密度高的城市或其他人口稠密区。一旦发生飞机事故，伤亡人数将会非常大（Photo Scanpix，已获得授权）

悲剧。

而如今，在人口稠密区发生的飞机事故中，我们不得不加上"蓄意制造"事故的一类（参见下文"恐怖行为"一节）。

随着空中交通密度的增大，发生地面事故的风险也在增加。迄今为止最严重的此类事故发生于1977年3月，在西班牙的Tenerife机场，一架荷兰飞机与一架美国飞机相撞，造成581人死亡，60多人严重受伤。2001年10月，在意大利的Linate机场，由于机场空中交通控制失误，一架斯堪的纳维亚客机与一架私人飞机在地面相撞，造成118名乘客死亡。在飞机事故中，遇难者丧生于异国他乡的情况非常普遍，这次事故后的一份特别报告评估了对这类遇难者家属进行的心理辅导（Berg-Johannesen等，2006）。

飞机事故造成的损伤以钝性伤为主，受伤类型与公路交通事故相似。大部分伤员（60%～65%）为多发伤，受伤幸存者中8%有烧伤，遇难者最主要的死因是吸入大量浓烟。其中一个例子是1985年发生于英国曼彻斯特的飞机事故，一架客机起飞时起火，导致55人死亡，其中80%因血液中氰化物含量过高而失去意识（O'Hickey等，1987；Fries，1991）。

直升机事故造成的损伤模式又有所不同。由于其采用较安全的燃料系统，很少发生火灾。损伤以钝性伤为主，头部受伤概率较大（60%以上），许多脊柱损伤由极速减速引起（Bledsoe and Smith，2004）。

飞机事故：经验总结

- 相对于空中交通的密集程度而言，飞机事故比较少见。但是随着空中交通量进一步增大，以及对高效率的要求，其潜在风险也在增大。
- 由于在机场采取更加迅速有效的营救行动，飞机事故后受伤幸存者的数量增加，这也增大了对及时、精准的医疗救援的需求并凸显其重要性。
- 飞机很少在飞行途中发生事故，不过一旦发生在交通不便的地区，则会给营救行动和医疗救援带来很大压力。
- 飞机撞上大楼或在人口稠密区坠毁，会造成大量伤亡。
- 蓄意制造的飞机事故是一种新现象，也应纳入空中交通风险之中。

2.2.1.2 船舶失事

当今海上旅行的发展趋势是使用更大船只，载更多乘客，以更快速度且严格按时刻表航行，缺点是往往忽略了天气状况。在瑞典及其周边海域，每年有3900万人（瑞典人口的4倍）乘坐渡轮，海上旅行的频繁程度可见一斑。目前许多渡轮可容纳2500多位乘客，并同时运载轿车以及装有任何材料的货车。

1994年9月发生在波罗的海的爱沙尼亚号渡轮沉船事故，造成852人丧生（Brandsjö等，1997），是近年来较大的海难之一。值得检讨的是，它并非超载船只，也并未忽视安全因素；这是一艘现代的、高科技的渡轮，航行在通常安全标准较高的海域。这为许多坚信"这种事故不可能发生"的人们敲响了警钟。而且，这也不是第一次发生此类渡轮事故（表2.1）。这种渡轮内部有一个巨大的船舱，它与外面的海水只隔一层薄薄的舱壁，并有一个很大的舱门，可容许货车及火车车厢穿过。如果海水进入船舱，仅仅10～15英寸（译者注：1英寸约为2.5 cm）高的水位就足以导致渡轮翻船；因为船舱内没有任何东西可以阻挡水的流动，水聚集到船舱一侧就会导致翻船。这个过程可能发生得非常迅速，根本来不及疏散乘客或放下救生艇。这正是爱沙尼亚号渡轮上大大的舱门上出现了一条裂缝后发生的情形。裂缝形成原因仍不详，可能是由高速行驶及巨浪共同造成的。不过这也不是此类事故首次发生。1987年，一艘名为"自由企业先驱号"的渡轮刚刚驶出比利时的Zeebrügge港就翻船了，这次是有人忘记了关闭舱门。此次事故造成200多人死亡，如果不是渡轮还没有驶出浅水区，一部分船体还立在海面上，后果将更加严重（Lorin和Norberg，1998）。在爱沙尼亚号渡轮事故之前，已经有类似事故的报告（表2.2，译者注：原文如此）。

表2.1 过去20年来发生的重大渡轮事故

年份	船只名称	地点	原因	死亡人数
1987	Donna Paz	菲律宾	相撞，火灾	2 000
1988	Herald of Free Enterprise	比利时	技术故障	188
1990	Scandinavian	瑞典	火灾	158
1991	Salem Express	红海	触礁	480
1993	Jan Hewelius Baltic Sea	波罗的海	暴风雨	55
1993	Ferry	韩国	暴风雨	292
1994	Estonia	瑞典/爱沙尼亚	技术故障	859

表2.2　过去15年来发生在体育场的重大事故

年份	地点	原因	死亡人数	受伤人数
1985	英国，Bradford	火灾	55	200
1985	比利时，布鲁塞尔	拥挤	39	437
1988	尼泊尔，加德满都	拥挤	80	700
1989	英国，Hillsborough	拥挤	96	400
1991	南非，Orkney	拥挤	40	50
1991	美国，纽约	拥挤	8	28
1996	危地马拉共和国，危地马拉市	拥挤	84	147
2001	南非，约翰内斯堡	坍塌	43	250
2001	印度，Ghana	拥挤	123	不详
2010	柬埔寨，金边	坍塌	349	不详

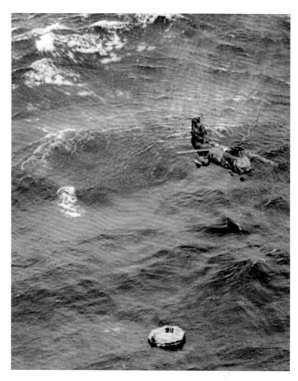

图2.3　在爱沙尼亚号渡轮事故中，137位幸存者中97位由直升机救出。直升机上配有海面营救人员，他们直接从海面上将幸存者捞出。这项工作在强风巨浪中进行，难度和风险巨大。营救人员无法将所有落水乘客救出，只能优先救出那些还有生命迹象的人。这也存在风险，那就是在救生筏上的冻僵受害者也许本有存活的可能，但未能救出。然而在那种艰难的情况下，这也许就是最好的检伤分类选择了（Photo Scanpix，已获授权）

爱沙尼亚号渡轮一共登记有989位乘客与船员，其中852位溺亡，他们之中的大部分人可能完全没有机会逃出船舱。在137位幸存者中，只有40位被及时赶到的过往船只救起，但是这些船只没有能力在巨浪中救起更多的人。其余97位幸存者由芬兰和瑞典派出的直升机救出（图2.3）。不过直升机姗姗来迟：第一架在出事后2小时赶到，大部分在数小时后到达。在如此寒冷（10摄氏度，50华氏度）的海水里，人存活超过3小时的概率不到50%，而且随着在水中时间的增加，存活概率急剧下降。也就是说，直升机的营救至关重要。然而，时至今日，营救用直升机的数量并不见增；相反，瑞典还取消了用于营救的军用直升机，使直升机营救的可能性大大降低。目前，一些渡轮的舱门得到加固，但渡轮载满乘客时仍然存在发生裂缝的危险，尤其是在交通繁忙的海域或天气恶劣时高速航行。在这个领域，从经验中得到教训，同时将教训置之不理的例子并不少见。

海上事故死亡人数呈上升趋势，这可能与船只变大、乘客增多有关。在1970—1985年，有记载的海上事故为353起，死亡人数为5万；而在1980—1995年发生的20起最严重的海上事故中，共有1.54万人死亡。迄今为止，在和平年代发生的最严重的海上事故为1987年一艘菲律宾渡轮与一艘油轮相撞，夺取了2000多人的生命。

船体失火是海上事故中人员死亡的另一个原因。1990年，在瑞典近海海域，斯堪的纳维亚之星号客船发生火灾，导致159名乘客死亡。这次事故清楚显示，在复杂的营救行动中，国家之间以及组织之间协调的重要性（Almersjö等，1993）。

船舶事故：经验总结

- 船只更大、乘客更多、速度更快，以及无视天气条件要求严格遵守时间表的压力，致使事故增多，死亡人数增加。
- 在大型渡轮的建造中，重经济利益、轻安全因素的做法增大了事故风险。
- 海上营救行动需要国家之间和组织之间更好地协调，也需要为良好的应急准备进行培训。
- 对于恶劣天气或低水温状况下的救援工作，直升机的迅速营救至关重要，必须将其纳入应急计划以及应急准备中。
- 对大部分医疗人员来说，低体温症或溺水患者并非日常诊疗内容，因此需要加强这两方面的教育和培训。

2.2.1.3 铁路交通事故

与公路交通事故相比，火车事故造成的总死亡人数可能看起来不大。但是火车事故一旦发生，伤员人数将可能非常大，需要大规模的应急准备和救援行动。

近几十年来，火车速度大为提高。车速提高是否会增大事故风险尚不得而知。日本是高速铁路交通发达的国家之一，在最近20年里有记载的火车事故达80多起，受伤人数超过1万。一起有详尽记录的高速铁路事故为1998年6月发生在德国 Eschede 的火车脱轨事件（Hülse 和 Oestern，1999）。事故的起因是一只车轮由于过热而被锁定，它切断了铁轨，造成后面的车厢全部脱轨。当时火车正要从一架混凝土大桥下穿过，结果脱轨的车厢撞上了大桥（图 2.4），大桥坍塌，造成大规模损毁。共有101人死亡，87人严重受伤，很多幸存者被困，需要采取大规模营救行动。在这起事故中，直升机发挥的作用非常明显，它们担当起转送伤员和将营救物资运送到现场的重任。车轮过热后损坏铁轨、火车脱轨的现象众所周知，在 Eschede 脱轨事故之前和之后都有报道，不过后果都没有如此严重。

伤亡人数最多的一起铁路事故发生于1989年乌克兰 Bashkira。一条天然气管道发生泄露并在两

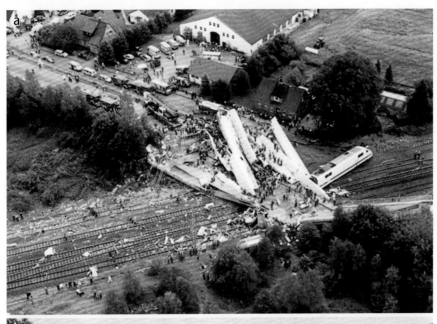

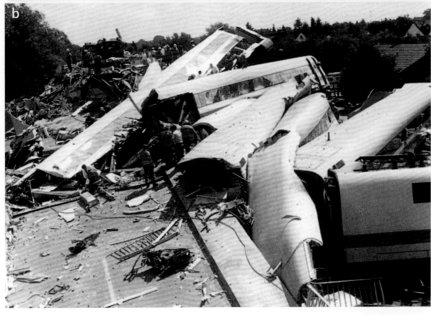

图 2.4（a，b）1998 年 6 月发生在德国 Eschede 的高速铁路事故。火车的一只车轮由于过热被锁定；它切断了铁轨，导致后面的车厢脱轨，撞上一座混凝土大桥；大桥坍塌，压在部分车厢上。共有 101 人死亡，87 人严重受伤。这张照片清楚显示，营救众多被困伤员的任务艰巨又耗时

列火车正好迎面开过时发生火灾。两列火车分别往返于同一个旅游胜地，也可能正是两车相遇引发了火灾。结果 800 人被烧伤，其中大部分是儿童，大量人员死亡（统计数字为 2000 人以上，但该数据从未被核实）。来自许多国家的营救和医疗小组参与了救援行动（Kulaypin 等，1990；Becker 等，1990）。

此类事故还包括大城市中的有轨电车及地铁事故。1992 年 3 月，在瑞典哥德堡，一辆有轨电车停在山顶上，由于刹车失灵，电车在没有司机的情况下向市中心冲去。电车速度不断加快，沿途碾压一切，最终造成 42 人受伤，13 人死亡（Almersjö 和 Kulling，1994）。

在隧道发生的轨道交通事故还存在特殊问题：乘客被困，以及难以进入现场和疏散伤员。例如在 1964 年，伦敦地铁里发生两列列车相撞事故，造成 30 人死亡，150 人受伤；在 1987 年，伦敦的 King's Cross 地铁站发生火灾，造成 31 人死亡，60 人受伤（Hallén 和 Kulling，1990）。以上两起事故都存在这样的问题。2005 年 7 月，伦敦发生恐怖袭击事件（见下文），其中三起袭击都同时针对伦敦地铁（Aylwin，2006）。1995 年在日本东京发生的沙林毒气投放事件（Kyriacou，2006）（同见下文）同样是一起针对地铁的恐怖袭击。

> **轨道交通事故：经验总结**
> - 轨道交通速度的加快增大了事故中受伤人员增多的风险。
> - 营救行动中的特殊问题包括患者被困，以及难以进入现场和疏散伤员，致使营救行动因需要进行现场及疏散时急救处理而非常耗时。
> - 如果事故发生在地铁或隧道里，这类问题将更加严重，同时近年来地铁也成为恐怖分子袭击的目标。

2.2.1.4　公路交通事故

在高速公路上，由于黑暗、大雾或路滑等原因而发生的连环撞车事故可能造成多人伤亡。近年来该类事故已报道多起，这也是交通量日益增大的结果。在该类事故中，主要存在营救被困人员难度大和因交通阻塞难以到达现场的问题。一个重要教训是，在特定状况下，公路交通事故也可能需要重大事故级别的应急救援。

客车尺寸增大、行驶速度快以及在旅游业中广泛应用，使得客车成为重大公路交通事故的主角。据报道在瑞典，客车常用于包租业务；在最近 20 年中共发生了 15 起客车重大事故，超过 500 人受伤，50 人死亡。这促进了相应安全措施的加强，如改进客车结构、要求系安全带等。图 2.5 显示了最近的一起事故，因为路滑，两辆客车相撞，出事地点位于瑞典北部，距离医院相当远。车祸造成 6 人死亡，62 人受伤，大部分人严重受伤。这也再一次显示，客车事故可能给乡村地区当地医院带来很大压力。

> **公路交通事故：经验总结**
> - 在高速公路上，因交通拥堵、恶劣天气引起的连环撞车事故可能成为重大事故。在耗时的营救中，可能需要对被困伤员进行院前急救处理。
> - 随着高速旅游客车使用的增多，造成多人伤亡的客车事故也在增加。这也成为公路交通中出现重大事故的另一个原因。发生在乡村地区的重大事故会极大增加当地医疗系统的负担。

2.2.2　由危险品造成的事故

近年来由危险物质造成的事故增长最快，仅次于恐怖行为，其危险性十分明显：在瑞典（900 万居民），每年有 1800 万吨易燃、易爆、化学及有毒物质使用公路运输，另有 300 万吨使用铁路运输，其运输途中往往经过人口稠密区。

迄今为止，最严重的易燃易爆物事故是 1984 年发生在墨西哥 San Juanico 的丙烷爆炸事故（Arturson，1987）。距离墨西哥市不远的一处人口稠密区中的一个丙烷仓库发生泄露，引起一系列爆炸，7000 多人被烧伤，其中 600 人死亡。丙烷使用量在增加，San Juanico 灾难只是众多此类事故之一。如果储存的丙烷发生泄露（比如由于阀门失灵或发生碰撞）并开始燃烧，储存罐会被加热，液化的丙烷开始沸腾，并在压力下气化，最终使储存罐破裂。泄露的气体非常易燃，可能产生直径达数百米的爆炸性火球，沿途将一切烧为灰烬。这种现象被称为液化气爆炸（boiling liquid vapor explosion，BLEVE）。在 San Juanico 灾难中，可能是墨西哥市拥有处理烧伤的丰富资源，严重烧伤患者的死亡率相对较低。如果类似事故发生在欧洲一些地区，恐

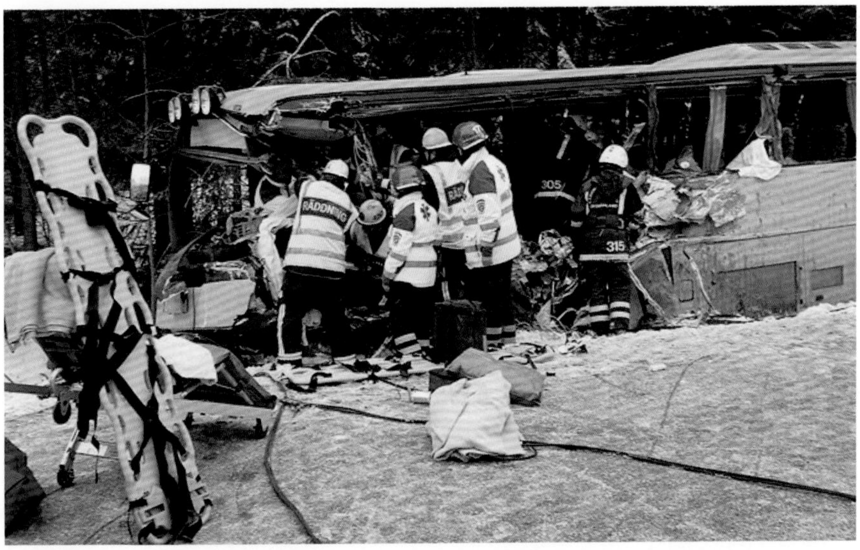

图 2.5 2007 年 2 月发生在瑞典 Uppsala 附近 Rasbo 的客车事故，造成 6 人死亡，62 人受伤，大部分人伤势严重。照片清楚显示，营救众多被困患者非常困难且耗时（Photo Scanpix 已获授权）

怕需要国际社会的救援才能应对所有烧伤患者。

San Juanico 灾难中受伤人员众多的部分原因是，丙烷仓库建在离居民区非常近的地方。在欧洲发生的比较有代表性的液化气爆炸灾难是，1978 年发生在西班牙 Los Alfaques 的丙烷爆炸事故。一辆载有丙烷气罐的货车在一个露营地补充供给，而该地点紧邻一个热闹的游泳度假区。货车撞到一堵石墙，发生泄漏引发火灾，造成液化气爆炸。100 多人当场死亡，140 人烧伤，其中许多人伤势严重。在此次灾难中针对烧伤患者的检伤分类和初步管理，以及根据不同策略采取的不同处理措施，已得到详细分析，并为该领域知识的积累做出了重要贡献（Arturson，1981）。

在 San Juanico 灾难之前及之后也发生过几起其他的液化气爆炸灾难，并且由于丙烷使用频繁与广泛，以及越来越多的运输需求，类似灾难风险依然存在。

气体泄漏事故可能需要在危险区疏散大量人员。例如，1979 年发生在加拿大安大略省多伦多市外密西沙加市的火车脱轨事故。火车载有多种危险物质，包括丙烷和氯气。火车脱轨后丙烷发生爆炸，装有氯气的车厢受到破坏并产生裂缝。超过 21 万人不得不从灾难区域撤离。得益于良好的营救和疏散措施，伤员人数有限（Baxter，1990）。

迄今为止，最严重的有毒物质灾难发生于 1984 年印度 Bhopal。由于安全阀故障，作为杀虫剂半成品的异氰酸甲酯发生泄露，总量达到 43 吨。52 万人受灾；事故发生后第一周 8000 人死亡，之后又有 8000 人死亡。1 万人因出现中毒症状而接受治疗，而且他们可能因此次灾难而持续存在症状或健康受损。对此次灾难已进行详细的回顾分析，其后果也被长期跟踪报道（Eckerman，2005）。

1995 年发生在东京地铁的神经性毒气沙林恐怖袭击事件（已在上文提及并将在下文详述）是此类事故可能造成大规模伤亡的另一个例子。如何处理涉及危险品的事故将于本书另外一章详细阐述。

由危险品造成的事故：经验总结

- 由危险品引发的事故造成的伤亡人数，可能远远超过机械暴力事故所致。
- 随着此类物质生产、运输及使用量的增加，此类风险正在增大。
- 应急计划必须包括消除污染及疏散大规模人员的内容。
- 在受灾地区工作的人员必须使用个人防护设备。这些设备必须得到明确规定，并且只有受过专门训练的人员才可以使用。
- 危险物质使用或运输经过的区域，必须储存相应解毒剂且随时可用。

2.2.3 由辐射造成的事故

我们目前的生活需要核电站提供充足的能源来保障。尽管核电站拥有严格的安全管理条例和先进的技术，但它由人类操作，而人类总会犯错误。核电站也可能成为恐怖主义活动的潜在目标，另外，它容易在自然灾害发生时受到损毁，而那是人类无法控制的。这些都意味着风险，而且一旦发生事故，后果将十分严重且影响范围广泛。

迄今为止发生的辐射事故很少，它们主要由技术故障引起。例如，1986 年 4 月发生在乌克兰的切尔诺贝利灾难（Brandsjö 等，1992）。在关闭安全系统进行测试时，反应堆发生爆炸。在爆炸引发的熊熊大火之中，反应堆中的大部分放射性物质被暴露在大气中，并扩散至很远的区域。当场死亡人数为 31 人（包括反应堆工作人员及营救人员）。100 多人接受辐射损伤治疗。对受污染地区造成的长期后果难以确定。在事故邻近区域有恶性肿瘤变异的记录，在儿童中更为普遍。我们由此得到的教训是，除反应堆本身的安全之外，还需要对污染判断、及时发布危险通知，做更好的应急准备。

就在本书即将完稿送交出版社之际，日本遭遇了历史上最强地震之一（里氏 9.1 级）。震中位于仙台附近海域。地震造成的海啸横扫沿海地区，造成毁灭性破坏（参见后文图 2.10）。位于该地区的几个核电站也受到海浪冲击。储备供电和冷却系统被摧毁，导致反应堆过热，存在堆芯熔毁和严重辐射泄露的风险（参见后文图 2.11）。在撰写本稿时，其后果还难以全面估计。可能获得的更多信息将在本书即将付印时总结于第 11 章。

维持我们的生活水平需要更多能源，而在不破坏自然的情况下使用传统技术已经不能满足需要。作为替代能源，核能被认为是目前能够提供充足资源的唯一渠道。当然，以为我们能够掌握这项先进技术并且可以完全消除风险是不切实际的。正在日本发生的事故显示，要维持我们的生活方式，就需要接受风险。这也意味着有责任将风险告知大家，并采取一切措施去应对。在这一方面，我们各级政治领导者还有很多工作去做。

辐射伤不仅限于核电站。辐射技术出现后，辐射事故就一直在发生。在过去几十年里，国际原子能机构收到了 3000 多起辐射事故报告，其中大部分为严重事故，导致人员死亡或严重疾病。因此，此类损伤的检伤分类、诊断及初步处理知识应纳入灾害医学教育中。这将在第 11 章进一步阐述。

> **辐射造成的事故：经验总结**
> - 在不久的将来，核能将继续作为维持我们生活水平的必要手段。尽管安全措施十分严格，但发生事故的风险无法完全消除。
> - 此类事故可能造成广泛区域的污染，其后果难以全面估计。
> - 需要建立应急准备系统，以实现对辐射的迅速判定、信息传递、清理污染和人员疏散，这些应纳入灾害应急准备以及灾害医学的教育与培训中。
> - 除核电站外，放射性物质也应用在我们社会的许多领域，每年均有多起事故报告。同其他类型的事故一样，我们应予以同等的关注并做好相应的应急准备。

2.2.4 火灾事故

在瑞典（900 万居民），消防队每年出动救火任务达 3 万～4 万次。每年有 2 万人烧伤，不过只有 10%～15% 需要住院治疗，1%（大约 200 人）需要在烧伤专科治疗。

建筑物或船只内火灾通常不会造成大量烧伤伤员，大部分烧伤人员通常因吸入有毒气体致死。例如，在斯堪的纳维亚之星号渡轮的火灾事故中（见上文），159 人死亡，只有 4% 死于烧伤。其余都是死于缺氧及吸入二氧化碳、一氧化碳和氰化氢等。

室外火灾则可能造成大量烧伤伤员。一个例子是墨西哥 San Juanico 发生的丙烷爆炸事故（见上文），导致 7000 多人烧伤。另一个例子是 1985 年发生在英国 Bradford 足球场的蓄意纵火案，导致 50 人死亡，数百名幸存者被烧伤。

高层建筑物火灾对于救援行动来说是环境特殊并且数量持续增加的问题。发生在现代化酒店的此类事故包括 1980 年美国内华达州拉斯维加斯市 MGM 酒店的火灾，84 人死亡，700 多人受伤（Buerk 等，1982）。另外一个发生在最近的例子是 2001 年发生在纽约的世贸中心大楼灾难，它将在下文"恐怖行为"一节中具体介绍。

公共事件造成大量烧伤伤员的风险也在增大，且多数为蓄意纵火。众多案例之一是 1998 年 11 月发生在瑞典哥德堡一个迪斯科舞厅的火灾，造成 63 人死亡，182 人受伤。其中 150 人需要住院治疗，74 人由于严重烧伤和（或）吸入浓烟，需要进行重症监护（Cassuto 和 Tarnow，2003）。尽管初步处理和检伤分类必须尽量在现场烧伤专科医生协助下进行，但由于烧伤专科床位有限，通常不足以应对重大事故，因此此类事故需要国家甚至国际援助，将需要烧伤专科治疗的患者分散至不同区域的医院。在哥德堡火灾中，瑞典的所有烧伤专科都参与了救援，一些需要烧伤专科治疗的患者不得不被转移至挪威。

由于制造产品的类型不同，工业火灾可能造成严重后果。2000 年 5 月发生在荷兰 Enschede 一个烟花厂的火灾就造成 20 人死亡，200 多人受伤（图 2.6）。

本书其中一章专门介绍有关大规模烧伤患者管理的特殊问题，并阐述其检伤分类和初步处理的原则。

火灾事故：经验总结

- 火灾可能造成大量烧伤伤员，其中许多需要特殊治疗才能康复。大多数国家的烧伤专科设施都不具备一次性接收大规模患者的能力，这就要求制订国家、国际合作的应急计划并进行应急准备，以应对大规模烧伤患者，如医院间转移患者。

- 为了不延误时间，初步处理和检伤分类必须在最初接收医院进行。同时，作为应急准备的重要组成部分，所有接收烧伤患者的医院都需要掌握检伤分类和初步处理的原则。
- 在室内或交通工具内发生的火灾中，死亡的主要原因是吸入浓烟。因此，吸入浓烟致伤患者的诊断与处理知识也是非常重要的一部分。

2.2.5　公众集会中的事故

公众集会如体育赛事、政治集会、音乐会、表演等本身就存在风险，即在有限空间内聚集大量人群，疏散人群将非常困难且耗时。上文提到了在此类活动中发生火灾的例子。即使没有发生火灾，这类集会也可能演变成灾难。英国 Bradford 足球场火灾事故发生仅 1 个月后，在比利时布鲁塞尔的一个足球场发生球迷冲突，造成观众大规模骚动，发生挤压踩踏，40 人因此死亡，400 多人受伤。在拥挤的体育场或体育馆内恐慌人群涌动，造成大规模伤亡的类似例子还有很多（表 2.2）。

任何类型的集会都有可能成为恐怖主义份子的潜在目标，因为它很轻易就可以造成大规模伤亡，同时能为袭击的幕后恐怖组织带来名声及关注。

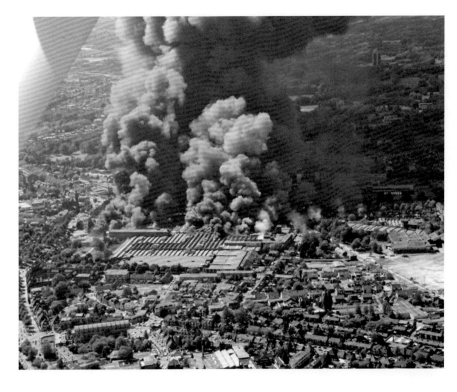

图 2.6　2000 年 5 月 发 生 在 荷 兰 Enschede 的烟花厂爆炸事故，出事地点位于人口稠密区的中心，造成 20 人死亡，200 多人受伤（Photo Scanpix，已获授权）

公众集会中的事故：经验总结

- 大型公众集会，无论其目的如何，都存在造成大规模伤亡的潜在风险。医疗系统应予以重视，并进行精准的应急准备。
- 即便没有其他造成损伤的因素，仅仅是人群的恐慌性涌动，也足以导致大规模人员死伤。
- 限制人员数量、配备现场维持秩序人员、设定安全的疏散路线、设立围栏以减轻恐慌性涌动的影响、配备足够的保安人员等，这些安全措施都不应以经济利益为由而受到限制。

2.2.6 建筑物及在建工程坍塌

事实证明，建筑物无论新旧，都有可能在没有外力的作用下，只因为建造上的失误而坍塌。这可能是人为失误，也可能是重经济利益而轻安全因素所致，或者二者兼而有之。例如 1968 年发生在伦敦的 Ronan Point 公寓大楼坍塌事故（Lee 和 Davis，2006）。这幢全新的大楼有 70 m 高，包括 100 多套时尚公寓，人们刚刚搬入。顶层发生了小型煤气爆炸，造成多米诺骨牌效应，结果整幢大楼完全坍塌，情形与世贸中心大楼的倒塌类似，不过前者没有任何外力因素。幸运的是，因为大楼坍塌的速度较慢，大楼内 260 人中的大部分人得以逃生。不过这起事故及其他类似事故充分显示，即使是现代化建筑物，也同样可能存在建造上的致命缺陷。

这类事故的情形与地震类似：受伤最轻的人员先出来，而理论上需要先获得救治的更严重的伤员则因需要营救人员解救而后出来。他们往往有严重的复合伤，并以钝性伤为主。

桥梁也可能坍塌，并造成人员死亡。1980 年发生在美国佛罗里达州 Tampa Bay 的 Sunshine Skyway 桥坍塌（Melville 和 Rahman-Kahn，2006）就是一个例子。由于能见度低，一艘油轮撞上了一个桥墩，造成大桥中部全部坍塌，正在桥上行驶的众多车辆掉入大海，35 人死亡，多人受伤。

建筑物坍塌：经验总结

- 即便在无外力或极小外力的作用下，新旧建筑物及在建建筑物也均有可能坍塌。在制订城市地区灾害应急计划时应考虑这个问题。
- 此类事故情形和损伤模式与地震相似，因此在制订灾害应急计划时应参考从地震中获得的经验。

2.3 技术系统故障

近来这类风险也成为潜在事故类别之一。在许多方面，技术进步便利了我们的生活，但同时也使我们高度依赖其正常工作。许多人很可能都没有想过，如果有一天这些系统失灵，我们将变得多么脆弱。我们社会中的许多功能，如电信、交通、工业等，其运行完全以这些技术为基础。由于它们在通常情况下都运行正常，因此对后备系统的建设有限。

当重大事故和灾难发生时，这些系统失灵的风险很大。其原因可能是造成事故的同一因素，也可能被蓄意破坏（比如在恐怖行为中），或仅仅是超负荷工作。一个例子是在 2001 年世贸中心灾难中，中央计算机系统陷入瘫痪（Connocenti 和 Azima，2003）。这清楚显示，有必要建设储备系统和备用系统，并将其作为重大事故应急准备的一个重要组成部分。不幸的是，我们在应急计划中的这方面仍有许多空白。

近年来，在不知不觉中，医疗系统对计算机技术的依赖加深。每个经历过大医院中央计算机系统瘫痪的人都会有这种可怕经历，医院几乎所有功能都陷入停顿状态：化验结果无法提供，必要物资无法送达，技术系统无法发挥作用，通信失灵等。如果这样的情形发生在重大事故中，后果可能是致命的，除非灾害应急计划中的储备系统和备用系统准备到位。

这些潜在风险中，还必须加上对计算机系统发动蓄意攻击的风险。2007 年夏天，爱沙尼亚政府就陷入网络攻击。在同一时间大量电子邮件发至该国的中央服务器，系统出现短暂的瘫痪，但这也足以显示此类风险的存在。这次袭击被解读为政治行为。我们对这类袭击的应急准备尚不足，这进一步突显对如医疗系统等关键功能设施建设备用系统的重要性。

技术系统的脆弱性：经验总结

- 对先进技术系统的依赖增大了社会包括医疗系统对技术故障的脆弱性。
- 经验显示，在重大事故和灾害中，此类系统可能失灵。
- 为了避免因系统失灵而导致致命后果，应急准备必须包括关键功能的储备、后备系统的建设，这项工作亟待开展。

2.4 蓄意制造的事故

2.4.1 武装冲突

尽管政治专家认为，当今社会发生全球战争的风险很低，但在世界许多地方，武装冲突仍在进行。正如自人类出现以来一样，它们一直存在，也很有可能一直持续下去。不幸的是，武装冲突开始卷入越来越多的平民。而救治武装冲突中的伤员，包括军人和平民，是医疗人员的一项重要任务。在很多情况下，既有资源难以满足急救医疗的需要。于是这种情况被归类为重大事故应急响应的一部分。

从组织的角度讲，在武装冲突与涉及"平民"的事故中，其医疗救援存在区别。武装冲突很少毫无预警地发生，也就是说，有一定时间来建立一个良好的医疗组织。另一方面，这个医疗组织运行时间可能长达数月甚至数年。而在涉及"平民"的事故中，往往毫无预警，仅仅在警报传来数分钟后，医疗组织就可能面对大量的严重伤员。不过，除外三级重大事故的多数情况下，大量涌入患者的情形不会超过 24 小时。

由于这样的差异，两者需要的组织是不同的。一个常见错误是根据军队经验来制订重大平民事故应急计划。这并不恰当，因为它可能导致医疗组织难以迅速行动，而且也可能包含一些在平民重大事故响应中不需要的要素。但是，军队经验对于重大事故和灾害中的平民管理具有宝贵的借鉴意义，而且两者的研究、教育和培训应密切联系起来。此外，军队拥有的良好资源，也应作为应急准备的一部分，在重大平民事故中启用。因此，应将其纳入国家和地区级别的应急计划中。

战伤类型与平民的创伤存在差异。不过随着国际恐怖主义成为新威胁，传统上认为属于战场上的损伤在恐怖袭击后同样会出现，不得不由平民医疗人员负责处理。因此，此类损伤的初步处理原则应当成为灾害医学教育的一部分。

战争损伤的特点以及战斗伤员的处理原则将在本书另一章中阐述。

2.4.2 恐怖行为

许多人认为全球恐怖主义正替代传统意义上的武装冲突，是"现代形式的战争"。恐怖主义的悲剧性在于其肆意袭击，目的是造成最大伤亡，而毫不理会被杀害或被伤害的人是否参与、甚至意识到袭击背后的冲突原因。这意味着，作为医疗人员，不论我们生活和工作在哪里，在任何时间而且在毫无预警的情况下，都有可能面临因恐怖袭击而受伤的大量伤员。此类事故的基本损伤模式以及如何处理的知识，已成为今日灾害医学教育的一个重要组成部分。现在我们不得不面临这样一个可能性：一小撮人，为了造成最大伤害、死亡和痛苦，设法获得有害媒介如武器系统、化学及有毒物质、微生物等。即便没有先进的扩散技术，都可能造成巨大伤害。

全球恐怖主义被预测为新千年的主要灾难风险。不过，2001 年 9 月 11 日发生的世贸中心灾难（Pryor，2009）仍然让许多人感到震惊。这是一项组织周密的行动，背后有全球性网络和强大的经济支持。3 起袭击几乎同时发生，全部使用劫持客机，将飞机上的无辜乘客当作人肉导弹撞向目标。它成功袭击了位于纽约市曼哈顿中央的世贸中心，造成 2762 人死亡，两座摩天大厦坍塌。1103 人受伤需要医院治疗，其中 29% 为营救人员和警察，他们英勇地进入火海废墟中解救被困人员。大量伤员对纽约市医疗资源的需求很大，但并没有预计的严重，因为大部分严重受伤人员在大楼坍塌时已死亡。

事故发生后，纽约市的中央计算机系统陷入瘫痪（Connocenti 和 Azima，2003），严重影响了参与救援的医院。这再次清楚显示，对于技术故障，医疗系统是何等脆弱（图 2.7）。

另一起袭击的目标可能是华盛顿特区的白宫。由于飞机在抵达目标之前坠毁，行动失败。不过，其杀害机上所有无辜乘客和机组人员的企图得逞了。第三起袭击目标为五角大楼，虽然成功撞上目标，但仅仅撞上大楼一角，只有很少人在场，没有达到预期目的。

"9.11"成为在世界各地发生的一系列广泛恐怖袭击的先声，其中一些值得进一步描述。2004 年 3 月，在西班牙马德里市中心的 4 辆通勤列车上，一系列炸弹同时爆炸（Turegano 等，2008）。共有 10 个炸弹被装在背包或手提袋里，放置在不同的列车车厢。在 3 分钟间隔内，通过手机连续引爆，造成最大程度的混乱。177 人当场死亡。775 人受伤，被运送至马德里最大的医院，其中 263 人受轻度或中度损伤，其余 512 人则需要接受进一步治疗（Turegano 等，2008）。

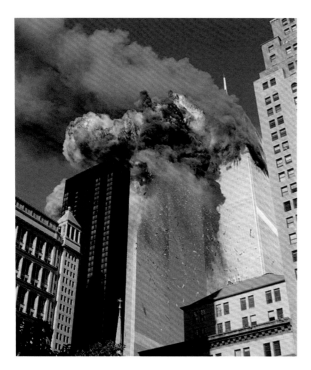

图 2.7　2001 年 9 月 11 日，在美国纽约州纽约市，两架被自杀式飞行员劫持的客机几乎同时撞上世贸中心的两幢大楼。这两起事故导致 2700 多人死亡，1000 多人受伤并需要医院治疗（Photo Scanpix，已获授权）

在马德里发生的恐怖袭击仍被视为在欧洲发生的同类袭击中最严重的一次。从死亡人数上看，它的确如此。2005 年 7 月，在伦敦同时发生的多起恐怖袭击，被视为自第二次世界大战以来在英国发生的最严重的大规模伤亡事件（Aylwin，2006）。2007 年 7 月（译者注：原文有误，应该为 2005），在上班高峰期间，3 颗炸弹在伦敦市中心的 3 个不同的地铁列车上连环爆炸。与此同时，第四颗炸弹在一个接近公交站的公共汽车上被引爆。总受伤人数超过 750 人，但死亡人数少于在马德里发生的袭击。与马德里相同，死亡人员的死因都与事件直接相关，而后期死亡率相当低，可能是因为初步处理和检伤分类做得到位。

从这两起十分相似的袭击的响应经验中，可以看出存在以下问题：
- 院前急救组织之间以及现场与医院之间存在沟通问题。
- 最初存在"过度检伤分类"，即在院前急救阶段，许多伤员被给予的优先权过高。
- 由于沟通失误，最初医院间患者分配不当。
- 最初存在安全性欠缺，即在最初阶段，介入的志愿者太多。

- 医疗人员对于爆炸伤知识缺乏。

以上两起事故都发生在大城市，拥有各类医疗设施，医疗人员专业能力水平很高。这也可能是后期死亡率低的原因之一。

伦敦及马德里袭击事件是机械力所致损伤的例子。恐怖袭击还使用其他伤害手段。在 1995 年 3 月发生的东京地铁袭击中，装有神经性毒气沙林的容器被放置在 3 条地铁线上的 5 个车厢内（Kulling，1998）。毒气迅速蔓延，短时间内 15 个不同地铁站发出警报。共有 6000 人接触到毒气，其中 3227 人被送到医院，493 人在东京的 41 家医院里接受住院治疗。12 人死亡，其中 10 人因接触毒气直接死亡，2 人因继发性脑损伤而死亡。另有一些患者出现继发性脑损伤。许多营救人员由于在没有个人防护装备的情况下展开工作，在接触毒气后也出现症状，不过没有致命或长期的伤害。

另一个恐怖袭击类型是使用生物制剂。"9.11"以后不久，有人蓄意在美国邮政系统内投放炭疽杆菌。虽然造成的后果有限，但在全世界，如何应对生物恐怖主义开始受到高度重视。有迹象表明，有些我们不具备免疫能力的细菌培养物可能被保存在世界某个角落。如果一些致病潜伏期较长的生物被带入某个国家，那么在人们发现时，它已经扩散到无法控制的地步了（Kyriacou，2006）。另外，支持恐怖主义的国家可能生产、使用核武器，其可能性也已作为潜在灾害类型被讨论。

在一些国家，恐怖袭击频繁发生，每个月都有上百人被杀害，更多人受伤。由于这样的情形可能出现在任何时间、世界任何地方，因此这些国家的经验可以用在那些不常发生恐怖袭击的国家的应急准备、教育及培训中。这一点十分重要。

恐怖行为：经验总结
- 目前，全球恐怖主义恐怕已经成为重大事故及灾难的最大风险之一，仅次于重大"自然灾害"。与自然灾害不同的是，它可能发生在任何时间，以及世界任何地方。
- 当今即使只有一小撮人获得了能造成大规模伤害的系统或产品，也有可能导致大规模伤亡。
- 恐怖袭击的目的是造成最严重的痛苦和死亡，完全无视受害者是否无辜、是否介入或者意识到袭击背后的原因。

> • 这就要求世界各国都为此类事故做好应急准备，同时将此类损伤的具体特点、应对知识作为灾害医学教育与培训内容的一部分。

2.5 由自然和气候变化引起的事件

根据发生速度，由自然和气候变化引起的事件可以分为：

- 突发性事件：事件迅速发生，几乎没有预警，如地震、火山爆发、洪水和强风（飓风、旋风、龙卷风）。
- 渐变性事件：事件发生进程较缓，逐渐演变，如干旱、饥荒和疾病流行。

2.5.1 突发性事件

2.5.1.1 地震

过去几十年里，在世界上受地震影响最严重的地区，约 50 万人因此丧生，受伤人数大约是它的 3 倍。例如，1970 年在危地马拉发生的大地震中，6.7 万人死亡，14.3 万人受伤。1976 年中国大地震中，20 多万人死亡。通常，地震造成的受伤人数是死亡人数的 3～4 倍。例如，1995 年在日本神户发生的地震中，5300 人死亡，2.7 万人受伤（Lorin 等，1996）。不过也有例外。1988 年在亚美尼亚发生的地震中，2.5 万人死亡，而统计的伤员人数仅为 3 万。这些差异可能受地理差异影响，但也可能反映出在初级处理和检伤分类上存在的质量差异。

过去十几年来发生的大地震中，值得一提的是 2003 年 12 月发生在伊朗 Bam 的里氏 6.5 级地震。此次地震造成 4 万多人死亡，约 3 万人受伤，另有约 7.5 万人无家可归。世界上 60 多个国家都提供了国际救援。

近代最严重的大地震之一是 2008 年 5 月发生在中国四川的里氏 7.8 级地震（Fan 等，2011；Wang 等，2011）。7 万人死亡，500 多万人失去家园（图 2.8）。

2010 年 1 月，海地首都太子港发生里氏 7.0 级地震（Missair 等，2010）。该国是一个低收入国家，政府无力，社会基础设施薄弱。由于主要灾区人口稠密，死亡率非常高。据估计，死亡人数约 20 万，受伤的人更多。本已脆弱的当地医疗系统无法

应对大规模伤员，而且基础设施的不足与损毁（损坏的公路和机场等）也令国际救援难以展开。尽管如此，国际上仍提供了大规模援助，在地震发生后两周内约 50 个外国医疗队抵达灾区。联合国医疗集群系统启动，负责协调活跃在灾区的 300 多个医疗团队。与所有以往类似事件一样，救援由于缺乏协调而遭到批评。这也清楚显示出救援机构间同步协调的必要性，而这是大家早已共知的。受灾地区的需求评估和信息沟通应该在救援机构之间协调。这需要在国际层面制订"在灾难发生前"的计划和应急准备。对协调机构来说，这是一项持续的挑战（Missair 等，2010）。

此外，海地地震发生后展开的许多救援行动也被批评为对特定需求重视不足，包括对整体需求和损伤模式的把握。人们甚至使用"灾难旅游"一词来批评有些救援队可能是为"观摩学习"而来的，而非实施救援。不过即使这种现象确实发生，必须强调的是，大部分救援努力还是本着帮助受灾人群的良好愿望。当然，知晓如何应对此类情形下的特定损伤模式及其相关问题，则是实施救援的必要条件，也是该领域教育和培训的重要内容之一。同时，这也是本书用相当篇幅描述此情形下进行损伤初步处理的原因。

在类似情形下，对紧急手术的需求到底有多大，例如是否需要外科医疗队或野外医院，一直都存在争议。许多经验都显示，在急性期，此种努力几乎都来得太晚，没有实质上的意义。毫无疑问，在第一阶段，最重要的是现场的既有资源，外部资源也必须尽快抵达，才能发挥作用。不过，国际救援在接下来的亚急性期发挥的作用巨大，可以提供疏散、保护服务，提供水和食物，继续提供正常的医疗服务，替代损失的医疗设施和人员等。在灾后重建阶段，国际救援也同样必要，包括基础设施重建和对当地人员的教育和培训，以提升其针对此类灾难的应急准备能力。

从以往经验来看，在急性期的工作策略应是开展有计划的应急救援，而不是迅速、盲目地进入灾区，让营救人员和受灾者都冒着受伤的风险。此类情形的特点是，最初出来的是轻度、中度受伤者，然后才是重伤者，因为后者需要耗时的解救工作。

2.5.1.2 火山

在人类历史上，各个时代都有火山喷发。在很多火山灾难多发地区，现在仍存在活火山，包

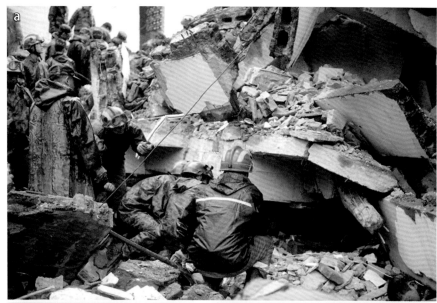

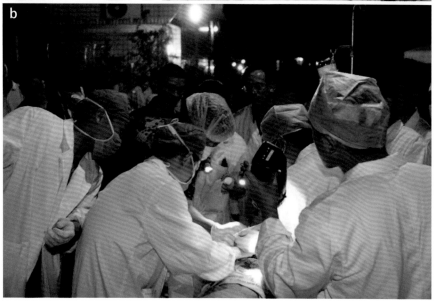

图 2.8　在中国西南部的四川发生的大地震位于人口稠密区，造成广泛的基础设施破坏（a），包括医院。这就是为什么最初的医疗复苏处理只能在简陋的条件下进行（b）（a. Photo Scanpix，已获得授权；b. 照片来自 Wang 等，2011，已获得授权）

括南欧和美国。近几十年来，火山口周围地区人口密度增大，建筑物距离火山口也越来越近。例如，意大利维苏威火山预计将在不久的将来发生下一次喷发，但是由于火山喷发可能罕有或完全没有预兆，从危险区域疏散大量人群的困难是显而易见的。

　　火山喷发造成的损伤类型众多，致伤因素包括：各种熔岩流，有些温度很高；以及山体滑坡、有毒气体、次生地震、洪水等。火山灰中还含有高剂量的辐射（氡气）。所有这些都意味着，在火山喷发高危区，有必要加强应急计划制订和进行应急准备。2010 年早春发生在冰岛的火山喷发清楚显示出此类情形下可能出现的一个新问题：火山灰造成空

中交通中断，这在需要国际社会援助时，可能造成严重后果。

2.5.1.3　海啸

　　2004 年 12 月，当现代史上最大的灾难之一——海啸袭击东南亚时，很多人都没听说过"海啸"这个词。这很不寻常，因为 20 世纪后半叶，在洪水和海啸中死亡的人数超过了地震。据统计，每个世纪发生 6 次由于地震或山体滑坡造成的大洪灾。同时，建筑物越来越靠近海岸，如今世界人口的 35% 居住在距海岸线 100 km 以内的区域。在洪水危险区内，建筑物增加得最多。

　　2004 年 12 月 26 日当地时间早上 7 点 58 分，

距印度尼西亚苏门答腊岛海岸 240km 发生里氏 9.3 级地震，震中位于海平面下 30km。地震波引发最高时速 800km/h 的海浪，向震中周围 8 个国家的海岸冲击过来。受距离海岸线远近及近海地区海底深度的影响，海啸对沿海地区造成的后果有所差异：在浅水海域，海浪可能高达 10m，沿途冲毁一切，直至离海岸线数千米。本次海啸受灾国家死亡人数总和约 30 万。在不少国家，基础设施被完全摧毁，无数人失去家园和赖以谋生的一切。

对欧洲国家来说，泰国的受灾情况成为大家关注的焦点，因为那里是许多欧洲人历来度过圣诞假期的地方。例如，灾难发生时有 2.5 万瑞典公民在泰国，其中 543 人死亡，1500 人受伤。这就引发一系列新问题：照料远在异国他乡的大量死伤者，这对政府当局与医疗系统来说都是不小的挑战；支援受灾国实现受害者与当地医疗系统的对接；以及疏散伤员以减轻当地医疗系统的压力（Fan 等，2011）。以往此类情形的经验（Tran 等，2003）清楚显示，需要迅速派遣评估小组到受灾国协助实现这些功能。瑞典是采取行动非常缓慢的国家之一，因为中央政府无法快速做出决策，这在事后的议会报告里受到严厉谴责（Lennquist 和 Hodgetts，2008）。鉴于此，瑞典建立一个常设的特别小组，在出现类似情况时可以立即行动。它在 2004 年海啸灾难后的相似灾难中运行良好。由于旅行的日益普遍，许多国家都有大量公民在国外。以瑞典为例，在任何时间都有 40 万公民在国外，占总人口的 3% ~ 4%。因此，为此类情形做应急准备是必需的。

这是从 2004 年海啸灾难中得到的一个教训。当然，在仔细评估泰国的经验后，还有很多可以学习之处。伤员给泰国的医院造成巨大的压力：在灾后最初 3 天内，普吉岛和攀牙省的 6 家医院共接收了超过 1.1 万名患者，其中 3000 人需要住院治疗（这些医院的总病床数是 1500 张）；在最初的 5 天内，在这些医院的 33 个手术室里共进行了 1700 例手术（Lennquist 和 Hodgetts，2008）。

尽管如此，医院内死亡率仍然很低，这主要得益于对重大事故和灾害的良好应急准备。一条空中"桥梁"已经预先规划好，物资和人员可以从曼谷运送到普吉岛。灾害发生时它立即开通，飞机在返程时将伤员带回曼谷。所有医院都有运作良好且刚刚测试过的灾害应急计划，包括备用区域供初步检伤分类用、检伤分类标签、备用房间供医院及地区级别的协调指挥使用。使用备用房间做局部麻醉的小手术，以此扩充手术室数量（Lennquist 和 Hodgetts，2008）。

关于医院床位，近年来许多重大事故和灾害中的经验已经证明：医院的床位并不是限制因素；如果所有人员都动员起来，总是可以找到空间去安置患者。限制应急能力的因素是呼吸机、手术室和物资供应。

在最初处理伤员时出现一个错误做法：清创后初期缝合伤口。大多数受伤幸存者都有伤口。它们由强大的外力造成（图 2.9a，b），同时受到严重污染，而且没有得到及时处理。这表明此类伤口应该与战争伤口一样处理，即基本保持伤口敞开状态，延迟初期缝合。由于所有类别的专业人员都不得不参与伤口处理，因此一开始不是所有人都了解这个道理，因此伤口感染甚至严重感染的概率很高。当这一问题被发现后，医疗人员立即调整操作方式，感染率开始降低。这显示出很重要的一点：所有医疗人员都应该了解损伤的初步处理原则，这也是灾害医学教育的重要内容之一（Edsander-Nord，2008；Kespechara 等，2005）。

2011 年 3 月 11 日，日本遭受了二战以来最严重的灾难，在仙台市外海域发生里氏 9.1 级地震。其震级和 2004 年 12 月在苏门答腊海岸发生的地震相同，并且是有历史记录以来 5 个最强地震之一。地震引发海啸，巨浪在接近海岸线时至少高达 10m，给沿海城市和村庄带来毁灭性打击（图 2.10）。尽管当地拥有良好的海啸预警系统和大范围的防波堤，海啸仍然夺走了至少 1 万人的生命。本书撰稿时确认的死亡人数约为 8500 人，但是登记的失踪人数近 1 万。由于受灾地区破坏严重，开展救援工作十分困难。

正如在"由辐射造成的事故"一节已经提到的，一些建于沿海地带的核电站受到海啸冲击，紧急情况下使用的冷却备用系统被摧毁，导致核反应堆过热，存在堆芯熔毁和辐射泄漏的危险（图 2.11），20 多万人被迫疏散。如前所述，对此次灾难的短期和长期后果，目前还很难或无法估计，但它们可能对日本及其他国家的经济和公共健康都造成影响。

2.5.1.4 洪水

在由自然和气候变化造成的所有事故中，洪水占 50% 以上，死亡人数也是该类事故中最多的。包

图 2.9　2004 年 12 月发生在东南亚的海啸波及了许多国家，其中包括泰国，众多欧洲游客正在那里过圣诞假期。许多带着孩子的家庭就住在靠近海边的度假区里（a）。在这些区域，海滩外水很浅，海啸带来高达 10m 的巨浪；加上地势平坦，在有些地方，海浪冲进海岸线以内 4km 以上，将沿途一切夷为平地（b）。在受海啸袭击的 8 个国家中，共计死亡 30 万人；其中在泰国有 8000 多人死亡或失踪，大部分是游客

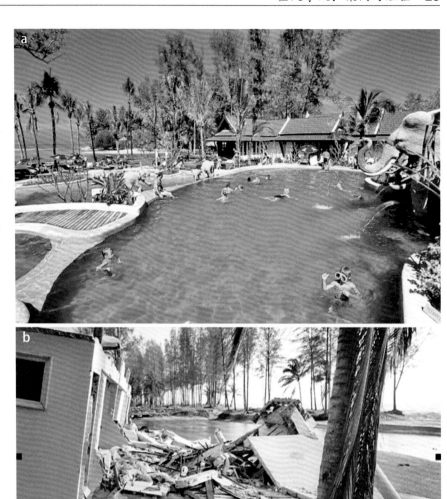

括由海啸和强风引起的洪水，此类灾害造成的死亡人数占所有因灾死亡人数的 75%，主要死因是淹溺。与死亡人数相比，幸存者人数很少。另一方面，洪水之后通常出现的水污染和有毒物质，会造成继发性损伤和疾病。海啸后的情形也清楚显示了这一点（Edsander-Nord，2008；Kespechara，2005）。

此类灾害的救援任务非常艰巨。它需要做好应急准备，以疏散大量人群，并应对受灾地区受损或被毁坏的基础设施。

洪水袭击技术先进地区并造成严重后果的一个例子是 2005 年美国卡特里娜飓风引发的洪水，路易斯安那州新奥尔良市受损尤其严重（Zoraster，2010；Condon 等，2010）。飓风本身对新奥尔良市仅仅造成中度破坏。不过，由于密西西比河河水上涨并冲毁了保护大部分市区的防洪堤，结果洪水袭击了很大一部分生活区。很多人死于淹溺，也有许多人在等待救援中死去。他们待在屋顶上，没有水，也没有电，气温高，湿度又大。由于这场灾难发生在世界上最富有和技术最发达的国家之一，它引起舆论对当局处理方式的严厉批评。有报道说，迟迟不派遣营救队伍前往灾区的原因是担心营救人员的安危，而这成为营救行动迟缓的原因之一。全球水位预计仍会升高，与卡特里娜飓风所引发洪水类似的水灾，在将来会成为世界许多地区的潜在威胁。

2.5.1.5　强风

如今大家已经逐渐认同：人类活动对自然造成影响，进而导致气候变化，大大加剧了旋风、飓风和龙卷风等大气紊乱现象的发生风险。这也意味

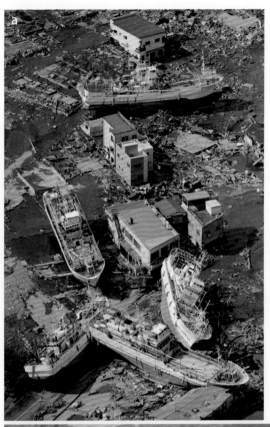

图 2.10 （a，b）2011 年 3 月 11 日，日本仙台附近海域发生里氏 9.1 级地震。地震引发海啸，巨浪在抵达海岸线时高达 10m 以上，造成毁灭性后果。尽管拥有良好的海啸预警系统和防波堤，巨浪还是夺去至少 1 万人的生命（为初步数字，最后的死亡人数预计会翻倍）（Photo Scanpix，已获授权）

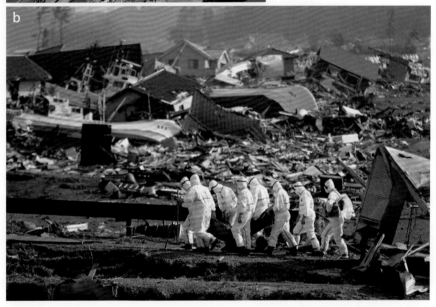

着，至今没有遭遇过这种现象的国家，在未来发生此类灾害的风险将增大。

强风引发的事故破坏范围极广，并且极有可能摧毁基础设施（道路、饮用水、电力和通信）。然而，直接由强风造成的死亡、受伤人数通常有限。在医疗应急计划中，最重要的是做好充分的应急准备，在长期断水断电的情况下保持正常工作，这意味着需要精准、充分的备用系统。

2.5.2 渐变性事件

2.5.2.1 干旱和饥荒

如上所述，在过去 100 年间，全球人口从 15 亿增至 60 亿，并持续增长。在已经难以解决温饱问题的国家和地区，往往人口增长最为常见。干旱和食品匮乏可能给这些地区的大量人口造成致命后果，近几十年来非洲发生的大饥荒就是可怕的例

图 2.11　位于海边的核电站受到海啸袭击，其备用应急冷却系统被破坏，导致核反应堆过热和放射性物质泄漏。图为福岛核电站照片（Photo Scanpix，已获授权）

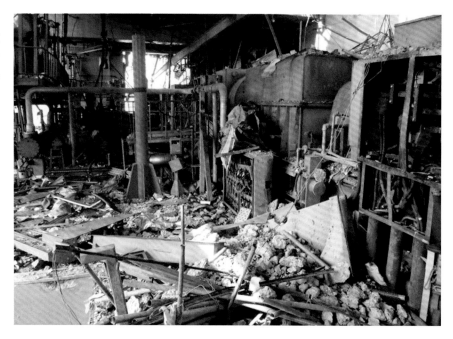

子。对此，富裕国家有义务提供经济和技术援助，但是当地的武装冲突和政治紧张局势使援助工作难以进行。国际救济行动互相协调并且针对受灾人群的真正需要提供援助非常重要。在这个领域，仍然有许多工作要做。

2.5.2.2　疾病流行

"由自然造成的事故"也用来指那些由传染病传播造成的灾害。在历史上每隔一定时间，就会发生人类无免疫力或无法抵抗的微生物的突然传播事件，造成大量死亡，现在这仍是一个潜在威胁。随着全球人口的增加、人口密度的增大和全球旅行的增多，疾病流行可能造成比以往更严重的致命后果。这就需要做好应急准备，以防止流行病的传播，例如早期诊断和采取预防措施（提供信息和接种疫苗）。本书第 12 章将专门阐述灾害医学的这部分内容。

2.5.2.3　复杂的紧急情况

包括上述多项因素（政治或武装冲突、难民、流离失所者、缺乏食物和水、疾病流行）在内的渐变性事故，被定义为复杂的紧急情况，需要跨学科共同应对，以及建立专门机构和拥有专业知识。这超出了本书的范畴，不过该领域相关文献在下文列出（详见第 13 章）。

2.6　总结

本章概述了近几十年来的重大事故和灾害案例，以及我们可以从中学到的经验教训。这些清楚地显示：我们正面临着越来越大的灾害风险。这与数据统计也是一致的。我们可以得出的一个重要结论是，我们必须为我们的生活方式付出代价。因此，我们也有义务尽可能减少其带来的后果 —— 死亡、疾病和痛苦。

所有经验都显示，我们可以采取以下措施：

- 风险识别；
- 预防；
- 制订应急计划；
- 进行应急准备；
- 教育和培训；
- 开发和研究。

在全球范围内，对这些措施重要性的认识已经大大加强，这主要得益于近年的发展。研究重大事故应急救援的科学领域——灾害医学（第 19 章）虽然还是医学中的一个崭新领域，如今已在大多数国家得到认可并确立，成为各级教育和培训的重点内容之一。当然，我们还需要进行方法学上的开发和研究，在这个领域我们仍然处在起步阶段。教育和培训方面的方法学，以及在科学研发上的重要领域，将在本书第 18 章阐述。

重大事故与灾害的参考文献

下面按照字母顺序，列出本章所述重大事故案例，以方便有兴趣的读者做进一步研究。

一些参考文献参考了 Kamedo 报告。"Kamedo"为瑞典灾害医学组织委员会，它负责派出观察员到重大事故现场收集信息，以供报告之用。下面列出的报告都是英文版，有些只是较详细的摘要，以后会更新。它们可以免费下载，也可以索要印刷品，通过瑞典国家健康与福利委员会的网站申请：http：//www.socialstyrelsen.se。 搜索"English-Kamedo"，然后用出版号或从给定的列表中搜索。

Almersjö O, Kulling P (1994) The tram accident in Gothenburg, March 12, 1992. Kamedo report 62, 2

Almersjö O, Ask E, Brandsjö K et al (1993) The fire on the passenger liner Scandinavian Star, April 7, 1990. Kamedo report 60, 3

Arturson G (1981) The los Alfaques disaster: a boiling liquid expanding vapor explosion. Burns 7:233–251

Arturson G (1987) The tragedy of San Juanico – the most severe LPG disaster in history. Burns 13:87–102

Arturson G, Lorin H, Olofsson P et al (1994) The Jumbo jet crash in Amsterdam, October 4, 1992. Kamedo report 64, 16

Aylwin CJ (2006) Reduction in mortality in urban mass casualty incidents – analysis of triage, surgery and resources use after the London bombings on July 7, 2005. Lancet 368:2219–2225

Baxter PJ (1990) Review of major chemical incidents and their medical management. Royal Society of Medicine Services, Ltd., London, pp 7–20

Becker WK, Waymack JP, Mc Manus AT et al (1990) Bashkirian train pipeline disaster: the American military response. Burns 16:325–328

Berg-Johannesen K, Stefanini S, Lundin T et al (2006) Impact of bereavement among relatives in Sweden and Italy after the Linate airplane disaster. Int J Disaster Med 4:110–117

Bledsoe B, Smith M (2004) Medical helicopter accidents in the United States – a 10-year review. J Trauma 56:1325–1328

Brandsjö K, Reizenstein P, Walinder G (1992) The nuclear power plant accident in Chernobyl, April 26, 1986. Kamedo report 59, 4

Brandsjö K, Häggmark T, Kulling P et al (1997) The Estonia disaster: the loss of the M/S Estonia in the Baltic, September 28, 1994. Kamedo report 68, 15

Brismar B, Lorin H (1990) The accident at the Ramstein Base Air Show, August 28, 1988. Kamedo report 57, 31

Buerk CA, Batdorf JW, Cammack KW et al (1982) The MGM Grand Hotel fire – lessons learned from a major disaster. Arch Surg 117:641–644

Cassuto J, Tarnow P (2003) The discotheques fire in Gothenburg 1998 – a tragedy among teenagers. Burns 29:405–416

Condon S, Savoia E, Cardigan RO et al (2010) "Operation helping hands" – Massachusetts' health and medical response to Hurricane Katrina. Prehosp Disaster Med 25:80–86

Connocenti P, Azima C (2003) Computer vulnerability, consequences and preparedness – experiences from the World Trade Center disaster. Int J Disaster Med 1:69–73

Eckerman I (2005) The Bopal Saga – causes and consequences of the world's largest industrial disaster. Universities press, India

Edsander–Nord Å (2008) Wound complications from the Tsunami disaster – a reminder of indications for delayed closure. Eur J Trauma Emerg Surg 34:457–464

Fan Z, Li A, Lian B et al (2011) Injury type and victims in the 12 May 2008 Wenchuan earthquake: analysis of 1,038 patients in Jiangyou City. Eur J Trauma Emerg Surg 37:3–7

Fries H (1991) The airplane fire in Manchester, August 22, 1985. Kamedo report 58, 14

Hallén B, Kulling P (1990) The fire at the King Cross underground station, November 18, 1987. Kamedo report 56, 30

Hülse E, Oestern HJ (1999) Die ICE Katastrophen von Eschede – eine interdisciplinäre analyse. Springer, Berlin

Kespechara K, Koyosombat T, Pakmol S et al (2005) Infecting organisms in victims from the Tsunami disaster. Int J Disaster Med 1:66–70

Kulaypin AV, Sakhautdiov VG, Temerbulatov VM et al (1990) Bashkiria train – gas pipeline disaster: a history of the joint USSR/USA collaboration. Burns 16:339–342

Kulling P (1998) The terrorist attack with Sarin in Tokyo, March 20, 1995. Kamedo report 71, 20

Kyriacou DN (2006) Anthrax – from antiquity and obscurity to a front runner in bioterrorism. Infect Dis Clin North Am 20(2):227–235

Lee CY, Davis T (2006) Building collapse. In: Ciottone GR et al (eds) Disaster medicine, 2nd edn. Kluwer/Lippincott, Hingham/Philadelphia, pp 842–845

Lennquist S, Hodgetts T (2008) Evaluation of the response of the Swedish Health Care System to the Tsunami disaster in Southeast Asia. Eur J Trauma Emerg Surg 34:465–485

Lorin H, Norberg KA (1998) The ferry accident at Zeebrügge, March 6, 1987. Kamedo report 55, 17

Lorin H, Unger H, Kulling P et al (1996) The great Anshin-Awaji (Kobe) earthquake, January 17, 1995. Kamedo report 66, 12

Melville LD, Rahman-Kahn N (2006) Bridge collapse. In: Ciottone GR et al (eds) Disaster medicine, 2nd edn. Kluwer/Lippincott, Hingham/Philadelphia, pp 846–849

Missair A, Gebbard R, Pierre E et al (2010) Surgery under extreme conditions in the aftermath of the 2010 Haiti earthquake. Prehosp Disaster Med 25:487–493

O'Hickey SP, Pickering CA, Jones PE et al (1987) Manchester air disaster. Br Med J 294:1663–1667

Pryor JP (2009) The 2001 World Trade Center disaster – summary and evaluation of experiences. Eur J Trauma Emerg Surg 3:212–224

Tran M, Garner A, Morrison I et al (2003) The Bali bombing – civilian aeromedical evacuation. Med J Aust 179:335

Turegano F, Perez-Diaz D, Sanz-Sanchez M et al (2008) Overall assessment of of the response to the terrorist bombings in trains in Madrid, March 11, 2004. Eur J Trauma Emerg Surg 34:433–441

Wallace AW, Rowles JM, Colton CL (1994) Management of disasters and their aftermath. BMJ Publishing Group, London

Wang Z, Sun Y, Wang Q et al (2011) Anesthetic management of injuries following the 2008 Wenchuan earthquake. Eur J Trauma Emerg Surg 37:9–12

Zoraster RM (2010) Vulnerable populations: Hurricane Katrina as a case study. Prehosp Disaster Med 25:74–79

3

院前应急救援

Sten Lennquist 和 Rober Dobson

3.1 国家间现场应急救援架构的差异

　　自然，事故现场的应急救援架构因国家不同而有所差异。这种差异源于各国应急救援的参与者、民族传统、地理环境、文化、经济状况和政治制度的不同。但是，至少在大多数欧洲国家，事故现场应急救援架构的基本原则是一样的且应基于常规做法，当然也存在其他应急救援架构。不论事故现场的应急救援架构如何，一些基本规则都得遵守，并应避免犯最常见的错误。

　　在此，要提及一个重要体系——**重大事故医疗管理与支持（Major Incident Medical Management and Support，MIMMS）体系**。该体系源于英国，常出现在欧洲应急救援培训的相关课程中。它深受英国组织架构的影响，后者在某些地方与中欧地区不同，但其部分内容适用于所有组织，且非常适于教学。它用首字母缩写方式表示某些工作流程，有利于在紧急情况下回忆起来。

　　在重大事故中，所有可能被派往现场的医务人员都应熟悉当地的应急救援架构。为此，他们需要接受本科以上学历教育，并接受相应职位培训。

3.2 术语

　　由于国家间现场应急救援架构的不同，使用的术语也存在差异。为此，我们在下面列出相关术语

S. Lennquist • R. Dobson
e-mail: lennquist@telia.com; bobdobsonlas@hotmail.com

及其替代术语。为避免不断重复替代术语而造成混乱，在本章正文不再使用替代术语。至于各国参与应急救援机构的名称，则是该国所有医务人员都应学习掌握的。希望在不久的将来，国际上能就术语的统一达成一致意见。

MI	重大事故（Major Incident）
MIC	事故医疗指挥（Medical Incident Commander），领导、协调现场的医疗工作。替代术语：救护车指挥（Ambulance Incident Officer）
RIC	事故营救指挥（Rescue Incident Commander），领导、协调现场的营救工作。替代术语：消防指挥（Fire Incident Officer）
PIC	事故警方指挥（Police Incident Commander），领导现场的警务工作
TRO	检伤分类负责人（Triage Officer），负责初步检伤分类的医疗负责人。并不是所有组织都使用该术语
ALO	救护车转送负责人（Ambulance Loading Officer），领导、协调伤员的现场转送。替代术语：转送负责人（Transport Officer）、转送领导（Transport Leader）、转送主管（Chief of Transport）
RMC	地区医疗指挥中心（Regional Medical Command Center），全面领导、协调事故的医疗应急救援工作。在一些国家，这个职能部门需要进行专门的应急准备，由医疗、行政人员构成。在另一些国家，这项职能由其他组织履行，如报警中心（Alarm Center）、救护车调度中心（Ambulance Dispatch Center），或者该地区一家指定的医院。而在某些国家，却没有这种职能部门
RVP	待命区（Rendezvous Point），所有抵达的应急救援团队首先停留的地方，然后才能根据引导进入现场。替代术语：警戒区（Check Point）、停留区（Break Point）

3.3 首批抵达现场的团队

3.3.1 首份报告

首批抵达现场的团队肩负着重要任务，在重大事故中更是如此。无论协调中心已收到何种信息，由医务人员发出的首份报告至关重要。它关系着是否进一步启动整个应急医疗救援链：调动交通工具、设备和院前急救团队，以及对医院发出警报。未及时发出首份报告可能导致应急救援链的启动延迟，甚至对重大事故中的受害者产生致命影响。

首份报告一般称为"**窗口报告**"（**Window report**）。它不要求全面，只需指出急救需求可能有多大。许多情况下，可以仅仅根据车窗外看到的情形做出判断。这一阶段的信息可能有限，如"**大量伤员，可能有大量遇难者，现场需要大量急救医疗支持和交通运输工具**"，这些内容就足以宣布重大事故的发生并启动应急医疗救援。

根据 MIMMS 体系，首份报告内容的首字母缩写为"**METHANE**"：

> 宣布重大事故的发生（或可能）[Major incident declared（or standby）]
> 具体地点（Exact location）
> 事故类型（Type of incident）
> 事故等级（Hazards）
> 是否易于抵达（Access）
> 伤亡人数（Number of casualties）
> 需要的额外资源（Extra resources）

在一些国家，这是标准做法，当然首字母缩写词也并不容易照搬到其他语言。这一做法基于英国的应急救援系统，首批抵达的救护车急救人员可以宣布重大事故的发生；而在许多国家，这是医疗协调中心的责任。当然，这种差异也许有理论上的意义。在现实中，如果首批抵达的救护车急救人员将灾情评估为重大事故，想来医疗协调中心也不会反对吧。**重要的是，在灾难应急计划中应明确指出，哪个职位有权且有责任宣布重大事故的发生，以避免在这个环节出现混乱，否则就可能延误做出决定并向相关部门发出警报。**

如果明显是重大事故，却不能立即与医疗协调中心取得联系，那么首批抵达的救护车急救人员就应该根据行动卡展开工作，直到与医疗协调中心取得联系。

3.3.2 开始指挥

宣布为重大事故后，首批抵达的救护车急救人员不应忙着转送伤员，而应停留在现场。其中一位救护车急救人员担任**事故医疗指挥**（**Medical Incident Commander，MIC**），另一位（通常医疗专业能力更高，如果二者有差异）担任**检伤分类负责人**（**Triage Officer，TRO**），并立即着手准备救护车转送区，同时开始对第一批伤员进行检伤分类，以便后面抵达的救护车可以立即开始转送伤员。如果大量救护车可以很快抵达，那么首批救护车的两位急救人员都可以担任事故医疗指挥，但在这个阶段，通常都急需医疗处理，所以两位救护车急救人员都担任事故医疗指挥就显得不太现实。

很多救护车急救人员都标有 MIC 和 TRO 的标识（图 3.1）。各国标识可能有所不同，但国际上最为通用的医务人员标识服的色彩为绿色和黄色。

事故医疗指挥应该有预先准备好的**事故医疗指挥行动卡**，上面列有应采取的步骤和顺序（如表 3.1）。事故医疗指挥行动卡也应成为所有救护车必备器材之一。MIMMS 体系将事故医疗指挥行动卡的内容概括为 **CSCATTT**，即"指挥（Command）、安全（Safety）、通信（Communication）、评估（Assessment）、检伤分类（Triage）、急救处理（Treatment）、转送（Transportation）"。如果行动卡丢失或找不到了，缩写词有助于回忆起来。

3.3.3 与事故营救指挥联系

在大多数国家，由首批抵达的消防队急救人员的负责人——**事故营救指挥**（**Rescue Incident Commander，RIC**）领导整个救援工作；在另一些国家，则由抵达的警方负责人——**事故警方指挥**（**Police Incident Commander，PIC**）负责领导整个救援工作。在一些国家，由救援总指挥全面领导救援工作；而在另一些国家，每个参与救援的组织都各负其责。这一区别也仅是理论上的，很明显，营救部门或警方指挥不会对医务人员的医疗工作发号施令，而医务人员自然会听从警方和消防队在安全

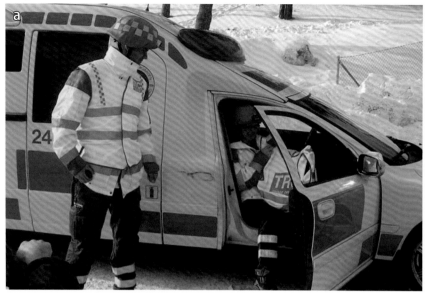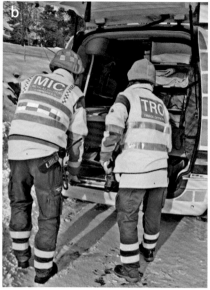

图 3.1　首批抵达重大事故现场的救护车急救人员，成为事故医疗指挥（MIC）和检伤分类负责人（TRO）。(a) 他们穿上带有相应标识的服装，这是所有救护车都应配备的；(b) 卸下现场所需的设备器材，按相应职位行动卡所示展开工作，行动卡也是所有救护车都应配备的（表 3.1 和表 3.2）。首辆抵达救护车不用来转送伤员，而是停在现场作为指挥救护车；在一些国家，指挥救护车以开着蓝灯表示（摄影：Kjell Eriksson）

上的建议。

　　不论现场的指挥架构如何，事故营救指挥都有权调用救援工作所需的任何资源，包括私人财产（即便事后必须对征用的理由做出解释）。如果事故营救指挥 [在大多数国家，其制服和（或）头盔上有明显标识，如图 3.2a 和 b] 在救护车之前抵达现场，他的第一步工作就是联系救护车，获取现场急救需求信息（见表 3.1），请求调用医疗资源，并划定检伤分类区和救护车转送区，两者应尽可能靠近但又位于潜在危险区之外。

　　通常由事故营救指挥、事故警方指挥和事故医疗指挥组成**现场指挥小组**。在复杂或救援期间延长的事故中，需要建立指挥处，指挥小组可以在指挥处协调整个救援行动。

3.3.4　安全

　　MIC 对所有医务人员的安全负责，因为医务人员的任何死伤都对受害者无益。在向现场派遣医务人员之前，事故医疗指挥必须与 RIC 联系，获取事发区域的潜在危险信息（表 3.1）。

　　营救部门通常将潜在危险分为三级：**热区、暖区和冷区**。

热区	严重威胁生命和健康安全的区域，只有配备特殊设备且经过培训的营救人员才可进入（如有大火、浓烟或高浓度的危险品）
暖区	医务人员可以进入的区域，但必须有防护设备且经过培训（低浓度的烟雾或危险品，简单防护设备即可）
冷区	无风险区域，不需要特殊设备或培训（但不排除其他风险）

　　在一些国家，由 RIC 决定谁可以进入热区或暖区；在另一些国家，由 MIC 决定医务人员是否可以进入相关区域，当然他也尊重 RIC 的建议。

　　在诸如恐怖袭击、暴动或枪战等犯罪活动引发的事故中，由警方负责安全问题，并决定哪些区域营救或医务人员可以进入，以免他们受到伤害。

3.3.5　对现场的整体巡视

　　在发出第二份报告之前，**MIC** 应该**快速巡视现场**（2～5分钟），以对现场的急救需求有整体把握，并确认最急需的急救需求，如营救受困受害者所需提供的急救支持，同时初步估计重伤员人数。这样可对现场状况有直接的把握，有利于领导现场的急救工作并派遣该地区的医务人员。

表3.1   事故医疗指挥（MIC）的行动卡范例（具体内容应根据国家和当地标准进行调整）

1. 向警报中心**发出窗口报告**（粗略估计事故现场的伤亡人数，需要的伤员转送救护车和急救需求）[a]。

2. **确认重大事故的**发生。如果尚没有宣布重大事故发生，但是抵达后发现明显是重大事故，则告知警报中心，同时按重大事故的行动步骤采取行动，直到地区医疗指挥中心传来确认信息[b]。

3. **停下救护车**，穿上事故医疗指挥标识服、检伤分类指挥标识服（其他救护车急救人员）。

4. 与**事故营救指挥联系**，直接联系（如已抵达）或通过 X 频道联系。

   - **获取相关信息：**

     ——估计伤亡人数。

     ——现场的危险区域（热区、暖区）及其他危险情况。

     ——急需的急救处理。

     ——需要营救部门立即提供的物资，以及预计需要的物资。

   - 与事故营救指挥一起划定伤员疏散区和救护车转送区。

5. **决定**抵达的救护车急救人员是否应该留在现场支持急救工作；如果需要，该怎样提供支持，任务是什么。

6. **派遣**检伤分类负责人按照其行动卡开始初步检伤分类工作。

7. **快速巡视**现场，并且：

   - 再次估计伤员人数及其严重程度。

   - 营救区（受困伤员区）需要支援吗？确认最迫切的需求！

8. 决定作为急救工作指导原则的**重大事故等级**，并告知所有救护车急救人员；同时持续评估事故等级。

9. 通过 X 频道**联系地区医疗指挥中心**（如果未联系上，则联系警报中心或救护车调度中心），并且：

   - 根据以上信息**发出第二份报告**。

   - 如必要，**请求派遣院前急救队**赶赴现场。

   - 如必要，**请求派遣可用的救护直升机**（如尚未向其发出警报）。

   - **请求分配钥匙**，将患者转送医院。

10. 开始转送已经过检伤分类的伤员。**获得分配钥匙后**，开始按照以下标准转送重伤员：

    - 6 名，大城市的大学附属医院。

    - 4 名，城市的地区级医院。

    - 2 名，城镇的县级医院。

11. **组织伤员疏散区和救护车转送区**，用于初步检伤分类和二次检伤分类，并派遣相应的检伤分类团队，同时需要派遣团队进入营救区（除非与事故营救指挥沟通过，否则不要派遣团队进入危险区域）。

12. **任命救护车转送负责人**，负责协调伤员转送。

13. **与地区医疗指挥中心保持联系**，更新现场报告，请求更新的分配钥匙；如必要，请求额外支持和器材。

14. **与事故营救指挥、事故警方指挥保持联系**；发生大规模重大事故时，建立指挥处。

15. 所有伤员疏散后，经地区医疗指挥中心同意，**决定"重大事故状态结束"**。通知现场的事故营救指挥、事故警方指挥及所有医务人员。在撤离现场前，领导所有医务人员进行**初步总结**。

a．如果窗口报告以"METHANE"为指南，则将其插入。

b．在一些国家，由首批抵达现场的救护车急救人员宣布重大事故的发生。

　　在较大的事故中，RIC 通常将营救现场分成**几个营救区**，（如一栋楼房的一部分，一节或几节火车车厢），由一名营救负责人负责一个营救区。如果营救现场需要急救支持，明智的做法是让医务人员与营救区负责人联系，以获得信息，相互配合。

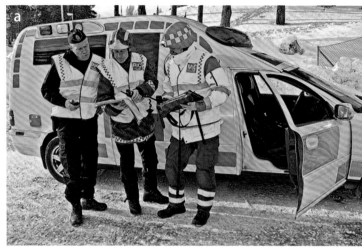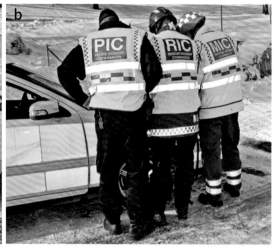

图 3.2 （a）事故警方指挥（左）、事故营救指挥（中）和事故医疗指挥（右），他们组成现场指挥小组，在应急救援期间持续保持沟通。指挥处通常设在一辆车中（b）；在大规模事故中，则设在专门的指挥车上（摄影：Kjell Eriksson）

3.3.6　第二份报告

第二份报告是**确认报告**，继首份"窗口报告"之后发出。**切记：第二份报告也应尽快发出**。在这一阶段，整个应急医疗救援系统在接到第一份警报之后，都在等待进一步信息，以决定警报等级并让组织内各部门采取相应步骤。因此，这一次也不需要提供具体细节以及介绍伤员的详细伤情，只需要提供从现场其他部门和对现场的快速巡视中获得的信息。

3.3.7　填补现场医护人员的缺口

在规模有限的重大事故中，救护车数量多、抵达快，且现场与医院相距不远，也许不太需要在现场开展急救工作。这时，也没必要让更多救护车急救人员留在现场进行检伤分类或急救处理，最好让每一辆可用的救护车都去转送伤员；MIC 也兼任伤员转送协调员（见下文），而 TRO 则负责伤员疏散前的检伤分类。在伤员离开现场前，必要的急救处理由救护车急救人员自己进行。

然而，当伤员疏散延迟时（大多数重大事故中的情形），现场就需要进行更多检伤分类和急救处理工作，相应地也就需要更多的医务人员。在最初阶段，只有抵达的救护车急救人员可以进行这项工作。**是否让救护车人员留在现场开展急救工作，或留下多少人，则是 MIC 需要尽快做出的重要决定**。每多一名救护车急救人员留在现场，转送伤员的机会就会（暂时）相应减少。

同样重要的是，MIC 需要尽快确认现场的急救需求，并请求派遣医务人员前往现场。医务人员可以来自医院的院前急救队，也可以来自初级保健中心（见下文），或者是不当班的救护车急救人员，他们都根据灾害应急计划调动起来。在某些情况下，也可以利用现场的志愿医务人员（见下文）。

在一些国家也有这样一种做法，即让营救人员或警察驾驶救护车，从而"节约"一名救护车急救人员，让其留在现场。

3.3.8　决定急救工作的策略

在这一阶段，MIC 应该能够估计现场急救需求与可用资源之间的匹配状况（或差距），并据此决定相应的急救策略。考虑现场是否为如下情况：

- 采取上述步骤，可以维持通常的医疗目标［一级重大事故：所有可能存活的伤员都得到救治，也被称为代偿性事故（compensated incident）］。
- 伤员人数巨大，必须降低医疗目标或者标准，以救治尽可能多的人［二级重大事故，也被称为非代偿性事故（decompensated incident）］。

现场的医务人员很难了解全局，也难以做出相应判断，因此这是 MIC 的任务。采取什么急救策略，必须清楚地传达给所有参与应急救援的医务人员，并将其作为检伤分类的指导性原则。当然，在应急救援期间，急救策略还需根据抵达的医疗资源或者前期未发现的急救需求进行相应调整。

3.3.9 与地区医疗指挥中心持续保持联系

最初的步骤完成后，按照行动卡，MIC 应该不再直接参与急救工作或者做出关于检伤分类的决定，他应该与地区医疗指挥中心（regional medical command center，RMC）持续保持联系，以便：

- 获取医院能力信息。
- 如有需要，请求现场增援（交通运输工具、设备器材、医务人员）。
- 报告现场伤员人数以及已经转送的伤员人数。

3.3.10 持续协调现场的应急医疗救援

应向现场的所有医务人员明确分配任务和责任，并**明确告知谁负责哪个岗位**，这一点非常重要。现场情况严峻，可能需要调换那些不能胜任的人员。当重大事故状态持续时间较长时，应安排医务人员轮流休息。

急救工作的展开必须与营救部门和警方合作，因而 MIC 必须与 RIC、PIC 密切配合（图 3.2）。

如前所述，在复杂或救援时间持续较长的事故中，初期 MIC 可能由一名经过特殊培训且经验丰富的医务人员替代。这时，初期 MIC 通常充任新任 MIC 的助理，或成为救护车转送负责人（Ambulance Loading Officer，ALO；见下文）。同样，TRO 也可能由具有更多临床经验的资深医务人员替代。

3.3.11 重大事故状态的结束

MIC 应与 PIC 和 RIC 一起，确认现场不再有伤员，然后才可宣布事故现场的急救工作结束。只有 MIC 才可宣布结束现场的重大事故状态。现场重大事故状态结束的信息应传递到现场的所有医务人员，以及 RMC 和救护车调度中心（Ambulance Dispatch Center，ADC）。

医务人员在离开现场前应进行**初步总结**，由 MIC 或在现场的经验丰富的其他人主持。在离开救护车站或医院开始轮休前，也需要进行初步总结。即便对经验丰富的人员来说，重大事故也是创伤性事件；对事故的印象可能在事后回忆起来，但重要的是，要利用这个机会和其他直接参与应急救援的人一起讨论彼此的印象和体验。

至此，我们已经阐述了事故医疗指挥行动卡的主要内容（表 3.1）。无疑，MIC 需要在极短时间内做许多事情并做出许多决定，这也充分显示了预先准备行动卡是多么重要。

3.4 按步骤建立现场应急救援架构

3.4.1 简单的必要性

如第 1 章所述，**简单是实现重大事故成功管理的关键**。同样，现场的应急救援架构也必须简单。必须记住的是，大多数重大事故都发生在人口稠密区，救护车很容易抵达，且距医院不远。第一辆救护车通常可在接到警报后 5 ~ 15 分钟抵达现场，接着就能展开急救工作；因为近距离内就有很多救护车，所以现场的伤员疏散工作可以（也应该）在救护车抵达后数分钟之内开始。

> 在这么短的时间内，完全无法组建一个复杂的组织。如果组织架构太复杂，职位太多，指挥层、决策层层级太多，有太多的等级和头衔，那么就有"战争已经结束了"而组织还没组建起来的风险。

何不将军队组织的经验转用到民间组织上？人们很容易受这种想法的诱惑。确实，军队组织严密（也必须严密），等级架构清晰、严格。然而在（a）准备时间与（b）持续期间上，民间的重大事故与战斗状态之间存在显著差异。

- 很少有战争毫无征兆地发生，因此军队医疗体系通常有较长时间进行准备。然而，军队医疗体系必须长时间地保持大规模收治能力，可能持续数日、数周、数月甚至数年。
- 在和平年代的民间社会里发生的重大事故常常是毫无预兆的，且可能发生于任何时候。一个平日里就满负荷运转的医疗机构，必须在接到警报的几分钟之后，就应对远远超过收治能力的重伤员，而且当班员工可能完全没有应对此类情形的经验。不过，伤员急救处理的高峰期通常在几个小时之内结束（当然也有例外）。

> 因此，重大事故现场的应急救援架构必须简单，远远超过战斗区域的要求。没有时间去组建一个新的组织，只能调整现有组织去应对重大事故的特定需求。

3.4.2 第一步：开始检伤分类和转送

上文已经阐述了首批抵达现场的救护车急救人员的任务，其中一名急救人员需要完全充任重要的 MIC 一职。与此同时，要尽快将伤员转送医院，这也十分重要——"任何可用救护车都不能原地待命"，救护车出发得越快，返回就越快。因此，救护车一抵达现场，就应开始检伤分类工作，这也是为什么需要安排首辆救护车中的第二名急救人员担任初期 TRO。

在现场只有一辆救护车抵达的情况下，组建现场应急救援架构的第一步如图 3.3 所示。TRO 需将伤员分为三条疏散路线：①应随第一辆可用救护车离开；②需要救护车转送但可以等待；③受伤但不需要救护车转送。初步检伤分类应采用简单的体系，如**初筛检伤分类法**（见第 4 章）。表 3.2 为 TRO 行动卡范例。

在最初阶段，MIC 兼任转送协调员，需要指挥可用（有医务人员的）救护车转送伤员至医院。伤员在各医院之间的分配原则将在下文"伤员转送"一节中阐述。

一旦第二路线伤员开始增多或需要监护，现场就需要增派医务人员，这也是 MIC 的任务之一

（见上文）。至此，现场应急救援架构的建设进入下一步。

3.4.3 第二步：组织伤员疏散区、救护车转送区

现在，现场已有增援医务人员——既可能是新抵达的救护车急救人员，也可能是派遣前来的院前急救队队员，后者通常需要较长时间才能赶到现场。这样，第二路线的伤员——需要救护车转送但可以等待的伤员，就可以由一个或多个团队进行**二次检伤分类**，包括在转送前采取必要复苏措施等（图 3.4）。每个二次检伤分类团队最好包括两名成员，即一名医生和一名护士，无论他们是救护车急救人员还是院前急救队队员。在二次检伤分类中，应该采用更严格的检伤分类体系，比如**排序检伤分类法**（第 4 章），而不是初筛检伤分类法。

如果伤员疏散不畅，一些优先顺序高的患者也无法由救护车转送出去，则医务人员需照顾这些等待转送的伤员并予以监护（图 3.4）。

在这一阶段，也应为不需要救护车转送的伤员做好疏散准备。在他们离开前，医务人员应对他们进行检查和再次检伤分类（图 3.4）。

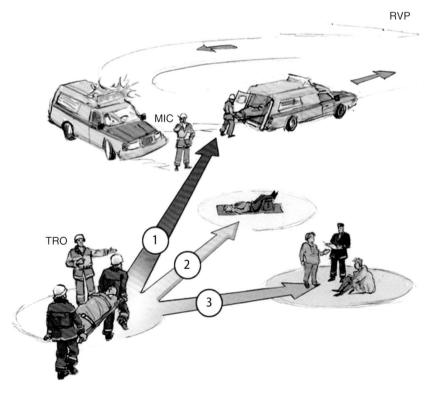

图 3.3　逐步建立的现场应急救援架构。第一步：假设仅有一辆救护车及其急救人员抵达现场，目标是当更多救护车抵达时，尽快开始伤员转送。检伤分类负责人（TRO）仅进行简单的检伤分类，将患者分为三条疏散线路：①重伤员，应立即随可用救护车离开，由急救人员进行必要的复苏处理；②需要救护车转送但可以等待的患者；③不需要救护车转送的患者。在这一阶段，事故医疗指挥（MIC）兼任转送协调员，并决定第一批患者的目的地（插图：Lais-Ake Peterson）

表3.2 检伤分类负责人的行动卡范例（具体内容应该根据国家和当地标准进行调整）

1. **穿上"TRO"标识服**，从救护车中取出手持无线电和器材，包括检伤分类卡。

2. **迅速巡视**伤员疏散区，确认并消除危及生命的直接威胁。

3. 根据初筛检伤分类法开始初步检伤分类（见行动卡背面），将需要救护车转送的患者分出来，再用"SMART"标签[a]显示其优先顺序，后者仅仅用颜色表示。

4. 当第一批伤员准备就绪可以转送时，**通知 MIC**（通过 X 频道），并把伤员分配到可用的救护车上。（在任命 ALO 之前，）由 MIC 确定救护车目的地。

5. 在伤员疏散区，**继续进行初步检伤分类**。

6. 当**二次检伤分类**团队抵达后，将患者分为两组交给他们：一组是需要救护车转送的患者，在转送前可能需要进行必要的复苏处理或急救处理；另一组是不需要救护车转送的患者，在离开现场前需要接受二次检伤分类和监护。

7. 当更多医务人员抵达后，派遣另一名救护车急救人员进行初步检伤分类和全面负责整个伤员疏散区，持续控制患者的分流（在这一阶段，TRO 一职可由现场一位更资深或更有资格的医务人员担任，初期 TRO 则继续进行初步检伤分类）。

[a] "SMART"标签是一个同时涵盖患者优先顺序和患者登记的体系（见第 4 章）。一些国家采用其他体系。
MIC，事故医疗指挥；**TRO**，检伤分类负责人；**ALO**，救护车转送负责人。

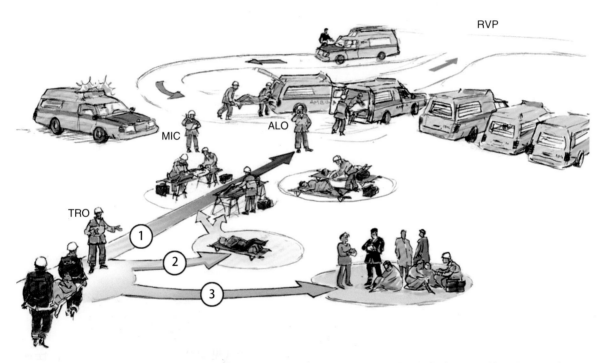

图 3.4 当需要救护车转送的伤员明显超过可用救护车的转送能力时，现场应急救援架构建设进入第二步：因为缺乏可用救护车，未准备好转送或无法转送的伤员现在分到第二路线（从图 3.3），那里有团队负责进行转送前的必要复苏、急救处理以及二次检伤分类。这时需要额外的一名医务人员或一个团队负责检查需要救护车转送的患者，再额外设一名医务人员或一个团队对先前估计不需要救护车转送的患者进行二次检伤分类或检查。这样现场就需要更多的医务人员，或者由新抵达的救护车急救人员充任，或者是增援的其他医务人员（详见正文）（插图：Lais-Ake Peterson）

MIC 应尽快卸下转送协调员的职责，改由另一名救护车急救人员负责（ALO，图 3.4 和图 3.5）。

图 3.4 所示为建成的**伤员疏散区**和**救护车转送区**架构示意图。随着急救需求的增大，在伤员转送前，伤员疏散区和救护车转送区也可能需要更多医务人员进行二次检伤分类和监护。

按图 3.4 所示架构，现场需要 8 名医务人员（救护车急救人员或院前急救队队员）。当伤员人数众多，所有需要救护车转送的伤员无法及时转送时，就有必要采用这样的架构。而且，这一架构仅

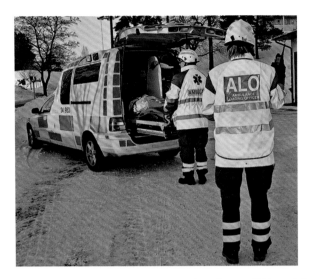

图 3.5 事故医疗指挥由另一名救护车急救人员替换，后者作为救护车转送负责人（ALO）（摄影：Kjell Eriksson）

包括伤员疏散区和救护车转送区所需的医务人员，有时**营救区**（见下文）也可能需要医务人员，比如为正在营救中的被困患者提供急救支持。

8 名医务人员在现场工作，相当于有 4 部救护车不能用于转送伤员。因此，MIC 必须：

- 当预计或已经明显需要急救支持时，立即请求医务人员的现场增援。
- 持续查看现场情形，一旦有救护车急救人员可能从现场抽身，就派他们驾驶救护车转送伤员。

如前所述，在一些国家，也有由警察或营救人员充任救护车驾驶员的，这不失为解决该问题的一个办法。

3.4.4 第三步：完成现场应急救援架构的建设

3.4.4.1 营救区

如上所述，在重大事故中，急救处理通常并不限于伤员疏散区和救护车转送区，虽然按一般原则，急救处理应该先在这两个区域展开，以尽快开始转送伤员。但营救区的伤员也可能急需复苏处理和检伤分类。营救区（图 3.6）可能在飞机事故、轨道交通事故、公共汽车事故后的交通工具残骸里，也可能在坍塌的建筑物中，或者是爆炸现场。MIC 抵达现场后，应立即巡视现场，以对现场情况有一个总体把握，从而确认营救区伤员的急救需求并尽快派遣医务人员前往。需要注意的是，营救区

内可能存在**危险区**（见上文），因此在未与 RIC 沟通之前，不要派遣医务人员前往疑似危险区。

3.4.4.2 未受伤的灾民

在重大事故中幸存下来、身体未受伤的人也是受害者。对绝大多数人来说，遭遇这类重大事故，也对他们造成严重的心理冲击；即便当时心理反应不明显，也可能在事故后表现出来。此外，很多未受伤灾民可能失去与亲人、朋友的联系，或亲眼看见他们受伤或死去，或者他们可能失去财产和（或）远离家乡。因此，未受伤的灾民也不能仅仅送走了事，他们也需要得到照顾。

还有，在初步检伤分类中被划分为"非重伤员"的患者也可能存在潜在的重伤（见下文）。如有可能，他们在离开现场前也应由医务人员再检查一次。

警方有责任照顾那些未受伤的灾民。他们应该一一登记，然后送往指定区域，在那里他们可以得到照顾，之后再被送到其他地方，接受心理咨询，获得失去联系的家人、朋友的信息，最后获得交通帮助离开（图 3.6）。第 17 章将专门阐述针对伤员和未受伤灾民的心理管理问题。

3.4.4.3 事故现场的遇难者

事故现场遇难者的管理是警方的责任。在绝大多数国家，只有医生可以宣布患者死亡，除非患者已经明显死亡，如身首分离，或身体被严重挤压，或严重烧伤。那些明显已死亡的遇难者应该留在原地，以便警方进行身份确认和调查。

其他没有任何生命迹象的受害者应标示为优先顺序低的患者（见第 4 章），只有医生检查后才能确认死亡。要注意的是，冻僵患者与死亡患者可能难以区分（见第 9 章）：**在寒冷环境下，任何患者不得被宣布为死亡，除非进行复温处理后死亡得到确认！**

重大事故中遇难者的管理问题将在第 6 章进一步阐述。

3.4.4.4 直升机着陆区

在重大事故中，直升机是非常有用的资源，不仅能疏散伤员（见下文"伤员转送"一节），而且能将器材和医务人员运到现场。在事故中，如果直升机能发挥明显作用，且有直升机可用，那么应该尽早向直升机部门发出警报，并在现场准备并清楚地标示直升机着陆区。直升机着陆区到伤员疏散区

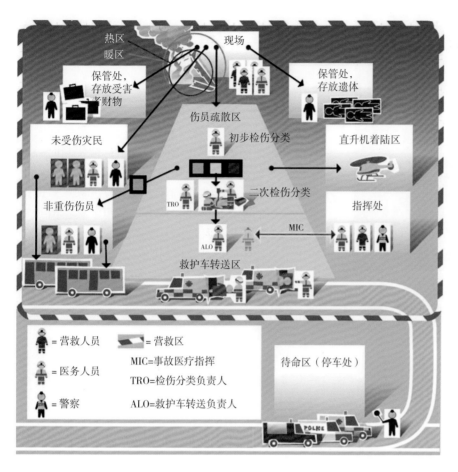

图 3.6　在较大事故中建设完成的现场应急救援架构（详见正文）

的距离不能太远，要确保将伤员送到直升机时不需要使用救护车；当然也不能太近，以免妨碍在伤员疏散区内进行急救工作（普通直升机所需距离大约为 50 m）。

3.4.4.5　警戒线与交通管制

警方的首要任务是设置警戒区，禁止所有与救援行动无关的车辆进入或接近。

如果所有抵达的救援和运输车辆都直接进入警戒区，那么现场很快会变得拥堵、混乱，没有车辆可以移动。所以抵达的营救部门领导的首要任务之一，就是划定**停止区或待命区**（**rendezvous point，RVP**）——必须在地图上易于辨认，车辆进出方便，并且地方宽敞足以停放待命的车辆。待命区要及早划定，要在各救援部门抵达之前就设好，而且应基于对当地地理条件的认识，并要将待命区的位置及时告知所有接到警报的部门。待命区的交通管制由警方负责。

图 3.6 体现了建设一个完整的现场应急救援架构应遵循的原则。在一起有众多伤员的重大事故

中，营救区、伤员疏散区以及救护车转送区都需要急救处理。从图中可以看出，现场距离道路很近，这是大多数重大事故的情形，但不是所有。如果事故现场距离道路较远，则通过越野运输的方式把伤员从疏散区运送到救护车转送区，这对营救部门来说是相当艰巨的任务。

3.5　设备器材

3.5.1　特殊装备救护车

一些国家拥有可用于重大事故情形的特殊**装备救护车**，携带额外器材如：

- 氧气；
- 氧气面罩；
- 笑气（用于镇痛，详见第 7 章）；
- 烧伤敷料；
- 大面积伤口及其他创伤用敷料；
- 静脉注射液及针头；

- 防护手套及无菌手套；
- 经口、经鼻气管插管的成套器材；
- 荧光棒；
- 额外的安全装备（头盔、醒目的夹克）。

3.5.2　营救部门提供的特殊装备

在一些国家，营救部门/消防队配有特殊卡车或箱式货车，预先装载上特殊设备器材，以应对较大事故的特殊需要。因时间紧迫，这样的潜在需要一经确认，就应尽快向拥有这种特殊装备的营救部门发出警报。这些特殊装备可能包括：

- 担架和（或）简易木板，以避免直接接触寒冷的地面。
- 毛毯。
- 特殊照明。
- 固定骨折的简易夹板。
- 快速充气帐篷，可保护患者免于受寒冷或炎热天气的伤害（图3.7a）。
- 简易担架的架子，可用于调整患者体位，以防止发生休克；也可用于抬升患者至恰当体位，以进行必要的急救处理（图3.7b）。

当患者疏散工作延迟时，在严峻气候条件下，**充气帐篷**有助于挽救患者生命。但充气帐篷也有造成患者聚集过多的潜在风险：充气帐篷容易给人野战医院的印象，以至于医务人员可能对过多的转送前患者进行绝非必要的急救处理，结果待处理患者聚集，很多救护车等待出发（图3.8）。**如果使用帐篷，一定要保证同样遵循如上所述的现场应急救援架构和工作原则。**

3.6　由谁负责什么

现场救援工作由来自不同机构的人员进行：医务人员、营救人员、警察，也许还有军队和志愿者组织。由谁负责什么事项必须绝对清楚明了。只有这样才能避免一些决定由多人重复做出，一些决定却没人做，同时还可避免各部门指挥之间出现意见不一致的情形。

在MIC的领导下，**医务人员**主要负责：

- 伤员的检伤分类；
- 伤员疏散前的复苏处理和必要急救处理；
- 伤员疏散前的医疗监护；
- 离开现场前对伤员进行的医疗登记（医疗报告）；
- 需要救护车或直升机转送的伤员的疏散；
- 与地区医疗指挥中心联系，在医院之间分配伤员；
- 离开现场前对未受伤灾民的检查。

在RIC的领导下，**营救人员**主要负责：

- 保护现场，以免造成更多破坏和伤害；
- 确定并标示危险区（热区和暖区）；
- 尽快将伤员从危险区营救出来；
- 如果缺乏医务人员，对患者实施简单、急需的救命措施；
- 协助医务人员抵达伤员身边；
- 与医务人员配合，营救受困伤员。

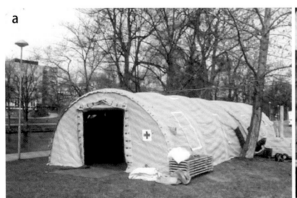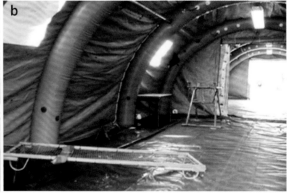

图3.7　(a) 充气帐篷，可以在严峻气候条件下（严寒或酷暑）保护伤员。这种充气帐篷可由柴油压缩机充气。柴油压缩机也可用作空调，调节帐篷内气温，并可发电提供照明。充气帐篷只需几分钟就能充气打开，平时就保存在营救部门内，但主要用于伤员疏散延迟的大规模重大事故中。(b) 充气帐篷内的情形，设备中包括担架用简易架子（照片：University Hospital, Linkoping）

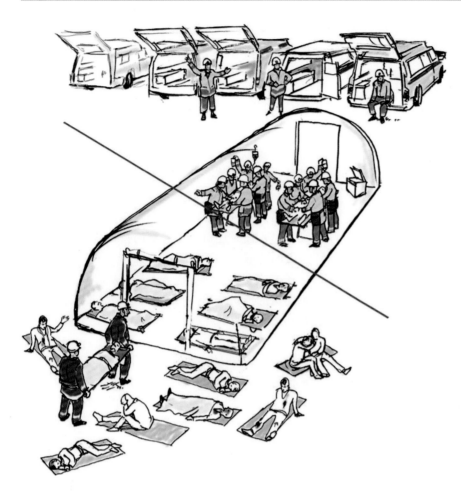

图3.8　即使使用如图3.7所示帐篷，也应坚持现场应急救援架构的简单性原则，绝对不要产生置身于野战医院的错觉，以至于进行过多的急救处理。本图所示情形也可作为非真实场景演习的目标，现场处理要迅速，不可多耗时间（见第18章关于教育与培训的内容）（插图：Lais-Ake Peterson）

在 PIC 的领导下，**警察**主要负责：

- 保护现场免受犯罪行动威胁（如恐怖行动）；
- 划定现场警戒区，如有必要，疏散现场不参与救援工作的人群；
- 交通管制，包括组织、监控待命区；
- 照看明显已死亡或宣布死亡的遇难者；
- 搜索现场，看是否有遗漏的伤亡人员；
- 在所有伤员和灾民离开现场前，对他们进行登记；
- 保护好法律调查用的文件资料；
- 照看受害者的财产。

在现场的其他人员，根据承担的任务，在上述医疗、营救或警方部门单独或共同的管理、领导下展开工作。

除以上各类人员及其负责的工作外，还应加上**救援行动总指挥**。该职位的人员根据国家和事故类型而有所不同。可能由营救部门（最普遍）或警方全面责任，或者在一些国家中，医疗、营救、警方各自对其行动负责。

3.6.1　现场的医务人员

3.6.1.1　救护车急救人员

如前所述，救护车急救人员在重大事故中发挥着重要作用。毋庸置疑，应对重大事故需要**特殊培训**。作为救护车急救人员，如何应对重大事故应该是基本培训内容之一。而且培训内容还应包括检伤分类，以及如何履行 MIC、TRO 和 ALO 的职责，因为任何一个救护车急救人员都可能面临担任以上职位的情形。在和平时期，绝大多数国家都可能很少发生重大事故，以至于基本培训后可能很长时间都不会遭遇重大事故。因此，应对重大事故的培训应该每隔一段时间就重复进行，这也是每一个救护车组织的责任。

在重大事故中进行救援工作，对身心都是一种严峻考验。所有派遣去执行此类任务的医务人员都应该有**个人防护装备**，包括头盔和御寒服。在一些国家，尤其是气候寒冷的地区，救护车急救人员的个人防护装备和院前急救队一样，还包括带灯的头盔。

所有救护车都应配备**检伤分类卡**,这同院前急救队一样(见第 4 章),同时还要配备领导职位(如 MIC、TRO 以及 ALO 等)的**行动卡**。

救护车急救人员习惯于现场工作。在重大事故中,他们是强有力的潜在救援人员,即便他们并不当班。在制订应急计划和进行应急准备时,都应该单独建立**一个如何迅速向不当班的救护车急救人员发出警报的系统**,并持续更新警报名单信息,如医院员工使用的警报名单一样。

3.6.1.2 由医院或初级保健中心派遣的院前急救队

如前所述,重大事故现场需要医务人员。虽然救护车急救人员是重要的医务人员力量,特别是在应急救援的初期,但他们应尽快回到他们的主要工作岗位——把伤员从现场疏散出去。如前所述,这一点非常重要。重大事故应急计划应该包括派遣院前急救队的内容。在城市,院前急救队由医院派出,而在人烟稀少、远离医院的地方,则由初级保健中心派出。院前急救队的派遣需要进行应急准备。

- 灾害应急计划必须明确指出院前急救队的具体人员构成,由谁通知,由谁做出派遣决定。
- 派遣的院前急救队队员必须拥有用于现场工作的个人装备和医疗箱。
- 院前急救队队员必须接受相应的专门培训——将未受过专门培训的人员派遣至现场,无论是对于被派遣的人员、受害者还是其他在现场工作的人员,都是既不道德也不公平的。

图 3.9 为现场用**个人装备**范例:醒目的防护服、靴子、头盔和头灯。

图 3.10 a 和 b 为现场用**医疗箱**范例,图 3.10 c 为危险品事故专用医疗箱范例。

图 3.11 为急诊科保管院前急救队个人装备、医疗箱的专用房间。接到警报后,院前急救队在此集合,出发。一家大医院至少应有装备 5 个院前急救队的个人防护装备和医疗箱。

各国院前急救队的规模和成员构成存在差异。院前急救队的规模以小为宜,每队由一名医生和一名护士组成最好。如果警报在非正常工作时间传来,要集合较多人员组成院前急救队不仅困难而且耗时。在大多数情况下,最好是接到警报后立即派遣一个或两个急救队赶往现场,更多的急救队随后赶到。如果事故现场附近有较多医院,标准做法就

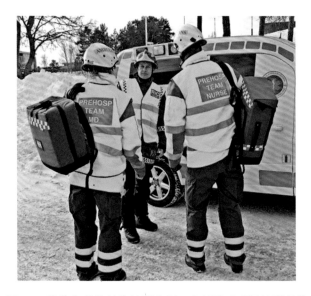

图 3.9 院前急救队的防护服范例,专门针对现场极端环境及寒冷气候而设计(瑞典的范例)。救护车内有同样的装备,供救护车急救人员使用(摄影:Kjell Eriksson)

是从距离现场最远的那家医院派遣院前急救队,因为距离近的医院很快就会开始接收伤员。如前所述,当事故现场距离医院很远时,从初级保健中心派遣院前急救队也会发挥很大作用。当然,初级保健中心需要得到相应的培训机会和设备支持。

在一些国家,院前急救队由直升机急救医疗服务部门提供。这样的院前急救队可以同时胜任院前急救和院内急救的任务,因此对上述两种急救需求有充分的认识。

3.6.2 军队人员

即便在和平年代,绝大多数军队组织也坚持训练其人员,因而适于事故营救指挥调用。在民间事故中,军队的非医务人员也能发挥作用:总需要有人来抬担架,况且军队人员训练有素,习惯于在艰苦条件下工作。军队组织也拥有救援急需的设备、器材,包括担架、毛毯、帐篷、汽车,可能还有诸如移动医疗设备、救护车、直升机等可用于医疗的设备。要快速获得这些设备、器材,就需要提前制订应急计划。只要有这样的军队资源可用,就应在应急计划中加入相应的内容。

3.6.3 志愿者组织

在出现大量伤员或现场应急救援时间延长的重

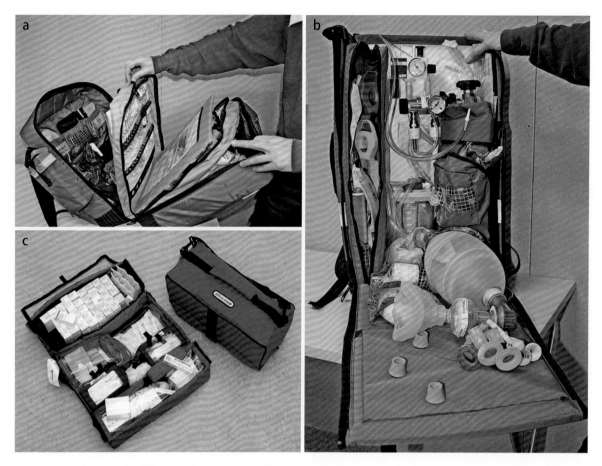

图 3.10 （a）现场用医疗箱，携带便利，内容一目了然，可满足 2～4 名重伤员需要。（b）救护车上的医疗箱，内有便携式氧气瓶。前面可以看到不同型号的喉罩。（c）危险品事故需要特殊器材，必须随时备用（见第 10 章，具体阐述危险品事故的应急救援）（摄影：Kjell Eriksson）

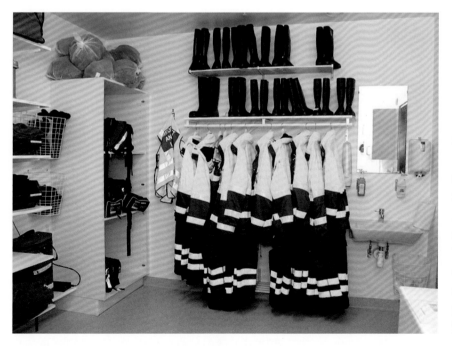

图 3.11　在派遣院前急救队奔赴重大事故现场的医院里，急诊科设专用房间保管院前急救队个人装备、医疗箱（图 3.9 至图 3.10 所示）。院前急救队接到警报后在此集合。一家大型医院应配备足够 4～5 个急救队所用的个人装备和医疗箱，每个急救队由两人（一名医生和一名护士）组成。各国院前急救队的队员组成和医疗箱内器材可能有差异，但在同一国家内标准应该统一（照片：University Hospital，Linkoping）

大事故中，志愿者组织如红十字会或军队志愿组织都能发挥较大作用。但是各国利用志愿者组织的状况并不相同。一般来说，志愿者组织的人员从接到警报到进入现场需要花费较长时间，因而并不适宜参与民间重大事故的应急救援。如果志愿者可以使用，他们也应该在现场接受其他应急救援人员的培训，从而熟悉现场的应急救援架构和工作流程。

3.6.4　志愿服务的医务人员

在重大事故现场或附近，可能有医生、护士或者其他医务人员。他们可能本能地想要上前帮忙，这也是医务人员的职业准则之一：竭尽所能救死扶伤。当然，让他们参与现场应急救援有前提条件：

- 与事故医疗指挥联系后方可参与应急救援（必须立即采取救命措施的情形除外），且其参与需得到事故医疗指挥的批准。事故医疗指挥如果不认识此人，应要求其出示专业资格证明（曾有"假"医生、"假"护士参与现场应急救援）。
- 志愿服务的医务人员即便为资深人士或具有丰富经验，仍应在事故医疗指挥的领导下展开工作，且必须尊重事故医疗指挥的决定和指示。

有一个问题存在争议：遭遇了重大事故但未受伤的人员是否应参与现场的应急救援工作。一种意见是"否"；另一种意见是"是"，但要求事故医疗指挥精准评估其身心状况。从重大事故中幸存下来却不准帮助他人，这可能更是一种煎熬。在自然灾害等大规模的重大事故中，现场急救工作量巨大，很自然，每个能出力的人都应出力。

3.7　现场检伤分类

3.7.1　基本原则

"检伤分类"一词由法语单词"分类"翻译而来，意思是从医学的角度将患者分成优先顺序不同的类别，也就是患者应按什么顺序得到急救处理和（或）疏散。由于在应急医疗救援管理链的各个环节都需要进行检伤分类，因此在第4章专门阐述检伤分类的工作流程。本章仅阐述现场检伤分类的基本原则。

- 检伤分类是一个**动态过程**，也就是说在医疗管

理链的各个环节都应重新评估其优先顺序，并且根据以下情况进行调整：
  - ——患者的状况。
  - ——复苏／急救处理的效果。
  - ——患者所处的应急医疗救援管理链环节（营救区、伤员疏散区、救护车转送区）。
  - ——可用资源。
- 可以使用基于简单生理指标的**标准化检伤分类体系**，尽管有其缺陷，但对检伤分类人员的医学专业能力要求不高，因而特别适合现场检伤分类使用。在应急医疗救援管理链的不同环节可以采用相应的检伤分类体系。
- 采用标准化检伤分类体系，**在患者身上明显标示优先顺序**。采用的检伤分类体系必须易于提高或降低优先顺序。

3.7.2　检伤分类前的整体巡视

作为医务人员，在日常医疗活动中，如果面对一位重伤员，很自然地会集中关注他，并竭尽所能对他进行救治；如果另有患者情况更紧急，自然会有人来告诉我们。但在重大事故中情形并非如此：**如果我们只关注碰到的第一位患者，那么其他更有希望存活的患者就可能因此而失去性命。**

因此，**在开始检伤分类或急救处理前，对自己负责的整个区域一定要进行整体巡视**。这点好像不言自明，无须特别强调。然而，所有实际经验告诉我们：在重大事故的工作流程中，整体巡视是最难做到的事项之一。我们不习惯对重伤员"视而不见"，但是在现场我们必须克服我们通常的行为模式。经验表明：平时就几乎置身于现场环境（如武装冲突地区、恐怖袭击地区）的医务人员能够学着这样做，这种做法可避免失去有存活机会的患者；而对于那些在日常医疗活动中很少碰到现场情形的医务人员来说，进行整体巡视培训的重要性和益处是显而易见的。

图3.12至图3.14体现了现场应急救援的原则。应急救援人员在现场碰到的第一位患者（A）手臂开放性骨折，流血程度中等，但患者感到疼痛，吓坏了，哭喊着呼救。应急救援人员停下来待在这位患者身边。他没有注意到患者（B）正在大出血，被人（以错误的方式）搀扶着，马上就要严重休克；患者（D）失去了意识，仰卧在地上，导致气道堵塞；患者（E）因为流血堵住了气道；患者（F）动

脉大出血；患者（G）胸部开放性伤口，发生呼吸窒迫。

正确的做法（需要培训）是进行**整体巡视把握状况，并对急救需求做快速评估**，每个患者只花几秒钟（不是数分钟！）（图3.13）。很多患者可以进行"远距离诊断"：危险的不出声，大声呼救的不危险。这被称为**"第一轮巡视"**或者**"整体巡视轮"**。

第二轮巡视是**"救命巡视轮"**（图3.14）。在第二轮巡视中，只针对危及生命的情形进行必要处理以挽救性命。

- 患者（A）手臂骨折，和患者（C）都明显意识清醒且有呼吸，必须等待。
- 患者（B），指导助手将其调整为休克体位。
- 患者（D）和患者（E），快速清理气道后调整为非堵塞体位。
- 患者（F），助手施加压力止血，必要时使用止血带。
- 患者（G），处于危及性命的紧急情形，必须优先转送。

第三轮巡视是**"检伤分类巡视轮"**。根据前两轮巡视的情况，决定、标示需要进一步治疗或转送患者的优先顺序。

> 总之，整体巡视和采取救命措施必须先于检伤分类。

3.7.3　现场不同区域的检伤分类

3.7.3.1　营救区

在营救区进行任何检伤分类都可能比较困难。伤员可能只能按照他们被发现的顺序进行营救，以进行进一步的急救处理或检伤分类。在营救区，作为基本原则，急救处理仅限于必要的救命措施；伤员应尽快疏散到伤员疏散区，在那里进行整体观察，以及进行检伤和急救处理的条件都要好得多。

但是，受困的患者可能在营救前和营救中都需要急救处理。如果同时有数名伤员被困，就必须决定先营救哪一位。这时，应该遵循如图3.13和图3.14所示的原则：在检伤分类前，先对整个营救区域或局部进行整体巡视。

3.7.3.2　伤员疏散区

通常情况下，当医务人员抵达时，在即将被划定为伤员疏散区的地方已经聚集了很多伤员。检伤分类和复苏处理不得在众多等待救治伤员的眼皮底下进行。这时，应按图3.13和图3.14所示的原则展开工作。

伤员疏散区建成后（见图3.14），检伤分类按以下两个步骤进行。

首先是**初步检伤分类**，由初步检伤分类负责人（或团队）进行，其目的是：

- 筛选出不需要救护车转送的患者。
- 对于**需要**优先进行救护车转送的患者：
  　　—进行现场复苏处理和二次检伤分类；

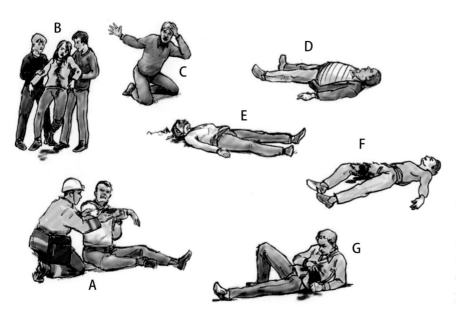

图3.12　不得在整体巡视和急救需求评估之前开始检伤分类或急救处理。如图所示，医务人员容易停留在第一位患者身边，后果可能是其他患者失去生命，因为未及时采取简单的救命措施（详见正文）（插图：Lais-Ake Peterson）

—或者在立即可用的救护车内进行复苏处理并转送。

在初步检伤分类时，采用的检伤分类体系可以基于患者身体状况的简单指标，如**初筛检伤分类法**（见第 4 章）。这样，即便没有经验丰富的医务人员在场，医疗经验有限的人员也能快速进行初步检伤分类。

然后是**二次检伤分类**，由下一个检伤分类团队进行，其目的是：

● 对患者状况进行二次检查和评估。

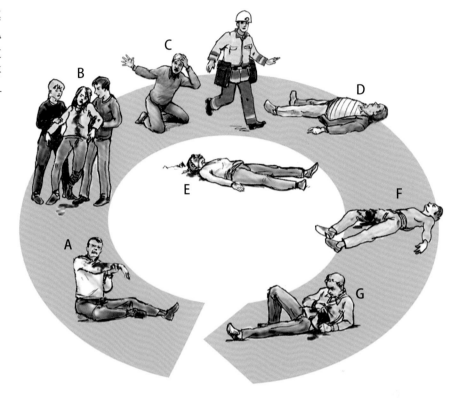

图 3.13 "**第一轮巡视**"：快速整体巡视——每个患者只花几秒钟（不是几分钟！），确认是否有生命威胁。这项工作并不如看上去那么简单，需要接受培训（详见正文）（插图：Lais-Ake Peterson）

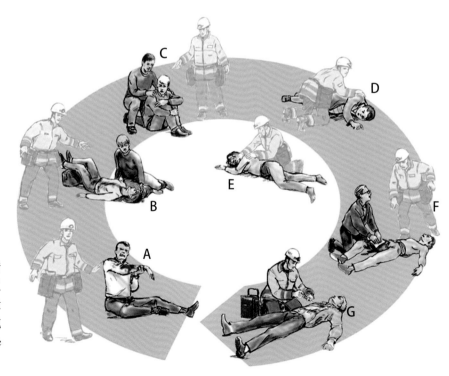

图 3.14 "**第二轮巡视**"：采取必要措施，消除生命威胁（如果可能），且仅需如此；接下来可以对患者进行检伤分类，以使其接受进一步治疗或转送（详见正文）（插图：Lais-Ake Peterson）

- 转送前进行必要的复苏处理和急救处理。
- 根据前面的检查、处理结果，以及可用交通运输工具和抵达医院所需时间，确认或调整患者优先顺序。

在这一阶段，采用的检伤分类体系应该更精确，例如**排序检伤分类法**，一种基于修订版创伤评分的生理学检伤分类体系（见第 4 章）。如果可能，可辅以结合基于损伤诊断的"**解剖学检伤分类**"进行检伤分类。

3.7.4　标示优先顺序

遗憾的是，目前国际上仍没有统一的优先顺序标示体系，尽管针对不同优先顺序的颜色标示，国际上正在逐步达成一致意见。同样，国际上也没有统一的优先顺序标识体系，尽管这是急需的，因为很大部分应急救援工作都需要国际合作。

第 4 章将介绍不同的检伤分类体系、检伤分类等级和优先顺序标示体系，以现在最为通行的体系为重点。

3.8　急救处理：应该做多少

现场急救处理应该做到何种程度？是否尽快把伤员送到医院更好？那里的诊断和治疗设备都比现场好得多。在重大事故中，针对伤员的急救处理，采取哪种策略更好，一直以来存在争议，而且现在仍在持续。

- **装上就走**（或者"**检查后就出发**"）：除非立即危及生命，否则不进行任何急救处理，以免延误患者的转送。
- **停留并稳定**（或者"**停留并施救**"）：不仅在现场采取救命措施，而且进行进一步急救处理。目的是：
  —尽可能让患者在转送前保持最佳状态。
  —尽可能降低一些患者的优先顺序，将交通运输工具留给更需要的患者。

就像其他医疗领域一样，事实并非非黑即白：选择的救治策略必须适应当时的情况。在一种情形下适用的策略，在另一种情形下可能完全错误。在重大事故中影响策略的因素（除患者病情外）包括：

- 抵达医院所需时间。
- 可用交通运输工具。

- 现场可用资源。

很明显，有必要在转送前采取简单的救命措施，如清理及确保气道通畅，给体外大出血者止血，采取简单的防休克措施和进行骨折固定等，这都不存在争议。有争议的地方是那些更耗时的急救处理，如静脉插管、静脉输液和气管插管等。

对事故后患者死亡时间和原因的分析显示，死亡伤员中，约 40% 死于现场，约 10% 死于转送途中。大部分现场死亡的伤员死于事故后 1 小时。死亡伤员中，如果现场就采取急救措施——通常很简单，如清理并确保气道通畅、给外出血止血，10% ~ 20% **原本**可以存活（该数据因研究案例而不同）。当然，关于这个数字，还必须考虑以下因素：如果及时采取救命措施，那些**原本**可以存活的伤员究竟有多少能够**真正**活下来。事实是，在事故现场，原本可以避免的死亡已然发生，而且在今后的每一起事故中仍将发生。

对头部受伤患者的死亡原因分析显示：30% 的患者不是死于头部损伤，而是死于气道堵塞。比如让失去意识的患者仰卧，这一点就很容易避免。

重要的是，在大多数原本可以避免的死亡案例中，只需要采取简单措施就可以避免死亡。当然，这些简单措施必须在受伤后尽快采取。要做到这一点，最好的方式就是更好地对所有人进行基本的初步急救培训，尤其是那些通常首批抵达现场的人员，比如营救人员。在以往发生的二级、三级重大事故中，基本的初步急救知识的普及已经凸显其重要性。

现场可能需要进行更进一步的急救处理，但这需要有资格的医务人员进行。当然，要进行更进一步的急救处理，还必须考患者病情的发展趋势和预后。约 30% 的重伤员会出现创伤应急反应，如因为长时间休克而出现的肝肾衰竭，以及呼吸窘迫综合征（休克肺）、多器官衰竭、脓毒症等。这是人体的自然防御机制对创伤做出了过激反应，从而出现负面影响。高达 30% 也就是近 1/3 的重伤患者在创伤后重症监护期间死亡。但是，最近对创伤的研究表明，早期的急救处理可以减少甚至消除这些滞后但往往致命的反应。比如：

- 有效的通气和给氧。
- 有效的休克预防和处理，包括尽早止血。
- 有效的骨折固定，以减少损伤组织的代谢物分泌。
- 镇痛，以减少儿茶酚胺的分泌从而防止休克。

以上急救处理的延误会增大创伤后应急反应的发生危险，从而加大重症监护的负担，并导致病残率和死亡率上升。**如果一位重伤员曾处于长时间休克状况，且未得到足够的通气、给氧或骨折固定，那么即便他抵达医院时还活着，也有可能死去。**因此，转送前及转送途中的专业急救处理是必要的，而且极其重要，尤其在下列情形中：

- 预计抵达医院的时间较长（以大于30分钟为标准）。
- 现场疏散延误［受困患者和（或）伤员众多］。
- 转送交通工具数量有限（需要等待救护车或直升飞机）。

如果转送时间小于30分钟，则院前静脉输液几乎没有效果，应该尽快将患者送医院。过量输液，如使用晶体溶液等可能产生不良影响（详见第7章关于物理性损伤部分的内容）。如果患者有广泛内出血，则挽救患者生命唯一可能的办法就是尽快将其送到医院进行外科手术，控制住出血，任何延误都可能是致命的。

如上所述，即便在"一般"事故中，有时也可能需要进行进一步的院前急救处理。随着救护车急救人员医学专业能力的提高以及救护车装备的升级，实施进一步院前急救处理已成为可能。与进一步院前急救处理技能同样重要的是，要精准判断什么该做，什么不该做。有一条很好的规则可以遵循："**对于重伤员来说，医院永远是最佳的治疗场所。如果你要在转送前进行急救处理，你必须有充分的理由。**"

但是，**在重大事故中**，可能有很多情形都需要进行广泛的院前急救处理：

- 抵达医院的转送时间变得更长。因为近距离的医院能力不足，只好将患者送到距离现场更远的医院。
- 患者从现场的疏散遭到延误。原因可能是患者被困，也可能是救援人员很难抵达现场，或者伤员众多，救援人员的数量明显不足。
- 与需要转送的患者相比，可用的转送交通工具太少。

因此，重大事故的应急准备应该包括现场对患者进行的急救处理内容，即专业能力和设备方面的准备。对于伤员的检伤分类来说，良好的医学专业能力同样至关重要，只有这样才能确保可用资源的最有效利用。

需要院前急救处理的情形及其原则将在以下介绍不同损伤类型的章中具体阐述：物理损伤（第7章）、火灾（第8章）、冻僵（第9章）、危险品（第10章）损伤、辐射损伤（第11章）。

3.9 伤员转送

3.9.1 向救护车部门发出警报

救护车调度中心接到警报后，通常会向救护车部门发出警报，这在重大事故中同样适用。当重大事故明显或疑似发生时，警报中心也会向地区医疗指挥中心发出警报。根据警报信息和来自现场的首份报告，救护车调度中心做出向救护车发出警报的决定。

和事故医疗指挥沟通后，地区医疗指挥中心可要求救护车调度中心增派更多救护车，但通常没有权力或责任向救护车调度中心发出警报。

该向多少救护车发出警报一直存在争议。在一些重大事故中，存在发出**过度警报**的情形，以至于成为舆论批评的焦点。例如，发生在荷兰阿姆斯特丹的一次飞机事故：一架大型喷气式客机在飞往机场的途中撞上了一幢大楼（见第2章）。该市向所有可用救护车发出警报，但最终只用上了几辆。因为飞机是调度飞行，机上只有乘务员，且被撞大楼的居民当时大都不在家。否则，这很可能是一起出现数百名伤员的重大事故。当然，发出警报时大家对以上情形一无所知。

基于以上案例以及其他重大事故中的经验，人们试图建立一种模式，帮助决定该调用多少救护车，但都只停留在理论建构上。发出警报调用救护车的原则应该是"**宁可发出过度警报，也不要发出过低警报**"。过度警报可能耗费金钱，过低警报则**会失去生命**。

有一条原则是，绝对不要向所有救护车发出警报。可能出现其他紧急状况，或者需要救护车进行二次转送。例外的情形是，近邻地区可以立即提供一些救护车，以替代奔赴现场的当地救护车。

3.9.2 向直升机发出警报

很多国家都有配备医务人员和器材的**救护直升机**，可以用于伤员转送。通常，向救护直升机和救护车发出警报的是同一部门。当然，各国救护直升机在夜间和恶劣天气条件下的飞行能力存在差异。救护直升机如果依托于医院，那么奔赴现场时应该带上院前急救医疗队和医疗器材。

在重大事故中，事故营救指挥通常会请求**其他直升机**（如军用直升机）支援。这些直升机如果没有事先配备高级医疗监护设备，那么就不应该用于伤员转送；如果用携带未经飞行安全测试和验证的设备的直升机转送伤员，那就等于将患者和医务人员置于危险境地。不过，直升机仍然能够发挥很大作用，可以将医务人员和器材运往现场，或转送不需要高级设备进行监护或急救处理的患者。

直升机的最有效利用方式是将患者运往离现场较远的医院，以节约转送时间。如果可能，应仅飞往有直升机停机坪的医院，否则就不得不再用救护车将患者从着陆点运往医院。

3.9.3 向其他交通运输工具发出警报

也可能需要用大客车来转送非重伤员和未受伤的灾民。在重大事故中，事故营救指挥有权调用这些资源。在某些情形下，还可以征用其他运输工具，包括敞篷宣传车、船只、火车、飞机。

非重伤员的转送需要有医务人员陪同——即便在离开前已经医务人员检查，因为在那样的紧急状况下，有的患者严重损伤可能被漏诊。

3.9.4 伤员转送的领导和协调

在重大事故中，针对伤员的现场疏散，一直以来都存在一个错误观念：当务之急就是尽快把所有患者都疏散出去，因为"医院的条件总比事故现场好"。只要所有患者都被运到医院，那么所有问题都解决了。现在这种思维还继续存在。一个原因是演习通常终止于医院门口，因为存在着将模拟人带进医院的实际困难。这意味着，如果采用演习中的患者转送方式，那么没有人知道患者真正被送进医院以后会发生什么。

另一个原因是院前急救组织尚未充分认识到近年来医疗系统内部发生的变化。在 20 ~ 25 年前，医院接收突发性大规模伤员的能力与现在大不相同。那时，找到可用手术室和呼吸机比现在容易；如有必要，很多普通病房的住院患者也可以提早出院回家。然而，近年来随着对高效率的持续追求（以及医疗成本的不断上升），每一项资源都得到最

优化使用。在正常工作时间，每一家大医院的手术室都在做手术，且通常都是耗时长、难度大的手术；重症监护病房的每一台呼吸机都在使用；医院里的病床都住着需要进一步治疗或高级监护的患者。

> 如果一名患者急需手术或呼吸机，但是到了医院却没有可用的手术室或呼吸机，那么他就可能死亡——即便是在一家大医院里，因为很可能来不及或没有立即可用的救护车将患者再次转送到另一家医院。

如果演习仅仅终止于院前应急救援部分，那么就很难想象患者进入医院后面对的情形。每一次演习都应该模拟整个应急救援管理链。当然，这需要采用模拟系统，这是涵盖整个医院应急救援内容的唯一方法。也可以采用野外实际演习的方式，但一定要运用时间表和实际资源进行包括转送和医院应急救援的模拟演习。

> 总之，鉴于目前医疗系统的发展状况，确保将患者一开始就送到一家正确的医院至关重要——那里有患者急需的可用资源。

图 3.15 显示了未正确认识医院应急救援状况而可能出现的情形。事故发生地附近有 4 家医院，距离都不太远；4 家医院都接到警报，启动了应急救援计划。但救护车转送负责人希望以最有效的方式利用救护车，所以将所有救护车都派往最近那家医院，这样救护车就能很快返回，现场的患者也能在短时间内疏散完毕——转送负责人的任务也就完成了。

然而，在这个范例中，最近的那家医院并没有可供所有患者使用的手术室或呼吸机。当所有救护车都在医院和现场间往返的时候，患者却死去了，而其他医院没有被利用上。患者的"错误分配"是近年来重大事故中最常被报道的问题之一。

要根据医院的现时能力，将患者在可用医院之间实现精准分配，则需要在现场和接收医院之间尽快建立沟通渠道。当然，鉴于重大事故情形下建立有效沟通渠道的巨大困难，让现场与每家医院逐一联系是不现实的。现场与医院之间的沟通必须通过协调中心来进行。协调中心应该配备完备的通信网络并拥有具有医学专业能力的员工。协调中心更容易与医院的应急指挥团队建立联系（见第 5 章）。

图 3.15　医院间"错误分配"患者的范例。所有装有伤员的救护车都被派往最近的那家医院，以便尽快返回，而不是在考虑医院能力的基础上，将患者在事发地区的医院间进行分配。如今医院应对突发性大规模伤员的"储备能力"十分有限，这种做法会导致大量原本可以存活的患者死亡（详见正文）

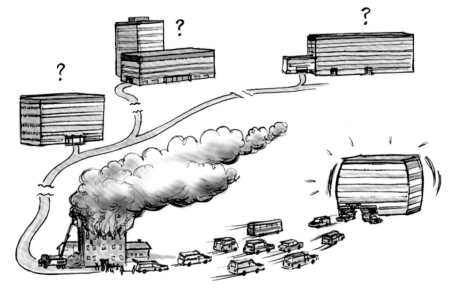

图 3.16 显示现场与医院之间的协调架构。

如前所述，伤员转送分配的协调架构在各国可能有所不同。它可能由警报中心、救护车调度中心、营救指挥中心、警方指挥中心，甚至事发地区的一家医院来负责协调。在本书中，履行这项职能的组织被称为地区医疗指挥中心。

不论存在何种差异，作为地区医疗指挥中心，它必须：

- 一旦有呼叫，人员可以 24 小时立即到岗。
- 配备医疗专业人员。
- 接到警报后 15 ~ 20 分钟开始运转。
- 配备完备的通信网络（无线电、与医院指挥中心联系的直通电话以及可替代的通信系统）。
- 拥有与备用供电系统相连的独立电源。

对地区医疗指挥中心的要求如上所述，标准相当高。在每一个地区的地区医疗指挥中心系统，都至少需要两名人员随时待命：一名资深医疗负责人和一名行政负责人。为了快速应对警报的需求并与相关救援部门取得联系，地区医疗指挥中心最好设在上述应急救援部门之一（如警报中心、救护车调度中心、营救指挥中心、警方指挥中心、医院）里。地区医疗指挥中心的待命人员应该接受相应的专门培训，并有预先准备好的行动卡可以遵循。

地区医疗指挥中心的主要任务有：

- 一旦现场状况得到确认，宣布重大事故发生（在一些国家，重大事故的发生也可由第一辆抵达事故现场的救护车急救人员宣布）。
- 根据估计和预计的急救需求，向医院和其他医疗机构发出警报。
- 与医院指挥小组和现场救护车转送负责人沟通，协调伤员在医院间的分配。
- 协调向其他应急救援机构（营救部门、警方、军队）、地方及国家当局、媒体、外国使馆（如必要）提供信息。
- 做出重大事故状态结束的决定，并通知所有相关机构（见 3.3.11 节"重大事故状态的结束"）。

即便能够立即与待命的地区医疗指挥中心负责人取得联系，并且要求医院在接到警报后 15 分钟之内报告现时临界容量（见第 5 章），当首批救护车已装好伤员准备出发时，也不能保证现场就能得到医院能力的信息。尤其在城市里，事故现场一般距离医院不远，且救护车很容易抵达现场。但是，**救护车不能原地等待关于医院能力的信息**。现场的事故医疗指挥和救护车转送负责人的行动卡上应该有明确的规定：在得到医院能力信息之前，最初的患者该如何在医院间分配。一些国家采用"4 人原则"，即即便不启动任何应急救援计划，每家医院至少能够收治 4 名重伤员。另一些国家则根据医院规模和通常的能力，在行动卡上写明了最初患者的分配数量。

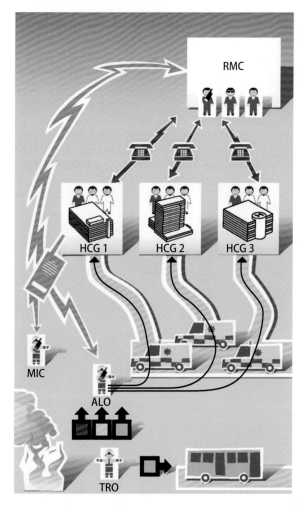

图 3.16 伤员转送的应急医疗"指挥架构"和协调示意图。救护车转送负责人和地区医疗指挥中心保持无线电联系，而地区医疗指挥中心和医院指挥小组（见第 5 章）则保持电话联系。医院指挥小组的主要任务之一就是在接到警报后最多 15 分钟之内，报告医院的现时急救处理能力（手术室、重症监护室能力），并在灾害应急计划启动之后持续报告。基于医院的现时能力，地区医疗指挥中心授予"分配钥匙"，将伤员在不同医院之间进行分配（详见正文）。实现这一点有一个前提条件，那就是地区医疗指挥中心和医院指挥小组都有 24 小时待命的员工

在这一早期阶段，医院的能力报告应该只包括关键能力信息：可以立即使用的手术室和呼吸机数量（见第 5 章）。根据以上信息，地区医疗指挥中心将"分配钥匙"授予救护车转送负责人，比如：

医院 A：4 名需急救手术的患者（1 名普通外科、2 名骨科、1 名神经外科），2 名使用呼吸机的患者。

医院 B：2 名需急救手术的患者，1 名使用呼吸机的患者。

医院 C：3 名需急救手术的患者，2 名使用呼吸机的患者。

如果按得到分配钥匙之前的原则，首批患者已经转送医院，那么救护车转送负责人接下来就应催促分配钥匙的下发。在等待的同时仍按分配钥匙之前的原则继续分配患者。

根据持续收到的医院能力报告，分配钥匙也持续更新。医院应急救援计划启动后，会重新分配、调动资源，医院能力也会得到提高，当然必须减去已经接收的患者占用的能力。

根据到医院的距离、患者状况及初步诊断，救护车转送负责人决定将患者送往何处。如果可能，一些伤员／患者应被送至设有专科的医院。

头部损伤：这样的患者应被送至有神经外科的医院。即便所有创伤专科的急诊外科医生都能进行环钻术，没有神经外科专科医生的帮助，头部损伤患者也会耗费更多精力和时间，可能还需要二次转送。

重度烧伤：如果可能，这样的患者首先应该送往烧伤中心。但是，初步处理（大规模复苏术）也可以在没有烧伤处理设施的重症监护病房进行，烧伤专科医生可以前往协助进行检伤分类和急救处理；然后再进行二次转送。

眼部损伤：这样的患者应该送往能进行眼科手术的医疗设施，然后再进行二次转送（小于 12 ～ 24 小时），因为眼部损伤不会危及生命。

儿童：如果可能，儿童首先应该送往儿科，那里有知道怎样照顾儿童的医务人员。

其他伤员基本上可以由外科和骨科负责。

表 3.3 为救护车转送负责人的行动卡范例。

3.9.5 救护车部门

3.9.5.1 主要任务

如前所述，在重大事故中，救护车部门发挥着许多重要作用。

- 现场的指挥和协调；担任事故医疗指挥，全面负责现场的所有急救工作；担任救护车转送负责人和初期检伤分类负责人。

表3.3　救护车转送负责人的行动卡范例（具体内容应该根据当地应急救援架构进行调整）

1. 穿上"**救护车转送负责人**"标识服，从救护车内取出手持无线电和检伤分类卡，以备再次检伤分类。

2. **联系地区医疗指挥中心**（通过 X 频道），请求获取现时的"分配钥匙"。根据分配钥匙，在医院间分配患者，同时考虑特定损伤类型（头部损伤、烧伤）的一般原则。

　　等待分配钥匙期间，按以下原则分配患者：

- 6 名重伤员送至大城市的大学附属医院。

- 4 名重伤员送至城市的地区级医院。

- 2 名重伤员送到城镇的县级医院。

3. 确认或派人确认患者离开前已经登记完毕（SMART 标签已填写）。

4. 向接收医院**报告或让人报告**（通过 X 频道）前往的患者信息（离开的时间、预计的损伤类型）。

5. 向事故医疗指挥**报告预计的救护车需求**（通过 X 频道）。

6. **与检伤分类负责人保持联系**（直接或通过 X 频道），请求报告最新的转送需求。

7. 单独与地区医疗指挥中心讨论是否使用**直升机**（通过 X 频道）。

8. 向事故医疗指挥报告**救护车不足**导致疏散延误，或有待命救护车尚未使用的信息。

- 现场的检伤分类和急救处理，随后可能得到院前急救队支援。
- 从事故现场转送伤员。
- 转送途中伤员的监护和急救处理。

3.9.5.2　医学专业能力

　　各国救护车急救人员的医学专业能力存在差异。近年来一个普遍的趋势是提高救护车急救人员的医学专业能力。在很多国家，每一辆救护车都至少配备一名经过院前急救和急救医学专门培训的护士。一些国家配备了经过特殊**培训的护理人员**，还有一些国家则在特定的救护车上配备了医生。现在，国际上有专门针对救护车急救人员的统一培训项目，比如院前创伤生命支持课程，教授的基本原则同高级创伤生命支持一样，同时还有其他项目（见第18章）。

　　救护车急救人员医学专业能力提高，并不意味着他们就应该在现场采取更进一步的急救措施。医学专业能力可以帮助他们进行精准决策，知道什么该做、什么不该做，以及判断患者优先顺序。

　　除此之外，现在大多数国家的救护车急救人员都接受了**重大事故应急救援的专门培训**，这也是他们履行上文所述职能的前提条件。他们在日常工作中的现场工作经验，加上他们的医学专业能力，让他们成为现场应急救援的重要力量。其他医护人员应该认可并尊重救护车急救人员所发挥的作用，这

一点非常重要。

　　救护车急救人员究竟接受了何种急救处理培训，并被授权进行何种急救处理，因国家不同而异。在一些地区，由于距离医院遥远，救护车急救人员可能被长期授权（也有时限）进行某些原本不属于他们常规专业能力范围内的急救处理。这时，需要有级别更高的医疗负责人正式授权并对救护车急救人员进行必要的相关培训。

3.9.5.3 救护车的设备器材

　　救护车的设备器材因国家而有所不同，并没有一个统一的国际标准。重大事故期间急需的设备器材应作为应急准备工作一环予以准备，且装备的救护车应该不止一台。设备器材包括：

- 各种骨折所需夹板。在大多数情况下，约70%的损伤都是肢体损伤。简易夹板占用空间少，调整后可应对各种骨折，因而十分有用，比如作为股骨骨折的牵引夹板。
- 固定颈椎和胸腰椎的托板。
- 进行骨内输液的器材。
- 便携式氧气瓶。

　　具体可见上文"特殊装备救护车"一节。

　　在寒冷或严峻的环境下，救护车急救人员的防护服和保持静脉输液用液体温度的设备十分重要。

准备的器材还包括足够数量的检伤分类卡和伤员登记卡，以及如前所述的重大事故行动卡。

由于国家间存在巨大差异，本书不可能介绍现在使用的所有救护车的车型。此外，将派遣为院前急救队员的医务人员，也应该在毕业后学习期间，熟悉当地使用的救护车型号及其器材。

3.10 现场登记

重大事故中的所有受害者在离开现场前都应该按受伤、非受伤和死亡三类进行登记。登记工作该如何进行、由哪个机构负责因国家不同而异。

3.10.1 医学记录

在医疗系统内，大多数国家都有法律规定，要求记录医务人员在院外进行的急救处理和做出的决定，这也是患者管理的重要一环。但是现在国际上仍没有统一的院外记录系统，很多国家甚至没有国内统一的院外记录系统。登记卡就是为院外记录而设计的，还兼作检伤分类卡使用。登记卡范例将在第4章具体介绍。

医疗登记的目的是尽快将患者从现场疏散出去并记录尽可能多的信息。医疗登记的原则之一是不能因为登记对疏散造成不必要的延误。很多登记卡留有登记大量信息的空白栏，登记卡不应为了登记而登记。使用的任何药物，包括镇痛剂通常都必须记录，还有其他对后面治疗环节中的诊断、决定具有重要意义的信息（比如头部损伤患者的意识水平，见第7章）也应该记录，但为避免耽误转运，不必填写登记卡中的所有空栏。

3.10.2 身份鉴定和去向

医疗登记卡中通常应该填写的内容之一是患者的去向，这也是向患者亲人提供信息的基础。每一张卡片上通常都有登记编号，即便不能确认或获取患者的姓名信息，也可以根据患者的登记编号查到其去向。

当然，最理想的是在患者离开现场前，尽可能确认更多患者的姓名，这样就能很快查出哪位患者去了哪家医院（或其他地方）。在有大量伤员时，

由医务人员进行患者姓名确认登记就显得不太现实。在大多数国家，这项工作由警方进行。虽然警方和医务人员使用同一种登记系统是再好不过的，但这种做法只被少数几个国家采用。警方还要负责登记未受伤灾民和在事故现场死亡的人员。

无论采用何种登记系统，重要的一点就是登记工作不能耽误现场的疏散；负责患者登记的机构必须投入足够的人力，以避免在现场出口造成堵塞。

3.11 通信

3.11.1 问题与不足

一次成功的重大事故应急救援，绝对离不开正常的沟通。这对所有参与应急救援的机构来说都是同样的。另一方面，在重大事故应急救援评价中，最常报告的一个问题就是沟通障碍。沟通障碍主要有以下三类：

1．既有通信系统功能上存在不足，比如覆盖范围有限、系统超负荷运行或技术故障。
2．通信系统使用上存在不足（人为因素），比如医务人员未接受使用通信设备的培训，或者忘了给电池充电。
3．沟通上存在不足：忘记报告（常见）、不必要或过长的电话，以及口头沟通不足。

今天最常使用的通信系统是电话网络、移动（手机）网络和无线电。

3.11.2 电话网络

事故现场通常没有现成的电话网络，但营救部门可以将其与电话网络相连；只要连上的网络未受损就可以一直使用。但是，**即便是现代的数字电话网络，也可能因为使用量过大而出现超负荷运行的状况**，比如在重大事故期间。很重要的一点是，医院的重要职能部门，比如医院指挥小组的指挥室（第5章）、信息中心和急诊科，必须有直通电话（不需要任何转接）。

3.11.3 移动电话网络

移动电话网络是十分出色的通信工具——**只**

要它能正常运行。但是，移动电话网络很容易受基础设施故障的影响，尤其是超负荷，这时很可能就打不通电话了。重大事故期间电话之多绝非平时可比。原则之一：**随身携带一部手机，如果运行正常，那就再好不过，但是永远不要依赖它。**

在一些国家，根据警方或营救部门请求，可以实行**超负荷管制**，也就是说，只有安装了经特殊修改软件的手机才能在超负荷环境下继续使用，从而保证重要职能部门的通信。这需要进行应急准备并做出相关决策：哪些职能部门可以安装那样的软件，包括医疗系统内的重要职能部门。

使用手机的一大缺点是：即便手机能够正常工作，也没有一个中心级的机构能够监听和记录通信内容。

3.11.4　无线电网路

在重大事故期间，到目前为止，无线电网络还是最可靠的通信手段，尽管无线电覆盖范围有限。无线电通信分为**单频系统和双频系统**。单频就是每一个使用者都可以和任何其他使用者通话，所有使用者都可以听见；双频就是每一个使用者只能和控制中心通话，但控制中心可以和每一个使用者通话，而且可以"接通"使用者之间的通话。

无线电网络使用甚高频（very high frequency，VHF）或特高频（ultra-high frequency，UHF）。甚高频的覆盖范围较大，既可以用于事故现场内的通信，也可以用作事故现场与地区医疗指挥中心以及医院之间的通信，因此广泛用于营救部门、警方和医疗系统。每一个救援部门都有各自使用的频道。各营救部门的使用频道都应该事先告知其他营救部门。特高频覆盖范围较小，主要适用于事故现场内的通信，可用于营救部门和警方。

由于无线电网络的负荷有限（每次只能有一个人说话），因此需严格遵守无线电使用纪律：

- 只在有重要事项时才说话。
- 消息简短，只提供必要信息。
- 清楚地报上自己姓名和接收方姓名。
- 清楚地表示说话结束。

因此无线电设备的使用需要进行培训。营救部门、警方和救护车急救人员都接受过无线电使用培训并且在日常工作中经常使用。院前急救队的医生和护士在常规培训中没有无线电使用方面的内容，因而大多不太会使用无线电。无线电使用培训应成为院前急救队的培训内容之一。未经培训的人员不得在现场使用无线电设备。

3.11.5　其他通信系统

3.11.5.1　卫星系统

已有用于军事和海事目的的各种国际通信卫星系统。各国使用卫星通信系统的状况不一，但目前用于民间重大事故的情形有限，相信在未来会更多地用于这一领域。

3.11.5.2　信使

如果其他通信系统都无法运行，有一种替代方法就是用人力来传递信息，或者徒步，或者开车。在新千禧年来临之际，人们担心所有计算机技术都出现故障，以及依靠计算机技术的通信也陷入瘫痪，因此很多国家都在灾害应急准备中纳入了"信使"一项。信使可以在救援现场、在医院内以及医院和救援现场之间传递信息，也可以用车去接接到警报的人员。但是，信使的使用必须提前纳入应急计划之中。信使工作是志愿者组织的一项重要任务。

3.11.5.3　媒体

如果通信中断，媒体也是信息发布和向救援人员发出警报的重要手段。比如，可以通过媒体发布危险区域信息（危险品事故时）、疏散信息、交通管制信息，寻找失联亲人的热线电话，呼吁献血等，因而和媒体的合作也十分重要。

3.12　特别注意：冲突地区的恐怖行为

在政治紧张和冲突持续发生的地区，恐怖主义行动可能造成民间的重大事故。在事故发生后不久，现场可能仍然存在威胁：在应急救援期间，伤员、营救人员、医务人员仍面临威胁（枪击或爆炸）。这时，安全最重要，必须尽快将伤员从现场疏散出去，即便未在现场进行检伤分类或最小程度的复苏处理。恐怖主义事故现场的应急救援原则与战斗区域伤员管理原则类似，将在第14章和第15章予以介绍。

扩展阅读

Aylwin CJ, König TC, Brennan NW et al (2006) Reduction in mortality in urban mass casualty incidents: analysis of triage, surgery and resources use after the London bombings on July 7, 2005. Lancet 368:2219–2225

Bernard SE (2006) Paramedic intubation of patients with severe head injury: a review of current Australian practice and recommendations for change. Emerg Med Australas 18: 221–226

Bloch YH (2007) Distribution of casualties in a mass-casualty incident with three local hospitals in the periphery of densely populated area – lessons learned from the medical management of a terrorist attack. Prehosp Disaster Med 22:186–191

Clawson D (ed) (2001) Principles of emergency medical dispatch, 3rd edn. Priority Press, Salt Lake City

Garshnek V, Nurkle FM (2006) Communication and information technology tools for disaster response and medical assistance. In: Hogan DE, Burstein JL (eds) Disaster medicine, 2nd edn. Wolters Kluwer/ Lippincott Williams & Wilkins, Philadelphia, pp 158–172

Hodgetts T, Mackway-Jones K (2002) Major incident management and support: the practical approach. BMJ Publishing Group, London

Hogan DE, Burstein JL (2007) Basic perspectives of disasters. In: Hogan DE, Burstein JL (eds) Disaster medicine, 2nd edn. Lippincott Williams & Wilkins, Philadelphia

Hülse E, Oestern HJ (1999) Die ICE Katastrophe von Eschede 1998. Springer, Berlin

Laaksonen MI (2006) Effect of physician-staffed helicopter emergency medical service on blunt trauma patient survival and prehospital care. Eur J Emerg Med 13(6):335–339

Lam D (2006) How to collect and transmit data from the site to hospitals during a disaster response. Int J Disaster Med 4:144–151

Lee A (2003) Level of prehospital care and risk of mortality in patients with and without severe blunt head injury. Injury 34(11):815–819

Lennquist S (2003) The importance of maintaining simplicity in planning and preparation for major incidents and disasters. Int J Disaster Med 2004:5–9

Lennquist S (2005) Education and training in disaster medicine. Scand J Surg 94:300–310

Liberman M, Branas CC, Mulder DS et al (2004) Advanced versus basic life support in the prehospital setting – the controversy between the "scope and run" and the "stay and play" approach to the care of the injured patient. Int J Disaster Med 2:9–17

McSwain NE, Frame S, Salome JF (eds) (2006) Basic and advanced prehospital trauma life support, 5th edn. St Louis, Mosby

O'Hickey SP, Pickering CA, Jones PE et al (1987) Manchester air disaster. Br Med J 294:1663–1667

O'Neill PA (2005) The ABCs of the disaster response. Scand J Surg 4:259–266

Pryor JP (2009) The 2001 World Trade Center disaster – summary and evaluation of experiences. Eur J Trauma Emerg Surg 3:212–224

Salomone JP (2005) Opinions of trauma practitioners regarding prehospital interventions for critically injured patients. J Trauma 58(3):509–515

Schou J (1996) Major interventions in field stabilization of trauma patients: what is possible? Eur J Emerg Med 3(4): 222–224

Soreide L, Grande CM (eds) (2001) Prehospital trauma care. Marcel Decker, Inc., New York

Turegano F, Perez-Diaz D, Sanz-Sanchez M et al (2008) Overall assessment of the response to the terrorist bombings in trains in Madrid, March 11, 2004. Eur J Trauma Emerg Surg 34:433–442

Wallace AW, Rowles JM, Colton CL (1994) Management of disasters and their aftermath. BMJ Publishing Group, London

Zoraster RM (2007) Field triage and patient maldistribution in a mass-casualty incident. Prehosp Disaster Med 22: 224–230

4

检伤分类

Kristina Lennquist Montán

4.1 术语"检伤分类"

"检伤分类"(triage)一词源于法语单词"*trier*",是分类、分筛的意思。作为面临大量重伤员或重病患者时确定急救需求优先顺序的方法,"检伤分类"一词现如今已被国际社会普遍接受。

"检伤分类"源自法语,由拿破仑的首席外科医生莱利(Baron Dominique Jean Larrey)首创。他采用检伤分类方法的目的是将伤员分组,按优先顺序从战场疏散。实际上,他最初采用检伤分类方法是为了挑选出非重伤员,以便进行急救处理后让他们尽快重返战场。现在进行检伤分类的目的与之不同:确认受伤最重的伤员,让他们优先疏散,并在应急救援链的各个环节都优先进行急救处理。

4.2 检伤分类的要求

检伤分类作为重大事故应急救援工作流程的环节之一,是与日常医疗活动中确定患者优先顺序最为不同的地方。在日常医疗活动中,我们同样需要确定患者优先顺序,尤其是在需要采用先进、昂贵的诊断、治疗手段或医疗体系的某一环节暂时出现超负荷的情况时。然而,在日常医疗活动中,患者优先顺序通常由专业能力强、经验丰富的医务人员确定,而且信息充分,没有如重大事故中的时间

K. L. Montán
e-mail: lennquist@hotmail.com

压力。而在重大事故中,尤其在应急救援一线,检伤分类只能由急救人员进行。急救人员通常经验有限,信息不充分,而且必须在巨大的时间压力下进行检伤分类。这就需要采用一个易学、易培训的**简单的标准化体系**。

重大事故中的检伤分类必须满足以下要求:

- 检伤分类是而且必须是一个**动态过程**,在应急救援链的每一个环节都可以进行,而且应该重新评估,并根据以下状况进行调整:
  —伤员状况。
  —已实施急救处理的效果。
  —应急救援链中的所处环节(院前、转送以及院内应急救援的不同环节)。
  这意味着伤员在应急救援管理的不同环节中可能被赋予不同的优先顺序。

- 检伤分类的**标准化体系**可以降低检伤分类人员医学专业能力对检伤分类工作的影响,因此可以作为通常缺乏资深医务人员的应急救援一线的检伤分类方法。

- **检伤分类体系必须可以根据以下情形进行调整:**
  —应急救援管理链中的所处环节;
  —进行检伤分类的急救人员的医学专业能力。
  这意味着在应急救援的不同环节可能采用不同的检伤分类体系。

- 在同一事故中,**优先顺序的分类必须清楚界定**,且所有急救人员**使用统一的术语**。最理想的是存在国际统一的优先顺序分类术语。

- 鉴于检伤分类是一个动态过程,**患者的优先顺序必须清楚标示,且可快速、简单地变更。**

4.2.1　优先顺序的分类

伤员一般按照赋予的优先顺序进行分类。遗憾的是，各个国家使用的伤员检伤分类的方法及其界定存在差异，目前也不存在国际统一的标准。即使在同一国家也可能使用不同术语。这可能造成在由不同国家或地区的医务人员一起工作和交流的国际应急救援中产生严重的混乱。

表4.1介绍了由北大西洋公约组织（North Atlantic Treaty Organization，NATO）首先采用的检伤分类类别，现已用于大多数欧洲国家。根据重大事故的等级，共有两种体系：一级重大事故使用P体系，二、三级重大事故使用T体系。

P体系包括三类：

- P1类：需要立即进行急救处理，以挽救生命。
- P2类：重伤但可以等待一段时间（30～60分钟）。
- P3类：可以等待，无生命或健康危险。

T体系包括五类：

- T1类：同P1类，但存活概率甚微的患者被归为T4类（见下文）。
- T2类：同P2类。
- T3类：同P3类。
- T4类：应该等待（"观察类"）。重伤员存活概率极低时，应该将相应的急救资源让给其他可能存活的伤员。
- T0类：死亡。

应该建立一套国际统一的体系来明确界定检伤分类的方法，至少在欧洲应有一套统一的体系。由于NATO体系已在欧洲广泛使用，可以将其顺理成章地作为欧洲的统一体系。

表4.1　北大西洋公约组织使用的检伤分类类别

优先顺序	颜色	标签	
		P体系	T体系
立即	红色	P1	T1
尽快	黄色	P2	T2
延后	绿色	P3	T3
观察	黑色/绿色		T4
死亡	白色/黑色		T0

ª P体系用于一级重大事故，T体系用于二、三级重大事故。

4.2.2　优先顺序的标示

优先顺序的标示同样缺乏国际统一的体系。目前国际上存在不同的颜色与符号标示体系。同一种颜色在不同国家表示不同的意思，这是很危险的。例如，在一些国家，黑色表示"观察类"；而在其他一些国家，黑色只在医生宣布患者死亡时使用。错误理解标示颜色所导致的后果显而易见。

检伤分类是一个动态过程，因此在应急救援的每一个环节，优先顺序都应被重新评估，并根据状况进行调整。优先顺序的标示体系必须容许双向调整：既可以升级，也可以降级。在欧洲，一些国家仍在使用不可以调整优先顺序的标示体系，导致检伤分类成为非动态过程，这与最优化使用资源的目标相冲突。

大多数优先顺序标示体系都采用颜色分类。1977年，世界灾害与急救医学会第一届大会在德国美因茨市召开。根据讨论，大会同意采用以下颜色标示：

红	立即进行急救处理
黄	紧急但可以等待
绿	需要等待
黑	死亡

其后，人们越来越认识到需要增加第五类，尤其在二、三级重大事故中：对于存活概率低的伤员，应该把资源让给可能存活的伤员。在NATO的优先顺序标示体系中，存活概率低的伤员被归为"T4级"，颜色标示为黑色与绿色。在英国的优先顺序标示体系中，存活概率低的伤员被归为"观察类"，颜色标示为蓝色。大多数欧洲国家采用英国的颜色标示体系，一方面是受重大事故医疗管理与支持课程的影响，另一方面也因为蓝色易于与其他颜色辨别。

引入第五种分类的过程并非毫无争议，目前很多国家仍未采用。然而近年来第五种分类得到越来越多的支持，尤其在二、三级重大事故中，被认为是合理的。因此，一个合理的欧洲检伤分类标示标准应包括第五种分类。

蓝色：观察类（如果资源不可能救治所有伤员，应该等待）。

在不同的国家和地区，对颜色标示的实践操作也存在很大差异。从这一点来看，最理想的做法是建立一个国际统一的标准。如上所述，优先顺序的颜色标示体系应该是一套允许容易变更的标准，既可以升级，也可以降级。按照这个标准，目前使用的许多优先顺序的颜色标示体系都不合格。

一个可以简单变更优先顺序标示的体系是SMART-tag®体系（图4.1a至c）。它将检伤分类和登记卡合二为一，并且留有空栏填写患者身份信息以及在检查中的临床发现、初步诊断和急救处理内容。此外还有一些空栏，医生可以在时间允许时填写；当然，用药情况必须记录。卡片可以折叠，每次只能看到一种颜色，同时也很容易重新折叠，以升高或降低优先顺序，而使用的登记卡保持不变。如果患者死亡，则使用单独的登记卡，以避免误将卡片折叠为黑色。在患者疏散之前，应当填写患者身份信息，写明送往目的地，并且撕下卡片的一部分，在救护车转送区存档。SMART-tag®体系还有专门针对化学品、放射性物质及生物制剂事故的特殊卡片（图4.2a和b）。

还有一种优先顺序标示体系是挪威空中救护所使用的彩色腕带（图4.3a和b），它可以轻易绕在患者手臂上，也便于变更优先顺序。患者登记则使用普通的急救记录卡。

在欧洲，如今还有与SMART-tag®类似的其他体系在使用，它们基于相似的原则，颜色体系相同。不管采用何种体系，都必须保证在任何可能用到检伤分类卡的地方，包括救护车内，都有充足的检伤分类卡。如果突然出现检伤分类卡用完的情形，就可能造成混乱。在近年发生的一些重大事故中，的确出现过检伤分类卡用光的情形。

4.3　检伤分类的方法

检伤分类的方法很多，主要基于两种原则：①**解剖学检伤分类**；②**生理学检伤分类**。

4.3.1　解剖学检伤分类

解剖学检伤分类以临床检查中可以确认的损伤为依据，根据检查结果以及损伤的临床发展趋势和风险做出优先顺序的决定。例如：

- 穿透性胸部损伤：优先顺序高。
- 无并发症的肢体闭合性骨折：优先顺序低。

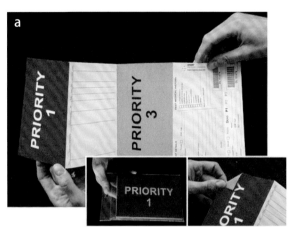
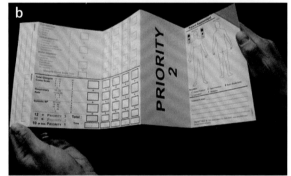
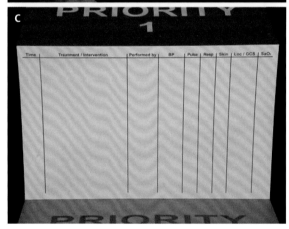

图 4.1　（a）SMART-tag®（http：//www.tsgassociates.net）体系将检伤分类和患者登记合二为一。卡片折叠后只能看到一种颜色，从而显示优先顺序。升高或降低优先顺序时不必更换卡片。右下角图：观察类（蓝色），可以将红色标签折一个小角露出蓝色。（b）病历部分包括左侧带有图示的表格，以填写检伤分类的类别，并且留有空栏填写多次检查的信息。中间部分用于损伤的简单描述，右侧是留在现场的可撕标签，记录转送的患者及其目的地。（c）卡片背面的空栏用于填写更加详细的损伤描述和急救处理内容，如果时间允许可以填写，但任何用药情况必须全部记录

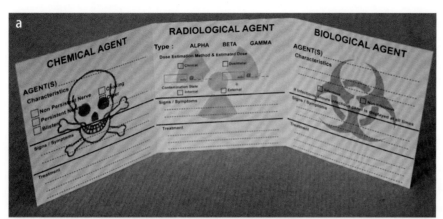

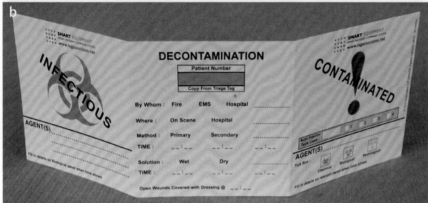

图 4.2 SMART-tag® (http：//www.tsgassociate.net) 正面 (a) 和背面 (b)，专门用于受化学品、生物制剂及放射性物质污染的患者

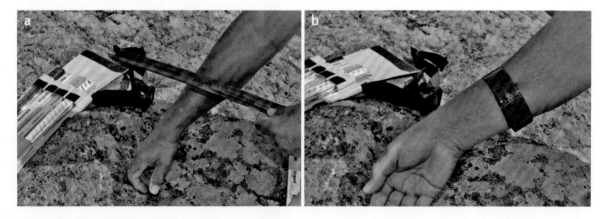

图 4.3 挪威空中救护使用的优先顺序标示体系。(a) 将一条显示优先顺序的金属带轻敲在手臂上；(b) 金属带自动卷紧，稳稳地绕在手臂上。急救人员可以轻易将其摘下，快速变更优先顺序 (摄影：Yvonne Bäckstedt)

解剖学检伤分类要求：
- 能够进行相当精准的临床检查，不过这容易受到光线、气温和地理条件限制，并且有些损伤难以在初期检查中发现。
- 足够的经验和医学专业知识，以评估损伤的临床发展趋势及潜在风险。

解剖学检伤分类的**优点**在于：
- 不仅考虑患者目前的状况，而且基于临床知识，考虑损伤的潜在变化。
- 考虑急救处理的潜在效果。在二、三级重大事故中，如果出现大量伤员，就可以将存活希望小的伤员定为低的优先顺序。

解剖学检伤分类的缺点在于需要医务人员有足够的临床知识和经验，能够对损伤进行恰当的评估。然而在检伤分类的一线，并非总有具备这样资历的医务人员。

4.3.2　生理学检伤分类

生理学检伤分类基于简单的生理指标，如呼吸、循环、神经反应等。将这些指标填入一个图式表中，便可自动得出优先顺序（如图4.4）。

生理学检伤分类的**优点**是对急救人员的临床知识和经验要求不高。**缺点**是仅仅依据患者在检伤分类时的状况分类，而未考虑损伤的潜在发展趋势。此外，生理学检伤分类自动赋予重伤患者高的优先顺序，然而即便重伤患者被赋予高的优先顺序，他们也很可能死亡。

鉴于解剖学检伤分类和生理学检伤分类的优缺点，可以将两者结合起来使用：

在现场，尤其是在应急救援的初期阶段，最好采用生理学检伤分类，因为在这一阶段通常没有经验丰富且具有医学专业知识的急救人员。在二级重大事故中，一些存活概率低的重伤员应该被赋予低的优先顺序，这时可以辅以解剖学检伤分类方法，以决定伤员疏散并转送至医院的优先顺序。

在医院，如果是二、三级重大事故，出现大量伤员时，一开始也可以采用生理学检伤分类方法。但是到了决定手术、重症监护或者其他进一步急救处理的优先顺序时，应该转而采用解剖学检伤分类

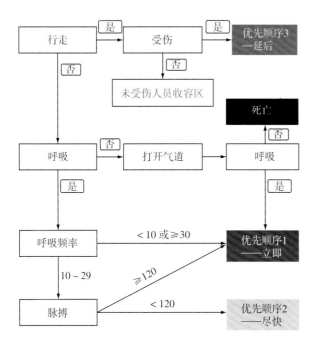

图 4.4　初筛检伤分类法图式，其中毛细血管充盈时间改为脉搏次数（来自 TSG 协会，已获授权）

---

*译者注：4.3.2 节和 4.3.3 节标题一样，原文如此。

方法，因为这时有更多经验丰富的医务人员在场。

另外一种选择是向应急救援"一线"派去更多经验丰富的医务人员，以尽快结合使用解剖学检伤分类和生理学检伤分类方法。然而，这需要进行应急准备，并且有足够数量的资深医务人员可以前往现场。

4.3.3　生理学检伤分类*

生理学检伤分类方法有多种，表 4.2 列出了最常见的几种。该表也显示出世界不同地区采用的检伤分类方法存在的差异。在欧洲国家中，最常采用的检伤分类方法是**初筛检伤分类法（triage sieve）**和**排序检伤分类法（triage sort）**两种。初筛检伤分类法主要用于现场或者伤员疏散区的初次检伤分类，而排序检伤分类法则主要用于伤员疏散区的二次检伤分类（见第 3 章）。

4.3.3.1　初筛检伤分类法

如上所述，初筛检伤分类法主要用于初次检伤分类，在大多数情况下由抵达现场的首批急救人员进行，他们通常医疗经验有限。加之这一阶段的检伤分类往往在巨大的时间压力下进行，因此初筛检伤分类法基于以下简单标准：

- 伤员能否行走？
- 伤员是否呼吸？
- 伤员的呼吸频率是多少？
- 毛细血管充盈状况如何（替代指标：脉搏是多少）？

将根据这些标准检查得到的数据输入图式中（图 4.4）。

毛细血管充盈：将手指压在指甲盖上 5 秒，阻止血液流向指甲盖下，然后记下血液充满指甲盖下所需要的时间。2 秒及以上意味着脉搏每分钟 120 次或更高。这种方法并不是那么容易操作，尤其是在光线昏暗或寒冷气候的时候，所以有些国家采用脉搏而非毛细血管充盈指标。

这种检伤分类体系虽然简单，但容易出现错误：

- 即便伤员有危及生命的内出血，如肝或脾损伤，刚受伤时也可以行走。
- 严重冻僵伤员，即便测不到呼吸和脉搏，也可能仍然活着。

此外，在现场测量呼吸频率也并不容易，尤其是在光线灰暗或营救现场噪声嘈杂时。

表4.2 常见生理学检伤分类方法

	使用地区	基本指标
初次检伤分类方法		
初筛检伤分类法	英国／澳大利亚	能否行走、是否呼吸、气道是否通畅、呼吸频率、毛细血管充盈时间或桡动脉脉搏
START 检伤分类法	北美	能否行走、气道是否通畅、呼吸频率、桡动脉脉搏或毛细血管充盈时间、能否听从简单指令
Care Flight 检伤分类法	澳大利亚	格拉斯哥昏迷评分、能否呼吸、能否触到桡动脉脉搏，适用于成人与儿童
Sacco 检伤分类法	北美	基于呼吸频率、脉搏、最佳运动反应的反映存活概率的数学模型，需要软件支持
Jump start 检伤分类法	北美	与 START 检伤分类法结合使用，用于 8 岁以下儿童的大规模伤亡事故
儿童检伤分类卷尺	英国／澳大利亚	初筛检伤分类法的修订版，调整为适用于儿童的指标
二次检伤分类方法		
排序检伤分类法	英国／澳大利亚	用于初筛检伤分类之后的二次检伤分类。基于修订版创伤评分，包括格拉斯哥昏迷评分、呼吸频率和收缩压的指标
SAVE 检伤分类法	北美	用于 START 检伤分类法之后的二次检伤分类。在伤员疏散延迟的情形下，为院前急救人员提供详细指导

采取以下措施可以降低一些错误风险：

- 反复、频繁地评估。
- 对于冻僵患者，除非在医院经过复温处理，否则绝对不可以宣布其死亡（见第 9 章）。

在不妨碍简单性和速度的前提下，急救人员在使用初筛检伤分类方法的时候也不应完全忽视创伤的特点，应该保持一定的"解剖学思维"。例如，胸部穿透伤者一开始可能并没有循环和呼吸障碍，然而一旦出现心脏压塞或者张力性气胸，患者很快就会有生命危险。因此，即便采用简单的生理学检伤分类法，此类损伤也需要定为高的优先顺序（第 7 章）。

初筛检伤分类法在国际上广泛应用于重大事故和武装冲突中。然而，该检伤分类方法并未得到严格的科学评估。不幸的是，这也是目前使用的大多数检伤分类方法的情形。

基于以上原因，初筛检伤分类法应该是适用于救援一线初次检伤分类的一个相当好的方法。但是，在二次检伤分类中，应尽量使用基于更多信息的检伤分类方法。

4.3.3.2　排序检伤分类法

排序检伤分类法基于修订版创伤评分（revised trauma score，RTS）体系，旨在对损伤严重程度做早期分类（参见第 16 章）。其使用指标如下：

- 呼吸频率（respiratory rate，RR）。
- 收缩压（systolic blood pressure，SBP）。
- 根据格拉斯哥昏迷评分量表（Glasgow Coma Scale，GCS；见第 7 章）的神经反射。

将这些指标数值的权重相加得出一个评分（表 4.3），以此为基础决定优先顺序（表 4.4）。

排序检伤分类法对循环和神经反射进行了更安全且差异化的评估。血液循环评估对于尽早发现躯体内是否存在内出血十分重要，而神经反射的任何变化都可能是危及生命的颅内出血信号。

排序检伤分类法和初筛检伤分类法存在同样的局限性，即可能忽视内出血或将冻僵患者误判为死亡。因此，同初筛检伤分类法一样，排序检伤分类法必须：

- 注意损伤类型。
- 反复评估。如图 4.4 所示，SMART-tag® 体系的排序检伤分类卡上留有填写反复评估信息的空栏，也是鼓励这种做法的意思。
- 冻僵患者的处理必须遵循特殊原则（见第 9 章）。

排序检伤分类法还存在另外一个潜在风险，那就是收缩压的突然下降，尤其是年轻伤员，这可能是循环障碍的晚期信号。年轻患者血管床弹性高，可通过广泛的血管收缩来保持更长时间的血压稳定。经验丰富的临床医生能够通过一些临床表现，在患者血压骤降之前就判断其是否存在持续出血。

表4.3　排序检伤分类评分，采用呼吸频率（RR）、心率与格拉斯哥昏迷评分（GCS）指标（根据Champion等，1989）

		评分
GCS	13～15	4
	9～12	3
	6～8	2
	4～5	1
	3	0
呼吸频率	10～29	4
	＞29	3
	6～9	2
	1～5	1
	0	0
心率*	≥90	4
	76～89	3
	50～75	2
	1～49	1

*译者注：本表用心率取代了收缩压。

表4.4　排序检伤分类法评分转换成优先顺序

排序检伤分类法的修订版创伤评分	分类或优先顺序
4～10	T1
11	T2
12	T3
1～3（仅适用于医院）	T4
0	死亡

同初筛检伤分类法一样，排序检伤分类法的一些风险可以通过适当的教学培训来克服。与解剖学检伤分类（见下文）相比，一些报告显示排序检伤分类较少存在"过度检伤分类"（将患者的优先顺序定得过高）的情形。然而，这只是基于个案报道或个人意见得出的结论，仍需要进行科学评估。

4.3.3.3　其他生理学检伤分类的方法

表4.2介绍了多种生理学检伤分类方法。以下介绍最常用的几种：

START检伤分类法

START[为"简单处理并快速转运"（Simple Treatment And Rapid Transport）的英文首字母缩写]检伤分类法基于以下指标：

- 行走能力。

- 气道。
- 呼吸频率。
- 心率。
- 听从指令能力。

START检伤分类法起源于美国，并主要应用于美国。

Care Flight检伤分类法

除了没有使用呼吸频率外，Care Flight检伤分类法与START检伤分类法采用的指标一样，因而检伤分类速度明显更快。Care Flight检伤分类法主要应用于澳大利亚。

Sacco检伤分类法

Sacco检伤分类法运用基于生理指标的存活概率经验数据，通过数学公式计算得出检伤分类的优先顺序。Sacco检伤分类法是少数几个已经经过模拟模型预测评估的检伤分类体系之一，主要应用于美国。

针对儿童的生理学检伤分类方法

参见下文儿童检伤分类内容。

4.3.4　解剖学检伤分类

如本章前文所述，解剖学检伤分类的主要优点是不仅考虑伤员在检伤分类时的状况，同时还考虑了损伤类型以及损伤的潜在变化。因此，进行解剖学检伤分类需要具备临床知识和经验。

解剖学检伤分类的另一个优点是可以评估伤员经过精准急救处理后的存活概率。尤其在二、三级重大事故中，解剖学检伤分类可以确认存活希望甚微的伤员，从而将相应资源用于其他更有机会存活伤员的急救处理上。这也成为进行一种特殊类型的解剖学检伤分类——**有效性检伤分类**（effect-related triage，ERT）的基础。

4.3.4.1　有效性检伤分类

简单来说，有效性检伤分类意味着**将诊断与治疗措施实施于维持健康和生命效果最明显的伤员；而对于急救处理效果不明显的伤员，则给予低的优先顺序。**急救处理的有效性被定义为采取急救处理与否的结果差别。而日常医疗活动的通常目标则是为患者提供最优质、最安全的治疗。这通常意味着：

- 采用所有可能的诊断与治疗措施，尽管有些措施对治疗结果的影响有限。
- 采用最先进的医疗技术，尽管其最终效果可能与采用简单医疗技术的效果相同，或几乎相同。
- 即使对存活概率小或延续生命机会甚微的患者，也采用先进的治疗措施。

为患者提供最优质、最安全的治疗，这种策略无可非议，条件是只要没有其他患者由于缺乏相应的医疗资源而失去生命或健康受损。

然而，在重大事故中，如果相对于急救需求，急救资源明显不足，那么这种策略必须改变，这样才能实现医疗应急救援的整体目标：**尽量减少或消除因重大事故而带来的生命损失和健康损害，以及身心痛苦。**

综上所述，这是有效性检伤分类法的产生背景。它不仅需要丰富的临床知识和经验，以确认、评估不同的损伤，而且需要了解不同急救处理措施对维持生命和健康产生的真正效果。

要确认急救处理的效果，则需要对日常创伤治疗及重大事故中的众多患者案例进行科学研究，比如进行临床医学与灾害医学的联合研究项目（见第19章）。

图4.5为烧伤案例研究结果。该案例为1978年发生于西班牙 Los Alfaques 的丙烷火灾事故中的患者。两条曲线显示了皮肤烧伤面积与死亡率之间的相关性：红线表示立即接受补液复苏处理的患者，黑线表示24小时后接受补液复苏处理的患者。例如，同样是皮肤烧伤面积达40%的患者，如果立即

给予补液复苏处理，其死亡率为5%～10%；而在延迟补液复苏处理的患者，其死亡率达到90%。这说明，针对这种烧伤程度的患者，如果立即进行补液复苏处理，治疗效果非常明显，因此应被赋予较高的优先顺序。

不过，对于烧伤面积低于25%或大于55%的患者，补液时限的效果有限或几乎没有差异。烧伤面积低于25%的患者，即便没有补液或仅仅是经口补液，也能维持一段时间；而烧伤面积大于55%的患者，无论是否进行及时补液处理，都会预后不良。因此，烧伤面积低于25%或大于55%的患者，其补液复苏处理应被赋予较低的优先顺序。

如以上例子所示，从重大事故中获得的数据可以用于确认急救处理效果，从而成为根据有效性检伤分类观念进行解剖学检伤分类的基础。可以基于临床经验，针对任何损伤类型制作这样的曲线。图4.6显示了针对腹部损伤制作的类似曲线。近来对大量患者的临床研究显示，许多损伤类型，如果血液循环稳定，即便不进行外科急救处理，患者的状态也会保持很好；但血液循环不稳定的患者，则需要采取止血干预措施。实际上，急救处理效果最好的人群为血液循环不稳定的患者；按以往观念，血液循环不稳定的患者应被赋予较低的优先顺序，因为相对于消耗的大量急救资源，他们治愈的希望却很小。不过，现代医疗技术，包括伤害控制、非干预技术等，已经可以在消耗较少资源的前提下对血液循环不稳定伤员进行急救处理，并让他们痊愈。

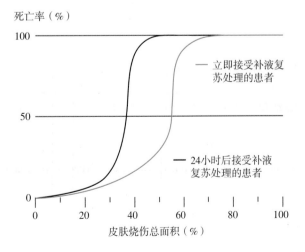

图4.5　为不同程度烧伤患者给予早期补液处理的效果（详见正文）。资料来源于瑞典国防研究所（Swedish Defence Research Agency，FOI），已获授权

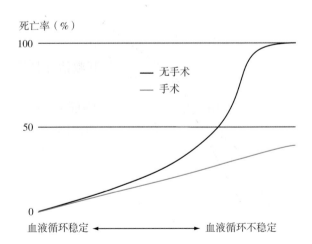

图4.6　腹部损伤的手术效果与血液循环状况的关系（详见正文）（Lennquist S. Katastrofmedicin, Liber, Stockholm 2009，已获授权）

而针对头部损伤制作的类似曲线则显示出完全不同的模式：急救处理效果最好的是非重伤患者，早期发现、处理颅内出血并确保气道通畅，必要时施行简单的开颅术，就可以让患者完全恢复健康。而格拉斯哥评分较低的患者通常存在颅脑损伤，他们的存活概率低或者难以恢复健康。

以上例子显示了与损伤严重程度相关的三种不同急救效果模式。运用临床及重大事故中的数据，可以制作各种损伤类型的相应曲线图。将来，这些数据可用于临床，不仅是治疗，也包括诊断措施，它们对治疗效果的影响各不相同。

图 4.7 a 至 c 为基于估计的存活概率，应用有效性检伤分类法的示意图。

（a）显示了存在数名伤员，但可用资源（红色方框）不足以进行所有可能的急救处理（患者上方灰色方框）的情形。

（b）前两位患者的修订版创伤评分分别为 9 分与 6 分，根据生理学检伤分类（排序检伤分类法），他们被赋予红色级的优先顺序，获得优先急救处理。第三位患者血液循环不稳定，伴有腹部损伤，但剩下的红色方框部分（可用资源）不足以救他，他因而丧生。由于没有医疗资源可用，最后两位患者也丧生。这样，这一组患者死亡率是 100%，急救结果完全不理想。

（c）在这里，检伤分类考虑到急救处理的潜在效果。90% 皮肤全层烧伤（患者 1）及格拉斯哥昏迷评分为 3 分的头部损伤（患者 2）的存活概率接近零，因此，尽管修订版创伤评分符合红色级的优先顺序，他们仍被赋予蓝色级的优先顺序。第三位患者被赋予较高的优先顺序，优先进行转送、抗休克处理及急救手术，虽然消耗资源，但能完全恢复健康。同时，仍有剩余资源可以对第四、五位患者进行有限的初步急救处理，将其救活并且使之痊愈。

第二种检伤分类方法将死亡率降低了 80%（译者注：原文如此，疑应为 60%）。当然这是一个假设的例子，不过不可否认的是，如果仅采用基于修订版创伤评分的生理学检伤分类方法而忽视损伤类型，不考虑急救处理的潜在效果，那么就有可能出现如图 4.7 b 所示的结果。

4.3.4.2 现场的解剖学检伤分类

对于现场进行的**初次检伤分类**来说，在大多数情形下，首选生理学检伤分类方法，因为时间紧迫，并且缺乏进行解剖学检伤分类所需的具备足够创伤知识和经验相应医务人员。

只要有可能，都应尽量在转送伤员之前进行**二次检伤分类**。如果伤员众多且缺乏有经验的医务人员，则二次检伤分类仍然主要采用生理学检伤分类方法。如果从现场疏散伤员的交通工具有限，则必须在考虑损伤特点的基础上，将最需要的伤员最先转移并运送至恰当的医院，这至关重要。这需要进行解剖学检伤分类，或者至少结合使用生理学检伤分类和解剖学检伤分类。同时在转送伤员之前，由经验丰富的医务人员使用"解剖学思维"重新确认患者的优先顺序。

第 7 章将介绍在出现大规模伤员的重大事故中，进行解剖学检伤分类需遵守的原则。

4.3.4.3 院内的解剖学检伤分类

在出现大规模伤员的重大事故中，在院内进行的首次检伤分类也可以采用生理学检伤分类方法。但应尽快转用解剖学检伤分类方法，以实现医院资源的最优化使用。如第 5 章所述，这需要在检伤分类一线配备有经验的医务人员。第 7—11 章将介绍针对伤员及重病患者进行院内检伤分类需遵循的原则。

4.4 不同检伤分类方法的结果

如表 4.2 所示，针对不同检伤分类方法，很少有研究对其精准性进行严格评估：在现场，采用不同检伤分类方法进行检伤分类各要花多少时间？其精准性如何？对结果产生什么影响？缺少这种以证据为基础的信息的原因，可能在于难以对重大事故中采用的检伤分类方法效果进行回顾性分析，同时也难以对其进行前瞻性研究，因为会有许多因素影响结果，以至于任何针对不同重大事故中的检伤分类结果进行比较的尝试都是冒险的。

评价不同检伤分类结果的一个方法是使用模拟模型。除需要评价的这个变量外，其他参数均实行标准化，以可靠的输入和输出数据来对不同检伤分类方法进行比较。近年来，模拟模型的评价方式已变得可行（见第 18 章和第 19 章）。

近期的一项研究采用了模拟模型方式，它对解剖学检伤分类和生理学检伤分类（排序检伤分类法）的结果进行了比较，参与测试的三组人员医学

a
以可用资源可能进行的急救处理

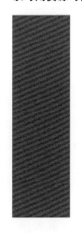

■ 既有能力
□ 每个患者可能分得的资源

全层烧伤
烧伤面积90%
格拉斯哥昏
迷评分 13
收缩压 85
呼吸频率 >30

头部损伤
格拉斯哥昏
迷评分 3
收缩压 95
呼吸频率 9

腹部损伤
格拉斯哥昏
迷评分 15
收缩压 80
呼吸频率 >30

颌面部损伤
格拉斯哥昏
迷评分 12
收缩压 120
呼吸频率 25

开放性胸部损伤
格拉斯哥昏迷
评分 15
收缩压 100
呼吸频率 >30

b
根据生理学指标进行检伤分类，未考虑急救处理的潜在效果

重度烧伤
烧伤面积90%
格拉斯哥昏迷
评分 13
收缩压 85
呼吸频率 >30

头部损伤
格拉斯哥昏迷
评分 3
收缩压 95
呼吸频率 9

腹部损伤
格拉斯哥昏迷
评分 15
收缩压 80
呼吸频率 >30

颌面部损伤
格拉斯哥昏迷
评分 12
收缩压 120
呼吸频率 25

开放性胸部损伤
格拉斯哥昏迷
评分 15
收缩压 100
呼吸频率 >30

c
有效性检伤分类

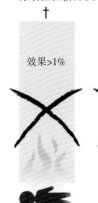 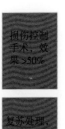 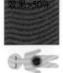 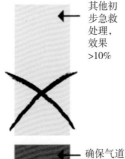 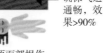 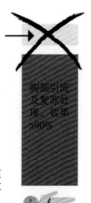

效果>1%

效果>3%

损伤控制
手术，效
果 >50%

复苏处理，
效果>50%

其他初
步急救
处理，
效果
>10%

确保气道
通畅，效
果>90%

胸部引流
及复苏处
理，效果
>90%

重度烧伤
烧伤面积90%
格拉斯哥昏迷
评分 13
收缩压 85
呼吸频率 >30

头部损伤
格拉斯哥昏迷
评分 3
收缩压 95
呼吸频率 9

腹部损伤
格拉斯哥昏迷
评分 15
收缩压 80
呼吸频率 >30

颌面部损伤
格拉斯哥昏迷
评分 12
收缩压 120
呼吸频率 25

开放性胸部损伤
格拉斯哥昏迷
评分 15
收缩压 100
呼吸频率 >30

图 4.7 基于估计存活概率的有效性检伤分类示意图。(a) 存在数名伤员，但可用资源（红色方框）不足以进行所有通常可能的急救处理（患者上方灰色方框）。(b) 前两位患者的修订版创伤评分分别为 9 分与 6 分，根据排序检伤分类法，他们被赋予红色级的优先顺序，接受所有可能的急救处理。剩余资源（红色方框）不足以挽救其他患者（存在救活可能），他们因而丧生。患者死亡率为 100%。(c) 根据有效性检伤分类法，考虑了急救处理的潜在效果。前两位患者即便进行急救处理，存活概率仍然很小，因此不根据其修订版创伤评分而赋予他们蓝色级的优先顺序。结果，急救资源被用于第三位患者，不仅可挽救他的生命，还可使之完全恢复健康。剩下的资源则可对最后两位患者采取有限但足以挽救生命的急救处理措施（Lennquist S. Katastrofmedicin，Liber，Stockholm 2009，已获授权）

专业能力各不相同：

- 完成灾害医学课程的护士学校学生。
- 完成灾害医学培训课程的急救护士。
- 具有创伤临床经验的外科医生。

测试人员需要对一组受伤患者进行检伤分类，首先使用生理学检伤分类方法（排序检伤分类法），然后使用解剖学检伤分类方法。提供的信息仅限于所采用的检伤分类方法所需，而且所有患者混在一起，无法在两次检伤分类中认出。最后将三组测试人员的测试结果与一个拥有这些伤员所有临床信息以及可以采取的急救处理信息的专家组的结果进行比较。

对前两组测试人员来说，采用生理学检伤分类方法与解剖学检伤分类方法得到的检伤分类结果差异不大；但对于更有经验的一组来说，其解剖学检伤分类结果与专家组的结果之间差异微小（$P <$ 0.001）。这说明，对于缺少或稍有经验的医务人员来说，生理学检伤分类效果可能与解剖学检伤分类一样；不过，对于更有经验的医务人员来说，解剖学检伤分类的效果更佳。在这项研究中，当使用这个模拟模型去预测可以避免的潜在死亡案例时，三个测试小组均采用解剖学检伤分类方法而得到更好的效果 [Lennquist-Montán K et al，Am J Disaster Med 即将发表（2012）]。

这些研究结果显示，有必要对既有的检伤分类方法进行进一步的科学评估。希望这样的评估能给出应该使用何种检伤分类方法以及在何时采用的建议。解剖学检伤分类的潜在优点应该成为推动经验丰富的医务人员前往应急救援一线（包括现场和院内）的重要理由。

4.5 儿童的检伤分类

如表 4.5 所示，与成年人相比，10 岁以下儿童的脉搏、呼吸频率更高，而血压更低。如果基于上述指标进行生理学检伤分类，则将导致过度检伤分类，即给患者过高的优先顺序。

如果事故中的儿童受害者较少，过度检伤分类可能不是大问题；而且基于人道主义原则，儿童也应该享有较高的优先顺序。但在出现大规模儿童受害者的事故中，如袭击学校的恐怖行为，过度检伤分类则会导致无法实现可用资源的最优化利用。基于这个原因，针对儿童的特殊检伤分类方法应

运而生。

4.5.1 儿童检伤分类卷尺

儿童检伤分类卷尺（pediatric triage tape，PTT）根据儿童身高（cm）与生理指标成比例的原理制作而成（表 4.5）。将防水性塑料卷尺铺在儿童身体旁，从头到脚平行对齐，以患者脚跟的检伤分类数值为标准（图 4.8）。卷尺可重复使用于其他伤员。儿童检伤分类卷尺的应用起源于英国，现已在欧洲许多国家普及。

4.5.1.1 Jump START 检伤分类法

Jump START 检伤分类法以 START（见表 4.2）为基础，将生理指标调整为适用于儿童的数值，主要用于美国。

表4.5 10岁以下儿童身高与正常的呼吸频率、心率对应关系

身高（cm）	呼吸频率（次 / 分）	心率（次 / 分）
50	20 ~ 50	90 ~ 180
80	15 ~ 40	80 ~ 160
100	10 ~ 30	70 ~ 140

已获 Studentlitteratur 授权。

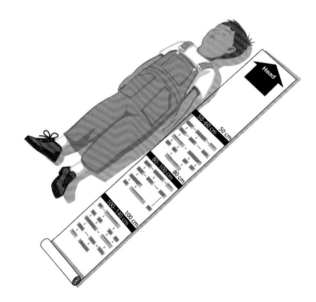

图 4.8 儿童检伤分类卷尺考虑了 10 岁以下儿童与成年人对创伤的生理反应差异。在儿童身旁铺开卷尺，箭头一端与头部齐平，足部位置对应的表格数值用于计算修订版创伤评分（已获 TSG 协会授权）

扩展阅读

Armstrong JH, Frykberg ER, Burris DG (2008) Toward a national standard primary mass-casualty triage. Disaster Med Public Health Prep 2(Suppl 1):S8–S10

Arturson G (1981) The los Alfaques disaster – a boiling liquid expanding vapor explosion. Burns 7:233–251

Ashkenazi I, Kessel B, Kashan T et al (2006) Precision of in-hospital triage in mass-casualty incidents after terror attacks. Prehosp Disaster Med 21:20–23

Aylwin CJ, König TC, Brennan NW et al (2006) Reduction in critical mortality in urban mass casualty incidents: analysis of triage, surge and resource use after the London bombings on July 7, 2005. Lancet 368:2219–2225

Bielajs I, Burkle FM, Archer FL et al (2008) Development of a prehospital, population-based triage management protocol for pandemics. Prehosp Diaster Med 23:420–430

Bond WF, Subbarao I, Schwid H et al (2006) Using screen-based computer simulation to design and test a civilian, symptom-based terrorism triage algorithm. Int Trauma Care 16:19–25

Bond WF, Subbarao I, Kimmel SR et al (2008) Testing the use of symptom-based terrorism triage algorithms with hospital-based providers. Prehosp Disaster Med 23:234–243

Champion HR, Sacco WJ, Copes WS et al (1989) A revision of the trauma score. J Trauma 29:623–629

Cone DC, MacMillan DS (2005) Mass casualty triage systems – a hint of science. Acad Emerg Med 12(8):739–741

Demetriades D, Kuncir E, Brown CV (2006) Early prediction of mortality in isolated head injury patients: a new predictive model. J Trauma 61:868–872

Domres B, Koch M, Manger A et al (2001) Ethics and triage. Prehosp Disaster Med 16:53–58

Einav S, Feigenberg Z, Weissman C et al (2004) Evacuation priorities in mass casualty terror-related events. Implications for contingency planning. Ann Surg 239:304–310

Frykberg ER (2005) Triage: principles and practice. Scand J Surg 94:272–278

Garner A, Lee A, Harrison K et al (2001) Comparative analysis of multiple-casualty incidents triage algorithms. Ann Emerg Med 38:541–548

Gebhart ME, Pence R (2007) START triage: does it work? Disaster Manag Response 5:68–73

Hodgetts TJ Triage; A position, European union core Group on Disaster Medicine, 2001

Husum H, Gibert M, Wisborg T et al (2003) Respiratory rate as a prehospital triage tool in rural trauma. J Trauma 55:466–470

Jenkins JL, McCarthy ML, Sauer LM et al (2008) Mass-casualty triage: time for an evidence-based approach. A comprehensive review. Prehosp Disaster Med 23(1):3–8

Kahn CA, Schultz CH, Miller KT et al (2009) Does START triage work? An outcome assessment after a disaster. Ann Emerg Med 54(3):425–430

Khorram-Manesh A, Lennquist-Montán K, Lennquist S, Örtenwall P (2011) Triage: an important part of the response to the major incidents. ICU Manag 10(4):6–7

Kilner T, Hall J (2005) Triage decisions of UK police firearm officers using a multiple-causality scenario paper exercise. Prehosp Disaster Med 20(1):40–46

Lennquist S (2007) Management of major accidents and disasters: an important responsibility for the trauma surgeon. J Trauma 62:1321–1329

Lennquist-Montán K, Khorram-Manesh A, Örtenwall P et al (2012) A comparative study of physiological and anatomical triage in major incidents using a new simulation model. Am J Disaster Med in press

Lerner EB, Schwartz RB, Coule PL (2008) Massasualty triage: an evaluation of the data and development of a proposal for national guidelines. Disaster Med Public Health Prep 2(Suppl 1):S25–S34

Lieberman JD, Paquale MD, Garcia R et al (2003) Use of admission Glasgow Coma Score, pupil size, and pupile reactivity to determine outcome for trauma patients. J Trauma 55:437–443

Mulholland SA, Cameron PA, Gabbe BJ et al (2008) Prehospital prediction of the severity of blunt anatomic injury. J Trauma 64:754–760

Navin M, Sacco W, McGill G (2009) Application of a resource-constrained triage to military-aged victims. Mil Med 174:1247–1255

Navin DM, Sacco WJ, Waddell R (2010) Operational comparison of the Simple Triage and Rapid Treatment Method and the Sacco Triage Method in mass casualty exercises. J Trauma 69:215–225

Neal DJ, Barbera JA, Harrald JR (2010) PLUS prehospital mass-casualty triage: a strategy for addressing unusual injury mechanisms. Prehosp Disaster Med 25(13):227–236

Okumura T, Kondo H, Nagayama H et al (2007) Simple triage and rapid decontamination of mass casualties with colored clothes pegs (STARDOM-CCP) system against chemical releases. Prehosp Disaster Med 22(3):233–236

Owens K (2008) EMS triage. Sorting through the maze. Fire Eng 161:155–160

Pinkert M, Lehavi O, Goren OB et al (2008) Primary triage, evacuation priorities, and rapid primary distribution between adjacent hospitals – lessons learned from a suicide bomber attack in downtown Tel-Aviv. Prehosp Disaster Med 23(4):337–341

Risava BL, Salen PN, Heller MB et al (2001) A two-hour intervention using START improves prehospital triage of mass casualty incidents. Prehosp Emerg Care 5:197–199

Romig LE, Team Life Support Inc (2011) The Jump START pediatric MCI triage tool and other pediatric disaster and emergency medicine resources. Available at http://www.jumpstarttriage.com/JumpSTART_and_MCL_Inage.php Acceesed Feb 20, 2011

Ryan M (2008) Triage principles and pressures. Eur J Trauma Emerg Surg 34:427–432

Sacco WJ, Navin DM, Fiedler KE et al (2005) Precise formulation and evidence-based application of resource-constrained triage. Acad Emerg Med 12(8):759–770

Sacco W, Navin M, Waddel RK et al (2007) A new resource-constrained triage method applied to victims of penetrating injury. J Trauma 63:316–325

Sapp RF, Brice JH, Myers JB et al (2010) Triage performance of first-year medical students using a multiple-casualty scenario, paper exercise. Prehosp Disaster Med 25(3):239–245

Skaga NO, Eken T, Søvik S et al (2007) Pre-injury ASA Physical status classification is an independent predictor of mortality after trauma. J Trauma 63:972–978

Subbarao I, Johnsson C, Bond WF et al (2005) Symptom-based, algorithmic approach for handling the initial encounter with victims of a potential terrorist attack. Prehosp Disaster Med 20(5):301–308

Subbarao I, Bond WF, Johnson C et al (2006) Using innovative simulation modalities for civilian-based, chemical, biological, radiological, nuclear, and explosive training in the acute management of terrorist victims: a pilot study. Prehosp Disaster Med 21(4):272–275

Torkki M, Koljonen V, Sillanpää K et al (2006) Triage in a bomb disaster with 166 casualties. Eur J Trauma 32:374–380

Turégano Fuentes F, Pérez-Díaz D, Sans-Sánchez M et al (2008) Overall assessment of the response to terrorist bombings in trains, Madrid, 11 March 2004. Eur J Trauma Emerg Surg 34:433–444

Vincent DS, Berg BW, Ikegami K (2009) Mass-casualty triage training for international healthcare workers in the Asia-Pacific region using Manikin-based simulations. Prehosp Disaster Med 24(3):206–213

Wallis LA, Carley S (2006) Comparison of pediatric major incident primary triage tools. Emerg Med J 23:475–478

Zoraster RM, Chidester C, Koenig W (2007) Field triage and patients maldistribution in a mass-casualty incident. Prehosp Disaster Med 22(3):224–229

5

医院的应急救援

Sten Lennquist

5.1 制订应急计划的必要性

当今在技术先进国家，如大部分欧洲国家，医疗水平普遍较高。这很容易使人们认为，拥有如此丰富的资源，即便没有应急准备，这些国家也足以在任何时候应对因重大事故而突然增加的大量伤员。

然而矛盾的是，虽然医疗系统内部在进步，但是其应对重大事故的能力却明显减弱；而与此同时，重大事故的发生风险却在持续增大，正如第2章所述。

技术进步为我们带来了先进的诊断及治疗手段。与几十年前相比，我们医治疑难病症的能力大大提高。随着人口老龄化及其发病率的上升，社会对医疗的需求也逐步增大。我们正日益陷入这样一种窘境：为了不过多消耗国家的财政预算，我们不得不放弃某些治疗，即便从技术上来说这些治疗是可以成功实施的。这就导致了对效率持续追求：每一项资源最优化利用。这意味着"储备能力"降低，难以应对突然增加的大量伤员：在大医院正常工作时间里，所有手术室均被计算机程序安排有大手术要做；所有呼吸机都被使用；每一张病床都有一位需要住院治疗的患者。这个问题在全球普遍存在。

医疗系统对高科技依赖程度越深就变得越脆弱，这也使其难以应对技术故障。而在重大事故中，技术故障发生的风险却日益增大。待事故发生时，再去建设备用系统为时已晚。

总之，针对重大事故，制订应急医疗救援计划和进行应急准备，比以往任何时候都迫切。在第1章，已经阐述了在事故发生前必须准备的一系列事项。如果缺乏相应的应急计划与应急准备，整个应急救援链可能陷入瘫痪，患者就会因此而遭受痛苦。

5.2 灾害应急计划：目标与架构

5.2.1 应急计划的可行性

如今，在大多数国家，所有负责并被授权接收创伤、需要急救手术或治疗患者的医院，都有法定义务制订可行性灾害应急计划。"可行性灾害应急计划"不仅意味着在办公室的某处存有一份书面计划，还意味着该计划能得到持续更新、测试，而且所有可能参与重大事故应急救援的员工都应熟知计划内容。在一些国家，政府会指定一个专门部门（通常为卫生系统）负责监管灾害应急计划，并通过定期的正式检查来确保其质量；这种方法应在每个国家实行，否则，应急准备可能淹没于各种需要耗费资源的日常活动中，从而得不到足够重视。

制订可行性应急计划需要：

- 在医院内设立专门委员会，委员会有权制订应急计划、进行应急准备和开展教育等，并要求医院各部门参与和付出。
- 让所有员工了解该计划，将其作为各自工作职责的内容之一。
- 针对重大事故应急救援的重要职能，对员工进行系统、反复的培训。

S. Lennquist
e-mail: lennquist@telia.com

5.2.2 简单的必要性

如第 1 章所示，与拥有一份应急计划同样重要的是，要避免"过度计划"：其目标**不是**建立一个新的组织，而是对原有组织进行必要调整，将资源转移到不足的地方，如对受害者的急救处理。应急计划必须在一年中任何一天及任何时间段，无论何人在岗的情况下，能够在几分钟之内启动；因此，应急计划必须简单。

简单是应急计划精准、务实的关键

灾害应急计划**不应**成为"洋洋洒洒的鸿篇巨制"、行政管理的表面功夫。不幸的是，许多计划由于内容宽广、复杂，人们无暇阅读，因而不具有可行性。在重大事故的事后评价中，有时会听到这样的发言："**是的，我们有应急计划，但没有用上。**"你如果看到那个计划，就会明白为什么了。

5.2.3 医院能力中的关键职能

在重大事故中，医院接收伤员的能力通常被称为**激增能力**，即一定单位时间内可以接收伤员或重症患者的数量。那么，限制医院能力的最常见因素是什么呢？

医院**床位**持续减少，加上既有床位利用率提高，通常被认为是影响医院能力的一个限制因素。然而，所有经验都显示：**床位数量极少甚至从未成为限制因素**——总会有空间，通常也有额外的病床；如果必要，患者甚至可以睡在铺有床垫的地板上。在大多数情况下，非在岗员工收到警报后抵达医院，在一定时间内保证了足够数量的员工，以照料需要住院治疗的大量额外患者。

急诊科也不是一个限制因素。对于重伤或重病患者来说，急诊科只是一个中转站，他们应尽快送到手术室、重症监护病房或普通病房。在急诊科进行的检伤分类和初步处理工作，应尽可能由在该领域临床工作能力最强的人主导进行。例如，创伤应由外科及麻醉专科医生处理。而对于一些受伤较轻的患者来说，多数情况下急诊科就是终点站，不过急救处理占用资源较少，所以也非限制医院能力的关键因素之一。

事实上，影响医院能力的关键因素是手术室及重症监护病房的能力：可供使用的手术室和呼吸机数量，以及进行相应工作的员工。如前所述，在大医院的正常工作时间里，每个手术室都被安排手术（通常很耗时）。如果有一位患者突然需要呼吸机，很可能找不到。受伤患者急需呼吸机，医院却无法提供，那么患者很可能因此丧生。

制订医院应急救援计划和进行应急准备，必须基于对关键职能的具体认识；同时，履行这些职能的员工必须发挥主导作用，无论是在制订应急计划，还是在领导医院进行应急救援上。

5.2.4 灾害应急计划的内容

各医院的应急计划可能并不相同，因为其规模、能力、地理条件和当地传统不同。没有，也许也不应该有，任何统一的"标准计划"。但是，至少在同一个国家，应急计划的架构应该统一，这既出于教育目的（医院间的人员流动），又有利于应急救援中医院之间的协调——每个人都应该使用相同的术语。如前所述，随着医院储备能力的降低，应急救援越来越需要多家医院，甚至来自不同地区的医院共同参与。

建议应急计划采用以下架构：

1. 基本信息
   所有员工都应阅读并掌握这部分内容，因此页数应控制在 5 ~ 10 页。应急计划应包括：
   - 医院接收警报
     —医院怎样收到警报。
     —收到警报时该做什么。
     —收到警报后该去哪里。
     —收到警报后该做什么。
     —解除警报。
   - 警报等级
     定义与说明——什么情况下采用哪一级警报。
   - 协调与指挥
     —应急救援的整体（地区级）指挥。
     —医院指挥：谁负责做什么决定。

2. 行动卡
   应该为所有可能参与应急救援的员工准备并提供行动卡。每一位员工均需掌握其行动卡内容，但所有行动卡可与应急计划放在一起，以备参考。

3. 特殊类型事故或只涉及特定职位员工的事故信息
   - 危险品事故。

- 辐射事故。
- 传染病或生物制剂事故。
- 出现大量烧伤伤员的事故。
- 涉及医院本身的事故
  - 威胁。
  - 火灾。
  - 技术故障。

5.2.5　每一位员工都需了解的事项

如前所述，所有员工都应了解**第一部分"基本信息"**的内容，并且建议将其纳入员工的工作职责教育内容之中。因此，这部分内容对所有员工来说都绝对必要，这点很重要。

接下来的**第二部分"行动卡"**，意味着每位员工都必须掌握其行动卡上的内容（见下文范例）。特定职位的行动卡可以放在办公室显眼处，或像有些医院一样，将重要职位员工的行动卡进行塑封，制成"口袋卡片"发给他们。

同时，所有员工都应该了解如何找到关于特殊类型事故的信息，包括那些涉及医院本身的事故。另外，一些职位的员工需要进行特定培训，包括：

- 医院指挥小组成员（hospital command group, HCG）。
- 可能被派至院前急救队的员工（见第 3 章）。
- 负责为在危险品或辐射事故中受害者去污的员工。

5.2.6　"全灾害"概念

尽管应急计划应该包括某些特定类型事故的信息，但并不意味着特定类型事故都需要特定的计划，否则应急计划将变得太复杂。相反，**任何类型事故都应该采用同一架构的应急计划**：警报程序、警报等级以及协调指挥。但是，在特定类型事故中履行特殊职能的员工（比如去污），需要相应的特殊行动卡。

5.3　警报程序

5.3.1　谁发出警报

由谁向医院发出警报因国家而异。一些国家

是地区医疗指挥中心（Regional Medical Command Center，RMC；见第 3 章），一些是国家 / 地区警报中心，还有一些是救护车调度中心（Ambulance Dispatch Center，ADC）。由地区医疗指挥中心向医院发出警报时，地区医疗指挥中心需要每天 24 小时有人待命。这种方式值得推荐，因为从一开始医务人员就参与医疗资源的协调，而他们具有较强的专业能力，也非常熟悉医院的情况，因而有利于应急救援工作的展开。

无论由哪个当地机构发出警报，在灾害应急计划中都必须明确载明以下事项：

- 谁有权并有责任向医院发出警报？
- 由谁决定警报等级（见下文）？

医院如果通过其他方式收到警报，如事故目击者，则需立即向通常负责发出警报的部门报告。

5.3.2　警报的接收

警报传来时，应立即转至医院负责接收警报的职位人员，在应急计划中应该清楚写明其职位名称。该职位通常为急诊科值班的资深护士，她（他）应该随时在岗。其职责是：

- 接收、登记警报信息。
- 将警报信息向负责做出警报等级决定并进行初期指挥的人员（职位）报告。

警报传来时，一些至关重要的信息很容易被遗漏。因此，负责接收警报的人员应有一份**警报核对清单**（表 5.1）。如果由急诊科值班的资深护士负责接收警报，则清单应同该职位的行动卡一起，贴在其办公室墙上。

警报核对清单应采用**重大事故医疗管理及支持**（Major Incident Medical Management and Support, MIMMS）概念，推荐使用首字母缩写的灾害现场指南（METHANE，见第 3 章）。可以用它替代核对清单，但并不包括医院所需的所有信息，因此更建议使用如表 5.1 所示的核对清单。

5.3.3　警报等级的决定

应急计划中必须清楚写明何人（何职位）有权并有责任决定**医院的警报等级**（见下文）。一些国家是由发出警报的机构（如地区医疗指挥中心或警报中心）负责。如果是这样，警报信息中就应包含警报等级，因此，负责接收警报人员的核对清单中

表5.1　重大事故警报接收人员用核对清单

- 谁发出警报？　···
- 何时发出警报？　···
- 发生了什么（事故类型）？　···
- 事故何时发生？　···
- 事故在何地发生？　···
- 涉及危险品吗？（是／否／不明）　···
- 预估受伤人数如何？　···
- 预估重伤人数如何？　···
- 是否已向其他医院发出警报？　···
- 需要本医院派遣院前急救队吗？　···

➤ **立即将以上信息向值班的资深外科医生报告（通过传呼机等），由其确定是否启动应急计划并决定警报等级。**

也应包含警报等级信息。

在其他国家，警报等级由医院的医疗负责人决定。建议使用这种模式，因为医疗负责人对医院当时的情形有更直接的整体把握。如果重大事故发生在正常工作时间，所有员工都在医院，又恰好有几间手术室及几台呼吸机可用，那么较低等级的警报就足够了；如果同样的事故发生在非正常工作时间，且所有手术室及呼吸机都在使用，那么则需要更高等级的警报。

> 无论哪个职位的人有此责任及授权，都必须在应急计划中明确指出，并且在这个职位的行动卡中清楚写明。

5.3.4　警报的进一步传递

警报在医院内部采用"水波纹"方式传递——首先接到警报的人员向下一人员或职位的人传达，直到所有收到警报的部门所属员工都一一收到警报或接到通知。为此，所有部门都需定期更新家庭和其他电话号码，并留存备用。为防止不当利用，电话清单应妥善保存（如放在一个密封信封中），直到需要使用时才打开。

为使警报的传递工作顺利进行，每个职位的行动卡上都必须清楚写明应该通知的下一个职位，并附有其寻呼机及电话号码（参见后文表5.3）。因此，**一个必需的前提是每个人都知道其行动卡放在哪里，这是应急准备及教育的重中之重。**

作为参考，行动卡上也应写明警报由谁传来。如果有迹象表明警报正在传递，而你却没有收到，那你应该向本该给你传来警报的人打电话询问，因为在那种情况下，出现错误在所难免。

如果警报信息的传递采用这种架构，行动卡上面就不需要加上由谁通知谁的"警报一览表"了。不过，警报一览表可以附在应急计划后，以供参考。

5.3.5　收到警报时该去哪里

对于在医院里当班的员工，行动卡上应清楚写明收到警报后该去哪里。而对于那些在家里接到警报的人员，也必须知道自己该去哪里，这是应急准备教育的内容之一。通常，当班人员中，急诊科人员及手术室、麻醉科、重症监护病房、普通病房的护士回到其本职岗位，而其他职位人员（包括接到警报的医生）应该在**专门的员工抵达区**登记。这样做的优点是，负责员工抵达区的人员可以：

- 整体把握可用员工人数。
- 集中通报警报情况。
- 通过与医院指挥小组联系，将员工派遣至需要的地方（见下文）。
- 让一些抵达员工"待命"。
- 让暂时不需要的员工先回家休息，如果应急救援时间延长，他们可以准备替换在前期参与应急救援的员工。

5.3.6　接到警报时该做什么

收到**警报等级**（见下文）信息后，所有参与应急救援的员工都应按**行动卡**中相应等级（见下文）所示步骤采取行动。

5.3.7　警报的解除

只有医院指挥小组可以解除警报，并有责任通知所有参与应急救援的员工。

5.4　警报等级

只有一个警报等级（在一些国家仍然如此）是最简单的。然而，这意味着，一旦出现疑似重大事故，就要采取很多步骤。结果，出现不少"警报过度"的情形，比如启动了诸多程序，后来却证明不必要；或者因为害怕警报过度，在真正需要的时候却没有发出警报。

为避免这种情况，就需要建立一个分级的警报系统。对此，目前尚无国际统一标准。这里介绍的系统是由作者开发的一个范例。在瑞典，该系统已作为国家系统使用多年，并推广到越来越多的国家。欧洲创伤及急救外科学会重大事故应急医疗救援课程也采用本系统作为一个教学模型。

这个系统含三个警报等级：

> 绿色警报："待命"。
> 黄色警报："局部动员"。
> 红色警报："全体动员"。

5.4.1　绿色警报（"待命"）

5.4.1.1　何时使用

当事件已经发生或威胁已然出现，但还不清楚医院是否会接收或将接收多少伤员时，发布绿色警报。

5.4.1.2　绿色警报的含义

- 启动医院指挥小组（见下文）。
- 向医院各关键职能部门发出警报，同时调查医院当前的能力。
- 向地区医疗指挥中心报告医院当前的能力。

- 考虑"冻结"已安排但可以等待的手术（如果事故发生，则采取此措施；如果仅是威胁，则不用）。

> 绿色警报消耗资源最少，但医院的准备程度却大大提高，可适用于众多情形。

5.4.2　黄色警报（"局部动员"）

5.4.2.1　何时使用

当确定医院将接收伤员，但人数有限，不需要启动全面应急救援时，发布黄色警报。

5.4.2.2　黄色警报的含义

与绿色警报相同，再加上：

- "冻结"所有还没有开始且可以等待的手术。
- 向一定人数（按应急计划且仅限于此）的急诊室护士、急诊医生、外科医生、骨科医生、麻醉团队（医生及护士）和手术室护士发出警报。
- 向医院指挥小组的支持团队（见下文"协调与指挥"一节）发出警报。

上述第二项的人员构成及人数取决于医院规模及地理位置，并应在应急计划中明确规定。例如，在一家没有配置急诊医生的中型医院（如欧洲许多地方），应具体包括：

> - 6名急诊室护士。
> - 4名外科医生。
> - 2名骨科医生。
> - 6个麻醉团队。
> - 6名手术室护士。

> 对于和平时期发生的大多数重大事故来说，黄色警报应该足以应对（其后在该警报等级内，由医院指挥小组决定，可以增派关键职能部门人员）。

5.4.3　红色警报（"全体动员"）

5.4.3.1　何时使用

当确定或预计将在短时间内接收大量伤员，且需动用全部能力时，发布红色警报。

5.4.3.2 红色警报的含义

绿色、黄色警报的所有事项，并根据预备好的警报联络表（"水波纹"系统），向急诊科、辅助部门所有可能参与的员工发出警报。

在大医院，红色警报只在极少数情形下使用，比如预计将接收大量伤员，并且距离事发现场很近。

5.4.4 三级警报的必要性

绿色警报适用范围广，即使有重大事故的可能也可启动，因为这一等级消耗的资源控制在最小范围内。一个常见错误是让这一警报等级涵盖过多步骤，以至于不敢轻易启动，反而违背其初衷。绿色警报等级涵盖的步骤足以明显提高应急救援的准备程度，包括：

- 医院指挥小组成立并启动。
- 关键职能部门（急诊科、手术室、重症监护病房）已接到警报。
- 已调查关键职能部门能力，并可随时向地区医疗指挥中心报告。

经验证明，**黄色警报**足以应对和平时期发生的绝大多数重大事故。

尽管对大医院来说需要**红色警报**的情形很少，但以下情形确实需要：当医院预计将在短时间内接收大量伤员时。那时根本没有时间考虑需要通知谁或不通知谁，因此**红色警报**意味着大量员工及其他资源的自动调用。不过，有一点必须考虑，即所有到来的员工也消耗资源，因此**红色警报**行动卡应显示这方面的应急准备。

5.5 协调与指挥

5.5.1 在医院内部

5.5.1.1 指挥架构必须明晰

针对重大事故的医院应急救援意味着：在收到警报后的很短时间内，一个应对常规患者已处于满负荷状态的组织不得不做出调整，接收大量伤员，而其人数远远超过通常分配至该领域资源的能力。这就要求医院迅速调配和重新分配资源。很明显，医院各级部门都需要强有力的领导并迅速做出决定。

其他参与重大事故应急救援的组织，如消防队、警察、军队等，理所当然拥有更明晰且级别分明的指挥架构，并且一贯在那个架构内运行；因此，每一级别由谁指挥、由谁负责做决定始终明确。但是，在医疗系统内并不是这样。在正常工作时间，谁是领导很清楚，不过这些领导主要负责做战略及经济决策，而操作层面的决定则视具体情况而定。如处理创伤，需要数个不同科室的参与，就必须任命一个"队长"来统一负责。但是，这种合作方式也并不总是一帆风顺，有时会遇到阻碍。

在非正常工作时间，战略性领导很少在医院，并且在应急救援最初的几个关键小时，也大多联系不上。很明显，初期应急救援的领导职责不能由战略性领导担当。

为什么这样紧迫？从收到第一个警报，到伤员送到医院，不是通常还有一段时间吗？

大部分重大事故发生在都市及人口稠密区，距离医院很近并且救护车容易到达。通常收到警报后 5 ~ 10 分钟，首批救护车即可抵达现场，并开始将伤员送往医院。第 3 章已经强调将患者迅速送至有可供立即使用的相应资源的医院的重要性。这意味着患者的转送必须基于医院能力报告。医院指挥小组收集并提供医院能力报告。因此，**在医院收到警报后 15 分钟之内，医院指挥小组必须开始工作**。

总之，针对重大事故的医院应急救援需要准备充分的领导架构，其构成人员需要：

- 在非正常工作时间也可立即到岗。
- 拥有明确定义的责任及授权，在应急救援初期做出必要决定。
- 针对这项艰巨任务，接受过专门培训。

5.5.1.2 医疗负责人

可 24 小时立即到岗的资深人员，为外科专科、麻醉科或急诊科（如果医院有急诊医生）随时待命的资深医生。谁应该成为初期的**医疗负责人**并不重要，重要的是：

- 在灾害应急计划中，明确指出哪个职位负责此项任务。
- 针对这项艰巨且重要的任务，任何担任该职位的人员都需要接受特别训练。

许多医院让随时待命的资深外科医生负责这项任务，基于以下原因：

- 他（她）直接掌握医院关键职能部门（手术室及重症监护病房）的整体状况。
- 资深麻醉医生需要在重症监护病房确定优先顺序，资深急诊医生需要准备急诊科工作，资深骨科医生很有可能需要立即参与患者管理。

我们现在谈论的是应急救援的初期阶段。当更多员工抵达，特别是应急救援时间延长时，拥有更多经验且为此接受过更多专门培训的资深医生可以接管这个责任重大的医疗负责人职位。

5.5.1.3 医院指挥小组

医疗负责人应该是医院指挥小组的**执行领导**。医院指挥小组还应包括行政员工，后者负责提供经济及医院安保方面的支持并做决定。通常，**行政负责人**应该是随时待命的资深行政人员，其后可以由医院平时的行政主管或经理替代。不过，由纯粹的行政人员来负责初期的执行决定是不现实的，因为行政人员通常需要更长时间才能参与救援。在应急救援开始后 15 ~ 30 分钟的关键时期，医院指挥小组有许多任务要执行。只要可能，就应派遣更多医务人员进入医院指挥小组。根据各医院情况，还可以派遣其他科室值班的资深医务人员。同样，这应该在应急计划中明确指出。

应急救援进行中，随着更多人员到岗，理所当然地，医院指挥小组要改由最资深的医生组成，他们应来自主要参与应急救援的科室。例如，针对创伤性重大事故，医院指挥小组应包括外科、麻醉科、骨科的资深主管医生以及资深急诊医生（如果医院有这个专科）。经过应急救援专门训练的秘书成员也应及时到医院指挥小组报到。

5.5.1.4 重大事故指挥室

必须特别为医院指挥小组准备一个房间，配备如下设备：
- 每位成员均有电话，包括内线及直拨外线。
- 通信设备——带频道的无线电，能与地区医疗指挥中心、在现场的医疗负责人及救护车联系（见第 3 章）。
- 收音机及电视机，以跟踪媒体报道。
- 地图。
- 该地区的医院灾害应急计划。
- 白板，可以持续记录信息。
- 计算机。
图 5.1 为医院指挥小组的指挥室范例。

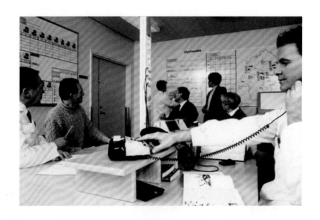

图 5.1 医院指挥室范例。指挥室应位于医院中心位置，接近急诊科，并随时可以启用。设备应包括：电话（内线与直拨外线）；无线电，以与救护车保持联系，并且在电话出现故障时，与地区指挥中心保持联系；计算机；收音机和电视机，以跟踪媒体信息；附有地图，以及地区、医院灾害应急计划的绘图板（详见正文）（照片提供：University Hospital Linkoping, Sweden）

医院指挥小组成员在接到警报后应立即赶到指挥室，这非常重要。会有许多询问电话打到医院来，应该有一个地方专门接收。在收到警报后的最初几分钟，就会有许多电话打到医院指挥小组的指挥室来。这也是秘书成员需要尽快赶到指挥室的原因。

5.5.1.5 医院指挥小组支持团队

医院指挥小组负责做出执行决定，其规模不能过大。应只包括医疗负责人、行政负责人，如果可能，再加上 1 ~ 2 位资深医生及 2 ~ 3 位秘书。指挥室里人员和电话太多会造成干扰，妨碍医院指挥小组成员迅速做出重大决定。

然而，重大事故应急救援需要医院多个职能部门的参与。这就需要有人作为医院指挥小组的支持团队来协调这些部门。支持团队需要的行政、医务人员包括：
- 安保经理（医院入口安保控制）。
- 技术经理（技术支持及储备职能）。
- 通信经理（负责电信及计算机技术）。
- 信息负责人（负责医院信息中心及媒体联系）。
- 交通经理（护工服务、医院内交通控制）。
- 餐饮经理（负责为员工、患者及家属提供食物的厨房、餐厅）。
- 后勤经理（全面负责各项物资供应，包括病床、床上用品、药物、补液及一次性用品）。

- 医院员工经理（所有员工事宜，包括为到岗员工的子女提供照看服务）。
- 秘书经理（行政支援协调）。
- 心理、社会支持协调员（为受害者、亲人及员工提供心理、社会支持）。

这么做的目的不是把医院指挥小组支持团队的所有人员集中在一个房间，而是在警报发出后，这些人员应该尽快保持电话畅通，以备医院指挥小组联系。通常，由医院总机工作人员负责按照警报清单，逐一给他们打电话，直到都联系上。其中大部分职能（在一些医院为所有职能，这样更好）均由24小时待命的员工担当，即便他们开始参与救援的时间迟于医务人员。

5.5.1.6 各职能部门的现场负责人

在重大事故应急救援中，必须明确谁在现场负责与医院所有重要职能部门的协调。医院指挥小组的初期任务之一就是指定或任命各职能部门的现场负责人，有些是护士，有些是医生及护士。现场负责人应该穿戴标识背心或臂带，清楚显示他们的职位。

5.5.1.7 医院指挥小组的行动卡

表 5.2 为医院指挥小组的行动卡范例。

5.5.2 地区级别的指挥

在第 3 章，我们阐述了地区级别协调和指挥的必要性，并指出这项功能可以在不同国家由不同组织来执行。在本书中，地区级别的协调指挥机构被称为**地区医疗指挥中心（RMC）**。无论该机构设在何处、由谁负责，它必须：

- 由 24 小时通过寻呼机可以联络的员工组成。
- 包括能胜任医疗工作的人员。
- 接到警报后 15 分钟之内开始运作。
- 通信设备充分（无线电、与各医院指挥小组的直拨热线，以及其他替代通信设备）。
- 不受常规供电限制，即拥有备用电力系统。

同样如本章前文所述，地区医疗指挥中心的任务包括：

- 宣布重大事故的发生（在一些国家，也可由首批抵达现场的救护车人员宣布）。
- 根据估计及预期的需求，向医院及其他提供医疗服务的机构发出警报。
- 通过与医院指挥小组及现场的伤员转送指挥沟通，协调伤员在医院间的分配。
- 向其他机构（救援队、警察、军队）、地区及国家主管部门、媒体以及外国使馆（如果必要）通报信息。
- 做出重大事故警报解除的决定，并向所有相关机构通报。

为履行上述第二项职能，地区医疗指挥中心需要尽快获得医院能力（如手术室及重症监护病房等关键职能）报告，这就是为什么要求医院指挥小组在收到警报后 15 分钟之内启动并予以报告。其后，根据医院人员动员及资源调配状况（见表 5.1），医院指挥小组应持续更新并提供更详尽的报告。

如上文及第 3 章所强调的，伤员在医院间的精准分配至关重要，这就需要有一个如地区医疗指挥中心这样的机构，由它负责履行上述职能。如果没有这样一个机构，现场的伤员转送指挥或医疗负责人就不得不与参与应急救援的医院一一联系。鉴于重大事故情形下存在的通信问题，这种做法是不现实的。根据实际经验，世界各国几乎已不采用这种做法了。

5.5.3 国家级别的指挥

重大事故可能需要国家级别的协调，如危险品事故，可能需要大量呼吸机；或造成大量严重烧伤人员的事故，不仅需要受灾国所有烧伤专科参与，可能还需要其他国家救援。这就需要有一个国家级别的协调机构，它可以由卫生部或国家卫生委员会设立。同样，这个机构也需要有一位 24 小时待命的负责人，不过他开始履行应急救援的时间可以比前述人员长一些。

在切尔诺贝利核电站灾难后，瑞典认识到需要更好地协调国家间的信息沟通，于是设立了国家级别的协调机构。在其后发生的灾难，如爱沙尼亚号渡轮灾难及东南亚海啸灾难中，都有许多来自瑞典各地的受害者，瑞典的国家级协调机构都发挥了较大作用（见第 2 章）。鉴于实践经验，设立国家级协调机构的做法值得推荐。但必须强调的是，国家级协调机构仅仅发挥协调、支持作用，具体的执行决定仍由各地的地区医疗指挥中心做出。

国家级协调机构最重要的任务是在制订应急计划和进行应急准备层面推广建立以下方面的全国统

表5.2 医院指挥小组的行动卡范例

医院指挥小组初期成员为：

- 待命的资深外科医生（负责医疗决定，包括警报等级），由值班外科医生通知。
- 待命的资深经理（负责行政决定），由医院电话接线员通知。
- 待命的资深麻醉医生，由值班麻醉医生通知。

如果待命的资深外科医生或麻醉医生无法立即到岗，就由值班外科医生或麻醉医生临时充任相应职位，直到其资深同事到岗。

医院指挥小组成员在接到警报后，应该立刻前往医院指挥中心。

医院指挥小组中的初期成员，其后可由接受过此职能培训的人员替换。

绿色警报

1．通知医院电话接线员，指挥中心人员已到位并已开始运作。

2．通知地区医疗指挥中心，医院指挥中心人员已到位并已开始运作，报告决定的警报等级，并询问是否有新的信息。在准备好的白板上记录信息。

3．在收到警报10分钟之内，要求手术室（立刻及1小时以内可用的手术室数量）及重症监护病房（可用的呼吸机数量）提供当前能力报告。在收到警报15分钟之内，向地区医疗指挥中心报告以上信息。

4．如果已安排的手术或其他处理是可以被推迟的，则考虑先"冻结"，等待进一步信息。这不是"绿色警报"的强制性要求，但在医院可能接收伤员时，可以启用这一程序。如果需要推迟已安排好的手术或处理，则通知资深护士及手术室。

5．根据地区医疗指挥中心提供的信息，考虑是否需要改变警报等级。如果需要，则通知：

- 急诊科资深护士。
- 医院电话接线员。
- 值班外科医生、麻醉医生及骨科医生。
- 地区医疗指挥中心。

6．确定或任命关键职能部门负责人，记下其姓名、电话。关键职能部门负责人包括：

- 急诊科负责人。
- 手术室负责人。
- 术前准备及术后处理区负责人。
- 重症监护病房负责人。
- 病房协调员。

7．准备一份简短的新闻稿，提供给医院电话接线员，以备媒体询问之用，从而减轻医院指挥小组应对媒体的负担。新闻稿要考虑这些问题：我们知道什么？我们做了什么？已经接收了或即将接收多少伤员？下一次新闻稿发布是什么时间？

8．如果解除"绿色警报"，通知以上第5条所列人员。

黄色警报

与"绿色警报"的第1—8条相同，并且：

9．要求手术室、重症监护病房、急诊科持续提供报告，协调病房资深护士提供可用医院能力，并根据抵达员工、患者分流可能性及资源的重新分配情况及时更新。如果信息有欠缺，就要求补充。持续向地区医疗指挥中心报告医院能力。

10．考虑是否需要通知更多员工到院以超过"黄色警报"自动设定的最少人数（急诊科6个团队、手术室6个团队、6名麻醉医生、6名麻醉护士、4名外科医生及2名骨科医生）。或者考虑提高警报等级，并通知"绿色警报"中第5条所列人员。

11．将已动员的医院指挥小组支持团队集中起来，简单介绍情况并做报告。检查支持团队是否已执行所有任务。制订成员的定期开会计划，以交流信息。

红色警报

与"黄色警报"相同，并且：

12．与资深经理、资深医生、资深护士及行政支持人员一起，在员工抵达室迎接陆续抵达的员工。根据医院指挥小组收到的报告，调派抵达员工去需要的岗位。向抵达员工介绍情况，并考虑将来替换的需要（可能需要安排一些员工先回家休息，但随时待岗）。将抵达员工信息提供给未来24小时内可能接收大量伤员的部门。

一架构：

- 应急计划的制订与组织。
- 术语。
- 设备。
- 教育与培训。

　　其他重要任务包括为研发提供资金，对医院进行定期检查来确保应急准备工作的质量。

5.6　行动卡

　　如前面所强调的，在医院针对重大事故进行的应急准备中，最重要的内容是为所有参与应急救援的职位制作行动卡。

　　参与员工需要知道：

- 警报是什么等级：绿色、黄色还是红色？
- 你的行动卡在哪里？

　　知道以上两点并找到你的行动卡后，你就可以按照它一步一步地按时间顺序采取行动。你需要的电话及传呼机号码都在行动卡上。**遵循这个程序，在警报传来及应急救援的准备阶段，你就能成功完成你的任务（简单是灾害应急计划可行的关键）。**

　　表5.3及表5.4为应急救援一线员工的行动卡范例。行动卡的设计必须经过深思熟虑并与所有应急救援参与部门紧密配合。行动卡是警报链的基本要素，各部门只要有调整，就必须重新测试警报流程，以确保没有遗漏任何内容。

　　许多医院将所有参与应急救援职位的行动卡一并附在灾害应急计划后面。这样做有利有弊："利"是可以了解其他职位的行动卡内容，"弊"则是让应急计划变得太厚重，令人望而生畏。不过，将所有人员必须知道的信息量控制在最小程度（即"基本信息"及其职位的行动卡）可以消除这种风险。

　　另一种建议是分别印制各职位行动卡，将其贴在办公室墙上，并将关键职位人员的行动卡做成卡片大小进行塑封。

表5.3　值班外科医生的行动卡范例

警报来源：急诊科资深护士
收到警报时间：
通知待命的资深外科医生，报告警报内容及医院手术、麻醉、重症监护病房的当前情况。待命的资深外科医生决定警报等级。
如果待命的资深外科医生无法立即到岗，则由值班外科医生做出警报等级决定。

绿色警报

1. 通知急诊科资深护士（通过传呼机或电话）"绿色警报"启动。
2. 通知值班的资深麻醉医生（通过传呼机或电话）"绿色警报"启动。
3. 通知医院电话接线员"绿色警报"启动。
4. 通知手术室资深护士（通过传呼机或电话）"绿色警报"启动。同时调查手术室当前情况：是否有未被使用的手术室？如果没有，手术室什么时候可以空出来？
5. 通知值班的资深骨科医生（通过传呼机或电话）"绿色警报"启动。
6. 如果待命的资深外科医生不在医院或无法立即到岗，则值班外科医生赶到医院指挥中心，按照医院指挥小组行动卡所示采取行动，直到待命的资深外科医生到岗。如果待命的资深外科医生到岗，则值班外科医生前往急诊科，加快外科患者的处理及疏散。

黄色警报

与"绿色警报"第1—5条相同，并且：

7. 要求手术室资深护士：
   - "冻结"所有尚未开始且可等待的手术。
   - 通知未当班的手术室员工组成4个手术室团队。
   - 根据警报清单，通知4名未当班的外科医生。

红色警报

与"黄色警报"相同，并且：

8. 要求手术室资深护士根据警报清单，向所有未当班的外科医生及手术员工发出警报。

行动卡上应列出电话和传呼机号码。

表5.4　值班麻醉医生的行动卡范例

警报来源：值班外科医生

绿色警报

1. 通知待命的资深麻醉医生（通过传呼机）"绿色警报"已经启动。如果待命的资深麻醉医生不能立即到岗，则在医院指挥小组临时履行其职能，直到待命的资深麻醉医生到来（赶到医院指挥小组）。
2. 通知资深麻醉护士（通过传呼机或电话）"绿色警报"已经启动，并要求报告当前的麻醉能力。
3. 通知重症监护病房资深护士（通过传呼机或电话）"绿色警报"已经启动，并要求报告当前的重症监护病房能力（床位、呼吸机、员工）。
4. 在接到警报10分钟之内，向医院指挥小组（通过电话）报告上述信息。
5. 前往重症监护病房，看可否将使用呼吸机的患者转移至普通病房。如果可能，报告给医院指挥小组。

黄色警报

与"绿色警报"第1—5条相同，并且：

6. 暂停还没有开始且可以等待的手术及麻醉。
7. 要求资深麻醉护士（通过传呼机或电话）向未值班的6位麻醉护士及6位麻醉医生发出警报。
8. 开始将重症监护病房的患者转移至普通病房。
9. 再次向医院指挥小组报告麻醉及重症监护病房能力（通过电话）。

红色警报

与黄色警报第1—9条相同，并且：

10. 根据红色警报灾害应急计划，要求资深麻醉护士（通过传呼机或电话）向所有可能到岗的麻醉员工发出警报。

行动卡上应包括电话和传呼机号码。

5.7　医院的准备

到目前为止，我们着重讨论了应急救援中的警报阶段：如何接收、传递警报，如何建立指挥架构，以及所有参与员工该如何根据其行动卡采取行动。

将一个应对日常患者的架构转换成接收大量重大事故伤员的架构，这个过程需要进行得非常迅速。因此，所有参与人员必须进行应急准备并经过培训。行动卡上载明所有人员应该按照什么顺序采取哪些行动，有助于实现这种架构转换。不过，其他形式的应急准备也同样重要：

- 急诊科必须备有房间，用于患者接收、检伤分类、初步处理等；所有必要设备存放处每位员工都应知道，并且这些设备易取出。
- 一些特殊用品，如用于受害者登记的卡片或记录检伤分类的标签、负责人或重要职能部门人员所穿戴的标识背心或臂章等，必须予以准备并保存在容易找到的地方。
- 医院内不同区域及通道的标识必须予以准备，并按照应急准备流程张贴，这通常由后勤人员负责。
- 额外供应物资如注射液、一次性用品、病床等必须予以准备并保存在容易找到的地方。
- 必须准备一个房间为医院指挥小组所用（见上文）。
- 必须准备一个房间为医院信息中心所用（见下文）。

所有这些事项都必须在事故发生**之前**予以充分准备，否则响应行动无法正常完成。

医院的应急准备工作按照所有参与职能部门的行动卡所示进行，以下是一些范例。

急诊科

- 任命关键职能负责人，其负责：
  - 重伤员的初步检伤分类、二次检伤分类及处理。
  - 非重伤员的二次检伤分类及处理。
- 尽快将所有"普通"患者转入医院内其他科室，或者治疗后出院，这需要调派额外人员增援。

手术

- 任命手术室、麻醉的医生及护士负责人。
- 尽快完成正在进行的手术，这可能需要经验丰富员工的支持。
- 建立一个术前准备区，这通常是平时的术后处理区。尽快将区域内原有患者疏散，并指派员工负责该区域。

- 向医院指挥小组汇报，在员工增援后，可用手术室的数量及时间。

重症监护病房

- 任命重症监护病房的医生及护士负责人。
- 查看所有患者，哪些可以或者应该转入普通病房继续接受治疗？
- 向医院指挥小组报告在员工增援后可用呼吸机的数量及使用时间。

普通病房

- 任命每个参与部门的医生及护士负责人。
- 尽快将患者从急诊科病房转移到普通病房。
- 调派人员去查看所有病房，统计总共可以接收多少额外患者？
- 与医院指挥小组沟通，决定哪些病房可以主要用来接收重大事故的患者（见下文）。

以上概述的目的是阐明医院应急准备的**原则**，而非详述每个职能部门的具体细节。如前所述，任**命关键职能部门负责人**是重要的第一步；负责人将负责应急准备、调配人员及执行各种职能。同时，负责人应佩戴清晰标识，易于识别，这是非常重要的。

5.8　伤员的接收

5.8.1　初步检伤分类

作为一个基本原则，所有伤员都应从同一入口进入医院，这是准确登记的前提。入口通常为急诊科救护车入口。在紧邻入口的地方，医院应准备一块宽敞的区域，这很重要。平时它可用做其他用途，但在警报传来后可迅速疏散（图 5.2），将其作**为初步检伤分类区**，并配有：

- 经验丰富的员工，负责检伤分类，其目的为：
  - 一分出非重伤员，将他们转移至日常对急诊患者进行急救处理的候诊区或诊室。
  - 一确定重伤员优先，以备应急团队进行初步处理和二次检伤分类（见下文）。
- 负责为所有抵达伤员进行登记的人员。

在二级与三级重大事故中，对于所有等待检伤分类的伤员来说，一个入口大厅可能太小。在制订应急计划时应考虑到这一点，并准备一块邻近区域。在气候温暖的国家，可以使用露天场所；但在气候寒冷的国家，仍应准备室内空间（图 5.2 虚线所示）。

所有接收急救及创伤患者的大医院都"**必须**"设立院内**去污室**，为暴露于危险品或辐射的患者去污。理论上来说，所有去污工作都应在事发现场进行，即在将伤员疏散、转送至医院之前进行。但在现实中，这很难保证。患者可能在营救或医务人员抵达现场并控制局面之前自行离开，这在近年来发生的重大事故中就曾出现过。即使只有一位受污染的患者进入急诊科，也可能使整个急诊科陷于瘫痪，并且会殃及其他关键职能部门。因此，应在医院相邻区域设立去污室，其通风系统应与医院分开（图 5.2）。去污人员应该接受过去污培训，并穿戴防护服（图 5.3；另见第 10 章和第 11 章，专门论及由危险品及放射性物质引起的事故）。

5.8.2　重伤员

对重伤员的管理必须分几条线平行进行，否则急诊科就会成为造成堵塞的瓶颈。因此，人员必须分成团队，在预定区域平行展开工作（图 5.2）。

团队必须配备充足的员工。一般情况下，重伤员由**创伤团队**负责；通常一个团队包括 2～3 名医生及 3～4 名护士（这些人员都是十分必要的），各行其职。伤员众多，需要几个团队平行工作时，各团队很难保证有通常的人员配备。但是，一个团队仅由 1 名医生和 1 名护士组成是不够的，这也是下面介绍的团队构成的背景。

5.8.2.1　重大事故的复苏团队

推荐的一个模式是：为重伤员或重症患者成立专门的重大事故复苏团队，每个团队至少包括 4 名成员——2 名医生及 2 名护士。在创伤性重大事故中，复苏团队中至少应有 1 名医生具有诊治创伤的临床经验（如普通外科、骨科或麻醉科的专科或资深住院医生，或者受过创伤培训的急诊医生），至少有 1 名护士具有创伤护理经验（如急诊室或麻醉科护士）。团队中的其他医生和护士成员可以来自任何科室。

重大事故复苏团队负责人的首要工作是调派人员组成重大事故复苏团队，并根据上述原则任命队长。一些医院给复苏团队配备带编号的臂带，以便识别。

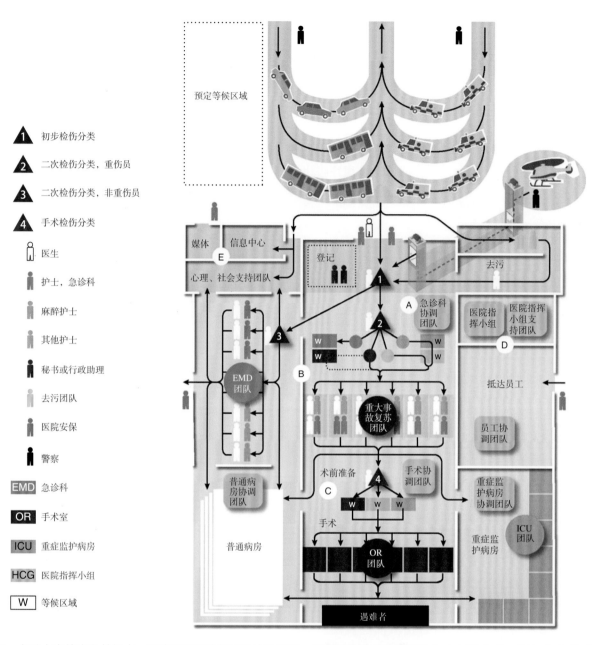

图 5.2　在重大事故应急救援中，医院组织的功能区设计示意图。根据应急准备计划正常入口大厅（A）、急诊（B）及术后处理区（C），迅速转变成伤员接收及检伤分类区（A）、重伤员及非重伤员管理区（B），以及用于手术的检伤分类和等候的术前准备区（C）。诊室和会议室（D、E）也转变成指挥室和抵达员工集合室（D），信息媒体中心以及心理、社会支持小组室（E）。任命协调人员负责所有这些职能，并由其负责进行应急准备和调配员工。红色三角形表示：①伤员抵达时的初步检伤分类；②重伤员的二次检伤分类；③非重伤员的二次检伤分类；④手术检伤分类。箭头表示伤员的流动路线（见详细文字说明）

重大事故复苏团队工作的区域或房间应该在应急计划中标明，并配备必要设备，包括吸引器、氧气、充足的照明、盛有必要器材的托盘。大型医院应准备可以供 6～8 个复苏团队同时工作的空间，包括普通创伤急救室，后者正适合这种情形使用。

5.8.2.2　初步管理及二次检伤分类

重大事故复苏团队的任务是根据高级创伤生命支持临床规范，全面检查患者，采取必要的复苏措施，进行必要检查并做出决定，立即实施必要处理，重新评估优先顺序（二次检伤分类），然后将患者尽快送至下一站，可以是术前准备区、重症监护病房，也可以是普通病房（图 5.2）。

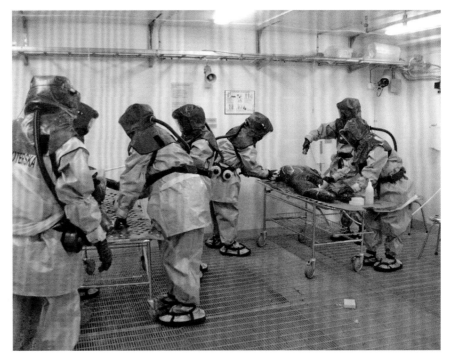

图 5.3　一个大医院中的去污室。去污室应与医院相连，但其通风系统应与医院其他部分分开，去污的空气及水也排到不同地方。可以在这里工作的员工必须接受专门培训，学会如何去污及使用特殊防护衣。防护衣内通过压力充入空气（照片来源：Disaster and Emergency Medical Center，Södersjukhuset，Stockholm，Sweden）

5.8.2.3　X 线检查

在重大事故中，X 线检查应尽量少用。即使急诊科拥有 CT 设备，也无法在每个患者身上使用。因此在大多数情况下，必须以更简单的检查方式来替代（见第 7 章）。

不同事故类型的初步管理及二次检伤分类原则详见第 7—11 章。

5.8.3　非重伤员

被归类为非重伤员的患者也必须进行认真、系统的检查，一位可以自行行走的患者也有内出血的可能。负责非重伤员区的员工，必要时应该有创伤资深人员可以咨询。

一些患者可以留观或等待手术（例如经过暂时处理并固定后的骨折患者）。其他患者可以在处理后出院。不过，我们必须认识到，有些患者经历了创伤事故，即使只是轻伤，也不可以马上回家。他们应该有机会接受心理、社会支持服务（见下文），并为日后寻求心理帮助建立联系。这些患者可能在事故中失去亲人或朋友，也可能有亲人严重受伤，也可能身在异乡，失去了个人财产或衣物。因此，必须预先设立一个可以帮助他们的部门（图 5.2）。

如果远离家园的患者接受了某种形式的治疗，还必须为其制订一个在当地医院接受治疗的跟进计划。

5.8.4　未受伤的受害者

未受伤的受害者也有可能来到医院，他们或者陪伴受伤的亲人或朋友，或者受到心理创伤，或者远离家乡，无处可去。应该为这些受害者准备一个特殊区域，与急诊科区域分开，可以接受心理、社会支持服务，或查询亲人、朋友的信息（图 5.2）。志愿者组织如红十字会，通常可以为这类受害者提供巨大帮助。

5.8.5　遇难者

在转送途中或抵达医院后死亡的患者，应该转移至预定为接收遇难者的区域，通常与病理科相连（图 5.2）。需要注意的是，这里应该备有房间，允许亲人在平静安宁的氛围中见到遇难者，并且可以获得心理、社会支持团队的帮助。

对遇难者的管理详见第 6 章。

5.9　伤员的继续治疗

5.9.1　需要立即手术或重症监护的患者

这些患者被转移到**术前准备区**，如上所述。这里平时用做术后处理、监测区，现已清空，转变成术前处理及监测区，用于需要立即手术或重症监护的患者（图5.2）。转到这里的患者通常病情严重，因此需要配备充足的重症监护和麻醉员工。手术治疗或呼吸机使用的优先顺序应由经验丰富的团队决定，该团队包括资深外科医生和麻醉医生，他们与手术室和重症监护病房保持密切联系。该区域的设备应包括呼吸机、可移动的 X 线平片检测仪。

可用手术室可能成为一个暂时限制因素，尤其是事故发生在正常工作时间，所有手术室都在使用时。重大事故和灾害中的经验显示，许多手术，如伤口及轻微骨折的清创，可以在局部麻醉下完成。因此这类手术可以在门诊手术室或门诊的房间进行，从而减轻普通手术室的压力。这一做法应该包括在应急计划和应急准备程序之中。

可用呼吸机通常是限制医院能力的关键因素，而且检伤分类往往需要大量呼吸机。一些医院有针对重大事故的储备呼吸机，在事故多发地区这种做法效果明显。另一种解决办法是在手术室状况允许的情况下，暂时挪用手术室的呼吸机。还可以在医院间借用呼吸机，这比将需要呼吸机的重症患者转送到其他医院容易。

5.9.2　需要接受住院治疗的患者

如前所述，近年来的所有经验都表明，病床几乎从来不是限制医院激增能力的因素。这好像很奇怪，因为平常为急诊患者找床位十分困难。然而，当非当班人员赶来增援后，普通病房能力得到增强；同时总可以找到空间，而且大多数医院备有额外的病床和床上用品。有了人员，也可以启用暂时关闭的病房。

需要住院患者提前出院的可能性很小。鉴于当今住院护理周期短缩，住在医院的患者都确实需要住院治疗，不采用特殊方法来评估则患者不宜出院，而进行评估也消耗医院资源。

对于重大事故中的住院患者，一个很好的方法是开辟一个或几个病房，专门容纳他们，而把既有患者转移到其他病房。这种"**集中原则**"有利于将重大事故的所有患者聚集起来，从而将专门的资源（如更多员工以及心理、社会支持）集中倾注于这些病房。

5.10　患者的登记

为了避免因大量伤员在短时间抵达医院而造成的堵塞，**需要建立一个简单快速的登记和记录系统**。最好使用预先准备好的空格表。许多医院使用创伤患者登记表，这适用于机械力创伤事故，但对其他类型的事故并不适用（如危险品、辐射事故）。另外一些医院使用涵盖所有重大事故类型的特殊登记系统，而且包括可用于应急救援评价的额外信息。从科学的角度看，应该推进建立一个国际统一的重大事故患者登记系统。

无论使用哪种系统，登记表都必须简单、便捷；所有参与登记的员工都必须熟悉该系统，并且登记表数量应该足够。而且，**来自事故现场的患者登记文件**必须与医院的登记表保存在一起；它们包含有价值的信息，并且作为医疗文件，也必须妥善保存，以备法医学用途。

除了对每位患者登记，所有**来院患者的身份信息文件**也必须在患者抵达医院时入档登记，并注明患者被送至医院的哪个科室。这些文件需要持续发往**医院信息中心**（见下文）。当人们打电话来查询受伤的亲人或朋友时，医院可以据此提供信息。同样，非重伤员及未受伤人员区的信息也需要持续登记并传送至医院信息中心，这非常重要。

5.11　医院信息中心

重大事故发生后，众多受害或可能受害者的亲人、朋友需要信息。来电询问的人中，一些可能仅仅觉得自己的亲人在事发区域，另一些则确定自己的亲人遭遇了重大事故，比如就在出事故的飞机或火车上。询问电话数量将远远超过医院的应接能力，因此需要另有机构整理伤员登记名单，以及他们被送往哪家医院的信息，以便将电话转至正确的医院。

在大多数国家，伤员的初步信息登记工作由

警方负责。事故发生后，警方会尽快开通**警方信息中心**，并配备足够的人员接听所有问询电话，在事故发生后很短时间内，电话数量可达成百上千。因此，警方信息中心需要进行良好的应急准备。在事故发生很短时间内，警方信息中心热线电话就会由媒体向公众发布。医院接到查询电话时，接线员应先确认对方是否已询问过警方信息中心，如果没有，则告知其警方信息中心热线电话。如果对方已联系警方信息中心，且已确认查询的患者已被送往该医院，则接线员把电话转到**医院信息中心**。医院信息中心是医院必备职能部门之一，也是应急计划的重要内容之一，必须进行应急准备。

医院信息中心需配备足够电话，员工则应受过相应的专门培训。医院信息中心的员工通常由秘书和不参与重大事故医疗救援的门诊护士搭配构成。他们两人一组展开工作：一人接听电话，另一人负责从登记处持续传来的文件中查找患者。

按每位患者 3 ~ 5 个电话计算，重大事故发生后几小时内，查询电话就很可能达到 300 ~ 500 个。因此，至少需要 5 个组（10 人）负责这项任务，有时可能需要更多。

如果患者：

- 已转入普通病房或重症监护病房，则将电话转至该部门。
- 正在急诊科进行复苏处理，或者正在等待或接受手术，则记下对方联系方式，当患者病情稳定后，由该区域负责人回电。
- 在非重伤员区或未受伤人员区，则告知对方此信息，其后由患者自行联系。这个信息对焦虑的亲人来说非常宝贵，这也凸显了尽快登记所有抵达受害者信息的重要性。
- 已经死亡，则绝对不应该通过电话告知。应记下对方联系方式，其后由警察和心理、社会支持人员一起到家中告知。

这里常见的一个问题是，信息中心能否在不确认对方身份的情况下提供患者信息。在来电高峰期，一一确认对方身份将耗费时间，因此通常认为没有这种必要。不过官员或新闻人物例外，曾经发生过媒体冒充亲人来获取信息的情况。所以对于这些人物，回电是明智的策略。

如果出现敏感问题，则任命一位资深经理或医生来负责医院信息中心的工作。

5.12 媒体管理

在重大事故中，医疗方和媒体之间应该保持建设性的合作关系。例如，医疗方可能希望通过媒体发布信息，要求某些科室人员赶往医院，呼吁献血，或者呼吁非绝对需要到医院接受治疗的患者暂缓去医院，或到初级卫生保健站去接受治疗等。媒体应该如所有其他参与应急救援的组织一样，将在困难之际给予支持当作他们的任务，并且认识到他们有责任发布正确信息。

不幸的是，有些时候这种合作关系遭到破坏。为了吸引读者眼球，有的媒体可能千方百计获得造成强烈视觉冲击的照片，比如拍摄伤员或痛哭的亲人。医务人员有责任保护患者及他们的亲人，避免让他们在媒体面前曝光。即使他们愿意被拍摄，事后这些照片也可能对他们造成巨大的心理创伤。这意味着医疗方和媒体之间存在潜在冲突。应对这种情况的最好办法是：

- 在事故发生之前就与媒体人员保持接触，以增进双方的理解。有些医院定期组织与当地媒体人员的研讨会，讨论日常业务，包括重大事故应急救援及相关问题。这样的努力通常会有良好的回报。
- 指定一位资深人员（信息负责人）负责媒体联络。他积极联系记者，给他们提供消息，有计划地带领他们参观，给他们提供所需设施，比如提供一个新闻间，配备电话线路，让他们可以持续获取信息。

任何成为信息负责人的人员都应该接受媒体管理方面的专门培训。

通常的做法是，只有地区医疗指挥中心有权召开新闻发布会，由营救及警方指挥中心予以配合，这样可以对重大事故及应急救援情况做全面介绍。地区医疗指挥中心应主动举行新闻发布会，并向媒体提前宣布发布会时间。尽管如此，媒体还是会打电话到接收患者的医院，甚至亲自前往，将媒体拒之门外并非良策。接待媒体是信息负责人的任务，所有采访都应通过他进行。医院不能禁止其他员工接受个人采访，但是应该建议他们不要这样做。媒体采访时有许多陷阱，医院人员很容易陷入其中。一旦他们所给的信息不实或相互矛盾，就可能损害医院的信用。所有员工也应该认识到，他们有责任保护伤员或其亲人，不允许媒体在未经许可的情况下拍摄照片。

在接到警报后的最初阶段，一个有效的策略是给医院电话接线员提供一份新闻稿（见医院指挥小组行动卡，表 5.1）。在接到警报后的极度紧张阶段就如此迅速地提供新闻稿，这种做法似乎不合情理。不过，媒体一旦得知事故发生（如今更快），就会立即给距离事发地最近的医院打电话，询问情况。这样的电话还不是一个，而是在短短几分钟之内就有数十个。医院电话接线员不得不将电话转至医院指挥小组，除非他（她）有准备好的简短书面信息，比如："今早 10:25，医院接到警报，在 A 市和 B 市之间发生火车事故，多人受伤。我们已经启动重大事故应急计划并做好相应准备，但尚未接收任何伤员，我们将在 11 点发布下一次新闻稿。"这个简单的步骤可以"保护"医院指挥小组，使之免遭大量电话骚扰，而接下来信息负责人可以接手这项工作。

5.13　物资供应

如今大多数医院物资储备有限，因为一般认为库存小有利于降低成本，而且有些物资也有使用期限。以当今的技术，根据预期需求持续进货也非常容易。

不过，在发生重大事故时，低库存就会造成新问题。对某些物资的需求可在几个小时之内就达到非常大的量，并且可能发生在非正常工作时间。特别容易短缺的物资包括一次性用品、注射液和药物。对于一次性用品，很多医院只有几天常规用量的存货，在重大事故中这些库存很快就会用完。

物资的应急准备必须包括：

- 即使会产生额外成本，也需储备一些至关重要的特定物资（比如注射液和特定药物）。
- 与物资（注射液、药物、一次性用品）供应商签订协议，即便在很短时间内或非正常工作时间，在紧急情况下也能够供货。
- 准备一些非一次性用品库存，如注射器、手术刀片、床单等可以消毒并重复使用的物资。

在重大事故应急救援中，物资供应经理全权负责物资供应，因而应成为医院指挥小组的支持团队成员（见上文）。

在二级和三级重大事故中，物资可由直升机或飞机送到灾区的医院。在泰国发生的海啸灾难中，

就已经采用了这一做法。警报发出后，从曼谷至普吉岛的空中通道立即开通，飞机将物资运来，这得益于出色的应急计划。在伤亡规模较小的事故中，也可能需要空运物资：在瑞典哥德堡的迪斯科舞厅火灾事故中，直升机把烧伤伤员送到遍布斯堪的纳维亚半岛的各个医院后，返回时再载满物资送到哥德堡各大医院，那些医院的注射液和一次性用品在极短时间内已经告罄。

5.14　技术职能

当今的医院对技术高度依赖。然而越是先进的技术，越容易受到故障的影响。不幸的是，在重大事故发生时，技术故障也很有可能出现，要么因为基础设施同时被毁，要么因为超负荷运行。因此，针对技术故障方面的应急准备，是制订应急计划和进行应急准备的重要内容之一。

5.14.1　电力

如今每个医院都有自己的备用电力系统，在普通电力供应中断时自动启动。但是，重要的是：

- 备用电力系统要定期测试。
- 在重大事故应急救援中，备用电力系统要覆盖所有必要职能部门，比如急诊科准备接收伤员的区域，行政职能区域包括医院指挥小组的指挥室和信息中心等。在重大事故发生时，普通电力的中断可能持续很长时间。

在指定区域储备手电筒和使用电池的头灯也是电力方面应急准备工作的一部分。

5.14.2　水

几乎没有医院拥有供水储备系统。由于供水依赖电力，长期停电将造成严重威胁。因此，这一点需要加以重视。一个简单方法是利用备用水箱储存水，在出现长期停电威胁时使用。

5.14.3　计算机支持

当今大多数医务人员都经历过医院中央计算机系统发生故障的情况，知道接下来会发生什么：医院完全陷入瘫痪。突然之间，化验室无法报告检测

结果；有时甚至不能取出注射液或血浆，不能采样或使用辅助诊断手段，如拍摄 X 线片。此外，整个患者登记系统也无法使用。在通常情况下，中央计算机系统故障可以在几个小时内修复，但在重大事故发生时，这样的故障可能持续很长时间，会严重影响医院的应急救援能力。

中央计算机系统的备用和储备系统建设是重大事故应急计划和应急准备的强制内容之一，但这方面的建设可能是当今医院应急计划中最薄弱的环节。只有少数医院拥有备用和储备系统，也许是因为大家尚未认识到中央计算机系统故障可能带来的严重后果（这个领域的技术发展迅速）。

5.15　通信

对医院的重大事故应急救援来说，运行良好的通信系统起着至关重要的作用。过去，医院接线总机很容易受超负荷影响，大量来电可能使其陷入瘫痪。这种情况曾经在一些事故中发生，后来这个问题在技术上得到解决，也逐渐被人们遗忘。直到数年前引入新的数字式、以计算机为基础的电话系统，同样的问题出现了——这一次问题发生在中央系统，已经超出了医院的控制范围。到目前为止，这个问题还没有得到解决，也在近年来发生的多起重大事故中出现：医院突然失去与外部的电话联系，在通信上陷入孤岛状态。

因此，通信系统也是应急计划与应急准备的内容之一。只要手机正常工作，为所有关键职位员工配备手机是个不错的选择；问题是在重大事故中，移动通信系统也可能因为超负荷而陷入瘫痪。一个办法是确保关键职能部门员工的手机通畅（见第 3 章），不过这必须在制订应急计划阶段完成。

对于医院内部通信，可以使用内部线路，也可以由通信员人工传递书面或口头信息。如果事先安排，这正是一些志愿者组织可以发挥作用的地方。

对于外部通信，医院指挥小组必须配备无线电，并且经过使用培训（见第 3 章）。一种解决外部通信问题的办法（也许比较极端）是使用通信员。如果距离合适，他可以在事故现场、医院，也许包括地区医疗指挥中心之间传递消息。如果事故发生在人们不太听广播或看电视的时间段，有车的通信员还可以到关键职位员工家里去接他们。新千禧年到来之前，因为预测到时可能所有电信系统都无法工作，不少医院为此做好了准备：提前租用一些小型公共汽车和司机，随时准备按照事先准备好的路线图，到关键职位员工家中去接他们。

5.16　心理、社会支持

在重大事故应急救援过程中和结束后都需要大量心理、社会支持。各类人员都可能需要心理、社会支持，包括：

- 受伤患者。
- 受事故影响的未受伤的受害者。
- 受伤患者的亲人、朋友。
- 遇难者的亲人、朋友。
- 医院参与应急救援的所有员工。

因此，在应急救援管理链的许多环节中，都应该提供心理、社会支持：

- 在轻伤患者区，接受门诊治疗后将离开医院的患者。
- 在未受伤患者区，受到心理创伤的患者。
- 在普通病房，接受治疗的患者。
- 在重症监护病房的等候室，等候的亲人。
- 在遇难者管理区，遇难者的亲人和朋友。
- 在医院信息中心。

医院参与应急救援的所有**员工**都应该有机会接受心理支持，但基本的心理支持一般由所在部门提供。在应急救援结束后，部门负责人应该召集所有所属员工，一起讨论发生了什么，应急救援的哪些方面做得好，哪些方面做得不好，总结经验与教训，然后大家才能离开医院。这种**初步总结**会议不需要由心理专业人士来主持，但通过这样的会议，每位员工应该明白他们所有的反应和感受都是正常的，而不是病态。在这个阶段，也应确认哪些员工需要心理辅导，并确保为其提供，这一点非常重要。所有员工也应明白，如果他们以后需要心理支持，应该去找谁。

在医院里负责提供心理、社会支持的人员为**心理、社会支持协调员**，他可能是精神科医生或心理专业人士，也可能是社会工作者或牧师。

与重大事故相关的心理问题及应对操作指南将在第 17 章阐述。

5.17　涉及医院本身的事故

以上介绍的灾害应急计划中还包括一个单独的部分，那就是涉及医院本身的事故。这些事故包括：

- 火灾，无论是意外还是蓄意。
- 威胁。
- 建筑物坍塌，如发生地震。
- 危险品或辐射事故。
- 洪水。
- 恐怖行为。
- 武装冲突中，医院暴露在炮火之下。

近年来已报道数起**医院火灾**。医院必须为此制订专门的应急计划，包括所有人都能找到的疏散路线，并且员工应该定期进行消防演练。火灾发生时，员工不仅要自救，还有责任救出那些病情严重和正在接受治疗的患者。

针对医院的**威胁**，如极端分子的炸弹威胁，报道的案例越来越多，需要一直引起重视。应急计划中应包括针对威胁的特殊行动卡。

鉴于上述或其他原因，**医院的疏散计划**也应作为附录列于应急计划中。

5.18　特殊类型的事故

本章阐述了针对重大事故的医院应急救援，主要聚焦于机械性力量所致的创伤性事故。正如本章开始时所述，针对各种类型事故的应急计划架构和医院组织架构应该是相同的（"全灾害"概念）。当然，各种类型事故的医疗处理原则并不相同，将在第 7—11 章中阐述。

5.19　恢复阶段

医院的重大事故应急救援涉及许多职能部门，有时需要在有限的时间内，最大限度地利用所有可用资源（在和平时期）。但是，即便所有患者已经离开急诊科，也并不意味着应急救援工作已经结束。对于最初被给予低优先顺序的患者，初步手术可能持续 24～48 小时或更长时间。初步手术通常只是损害控制手术，即临时救生措施，其后需要进行针对性的手术修复（见第 7 章）。除非患者已经转院，否则"二次手术"应在初步手术后一天或数天后进行。这意味着在事故发生后数天内，手术及所有相关活动可能继续占用所有可用的手术室设施。在此期间，因事故而推迟的所有日常工作也必须予以处理。

补充物资供应需要时间，员工也需要休息。这都意味着，在重大事故应急救援之后，医院需要数天时间才能恢复正常运转。并且，在这个阶段，需要心理支持的员工应该有机会得到心理辅导（见上文）。

在这个阶段，一定要启动**评估程序**，这是各级员工进行总结的内容之一。要利用这个机会，讨论应急救援是否达到预期目标，以及在今后的应急救援计划中有哪些地方需要改进，这非常重要。同时，这也是撰写应急救援报告的绝佳机会，让其他人可以从中受益。报告要适于科学评价和比较分析，就必须在某种程度上实现标准化，比如采用相同的框架结构。目前，国际社会，比如欧洲创伤及急救外科学会的灾害和战场外科部门，正在为建立统一的应急救援报告框架结构而努力。

扩展阅读

Adini B, Goldberg A, Lace D et al (2006) Assessing levels of hospital preparedness for emergencies. Prehosp Disaster Med 21:451–457

Arnold JL, Demby LM, Tsai MC et al (2005) Recommended modifications and applications of the hospital emergency incident command system for hospital emergency management. Prehosp Disaster Med 20:290–300

Aylwin CJ, König TC, Brennan N et al (2006) Reduction in critical mortality in urban mass-casualty incidents: analysis of triage, surge, and resource use after the London bombings on July 7, 2005. Lancet 368:2219–2225

Bloch YH, Schwartz D, Pinkert M et al (2007) Distribution of casualties in a mass-casualty incident with three local hospitals in the periphery of a densely populated area – lessons learned from the medical management of a terrorist attack. Prehosp Disaster Med 22:186–193

Concenti P, Azima C (2003) Computer vulnerability, consequences and preparedness – experiences from the World Trade Center disaster. Int J Disaster Med 1:69–75

Cushman JG, Pachter HL, Beaton HL (2003) Two New York City hospitals' surgical response to the September 11, 2001, terrorist attack in New York City. J Trauma 54:147–154

Davis DP, Poste JC, Hicks T et al (2005) Hospital bed surge capacity in the event of a mass-casualty incident. Prehosp Disaster Med 20:169–176

Debacker M (2003) Hospital preparedness for incidents with chemical agents. Int J Disaster Med 1:42–50

Frykberg ER (2002) Medical management of disasters and mass

casualties from terrorist bombings – how can we cope? J Trauma 53:201–212

Hirschberg A, Stein M, Walden R (1999) Surgical resource utilization in urban terrorist bombing: a computer simulation. J Trauma 47:545–550

Hirschberg A, Holcomb JB, Mattox KL (2001) Hospital trauma care in multiple casualty injuries – a critical review. Ann Emerg Med 37:647–654

Hirschberg A, Bradford SG, Granchi T et al (2005) How does casualty load affect trauma care in urban bombing incidents? J Trauma 58:686–695

Holmes A (2004) System issues for psychiatrists responding to disasters. Psychiatr Clin North Am 27:541–548

Klein KR, Rosenthal DO, Klausner HA (2005) Blacout 2003– preparedness and lessons learned from the perspective of four hospitals. Prehosp Disaster Med 20:343–349

Leiba A, Ashkenasi I, Nakash G (2006) Response of the Thai hospitals to the tsunami disaster. Prehosp Disaster Med 21(1):32–37

Lennquist S (2004) The importance of maintaining simplicity in planning and preparation for major incidents and disasters. Int J Disaster Med 2:5–9

Lennquist S (2008) Protocol for reports from major incidents and disasters. Eur J Trauma Emerg Surg 5:486–492

Lennquist S, Hodgetts T (2008) Evaluation of the response of the Swedish health care system to the tsunami disaster in South East Asia. Eur J Trauma Emerg Surg 5:465–485

Marres G, Bemelman M, van der Eijk J (2009) Major incident hospital development of a permanent facility for management of incident casualties. Eur J Trauma Emerg Surg 3: 203–211

Marres GMH, van der Eijk J, Bemelman M et al (2011) Evaluation of admissions to the major incident hospital based on a standardized protocol. Eur J Trauma Emerg Surg 37: 19–29

Pryor JP (2009) The 2001 World Trade Center disaster – summary and evaluation of experiences. Eur J Trauma Emerg Surg 3:212–224

Schmidt PJ (2002) Blood and disaster – supply and demand. N Engl J Med 34:6617–6620

Schultz CH, Koenig KL, Auf der Heide E et al (2005) Benchmarking for hospital evacuation – a critical data collection tool. Prehosp Disaster Med 20:331–342

Turegano-Fuentes F, Pérez-Diaz D, Sans Sanchez M et al (2008) Overall assessment of the response to terrorist bombings in trains, Madrida, 11 March 2004. Eur J Trauma Emerg Med 5:433–441

Zane RD, Prestipino AL (2004) Implementing the hospital emergency incident command system – an integrated system's experience. Prehosp Disaster Med 19:311–317

Zoraster RM (2007) Field triage and patient maldistribution in a mass casualty incident. Prehosp Disaster Med 22:224

6

遇难者管理与身份鉴定

Bertil Lindblom 和 Lennart Rammer

6.1 引言

在大规模伤亡的重大事故中，尸体保护和遇难者身份鉴定成为救援组织的一项重大任务。从人道主义角度看，死者应该得到必要的尊重，活着的人能够确认亲人是否在事故中遇难，失去亲人的家庭能够获得亲人遗体举行葬礼，这些都是非常重要的。在许多发展中国家，政府并没有足够的资源或专业能力来鉴定遇难者身份，以至于许多尸体在未被鉴定身份的情况下就被葬在了一起。无论是针对重大事故中的大量遇难者，还是小事故中的单独遇难者，身份鉴定方法都是一样的。但是，具体操作程序则可能因遇难者数量和事故现场的实际困难及情况而有所不同。

6.2 现场的尸体保护

自然，救援人员应把工作重心放在挽救生命上，尽快对伤员进行复苏处理、检伤分类，并将其从现场疏散出去。对已经死亡的患者，显然没有必要急着转移出去；但对严重冻僵患者，其死亡判断指标并不容易掌握（见第 9 章）。

警方的刑事侦查员负责调查和记录事故现场的情形。从这个意义上来说，准确记录尸体及死者的随身物品具有重要意义。尸体可能残缺不全或存在零散肢体，因此应尽可能使现场保持原样有利于确

认零散肢体的归属。

6.2.1 包装、编号与转送

尸体应该装在特殊塑料袋中，用拉链密封，以免体液外流。尸体和运尸袋都应该用统一的重大事故标示体系清楚标示（见第 3 章）。零散肢体应该单独包装，也进行标示。尸体处理及转送至存放点的过程都应符合伦理标准且尽可能予以尊重。

6.2.2 初期保存

尸体最好存放在摄氏零上几度的环境中，而不是冷冻。由于很多发展中国家缺少合适的存放设施，因此灾难后尸体的存放面临很大困难。人死亡后很短一段时间（通常 24 小时以内），尸体由于受热、虫噬、清洗等，可能发生严重变化，比如尸体样本的品质受损，处理尸体人员面临卫生问题，以至于死者的身份鉴定难以单靠肉眼进行辨认。

因此，地方政府应尽快组织死者的身份鉴定工作。解决尸体保存问题的方法包括调用原本用于食品运输的冷藏货车；在尸体周围放置人造冰；或者采取无奈之举，将尸体装入运尸袋，标示之后用沙子掩埋，以降低存放环境温度。必须严密监控进入尸体存放现场的人员数量，以免绝望的亲人在尸体之间胡乱寻找。

6.2.3 移交与葬礼

身份鉴定（详见下文）完毕后，尸体可以移交

B. Lindblom • L. Rammer
e-mail: bertil.lindblom@rmv.se; lennart.rammer@rmv.se

给家人进行土葬或火化。如果灾难发生在异国，尸体则通常用飞机运回死者所属国。当然，尸体在移交和转送程序中必须予以尊重。可以根据亲人的意愿，在尸体转送前安排一场小型的宗教性或非宗教性的悼念仪式。尸体抵达死者生前居住地后，则由丧葬公司负责保管尸体并安排葬礼。

6.2.4　当地的指南

作为当地灾害应急计划的一部分，每个国家或者社区都应指定哪些医院、法医设施或者墓地的冷藏设施作为重大事故遇难者尸体的暂时存放场所。

6.3　通常情况下的死者身份鉴定

通常，由确认患者死亡的医生签署死亡证明，正式宣布患者死亡。各国关于宣布死亡的法规存在差异（指相关国家的具体法律条款）。根据国际疾病分类系统（International Classification of Diseases，ICD），死亡证明也用于统计死因。在大多数情况下，死者身份鉴定仅需要根据亲人或医务人员的证词进行，不需要或认为没有必要进行任何额外的调查。标有姓名及个人编码的身份标签会套在死者的手腕上，这个身份标签会伴随尸体到太平间、棺材里、火葬场，一直到坟墓。在大部分国家，如果死者身份不能通过肉眼辨认，则必须向警方报告，由警方下令进行法医学检查。

如果失踪者未被找到或身份未得到确认，那么遗产继承就无法履行，保险金也无法支付给活着的亲人。各国关于这方面的法律也存在差异。而且，失去亲人，其死亡却无法得到客观确认，这对活着的亲人来说也是巨大的心理创伤。

6.4　重大事故中大量遇难者的身份鉴定

本部分内容将介绍重大事故中出现大量遇难者时的身份鉴定流程。这样的情形中，仅仅通过肉眼辨认来确认遇难者身份是不可能也不可取的，因为这样做会增加遇难者身份鉴定错误的风险，并导致尸体的不当处理。因此，在大规模事故中，最好采用客观的、可验证的方式来进行所有的身份鉴定工作。

要进行可靠、客观的身份鉴定工作，需要收集所有失踪者的相关材料进行比较。收集到的失踪者信息被称为生前（antemortem，AM）信息。没有生前信息，则无法鉴定尸体的身份。因此，身份鉴定工作最重要的流程之一就是收集和记录失踪者的生前信息。生前信息报告应使用国际刑警组织发布的灾难遇难者身份鉴定（Disaster Victim Identification，DVI）表。报告内容包含明显的体表标志、牙科记录，以及手术瘢痕、植入体等其他医学信息，还有可资比对的近亲 DNA 图谱。

在尸体检查过程中获得的相关信息以及对尸体身体特征的描述性信息，被称为死后（postmortem，PM）信息。在尸体检查过程中会提取 DNA 样本用于检测。死后信息会记录在身份鉴定表中，表格样式同生前信息表。

6.4.1　最终身份鉴定

当生前信息与死后信息一致，且已掌握失踪者的其他信息并保有其尸体时，则需对尸体进行最终身份鉴定。专家组将衡量、判断身份鉴定的相似度，这是其做出决定的依据。

6.4.2　身份鉴定团队

很多国家都有事先组织好的身份鉴定团队，以应对国内外重大灾难发生时出现的大量居民遇难的情形。身份鉴定团队可能由警方人员和法医领域的牙科学专业人士、病理学专业人士、遗传学专业人士组成。一个国家的身份鉴定团队也可能与其他国家的同行合作，如在 2004 年发生的东南亚海啸中，有来自许多国家的大量人员遇难，则采用了这种方式。

6.4.3　遇难者的身份鉴定方法

遇难者身份鉴定的方法分为确定性和非确定性两种。确定性身份鉴定方法包括：
- 肉眼辨认：适用于通常情况下的单独死亡案例，可作为确定性的身份鉴定方法。但在大规模灾难中则不适用。
- 法医牙科学检查。
- 法医遗传学检查。
- 指纹检查。

非确定性身份鉴定方法包括各种技术检查方

法，但只能作为辅助鉴定手段。只有在特殊情况下，通过非确定性身份鉴定方法得到的信息才能作为身份鉴定的依据。采用非确定性身份鉴定方法得到的信息包括：

- 死者的个人随身物品或散落在尸体附近的物品，比如戒指等首饰和钥匙。
- 文身、瘢痕、胎记和其他体表标志。
- 身高、体重、性别和种族特征。
- 植入体和其他医学发现。

6.4.3.1　肉眼辨认

在正常死亡案例中，由亲人或医务人员采用肉眼辨认方法来鉴定死者身份。在调查无名尸体或可疑者尸体时，警方也经常采用肉眼辨认的方法来进行身份鉴定。亲人、同事或熟人会在警方监管下辨认尸体。负责组织肉眼辨认的人员必须确认：进行肉眼辨认的人员已经仔细观察尸体，而且对辨认结果确信无疑。肉眼辨认通常被认为是可靠的；但是，它也有局限性，比如有面部损伤、清洁后的死者以及儿童。如果尸体腐化，则更难以进行肉眼辨认。因此，在出现大量人员遇难的灾难中，不应将肉眼辨认方法作为身份鉴定的唯一方法。在重大事故中曾出现多起错误的身份鉴定案例。在 2002 年印度尼西亚巴厘岛的爆炸袭击中，有两名女性不幸遇难，而她们手臂上都有图案完全相同的文身。两人是好朋友，几年前曾一起去同一家店做文身。另外，与照片形象相似也不应该成为身份鉴定的依据。

6.4.3.2　法医牙科学检查

法医牙科学检查方法一直被用于无名尸体的身份鉴定。口腔中有 32 颗牙，每一颗牙都有 5 个面，而且可能补牙、拔牙和种牙，这些信息可以构成各种各样的独特组合。组合的独特性足以对尸体进行可靠的身份鉴定或排除一些可能性。

记录死者的牙齿状况，同时拍摄 X 线片，最好采用数字技术。然后将死者的牙齿信息与从失踪者的牙医那里获得的牙科记录和 X 线片进行比对。两者的信息可以输入到计算机中，进行众多案例的比对。当然，身份的最终鉴定必须以专家的比对结果为准（图 6.1 和 6.2）。

6.4.3.3　指纹检查

在刑事案件中，警方将从嫌疑人身上提取的指纹与从犯罪现场提取的指纹进行比对（指纹鉴定法）。也可以从无名尸体上提取指纹，还可以从死者的随身物品或者如玻璃等家居环境中的物品上提取指纹，这些指纹信息都可以用来进行比对。

法医技术人员将墨粉涂在死者手指上，用黏性胶带粘下来，再将其压到塑料板上，从而获取指纹。即便是高度腐烂或溺亡者的尸体，也可以提取指纹。对于前者，可以从松弛的皮肤上提取；对于后者，则可以从暴露的下层皮肤上提取可见的凸起线条。在尸体变干、皮肤变硬的情形下，则可将手指浸在热水中，使手指皮肤变软，然后在皮肤下注水使皮肤膨胀展开。

6.4.3.4　法医遗传学检查

基于 DNA 检测的身份鉴定方法使用越来越普遍，大大提高了鉴定死者身份的可能性。DNA 身份鉴定采用比对的方法，将死者的 DNA 图谱与其生前直接采集的 DNA 样本图谱，或者与父母、子女或兄弟姐妹等近亲的 DNA 样本图谱进行比对。DNA 身份鉴定方法将在下文详细介绍。

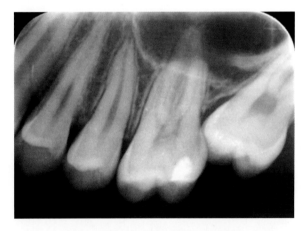

图 6.1　牙医提供的生前牙齿 X 线片

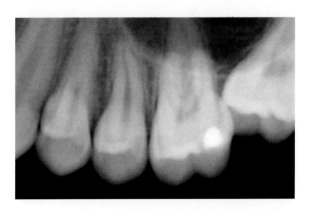

图 6.2　尸体检查时拍摄的牙齿 X 线片

6.4.3.5　技术性检查

警方会登记失踪者的信息，包括年龄、性别、身高、体重、发色、眼睛的颜色、瘢痕、胎记、着装、身份证件、钥匙、首饰（如戒指）等。这些信息不能作为身份鉴定的可靠依据，但可以作为辅助证据。有医学记录编号的假体或起搏器有时可以作为身份鉴定的可靠依据。刻有姓名和日期的结婚戒指、订婚戒指有时也可以作为身份鉴定的可靠依据。

6.4.4　法医尸体检验

通常而言，尸体检验是法医学鉴定的内容之一。各国关于法医学检查的法规存在很大差异（参考各国法律法规做进一步研究）。进行尸体检验的决定可由警方、法官、验尸官或法医做出。检查可能是全面的尸体检验，也可能仅仅是体表的法医学检验。两种检验都需要结合生物学样本检验和牙科学检验。检验工作最好由在法医机构里工作的法医学和法医牙科学的专业人士进行。由主管部门决定检查的范围和采样程序。当然，检查的范围和采样程序取决于事件的类型和需要确认的事实。例如，大客车、火车司机或飞机的飞行员需要进行全面的尸体检验，同时辅以广泛的毒理检验。如有可能，还需要对尸体进行 CT 检查。尤其是在烧伤或者醉酒的情况下，更需要进行毒理检验。

除了鉴定身份之外，法医尸体检验的目的还包括确定死因，这对于保险赔付和死因统计来说是十分重要的。尸体检验最重要的目的是确认灾难事件的发生过程，解释事件的发生原因。司机或飞行员可能死于急症，也可能是醉酒了。在飞机事故中，尸体检验结果对于死亡原因的确认尤其重要，比如遇难者是死于挤压伤还是死于并发的火灾。

6.4.5　DNA 鉴定

第一个采用 DNA 分析进行身份鉴定的重大事故是发生在 1990 年的斯堪的纳维亚之星客船火灾。通过多个串联重复序列的多态性分析，遇难者身份得到鉴定。当时，串联重复序列的多态性检测是最先进的技术。其后，DNA 鉴定广泛应用于众多的 DVI 行动中（Alonso 等，2005）。

今天，可以对约 15 个短串联重复序列（short tandem repeat，STR）标志物的多态性进行 DNA 分析。这些标志物是 DNA 片段，有着重复的核苷酸序列；通常 4 个核苷酸（GATA）重复的次数不同。这些标志物在基因组中广泛分布，保证了随机性，并避免出现非相关的遗传性。所有标志物都需要同时进行分析。提取的 DNA 或者 FTA ™采血卡（Whatman，US）上的 DNA 通过商业试剂盒中的引物进行扩增，之后利用毛细管电泳进行分析。为了能够观察扩增的 DNA 片段的每个峰值，需要对每一对引物中的一个引物进行标记（图 6.3）。

DNA 图谱、指纹以及牙科特征的比对是进行死者身份鉴定的基本方法。实践证明，DNA 鉴定是一种重要、高效的身份鉴定方法，尤其在儿童的身份鉴定上，因为儿童可能还没有留下任何个人牙科记录或指纹。DNA 图谱比对在确认零散肢体的归属上也十分有效（图 6.4）。

6.4.5.1　生前 DNA 样本与检测

在遇难者身份鉴定工作的开始阶段，就需要决定以何种生前 DNA 信息和样本作为比对对象，这一点十分重要。相关决定应该提交给当地生前信息委员会（当地警方）；如果是国际行动，则提交给遇难者所属国的身份鉴定委员会。

DNA 检测可利用：

- 直接样本，来自国家生物基因库，且采自失踪者本人。
- 采自近亲（父母、子女或兄弟姐妹）的样本；如有可能，应至少采自两人以上。
- 采自失踪者本人个人物品的样本；如有可能，以采自一名近亲的样本作为补充，以确定相关性。

采自近亲的样本可以是口腔拭子，由警方收集。警方同时还需要收集失踪者的其他信息并获取指纹。在国际行动中，生前样本的 DNA 检测可能在失踪者所属国家的实验室进行。参与 DNA 检测的实验室应根据获得法医 DNA 检测认证的 ISO/IEC 17025 标准或其他类似国际标准。所有检测都应该进行阴性对照和基因组对照，并确认峰值高度和峰值平衡。DNA 图谱应以 XML 格式的电子文档方式提供，采用国际刑警组织的"遇难者生前信息身份鉴定表"第 E4 页格式，或者按要求采用 Excel 文档。

补充信息，如连续性文件的副本，以及显示样本提供者与失踪者血缘关系的家族树（血统图）等，也应该上报给身份鉴定中心。有时还需要提供 DNA 检测的原始数据。

如果没有提供其他信息，则检测实验室应该记

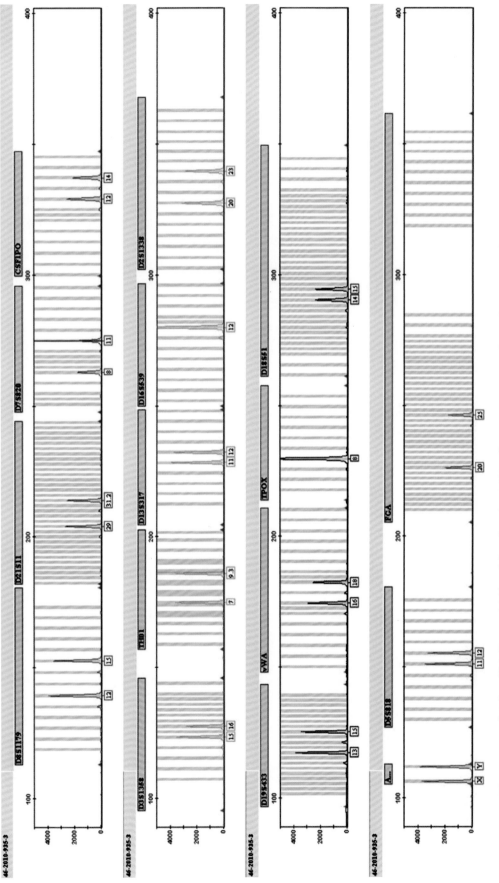

图 6.3　FTA 采血卡上样本的 DNA 图谱，采自一名无名氏男性，使用 AmpF/STR 识别 PCR 扩增试剂盒（Applied BioSystems）进行检测

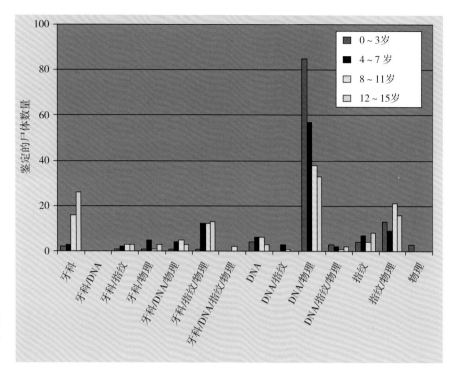

图 6.4　2004 年东南亚海啸中遇难的 16 岁以下儿童样本数量与采用的身份鉴定方法或混合方法

录、保存生前信息样本及样本相关文件，直至遇难者身份鉴定行动结束。

6.4.5.2　死后 DNA 样本

采集死后样本应该根据灾难类型和灾难现场的环境条件，采用最佳的做法。东南亚海啸的经验显示，股骨样本的效果最好。如果样本有腐化的风险，建议采取一段 5 ~ 8 cm 的股骨样本或者一颗牙齿（臼齿）。如果样本没有腐化的风险，可以采集死后血液样本或者一片肌肉组织。对于 DNA 检测样本，需要以特定的样本编号进行标示，以确保可追溯到每一具尸体。在灾难现场，只有确定尸体和样本的标示体系以后，才能对现场物品进行移动或者搬运。

采集的任何样本都必须记录在案。根据记录文件，可以追溯样本采自哪具尸体或尸体的哪一部分，是哪一类样本，采集样本的时间、地点（如果不止一处地点，则记录具体场所），样本的存放场所，发送 DNA 检测样本的时间、目的地，以及其后获得 DNA 检测结果的时间。

所有死后样本都应存放在标有样本编号的试管或容器里，妥善保存且便于获取。样本应低温保存，以防腐化。在运输过程中样本应防止腐化，品质应与样本接收时保持一致。

6.4.5.3　死后 DNA 检测

只有根据 ISO/IEC 17025 或类似国际标准获得死后样本 DNA 检测认证的实验室，才能够进行遇难者 DNA 检测。如果样本数量众多，则需要利用 1 个以上的实验室来检测。在发送样本前，应该与 DNA 检测实验室签订协议。在东南亚海啸善后过程中，提供死后信息最迅速的时间段是从 2005 年 5 月到 8 月，中国的北京基因组研究所、瑞典的法医遗传学部和国际失踪者委员会进行 DNA 检测和出具 DNA 图谱的时间。

常规的死后 DNA 检测信息应该包括样本送达时间、样本种类、一张样本照片，且照片后显示样本试管上的标签、实验室编号以及尺寸标准。

所有 DNA 图谱都应该通过阴性对照和基因组对照进行分析，且确认峰值高度和峰值平衡。DNA 图谱应以 XML 格式的电子文档方式提供，采用国际刑警组织的"遇难者生前信息身份鉴定表"第 E4 页格式，或者按要求采用 Excel 文档。同时，连续性文档和质量控制等补充信息也应该一并上报给身份鉴定中心。

6.4.5.4　DNA 标志物

生前和死后样本的 DNA 检测必须采用统一的 DNA 标志物试剂盒。DNA 标记必须国际通用，且在市场流通的标志物试剂盒中使用。在东南亚海啸后的 DNA 检测中，对大部分样本检测了一条性染色体和 15 条常染色体上的标志物，皆为 AmpF l STR 识别 PCR 扩增试剂盒（Applied BioSystems）所含项目。有时，可能需要对 Y 染色体短串联重复序列（short tandem repeat，STR）标志物、单核苷酸多态性标志物或线粒体 DNA 序列进行补充性检测。DNA 检测实验室必须配备标记试剂盒，且已熟练使用。DNA 检测实验室还必须有针对实际人口的经同行评审的 DNA 标志物频率，以进行统计评价。

6.4.5.5 比对

获得生前和死后 DNA 检测结果后，就可以对 DNA 图谱进行比较（比对）。只有在质量检查之后，DNA 图谱才能进行比对。如果生前 DNA 图谱是从失踪者存储的样本上获得的，生前 DNA 图谱与死后 DNA 图谱比对后应完全匹配。如果生前样本采自近亲，那么必须根据生物遗传标志物，对生前 DNA 图谱与死后 DNA 图谱进行比较、分析（见图 6.5）。根据随机概率，通过比较假定的亲缘关系，计算统计学上的相似度。

有的 DNA 图谱可能并不完整，出现一个或几个标志物上的一个或一对等位基因缺失的现象。这种现象更容易出现在死后 DNA 图谱中，因为死后样本中 DNA 降解的风险更高。基因片段越长，基因片段和等位基因缺失的风险也越大。

STR 标志物多态性主要取决于基因片段长度的自发性变化，通常以突变的方式出现。进行亲缘 DNA 图谱比对时，必须考虑单一突变的出现，并将其纳入相似度计算中。

每一组生前 - 死后 DNA 图谱比对都需要撰写报告。报告内容应该包括死后 DNA 图谱编号、死后样本编号、生前 DNA 图谱编号、遇难者姓名和出生日期，以及比对结果声明、身份鉴定的相似度。报告中还应声明已核对该案例中所有样本的连续性和家族树。

6.5 国际灾害遇难者的身份鉴定工作

在国际灾害遇难者的身份鉴定中，通常有来自不同国家的多个团队共同开展工作，因此应根据灾害发生国政府所做的决定开展工作，这一点必须铭记于心。由国际刑警组织制定的灾害遇难者身份鉴定指南和表格，载于国际刑警组织的主页（http：//www.interpol.int）"灾害遇难者身份鉴定"（"Disaster Victim identification"）项下。灾害遇难者身份鉴定指南及其表格是开展灾害遇难者身份鉴定工作的良好标准，也是国际法医遗传学学会的推荐标准（Prinz 等，2007）。

灾害发生后，首要工作当然应集中在伤员和失去家园人群的救援上。需要尽早对灾害进行评估，以帮助应急救援团队预估救援需求。灾害评估也可以对遇难者数量，其国籍、家庭关系、性别和年龄段，以及尸体、零散肢体条件提供整体介绍。而且，灾害评估也能帮助人们了解气温、湿度等气候条件，以及其他可能影响尸体、零散肢体和生物样本腐化的环境因素。必须有一份清单，记录处理和存储尸体的情况，以进行必要的尸体检验；还有一份需要进行 DNA 检测的样本清单。

在出现多国遇难者的大规模灾害中，灾害遇难者身份鉴定工作可能需要来自世界各国的人员共同进行。2004 年东南亚海啸发生后，在泰国开展的灾害遇难者身份鉴定工作就是一个国际合作范例。这是迄今为止最大规模的一次国际遇难者身份鉴定行动，动用了来自 31 个国家的身份鉴定团队。海啸袭击了泰国的西部海岸。据报道，仅在泰国就有 5000 多人在海啸中丧生或失踪。一些受灾最严重的海岸是广受欢迎的旅游度假胜地，有大量来自北欧的家庭正在此度假。在泰国出现的遇难者中估计有 2500 多名游客。灾害遇难者身份鉴定行动于 2004 年 12 月 31 日启动，参与身份鉴定的团队来自澳大利亚、亚洲、欧洲和美国。泰国海啸遇难者身份鉴定（Thai Tsunami Victim Identification，TTVI）中心于 2005 年 1 月 13 日成立。关于灾害遇难者身份鉴定行动，泰国政府和国际社会达成共识，发表了共同声明，如图 6.6 所示。TTVI 中心建立后，其组织架构如图 6.7 所示。

从 TTVI 工作中可以看出，只有尽快收集生前信息，鉴定结果才能尽快出来。海啸发生后，大多数欧洲国家很快提供了失踪者的牙科生前信息，从而使许多欧洲遇难者的身份很快得到鉴定，如图 6.8 所示的瑞典遇难者。而泰国遇难者的牙科信息不充分，因此不得不花更长时间去收集他们的生前信息，结果他们的身份鉴定工作延迟，这一点可以从图 6.9 所示曲线明显看出来。

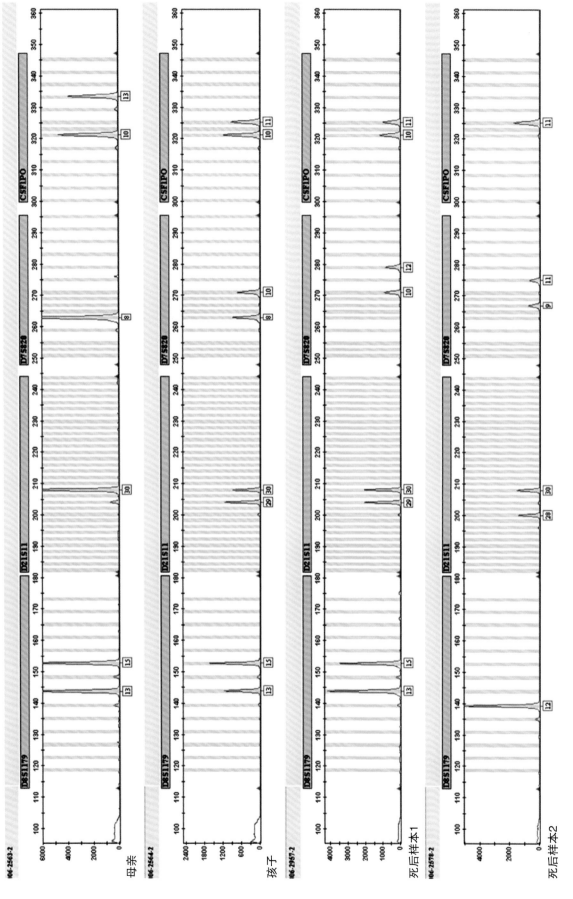

图 6.5　4 个短串联重复序列的遗传：一位失踪男子的母亲及其孩子的生前 DNA 图谱，以及与两份死后样本 DNA 图谱的比较

由泰国政府与国际社会达成共识的关于泰国海啸遇难者身份鉴定（Thai Tsunami Victim Identification，TTVI）工作的使命和应遵循的价值观

TTVI的使命
根据泰国法律、国际刑警组织灾害遇难者身份鉴定指南和TTVI规定，鉴定泰国海啸遇难者的身份，并将已鉴定出身份的遇难者遗体移交其亲人。

TTVI价值观
奉献
所有参与TTVI的人员，都将以奉献、勤恳、坚持的精神和自己的能力完成此次行动并做出应有贡献。

平等
每一名遇难者都得到平等对待，不因年龄、种族和民族而遭到歧视。

公开
TTVI中产生的所有信息和文件都保持透明和公开，向所有有权利查询的人开放。

合作精神
为实现行动目标，泰国政府和国际社会以及各国之间将精诚合作。

责任
所有参与TTVI的成员，将为其工作结果以及任何相关结果承担责任。

正直
所有参与TTVI的成员，将在此次行动的所有工作中保持诚实和正直的品格。

（来源：INTERPOL Tsunami Evaluation Working Group. The DVI Response to the South East Asian Tsunami between December 2004 and February 2006）

图 6.6 泰国政府和国际社会达成共识的泰国海啸遇难者身份鉴定工作使命和应遵循的价值观

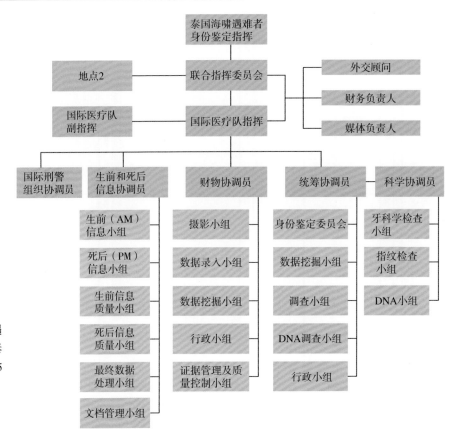

图 6.7 2004 年海啸发生后，泰国遇难者身份鉴定行动的组织架构图。泰国海啸遇难者身份鉴定中心于 2005 年 1 月 13 日成立，隶属于泰国警方，负责鉴定在泰国遇难的遇难者身份，以实现对国际社会的承诺

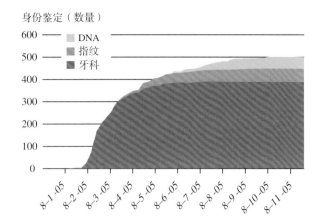

身份鉴定（数量）

图 **6.8** 瑞典海啸遇难者的身份鉴定采用了多种方法（数据来源：Thai Tsunami Victim identification 2006）

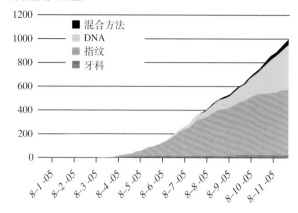

身份鉴定（数量）

图 **6.9** 泰国遇难者的身份鉴定采用了不同的方法。图中显示了采用各种单一方法和混合方法的身份鉴定结果。当采用单一方法得出的结果难以成为身份鉴定的可靠性依据时，就混合采用多种方法（数据来源：Thai Tsunami Victim identification 2006）

扩展阅读

Alonso A, Martin P, Albarrán C, Garcia P, Fernandez de Simon L, Jesús Iturralde M, Fernández-Rodriguez A, Atienza I, Capilla J, García-Hirschfeld J, Martinez P, Vallejo G, García O, García E, Real P, Alvarez D, León A, Sancho M (2005) Challenges of DNA profiling in mass disaster investigations. Croat Med J 46(4):540–548

http://www.interpol.int/Public/DisasterVictim/Guide/Guide.pdf

August 20, 2011

http://www.interpol.int/Public/DisasterVictim/Tsunami-Evaluation20100330.pdf August 20, 2011

Prinz M, Carracedo A, Mayer WR, Morling N, Parsons TJ, Sajantila A, Scheithauer R, Schmitter H, Schneider PM (2007) DNA Commission of the International Society for Forensic Genetics (ISFG): recommendations regarding the role of forensic genetics for disaster victim identification (DVI). Forensic Sci Int Genet 1:3–12

7

物理创伤事故

Sten Lennquist

7.1 不同事故类型的不同损伤机制

本书前面几章涉及了应对重大事故的组织及方法学原则。在不同的事故类型中，其损伤机制明显不同：

- **物理创伤**，如交通工具相关事故、楼房或建筑物坍塌、自然及气候变化引起的灾害，以及武装冲突或恐怖活动等故意暴力事件。
- **高温及毒气**，如火灾及爆炸。
- **低温**，如船舶事故及严寒气候。
- **危险品**的生产、运输以及工业应用。
- **辐射**，放射性物质的生产、运输以及使用。
- **微生物**，如流行性疾病及生化武器或恐怖袭击。

如前面几章所述，在重大事故中，不会有足够的专科医生来对所有损伤进行初步急救处理，而在如今的常规医疗中，这些通常都由专科医生负责提供。这意味着，所有参与重大事故应急救援的医务人员，至少在初始阶段要能跨专业处理各种损伤。

因此，学习重大事故中最常见损伤的初步急救及检伤分类原则是所有医务人员灾害医学培训的内容之一。

对此最好的例子是 2004 年发生在泰国的海啸，受灾地区的 6 家大型医院在灾后 3 天内就接收了 11 000 名伤员。这充分说明了所有医务人员都必须掌握最常见损伤的初步急救与检伤分类原则的重要性。大部分伤员都有损伤和骨折，这就要求所有医护人员，无论其专业如何，都必须对伤员进行初步

急救处理。他们必须学会如何处理严重污染伤口以及如何避免严重甚至危及生命的并发症。然而，如今不是所有地方对医护人员的培训都涵盖了这些内容。

接下来的章节将介绍各种不同损伤的检伤分类及初步急救处理的基本原则。首先将介绍物理创伤所致的各种损伤，这是目前重大事故中最常见的损伤。

7.2 各种物理创伤所致效应

物理创伤对组织造成的不同伤害如下：

- **直接**可见效应（由挤压、撕裂或压缩组织造成的钝性损伤，由利器、子弹或弹片所致的穿通伤）。
- **间接**效应，由暴力能量传递到周围组织及身体其他部分所致。
- 对不同器官系统造成的**继发性**效应，由损伤组织产生的物质、循环休克或疼痛所致。一些反应原本是保护机体的，但在严重创伤下过度应激，从而造成负面效应。

对伤员进行初次评估时，首先是针对直接可见效应的评估，例如皮肤上由子弹或弹片造成的一个洞。特别是对经验不足的应急救援人员来说，要做出以下判断很难：这个洞是由低能量暴力所致，因而对下层组织造成的伤害有限；还是由高能量暴力所致，因而对下层组织造成广泛的伤害。第一种情况出现间接或继发性效应的风险较低，因而只需要最基本的急救处理。第二种情况中间接或继发性效

S. Lennquist
e-mail: lennquist@telia.com

应可能会危及生命，因而需要进行广泛且精准的局部或系统初步治疗。

> 因此，进行损伤评估及做应急处理决定时，绝对不能仅凭损伤的外部表现，还必须基于所有已知造成损伤的暴力类型的相关信息。

虽然这在各种损伤的急救处理中都很重要，但在各种重大事故中尤其如此，因为重大事故中：

- 许多损伤由高能量暴力所致，而非"通常"情况的低能量损伤，并且
- 初步急救处理可能由没有创伤处理经验的医务人员进行。

以下为不同能量暴力所致损伤的例子：

- 高速撞击造成的骨折，在 X 线片中的表现可能与旋转力造成的骨折相似，如从台阶滚落或在滑雪中滑倒。但关于创伤的间接及继发性效应，其有完全不同的救治需求。
- 由高能量［高冲击速度或高能量传递给组织（高能量滞留）］所致的子弹或弹片伤，其外部表现可能与低能量［低冲击速度或低能量传递给组织（低能量滞留）］暴力造成的损伤相似，但要求损伤的处理方法完全不同，即切除失活组织和延迟闭合伤口，这对重大事故中也常见的重度污染的伤口同样有效。
- 由严重的钝性伤、冲击伤、穿透子弹或弹片造成的肠道穿透伤或继发于腹内高压的肠道血肿，表面上看起来可能与坠落伤、刺伤相似，但其急救处理完全不同。

在以上例子中，由**低能量**造成的损伤发生间接和继发性效应的风险很小，大多数病例可施行一期手术修复，而不会引起局部并发症。而由**高能量**造成的损伤，发生间接和继发性效应的风险很大，且风险随着传递至组织的能量的增大而增加。对周围组织造成的间接效应需要不同的治疗策略；而在损伤的一期手术修复中，继发性效应则增大了手术损伤的风险。

7.3　穿透伤

重大事故中的穿透伤包括：

- 局限于皮肤或皮下组织的"浅表性"损伤。
- 由子弹或弹片造成的损伤，穿入身体更深部位。

- 其他物体穿透进入体腔的损伤，可能是故意，也可能是意外。

在重大事故中以上几种类型的损伤都很常见。它们通常由高能量创伤所致，伤口大多污染严重，且治疗延误，缺乏通常情况下所拥有的医疗资源。这意味着在治疗的方法学上需要进行特殊考虑，它们在某些方面与常规医疗的方法学不同。

7.3.1　皮肤及皮下组织损伤

在重大事故中，皮肤及皮下组织损伤理所当然被视为轻伤，通常是延迟治疗且由非外科专科医生实施。如上所述，在泰国发生的海啸灾难中，超过 90% 的幸存者都有损伤——大多数病例为多发伤，所有参与伤员治疗的医务人员掌握此种情形下损伤的初步处理原则很重要。损伤通常是：

- 由相当高的能量造成，受伤组织范围往往大于初步检查的临床发现。
- 被泥土及损毁物中的微生物污染。
- 更晚得到治疗，因为与其他损伤相比，优先权更低。

怀疑由强大暴力引起或严重污染的损伤，需要按照战伤处理原则（见下文）进行救治，包括彻底清洁、引流及切除坏死组织。即便后来可能发现伤口是清洁的，也应基于延迟一期关闭的损伤，首先将伤口保持开放（见下文）。如不确定，首先应将伤口保持开放，而将原本应该保持开放的伤口缝合的做法则是严重错误。

图 7.1 中的伤口符合以上条件，应首先保持开放，但在初步处理中却被缝合，结果出现严重的长期感染。图 7.2 a 和 b 中显示了本应保持开放、促进延迟一期关闭的伤口在一期关闭后出现的远期后果。

7.3.2　子弹和弹片伤

穿透子弹或弹片向组织传递能量，对周围组织造成间接效应，也对不同器官系统造成继发性效应。能量有大小之分：传递的能量低，造成的损伤就小，只需要最基本的治疗；传递的能量巨大，就会造成危及生命的损伤，需要进行精准的局部及系统治疗。

向组织传递的能量大小由以下因素决定：

- 子弹 / 弹片的冲击速度。
- 子弹 / 弹片的质量（重量）。

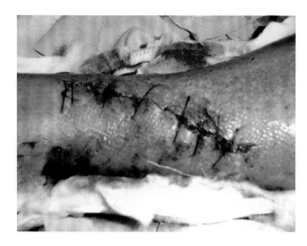

图 7.1　在伤员众多的情形下，皮肤及皮下组织损伤多由外科经验有限的医生进行处理。但是，这需要对损伤类型进行评估（暴力的能量、污染以及失活组织如何），以此作为治疗方案选择的基础。图片所示为海啸灾难造成的损伤，根据以上评估，伤口应保持开放，以促进延迟一期关闭，但在初步处理时却被缝合，导致严重感染及治愈延迟。向所有医务人员普及伤口处理知识是重大事故应急准备的重要内容之一（已获授权摘自 Keschpera et al., Int J Disaster Med 2005;1：66）

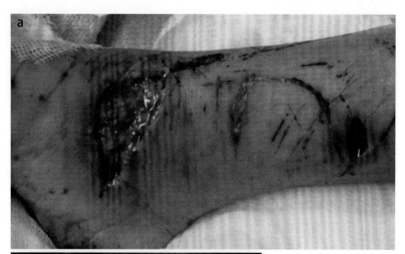

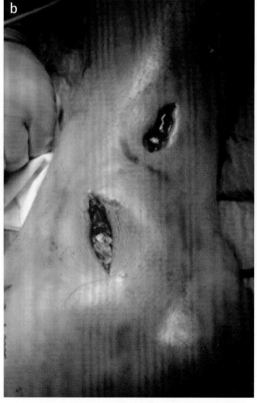

图 7.2　（a，b）海啸灾难的患者，从灾区疏散回瑞典时的情形。图片显示了早期严重污染伤口却在初步处理中被缝合，导致后来出现深部感染及炎症反应的情形。此类伤口多数需要很长的治疗时间，并反复进行伤口切除，一些病例还需要截肢。而同一海啸灾难中的其他一些损伤患者，由于伤口在初步处理中保持开放，延迟一期关闭，伤口感染率显著降低（已获授权摘自 Edsander-Nord et al., Eur J Trauma Emerg Surg 2008; 5：457）

- 在组织中的减速，取决于：
    - —子弹/弹片的稳定性。
    - —组织的密度及弹性。

冲击能量（E）与质量（M）成正比，与速度（V）的平方成正比，即如公式 $E=(M \times V^2)/2$ 所示，这是现代武器技术的基础。子弹的速度加快，冲击能量就会增大，即便子弹质量（重量）减少。这就是高速武器的杀伤原理以及其造成的损伤被称作"高速子弹伤"的原因。

不过值得注意的是，除了速度外，还有其他因素也对冲击能量因而对损伤范围产生影响。例如，通过子弹提前炸裂或在击中目标之前行进轨迹变得不稳定，弹片在组织的能量传递增加。撞上骨骼的"低速子弹"会滞留，其传递的能量可能与仅仅穿过软组织的"高速子弹"相当。因此，作为术语，与其称作"高速或低速损伤"，不如称作**高能级或低能级损伤**。

子弹或弹片穿透身体，但向组织传递的**能量低**时，造成的损伤可能与刺伤相当。如果弹道未经过身体任何重要结构，则损伤可能几乎不需要任何治疗，只需使伤口的入口及出口保持开放，以促进延迟愈合，或者在某些情形下，直接进行初步缝合处理（见下文）。

然而，**当向组织传递的能量超过一定的水平**时，所产生的伤害效应就不一样了。子弹或弹片造成压力波，沿弹道形成暂时的空腔。高速摄影记录显示，空腔交替扩张和崩陷，如同"脉动损伤"，不断将污染物吸进空腔（图7.3）。在这个暂时性空腔区域，不同范围的组织将不可逆地失活（图7.4），如图7.3所示，失活组织与污染同时出现将导致感染的发生。

暂时性空腔面积的大小以及失活组织的多少取

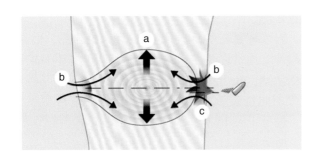

图 7.3　当子弹或碎片穿透人体组织时，压力波会导致形成一个暂时性扩张的空腔（a）。这一扩张的空腔会形成负压，以至于污染的颗粒被"吸进"损伤组织（b）。注意高能级创伤出口周围组织（并非所有）的撕裂伤（c）。

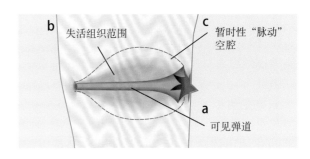

图 7.4　子弹或弹片穿过处形成的高能级损伤。在留下的可见弹道周围（a），存在一个失活和（或）污染组织区域（b），与暂时性扩张空腔（c）范围相对应。必须清除失活、污染组织，最大限度降低感染概率，同时让伤口初步保持开放，以进行有效引流，从而实现延迟一期愈合（见后文图7.64）

决于子弹击中的部位。阻力较高的组织，如肌肉和实质性器官，以及由液体部分填充的器官（腹腔、颅内、大血管），与肺等弹性较高的组织相比，更容易形成空腔。

压力波还可能对**周围脏器产生间接效应**。例如，大腿部的高能量子弹伤可能同时伴随腹部的压力性损伤。骨骼碎片也可成为继发性"子弹"。

最后，由损伤、失活或坏死组织产生的物质会对不同器官系统造成**继发性效应**，并在创伤的系统性反应中起着重要作用。对循环、呼吸、代谢以及凝血功能造成的伤害经由几个平行途径产生。关于这些机制的详细介绍，可参阅创伤学文献。

如何区分低能级与高能级子弹（或弹片）伤？外部表现可能相同：一个入口和一个出口。通常，高能级子弹伤出口周围的皮肤撕裂（图7.4），但并不绝对。因此，了解何种武器造成损伤很重要。在条件允许时，可通过 X 线平片看到空腔。当怀疑是高能级损伤时，明智的选择是，在损伤入口和出口处各做一个切口，这将显示是否有失活的下层组织需要切除（见下文"手术治疗"部分）。

现代武器中的高速武器有 M6（出口速度 850～1000 m/s）、AK-47（出口速度 935 m/s）。与之相比，普通手枪、来复枪以及短枪的出口速度为 200～400 m/s。

下文将介绍身体不同部位、不同器官系统子弹伤的诊断及外科治疗。

7.3.3　其他身体空腔的穿透伤

身体空腔穿透伤可能为故意所致（刺伤），也可能为非故意，如由事故相关的细长物体穿透所致，这在重大事故中并不少见。

在评估如腹腔或胸腔内穿透伤的深度时，一定要考虑到患者受伤时的体位可能与接受检查时不同，因此一定不要漏诊物体穿透身体时形成的通道。如果在初步复苏时穿透身体的物体仍在原位，要让其保持不动，直至患者进入手术室，因为移除穿透的物体可能造成出血，这在体外是难以控制的。此类损伤的诊断和处理将在以下不同器官系统损伤部分中介绍。

7.4 非穿透伤

非穿透伤包括由**钝性暴力**（打击、碰撞、坠落）、压力波（**冲击伤**）和挤压（**挤压伤**）造成的损伤。

7.4.1 钝性伤

最常见的非故意钝性伤的致伤原因是被车撞击或两车相撞，这种损伤在重大事故中也很常见。高速撞击产生的暴力会对身体造成直接损伤，其对身体的压缩还会给身体空腔造成压力性损伤（图 7.5 a 和 b）。直接效应显而易见，而继发性效应则容易被忽略，因此需要诊断性观察。

当撞击速度超过一定水平时，向组织传递的能量可造成与子弹伤类似的间接及继发性效应，即失活组织可能引发局部并发症，并且不同器官的损伤组织产生的物质也可能导致继发性效应。

对全麻状态下猪的躯干施以钝性暴力以及让不同速度的子弹穿通，其研究结果显示，压力诱导小肠壁内血肿（其中一些导致坏死和继发穿孔）的边界速度为钝性暴力 35 km/h 和子弹 300 m/s，两者压力性损伤类型相似，都可造成肠壁内的压力性出血。因此，对暴露于严重钝性暴力的患者，一定要充分考虑其损伤机制。

7.4.2 冲击伤

与其他致伤因素相比，爆炸产生的压力波对身体造成的伤害更广泛、复杂，且损伤形式多样。也因此，恐怖分子更多地选择炸弹袭击。在过去几十年中，恐怖炸弹袭击事件增加了 10 倍以上。在今日的恐怖袭击中，恐怖炸弹袭击占 60% 以上。这种

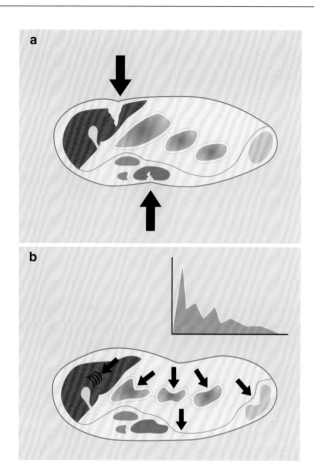

图 7.5 （a）直接作用于躯干的暴力通常对实质性器官如肝、脾、胰腺以及肾造成损伤。（b）封闭空间如腹部空腔的快速压缩，可造成腹内压升高，导致直接压缩部位周围的器官受伤，因此腹部钝性暴力损伤通常为多发伤。子弹或碎片穿透躯干时可产生与严重钝性暴力相似的压力波，因此钝性伤和穿透伤的损伤机制可能相似。损伤范围与器官的性质相关。如果空腔内充满液体，如腹腔或颅腔，损伤范围可能广泛；而空腔内有更多血液或弹性组织的器官，如肺，损伤会小很多

恐怖炸弹袭击针对无辜平民，可在任何时间、世界的任何地方发生，因此所有医务人员都必须了解此种创伤的病理生理机制以及诊断、检伤分类和初步急救处理原则。

爆炸装置有多种："传统型"，包括炸弹、炮弹、手榴弹、地雷以及燃气爆炸物，均用于军事目的及恐怖活动。在当今恐怖活动中较常见的是简易爆炸装置，此类装置制作简单、廉价（详情可参见网络，也见于第 15 章）。

所有爆炸均产生由爆炸源向周围放射的扩张性冲击波（图 7.6）。这种冲击波分为两类：①最初的高压冲击波；②紧随其后的负压或"冲击气浪"，由空气被吸向爆炸中心引起。最初的冲击波在气 - 液交界面对身体造成损伤，而冲击气浪会将炸毁物

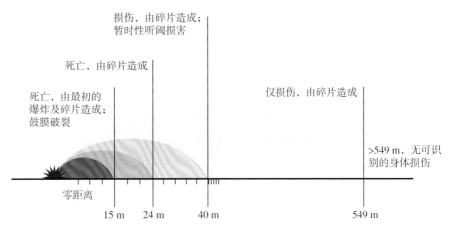

图 7.6 距离爆炸源不同地点所致的损伤和死亡。一颗 155 mm（100 kg）炮弹在空旷地带爆炸，从零距离至 40 m 为比例距离。40 ～ 549 m 因范围太广，为非比例距离（来源：Champion 等，2007；获授权）

体的碎片吸走，对人体造成继发性效应。

在密闭的房间或空间中，冲击波会被固体表面反射，从而造成进一步伤害。因此，与空旷地带发生的爆炸相比，在密闭或相对封闭的空间里发生的爆炸造成的后果更严重。

正如表 14.2（第 14 章）中所示，冲击伤按致伤因素可分为 5 类，这些因素包括：最初的冲击波、损毁物体的碎片或其移动、爆炸相关的效应如火灾或毒气、炸弹所带细菌或放射性物质（"脏弹"）。按距离爆炸中心的远近，主要致伤因素可能不同（图 7.6）。

肺因为空气含量高，所以尤其容易受到压力波的影响。压力的上升会导致肺组织撕裂以及肺泡破裂，同时毛细血管的损伤会造成局部出血，血液和液体会向组织和支气管渗漏。毛细血管损伤导致的**气体栓塞**可在瞬间致命，或造成不同程度的神经系统损伤。

首先，流向受损部位的血流由于血管收缩以及向未受损肺组织供血而减少。这一代偿机制可保证**基本**供氧，以至于患者表现出无须通气支持的假象。然而，一段时间以后，血管收缩减弱，不含氧的血流将通过肺分流，从而导致呼吸窘迫的加速。当评估暴露于压力波的伤员时，要充分意识到这一最初出现的代偿机制作用。

总之，评估暴露于压力波的伤员时需要特别注意：

- 尽管有严重内伤，身体表面可能仍然保持完好。
- 甚至因为暂时的呼吸、循环代偿机制作用，严重内伤的临床表现也可能延迟出现。

一些爆炸伤患者存活的先决条件是优先治疗，而错误的处理可能是致命的（例如，对肺部爆炸伤患者进行无原则的大量液体复苏），因此了解以上知识至关重要。

爆炸伤患者的诊断、检伤分类、急救处理将于下文"不同器官系统的损伤"部分介绍。

7.4.3 挤压伤

当肢体被从坍塌的房屋或其他建筑物中掉落的物体压住时，因为血供减少和肌细胞尤其是细胞膜受到直接损伤，挤压可导致局部缺血。这会导致阳离子泵发生变化，进而导致细胞死亡。细胞膜变得可渗透，无法保持渗透压间隙，也无法维持细胞内外环境的正负离子差。结果液体进入细胞，形成细胞水肿，肌腔隙压力增大。循环系统中液体流失，红细胞比容上升，可导致或加重循环休克。

肌肉坏死释放如钾、钙、镁、磷等在内的电解质以及其他肌肉细胞崩解产生的物质，如肌红蛋白等进入血液循环（**横纹肌溶解**）。在其他损伤组织产生的物质的参与下，这导致了一系列的系统紊乱：代谢性酸中毒、凝血功能障碍、循环功能损害以及肾衰竭。血钾升高可导致恶性、心律失常。这些系统影响发生于肢体挤压被解除，血供恢复之后（**缺血再灌注损伤**）。

因为肢体的肌间隙由刚性筋膜包裹，升高的压力会导致进一步缺血，造成肌肉坏死的恶性循环（**骨筋膜室综合征**）。有经验的临床医生可通过触诊，以及对肢体不同肌间隙进行简单的压力测定，即可明确诊断（见下文 7.17.3）。

紧急治疗的重点是：

- 针对系统缺血再灌注损伤的积极复苏，包括有效的休克治疗和代谢紊乱的纠正。
- 打开筋膜，尽快解除所有骨筋膜室压力。

一些作者严格区分挤压综合征和骨筋膜室综合征，将两者视为不同的病症——挤压综合征包括因压力引起的细胞坏死，而骨筋膜室综合征主要是由于骨筋膜室内液体隔离而形成的水肿，并且建议严格限制在"纯挤压伤"中施行筋膜切开术，因为细胞已经坏死。然而，临床上很难区分这两种病症，尤其是肌肉坏死也会造成骨筋膜室压力增大，导致进一步坏死的恶性循环。因此，如果可能保留肢体或挽救生命的话，宁可实施不必要的筋膜切开术，也不要什么也不做。

挤压伤和骨筋膜室综合征的诊断及治疗将在下文"肢体损伤的院内治疗"部分中详述。

7.5 损伤的初步处理

无论是在现场、救护车上，还是在医院的急诊室里，损伤的初步处理原则都是一样的。在某些重大事故中，甚至连最基本的初步处理都需要在医院中进行，因为伤员未经任何检查或急救处理就被直接送到了医院，例如事故发生地距离医院很近，而且有足够的转送交通工具。

另一方面，如果事故发生地距离医院较远、缺乏转送交通工具，或者从现场疏散相当耗费时间，那么高级的初步处理也可能不得不在现场进行。

总之，严格区分在医院或现场能做什么或必须做什么，也许在理论上说得通，但并不符合实际的现实情况。哪些处理该在何地、何时进行，需要根据具体情况决定。

7.5.1 时间的重要性

在医学领域中，很少有领域如重伤患者的处理一样，时间因素是如此重要。由气道阻塞或呼吸器官损伤而致的呼吸衰竭，必须在几分钟之内予以处理，否则患者将难以存活。大血管的出血，如果不迅速控制，将在很短时间内使患者的血液流失殆尽。持续的缺氧或循环障碍可导致不同器官的系统性伤害，那可能是致命或不可逆的，尽管患者抵达医院时仍然存活。

这些例子说明，迅速、正确的决定是多么重要：该做什么，不该做什么，优先顺序如何。在重大事故中，最突出的特点是：即便仅是一次错误的决定，患者也可能没有第二次机会了。

因此，训练应急救援人员如何在重大事故中做决定是我们的责任，也是我们的患者有权要求的。

7.5.2 标准化方法学的重要性

如上所述，处理严重创伤患者意味着在有限的时间里，必须采取一系列步骤并做出一系列重要决定。尤其对于在日常的常规医疗活动中未参与创伤初步处理的医务人员来说，遵循严格标准化且充分培训过的流程，将最大限度减少遗漏重要步骤和重要细节的风险。

许多国家已经认识到创伤患者初步处理流程标准化的重要性，在欧洲，大多数国家已采用**高级创伤生命支持**（Advanced Trauma Life Support, ATLS）系统。该系统起源于美国，原本为医生使用，但修订版也用于训练护士和医务辅助人员（例如**院前创伤生命支持**）。作为创伤患者初步处理的标准流程，如今此系统已被广泛应用，因此在重大事故中，该系统也可用作为创伤初步处理的基础。

以下将介绍重大事故中损伤患者的初步处理流程，目的不是要取代或重述 ATLS 系统，而是要阐明如何在重大事故中应用 ATLS 原则。

7.5.3 初步处理的行动计划

ATLS 系统中初步处理的 3 个主要步骤同样适用于重大事故：

- **初步评估**，确认并立即消除对生命机能的威胁。
- **二次检查**，确认损伤类型、程度的概况。
- **重复、额外的检查**，随时对生命机能提供支持，直至进行确定性治疗。

记住：
- 全面、确切的诊断**并非**开始抢救复苏的先决条件。
- 同时进行检查和急救处理。一旦发现危及生命的情形，立即予以处理。
- 任何急救处理结束后，都要反复评估，以控制急救处理的效果。

7.5.4　初步评估，排除生命机能威胁

根据 ATLS 系统，检查顺序以首字母缩写ABCDE 表示：

| 气道（Airway） |
| 呼吸（Breathing） |
| 循环（Circulation） |
| 失能（Disability） |
| 暴露（Exposure） |

ABCDE 流程容易记忆，但不完全与严重创伤后常见的最容易危及生命的情形一致——**严重外出血可导致患者在几分钟之内血液流失殆尽，必须在第一时间予以处理，不得有任何延误**。对大多数急救人员来说，这是常识，但仍有部分军事组织采用CABCDE 流程，第一个字母 C 代表"**灾难性出血**"（Catastrophic bleeding），表示此类情形应在第一时间予以处理（控制出血，见下文"循环"部分的内容）。

除严重外出血以外，ABCDE 流程的字母顺序即表示步骤的优先顺序：

1. 必须立即确保**气道**（Airway）开放（几分钟以内），否则患者可能无法存活。
2. 必须建立**呼吸**（Breathing），以确保供氧，尤其是脑部。
3. 必须确保**循环**（Circulation），维持关键器官的血供。
4. 确认神经 / 精神功能障碍（**失能**，disability），排除或处理颅内出血。
5. 进行系统性的全身检查（**暴露**，exposure），确认是否对生命机能造成潜在的威胁。

7.5.4.1　气道

气道阻塞有以下原因：

- 失去意识的患者由于肌张力下降而出现舌后坠。**这是重大事故现场最常见的可避免死亡的原因之一！**
- 出血、分泌物、误吸胃肠道内容物、移位的牙齿或义齿，或其他异物。
- 强烈高温或毒气造成的水肿。在重大事故期间存在资源缺乏的问题时，如果患者没有得到密切观察，虽然**在暴露初期可能没有出现水肿，**

但可随时迅速进展。

诊断

- 与患者对话："你感觉怎么样？哪里疼？"如果患者**应答**，即可立即显示气道、呼吸、脑部供氧和精神功能的情况。如果患者**没有应答或应答不准确，则：**
　—将耳朵贴近患者口 / 鼻，听呼吸声。
　—触诊胸部：是否有呼吸运动?
　—听肺部。

气道阻塞的表现有：

- 上呼吸道有呼吸、血液或分泌物形成的过水声。
- 尽力吸气。
- 呼吸音减弱 / 消失。

急救处理

- **紧急**！必须在几分钟内建立开放的气道，否则患者无法存活！
- 向前拉下颌骨的方法可以提颏（**提颏**，图7.7），或者向前拉下巴（**下巴前伸**），但不要使颈部向前弯曲，因为可能有颈椎损伤（见下文）。针对意识减弱的患者，这种简易方法就可为其建立开放的气道。
- 清洁口腔及上呼吸道中的血液、分泌物或其他阻塞物质（图 7.8）。在伤员众多的事故中，手套是重要的装备之一，还有简易的人工吸引器。

对于出现意识障碍的患者，**要考虑到颈椎损伤的风险**，这在头部损伤患者中并不少见！不小心搬动颈椎损伤患者可能导致骨折移位，造成不可逆的脊髓损伤。对于此类患者，应尽快使颈椎保持稳定（固定）。**当气道阻塞时，必须在第一时间采取上述开放气道的抢救措施**，但必须时刻考虑到颈椎损伤的可能性。以下是基本原则：

- 打开气道时，尽量让人协助固定患者头部。
- **不要前弯颈部**，否则有使骨折移位的风险。固定头部，使颈部保持伸展，可最大限度降低风险。

后续急救处理措施：如果气道打开后，患者恢复自主呼吸，则进入方案 A。**否则**，立即执行方案 B。

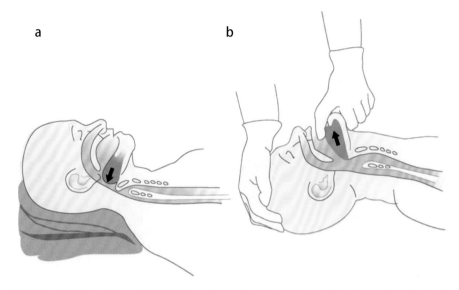

图 7.7 （a）失去意识的患者肌张力下降，可仅因仰卧、舌后坠导致气道阻塞。（b）对于此种患者，仅提颏即可开放气道。注意向前方弯曲颈部的危险——头部损伤可伴随颈椎骨折，尤其是弯曲运动可导致脊髓的移位和损伤。如图所示，可以另一只手固定头部，或由一位助手固定头部，直至颈部能以颈托等予以固定

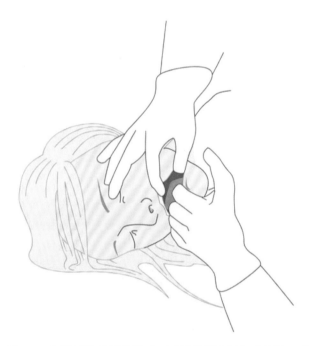

图 7.8　在无便携式吸引器时，可用手指清理上呼吸道。现场的所有医务人员都必须配备足量的一次性手套

方案 A：气道打开后有自主呼吸

即便采取上述措施后呼吸恢复情况令人满意，**也不要使患者仰卧而不予以持续观察**，否则患者可能再次出现气道阻塞。需要做到：

- 将患者置于引流（"恢复"）位（图 7.9 和图 7.10）。

- 如果患者意识水平降低，难以保持气道开放，用鼻咽通气管确保通气（图 7.11）；或怀疑有颌面部或颅底骨折时，使用口咽通气管。

如上所述，在重大事故现场，失去意识的患者置于仰卧位，因气道阻塞而死亡是最常见的死亡原因之一。在重大事故中，是不可能持续观察所有意识水平降低的患者的，因此，尽量让等待转送或进一步检伤分类的患者保持引流体位，是挽救生命的措施之一。除引流体位外，还有其他各种体位，在此仅以引流体位为例（图 7.9）——这一体位可用于心肺复苏，因此所有医务人员都非常熟悉。总体原则是，使用经过培训的体位。对于无法翻身的患者（例如某些骨折），通常以"**半引流位**"替代通常的引流体位（图 7.10）。

引流体位不仅可以大量用于失去意识的患者，还可用于重大事故中所有严重创伤患者。严重损伤患者，即便在初步评估时意识清醒，也可能出现吸气、休克伴随意识水平降低，或存在广泛的颅内血肿。

原版 ATLS 系统强调，在采取任何措施之前，所有意识水平降低的患者都需用颈托固定。如上所述，打开气道是抢救措施，必须优先进行。即便需要尽快固定颈部（最好在置于引流体位之前），但在大规模伤亡事故中，这是不切实际的：上颈托（图 7.12）需要时间、人力以及设备。作为替代方法，在打开气道时可由一位助手帮助固定头部（如

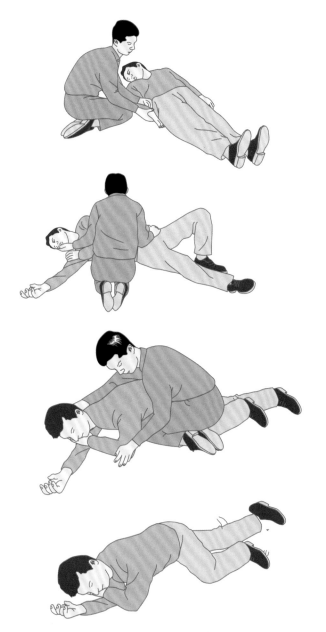

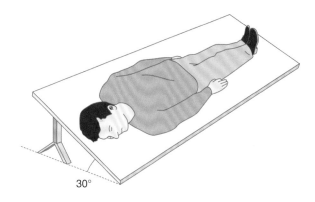

图7.10　当患者因为损伤难以或无法置于如图7.9所示体位时，可采取此种体位。患者仰卧于担架上，使担架保持倾斜位，并使患者头部偏向一侧，为气道提供引流

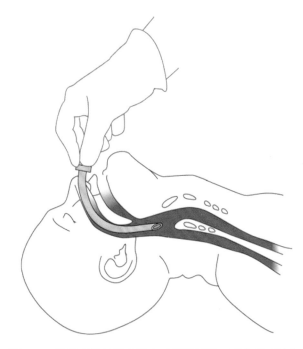

图7.9　在医务人员不足、无法进行持续监测的情况下，对失去意识或严重创伤的患者绝对不能置于仰卧位（见图7.7a）。所有严重创伤患者也绝对不可置于仰卧位：潜在的休克可伴随意识水平降低、吸气，或有未发现的头部损伤。保持气道开放和引流的体位有多种，图中所示为在大多数国家进行心肺复苏时的体位，那也是大多数医务人员熟悉的体位。总体原则是使用你熟悉的体位——不同体位的差异更多是学术上的，关键是迅速学会，正确使用！颈部最好在摆放体位前固定，但这在许多重大事故中是不现实的，最好如正文所述，运用常识并小心保护颈部

图7.11　以鼻咽通气管确保上呼吸道开放。图中所示导管直径可调整，根据患者选择尺寸（Rüsch®）。注意，怀疑存在颌面部或颅底骨折时，最好使用口咽通气管（见正文）

上所述），严格避免让颈部向前弯曲。**不要因为害怕移动颈部，而让患者冒着失去生命的危险！**

　　即便安装正确，硬质的颈托（图7.12）也不能使头部保持完全稳定。如出现明显或强烈怀疑颈椎

损伤，最好将患者置于脊柱板（图7.13）或全身真空夹板上。

　　方案B：打开气道后，患者无呼吸

　　向患者气道送气（口对面罩或气囊对面罩），检查胸廓运动，确认气道是否开放。如果仍然存在气道阻塞，可采用以下3种方法之一送气：

- 气管插管。
- 环甲膜切开术。
- 透过环甲膜进行喷嘴吹气。

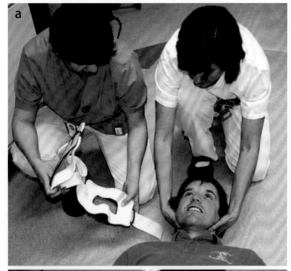

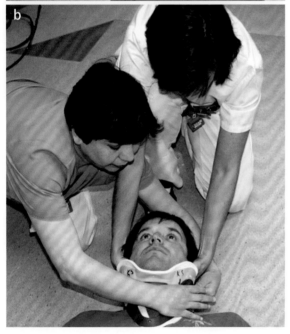

图 7.12　使用硬质颈托保护颈椎。在安装颈托时，助手托住颈部。必须使用尺寸合适的颈托，或者可按患者颈部尺寸调节大小的颈托。尽管如此，硬质的颈托也不能使颈部保持完全稳定（摄影：Karl-Ake Jansson）

气管插管

院外气管插管在"通常"情况下也被限制使用，在重大事故中更是如此。在重大事故环境下，插管很困难，耗费时间和资源，而且插管患者需要专业人员监测和转送。气管插管失败会造成延误，并进一步加重患者病情。

在重大事故现场，气管插管的唯一指征是患者有可能获救，且无任何其他手段建立气道。如果是那样，应尽快进行气管插管，且应由一直从事气管插管的医务人员进行。

气管插管的**基本原则**：

- 条件允许时，患者应事先给予 3 ~ 5 分钟氧气（通过面罩），使血氧饱和度达到 100%。
- 由助手稳定颈部，在颈部施以轻度牵引力，使头部完全保持不动——**严禁颈部向前弯曲！**
- 准备好所有所需设备，包括吸引器和药品。

借助喉镜进行口腔气管插管是第一选择方案。插管型号选择：女性 7.0，男性 8.0。插入时（如患者非深度昏迷），可使用丙泊酚或氯胺酮，并联合使用短时肌松剂。注意，使用肌松剂存在禁忌证，例如颈部损伤时，此时插管会更加困难。

因为在重大事故中的气管插管需要由经验丰富的人员操作，所以气管插管技术的详细介绍可参见创伤学和麻醉学教科书。

近年来较多应用于成人的另一种方法是**通过喉罩的快速气管插管**（见下文）。在指征明确的情况下，这种方法更快速便捷，但不适合缺乏传统气管插管经验的医务人员操作。

环甲膜切开术

以下情况可以使用环甲膜切开术（喉弹性圆锥切开术或"**紧急气管切开术**"）：

- 气管插管失败。
- 严重颌面部损伤或显著水肿（例如吸入性损伤），使得常规插管更具危险性或不可操作。
- 不具备气管插管的设备或专业能力。

此种情况下（气道阻塞），常规气管切开术（喉软骨下方气管切开）不可行，因为太耗时间。

环甲膜切开术（图 7.14 a 和 b）即在甲状软骨和环状软骨之间切开环甲膜。颈部伸展时，很容易触摸找到切开部位。由此进入气管腔距离很短，如果切口在正中线，出血的风险很小。可预备好有套管针和插管的工具包，但具备手术经验的人可以刀片或其他切割工具完成切开术。**必须横向而非纵向切开环甲膜**——纵向切口可影响喉软骨，这意味着增加喉狭窄的风险（注意与常规气管切开相区别：常规气管切开通常于喉软骨下方气管壁上做纵向切口）。可使用 5.0 至 6.0 号气管插管，但在紧急情况下可以选择任何可保持气道开放的器材。

年龄小于 13 岁是环甲膜切开术的禁忌证。针对 13 岁以下的患者，可在同一部位刺入普通静脉注射针头，即可暂时保证气道开放，也可用于喷嘴吹气（见下文）。

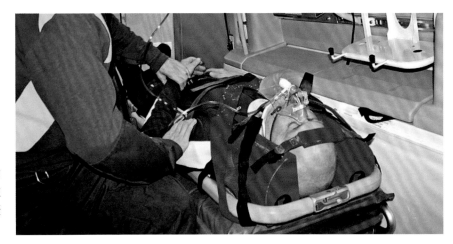

图 7.13　针对明显或怀疑颈椎损伤的患者，最好的固定方法是使用脊柱板，如今大多数救护车中都已配备(摄影：Kjell Ericsson)

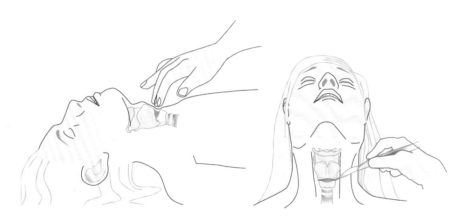

图 7.14　紧急气管切开、环甲膜切开术或喉弹性圆锥切开术。通过切开甲状软骨和环状软骨之间的薄膜（弹性圆锥）以建立开放的气道。头部向后伸展，很容易触摸到软骨之间的椭圆形窝，同时也很容易确定正中线位置。此处没有重要血管，且气道距离皮肤很近。无须高级设备，任何刀片甚至剪刀或任何可用的设备都可以使气道暂时保持开放

喷嘴吹气

　　喷嘴吹气，即于环甲膜处插入静脉穿刺针并连接 Y 形连通器（图 7.15），以 12 ~ 15 L/min 的速度供氧。吹气时间持续 1 秒，接下来是 4 秒呼气相，如此重复。为防止二氧化碳潴留，喷嘴吹气急救处理时间不可超过 45 分钟，但这仍然是争取时间的有用方法，以等待更具专业能力的医务人员和（或）设备使气道保持稳定开放。

7.5.4.2 呼吸

　　如果开放气道并确保气道通畅后，**患者仍未恢复自主呼吸**，则检查循环系统（见下文）。

　　在"通常"情况下，如果患者有脉搏且气道开放而没有自主呼吸，则意味着必须立即开始通气支持。在重大事故中，则需**停下来**并评估损伤：患者在此种情况下是否存在存活机会？持续通气支持会

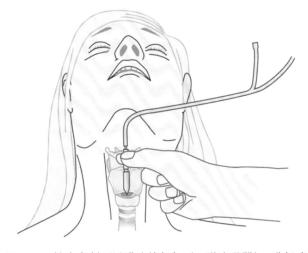

图 7.15　针头穿刺环甲膜连接氧气（Y 形连通器），进行喷嘴吹气（详见正文）。对于存在常规环甲膜切开术禁忌证的儿童，注射器（Venflon®）即可使之保持气道通畅

消耗资源，而那些资源也许更应该留给有更大存活机会的患者使用。

如果决定继续复苏，则应启动球囊面罩吸氧（10 ～ 12 L/min），并对胸部进行快速而系统的检查。

- **视诊**：穿透伤？挫伤？呼吸运动？
- **触诊**：肋骨骨折？矛盾呼吸？
- **叩诊**：血胸或气胸？
- **听诊**：呼吸音？呼吸频率？异常呼吸节律？

可造成呼吸障碍的胸部损伤

- **胸壁损伤**：多处肋骨骨折造成胸部不稳定。
- **气胸**：因为胸壁、横膈、支气管树或肺组织损伤，气体进入胸膜腔或纵隔。
- **血胸**：因为胸壁、纵隔、胸腔血管或肺部损伤，血液进入胸膜腔或纵隔。
- **肺部损伤**：挫伤、冲击伤。

胸壁损伤

单根肋骨骨折通常不造成呼吸障碍，但必须尽快识别，因为肋骨骨折可合并造成胸腔或腹腔损伤。然而，**多根肋骨骨折**——数根肋骨在两个位置折断，可导致**连枷胸**和胸廓不稳定（图 7.16）。这样的病情很严重，尽管不会立即危及生命。

诊断

- 触诊发现多处骨折（图 7.16）。部分胸壁不随呼吸运动起伏，而向反方向矛盾性地运动（"**矛盾呼吸**"）。

急救处理

- 连枷胸合并通气障碍需要通气支持。如果距离医院较远，且现场又有具备专业能力的医务人员和设备，可在转送前考虑气管插管。也可通过喉罩（后文图 7.21）通气、吸氧和镇痛。

连枷胸可合并闭合性气胸（见下文）。**在开始院前通气支持时，需观察是否存在张力性气胸的症状，如果确实合并张力性气胸，则必须立即予以处理（见下文）**。在创伤室，开始为连枷胸患者进行通气支持前，需通过 X 线检查排除气胸的情形或进行胸腔引流。

气胸

气胸是指空气漏入胸膜腔或纵隔的情形，见于胸壁的开放性损伤（**开放性气胸**），或肺部、支气

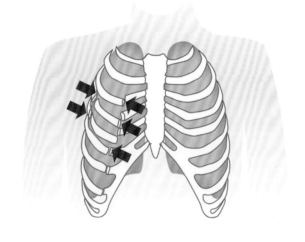

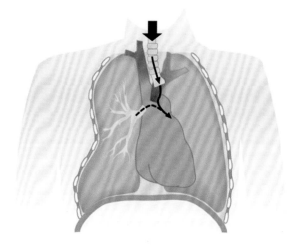

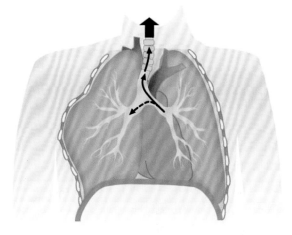

图 7.16 连枷胸。数根肋骨于两处不同位置（**箭头所示**）折断，这意味着部分胸壁不随呼吸运动起伏而向相反方向起伏（"**矛盾呼吸**"）。这会减少呼吸系统容量。大范围连枷胸会导致呼吸窘迫，因而需要通气支持才能存活。注意，伴有肺部损伤时还有出现气胸的风险

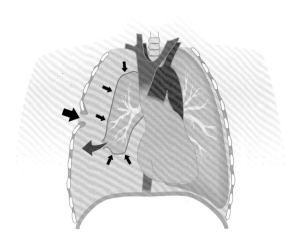

图 7.17　气胸：因胸壁损伤（**黑色箭头**）或肺部损伤（**蓝色箭头**），空气漏入胸膜腔。保持肺部舒张的胸膜腔负压减少或消失，肺组织"萎陷"，导致呼吸功能障碍

管树的损伤（**闭合性气胸**）。肺组织不舒张，反而萎陷，因为胸腔内不再有通常的负压（图 7.17）。

　　可能出现**活瓣效应**，导致气体进入胸膜腔而无法排出（**张力性气胸**）。持续漏入的气体会使胸膜腔压力增大，导致纵隔向健侧移位（图 7.18）。最终可导致纵隔静脉受压，造成循环障碍。**如果不及时、迅速地予以纠正，可立即威胁生命。**

诊断

* **开放性气胸**易于诊断：胸壁穿透伤（不要忘记检查患者背部），以及随呼吸运动而发出的吸气音 / 过水声。

　　闭合性气胸更难以诊断。如果躯体遭受严重暴力，则必须考虑是否有气胸，且常出现肋骨骨折，尤其是多处骨折。提示有气胸的表现包括：

* 呼吸音减少，或患侧呼吸运动受限。
* 叩诊患侧，出现鼓音。
* 皮下气肿（单根肋骨骨折）。
* 气道开放，仍有呼吸窘迫。
　　提示有**张力性气胸**的表现包括：
* 快速恶化的呼吸窘迫。
* 患侧没有呼吸运动，无扩张的迹象。
* 患者焦虑，吸气费力。
* 发绀。
* 心音移位，因纵隔移位。

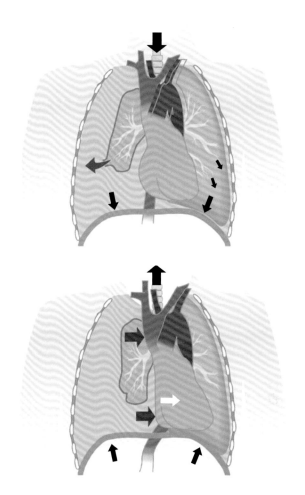

图 7.18　张力性气胸，是极为危险、可立即危及生命的气胸并发症。在肺部受损处发生活瓣效应，因此空气只进不出。在闭合性气胸（胸壁完好）中，活瓣效应可进一步增大胸膜腔内压力。纵隔被推向健侧，导致健侧通气不足。此情况最严重的后果是胸部大静脉的压力增大，导致回心血量下降，迅速造成循环衰竭。使用针头进行胸膜穿刺，紧急纠正胸膜腔压力可挽救生命

* 循环障碍，伴随脉搏加快、血压下降（后续表现）。
* 颈静脉怒张（后续表现）。

> 　　张力性气胸的最大危险并非呼吸窘迫，而是纵隔受压导致回心血量减少，最终出现循环衰竭。

急救处理

* 如果明确诊断或强烈怀疑为张力性气胸，则情况非常危急，必须立即进行急救处理，一定要在将患者转送至应急救援管理链的下一站之前

进行（如果上述临床表现非常明确）。

- 于锁骨中线第二肋间隙**使用针头进行胸腔穿刺术**。如果诊断正确，空气将由胸膜腔排出，患者会明显好转。

有足够的经验和专业能力、能诊断出张力性气胸的医务人员，也能在院前进行胸腔穿刺术。不过，这种处理仅是暂时争取宝贵时间的方法，如果不能进行长期引流，胸膜腔压力将会再次上升。因此，下一步是：

- 尽快**放置胸腔引流**（图 7.39 a 至 e），连接压力为 20 cm H$_2$O 的闭合引流装置。

在创伤室，当张力性气胸表现明显时，有经验的团队会直接为患者放置胸腔引流。在创伤室，通常也会先进行 X 线检查，不过在资源缺乏的重大事故中，X 线检查并不是必需的。

在重大事故中，疏散延迟和（或）至医院的转送时间长时，可在现场放置胸腔引流，将其与临时吸引器或海姆立克活瓣（图 7.19）相连，使空气只出不进。海姆立克活瓣也可用简单装置替代：用手术手套的手指部分，在上面剪一个孔，系在套管上（图 7.20）。

开放性气胸的最佳急救处理方法是放置胸腔引流，同时使用空气密封绷带（图 7.39 a 至 e）。**绝对要在放置胸腔引流之后再使用密封绷带，否则可能使开放性气胸变成张力性气胸**。开放的伤口可暂时覆盖**半密封绷带**，使空气只出不进。此种绷带在市场上随处可见。也可用包扎带封闭三面，敞开一面。

对于不存在张力性气胸可能的**闭合性气胸**，如果气胸量小（< 2 ~ 3 cm），可通过复查 X 线进行观察。如果气胸量较大，则需要放置胸腔引流。在创伤室中开始通气支持之前，必须先解决闭合性气胸问题，否则通气支持可使闭合性气胸变为张力性气胸。因此，较大范围的气胸必须在通气支持前放置胸腔引流。

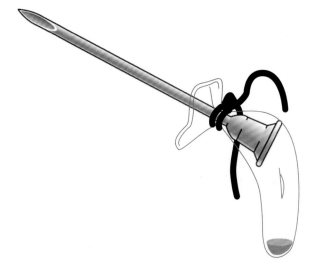

图 7.20　在没有持续吸引装置或海姆立克活瓣的情况下，可将手术手套手指部分剪下，开一小孔，系在针头上，成为"自制"的临时活瓣

血胸

血胸是指因为胸壁、胸腔内血管或器官损伤，胸腔内积血。0.5 L 以下的积血可产生轻微症状，但 0.5 L 以上则会造成呼吸功能障碍，因为肺组织受到压迫。

诊断

胸部穿透伤或严重钝性暴力伤合并：

- 循环障碍。
- 呼吸障碍。
- 患侧听诊呼吸音减弱或消失。
- 患侧叩诊浊音。

急救处理

- **院前：立即转送至医院**。血胸无法在院前阶段处理，因为引流的同时必须联合进行有效的抗休克治疗，通常（条件允许时）包括输血。

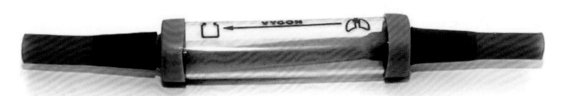

图 7.19　为纠正胸膜腔压力进行胸腔穿刺，之后必须立即放置胸腔引流，并使之与持续吸引装置相连。如果暂时没有持续吸引装置，可暂时与外部活瓣相连。图示为一简易装置——海姆立克活瓣，可保证空气只出不进

血胸的院内治疗，见下文"胸部损伤"部分的内容。

肺挫伤和冲击伤

肺挫伤可由严重的钝性创伤或爆炸（冲击伤）释放的压力波引起，损伤机制如上文所述。

诊断

肺挫伤的表现包括：

- 胸痛和呼吸窘迫，通常早期无症状。
- 发绀（重症病例）。
- 口鼻周围瘀点（少量出血），咯血（重症病例）。

严重肺挫伤也可表现为：

- 极少的或全无外部表现。
- 初期症状有限，因为初期代偿机制的作用（见上文）。

尤其是暴露于爆炸的患者，需要警惕冲击伤的风险，并观察是否存在上述症状。如果存在，则需立即进行给氧和通气支持，并立即转送至医院。

急救处理

- 早期给氧和有效通气。
- 限制性液体复苏。
- 利尿，必要时使用白蛋白，以减轻肺泡水肿。

关于院内进一步诊断和治疗，见下文"胸部损伤"部分的内容。

其他引起呼吸障碍的原因

除上述呼吸器官损伤外，还有其他原因可造成呼吸功能障碍。

- 由火灾或危险品释放的有毒气体造成的肺损伤。
- 由严重头部外伤引起的大脑呼吸中枢损伤。
- 继发于长时间循环休克和（或）缺氧的呼吸中枢损伤。
- 中毒。

通气支持指征

显示通气功能的指标之一是**呼吸频率（respiratory rate，RR）**。呼吸频率可能：

- 低（< 12 次 / 分）。
- 正常（12 ～ 30 次 / 分）。
- 高（> 30 次 / 分）。

呼吸频率低是脑缺血的指标（大脑供氧不足）。

- **急救处理**：通气支持＋给氧。检查脑部和循环功能。

呼吸频率高是二氧化碳蓄积或血氧饱和度低引起的二氧化碳潴留的指标。

- **急救处理**：通气支持＋给氧。寻找缺氧原因（循环障碍？）。

气管插管指征

创伤患者气管插管的传统指征为：

- 气道阻塞，无法通过其他方式确保气道开放。
- 因吸入高温气体和（或）有毒气体造成气道烧伤，随着水肿的加剧，存在气道阻塞的危险。必须在水肿严重恶化前确保气道开放。
- 直接肺损伤，如冲击伤后或严重肺挫伤。
- 胸廓不稳定合并呼吸窘迫。
- 意识水平降低，导致自主通气不足。
- 循环休克。
- 严重创伤，伴发呼吸、循环和代谢障碍。

对于上述第一、二项气管插管指征，不存在任何争议，同样适用于重大事故。在具备专业能力及设备时，可实施气管插管。如果不具备，则应采用上文"气道"部分介绍的其他方法。

对于上述其他气管插管指征，延迟气管插管并不会立即危及生命，因此最好由具有持续气管插管经验的医务人员操作，通常是在院内而非院前进行。现场气管插管可导致转送延迟，而在条件不具备的地方插管且失败的话，只会导致患者病情更加恶化。

对于无须立即进行气管插管的指征，可采用**喉罩**通气支持方式替代（图 7.21）。喉罩使用方法易于掌握，在常规医疗活动中气道管理经验不足的医务人员也能操作。喉罩需要有不同型号，且不适用于儿童。喉罩不能防止误吸，因此必须配备吸引器。喉罩也可作为气管插管的辅助措施（"快速通道"）。

给氧

给氧广泛适用于所有严重损伤患者，并且适用于所有循环障碍患者。在重大事故现场，需配备充足的便携式氧气瓶。因此，这也是应急准备的重要一环，并给运输和储存带来较大的压力。

7.5.4.3 循环

在确保气道和呼吸安全后，在现场控制循环，首先是对外周（桡、股或颈）动脉的触诊。颈动脉

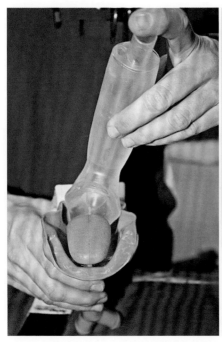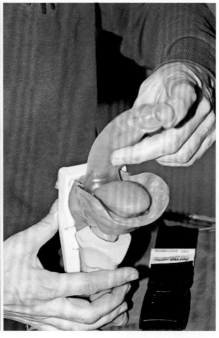

图 7.21　对于需要通气支持的开放气道患者，喉罩是很好的选择，气道管理经验不足的医务人员也很容易掌握操作方法。喉罩需要有不同型号。喉罩不能防止误吸，同时也不适用于儿童（摄影：Kjell Ericsson）

最易触诊，但必须格外谨慎，禁止长时间压迫以避免刺激迷走神经。对于低体温患者，触诊颈动脉是绝对禁忌，可导致心律失常。如果仅可触诊到颈动脉搏动，可估计收缩压（SBP）约为 50 mmHg。

脉搏消失

脉搏消失意味着心搏骤停——**除低体温外，心搏骤停在重大事故中并不少见；低体温患者循环存在时外周血管搏动也可能难以触诊**（见第 9 章）。正常体温下，心搏骤停超过约 4 分钟，则可导致不可逆的脑损害；低体温患者此时间稍长（根据体温不同而异，见第 9 章）。

如果气道阻塞，心搏骤停则可能由缺氧引起。如果损伤未明显危及后续生存，则可尝试开始初步、**短时的**循环复苏。然而，有两种例外：

- 在伤员众多的情形下，负责人员做出战略决定：在任何情况下，不对无生命体征的患者进行心肺复苏。
- 低体温患者，不合理和不谨慎的心肺复苏可造成不可逆的心律失常（见第 9 章）。

如果短暂恢复循环的尝试没有成功，则应**立即停止**，因为继续复苏会消耗更多有限的医疗资源。在现场，救活因严重创伤而陷入循环停止的患者的概率几乎等于零，在院内存活概率也很小，即便在常规医疗中，穿透伤患者的存活概率稍高于钝性暴力损伤患者。

循环休克

循环休克——**由于灌注受损引起缺氧，从而导致关键器官功能障碍**，可由创伤通过以下途径引起和（或）加剧，失血、其他体液流失（严重烧伤）、由损伤及坏死组织释放产物所致的广泛组织损伤，以及由疼痛和压力导致的儿茶酚胺分泌增加。参与此复杂过程的系统及其发生作用的途径不在本书介绍范围内，详细内容可参见创伤学基本教科书。

诊断

- 在现代医疗中，我们习惯于依赖先进的医疗设备进行生命体征的监护。在重大事故中，针对严重损伤患者的初步评估，我们不得不在不借助仪器设备的情况下做出判断。这意味着我们不得不依靠更多的临床发现，一种在现今医疗中已逐渐被遗忘的医疗技术来进行诊断。

循环休克的**临床表现**：

- 皮肤苍白、湿冷（"发汗"），尤其在外周肢端表现明显。
- 静脉部分萎陷。
- 脉搏快，继而变弱、变"细"。
- 呼吸浅、快。
- 患者表情淡漠、反应迟缓，缺氧可导致烦躁。

表7.1　基于临床数据的失血量评估

失血量比例 (%)	对应失血量 (ml，成人)	精神状态	皮肤	呼吸频率 (次/分)	心率 (次/分)	收缩压 (mmHg)
10 ~ 15	约750	不受影响	苍白	15 ~ 20	< 100	> 120
15 ~ 30	约1500	烦躁	苍白	20 ~ 30	> 100	< 120
			毛细血管充盈延迟			
30 ~ 40	1500 ~ 2000	意识不清	苍白、冰凉	30 ~ 40	> 120	< 90
			毛细血管充盈延迟			
> 40	> 2000	昏睡	苍白、冰凉 毛细血管充盈延迟	30 ~ 40	> 140	< 70

摘自 Riddez L：Bleeding and shock. In：Lennquist S（Ed）：Traumatologi. Liber，2007（获许可）

表 7.1 显示了**脉搏**（心率）随失血量增加而加快的情形。需要注意的是，10 岁以下儿童正常心率高于成人（见第 4 章），因此在检伤分类过程中应考虑到这点。如果成人脉搏超过 120 次/分，且对抗休克治疗没有立即反应，则被视为符合**循环不稳定**的指标之一。

表 7.1 也显示了**收缩压**与失血量的对应关系。然而，血压并非休克早期诊断的可靠指标。尤其是年轻患者，可在较长时间内通过血管收缩代偿失血，维持血压——一旦血压突然下降，就会迅速下降。建议遵循的准则是，"在血压下降之前发现、防止循环休克"。

在现存的一些检伤分类图式表中，也将**毛细血管充盈**作为评价循环的另一指标。用一手指按压患者甲床 5 秒，监测甲床充盈时间。如果充盈时间大于 2 秒，则脉搏视为达到或超过 120 次/分。在现场测毛细血管充盈时间并不容易，尤其是在黑暗或恶劣天气环境下。

急救处理

对于由出血引起的循环休克，最重要的步骤是尽快止血：

- 在院前处理中，控制外出血有最高优先等级。
- 内出血应尽可能在院内控制。患者必须立即转送至医院，现场不得采取任何不必要措施而延误转送。

循环休克最大的危险因素是由氧合血液灌注损伤导致的关键器官缺氧。静脉注射其他液体替代丢失的血液可暂时增加灌注，可使患者暂时获益。近年来，合成携氧溶液已应用于临床试验，可望在不久的将来应用于临床以增强器官供氧。然而，这种溶液的最大缺点是不含凝血因子。这意味着输血是控制出血后（或同时）治疗循环休克的唯一有效方式。因为很少在现场输血，所以更应尽快将患者转送至医院。

如果至医院的转送时间预期不会超过 30 分钟，则不应在现场或转送途中给予静脉输液，以免延迟转送，而且在这样短的时间内进行静脉输液也没什么明显效果。如果由于患者被困、伤员众多和（或）转送交通工具匮乏——在重大事故中很可能出现这样的情形，预期转送时间较长或从现场的后送延迟，则有必要给予院前静脉输液治疗：

- 如果患者处于严重休克状态(收缩压 < 90 mmHg 或心率 > 120 次/分，且存在休克的上述临床体征)。
- 如果患者同时存在头部损伤，且其带来的灌注损伤存在导致永久性脑损伤的风险。

关于液体复苏的方法和指导原则，见下文"院前液体复苏"部分的内容。

外出血

之所以在此处讨论控制严重外出血，是因为在 ATLS 系统中，作为预防休克的一种措施，控制严重外出血被归入"循环"部分。然而，**控制严重外出血是患者立即初步处理的重要一环，应与上述抢救措施同时进行**。

如上所述，在一些军事组织中，人们使用 **CABCDE** 流程替代传统的 ABCDE 流程，第一个"C"代表的是**灾难性出血**（危及生命的外出血必须予以控制，这是初步复苏的第一步；严重的动脉出血会使体内血量迅速流失）。

急救处理

● 第一种方法（如果可能）是在伤口近端的动脉上**直接压迫**止血；如果这种方法无效，则用手指压迫伤口或直接压迫出血源（在对损伤患者进行处理时，应始终戴手套，并且必须更换手套后再处理其他患者）。

如果出血停止，则保持压迫，直至以合适材料进行**加压包扎**（图 7.22），这种方法足以控制住大多数出血。

● 当无法采用上述措施控制出血时（例如创伤性断肢，此时动脉往往发生回缩），应使用止血带进行止血（图 7.23）。在战场上，由于加压包扎可能耗费更多时间，并使伤员流失更多血液，因此止血带通常是首选的止血方法。

在未预备止血带的情况下，可以使用能发挥类似作用的其他物品（腰带、绳索）。止血带应尽可能置于外围部位，但同时应确保动脉循环受到压迫。应隔一段时间松开一次止血带，并且尽快换为加压包扎或手术止血。

> 切勿在出血伤口处盲目使用止血钳！

一种特殊的情况是**颈动脉损伤**，此时既不能进行加压包扎，也不能使用止血带。只能用手指压迫控制出血，直至患者接受手术。

对于伴有严重出血的穿透伤，可在伤口中插入Foley 导尿管，并使其充气，以暂时封闭出血血管。多种导管都可用于该目的。

7.5.4.4 失能

在 ATLS 系统中，确保生命机能后的第一步工作是评估神经状态。这样做的理由是，头部损伤患者可能出现广泛的颅内出血且发展迅速，可能危及生命。因此，**初始并反复评估精神、神经状态**是严重损伤患者初步处理的重要一环。

诊断

● 早期并反复评估意识水平非常重要，因为意识水平的变化可能提示有颅内出血。可使用不同的量表来记录意识水平。在美国广泛使用的一种最简单的量表为 AVPU[清醒（Awake）、言语（Verbal）、疼痛（Pain）、无反应（Unresponsive）] 量表，据此患者可被分为 4 个类别：

1. 清醒（Awake，完全清醒）。
2. 言语（Verbal，对问话有应答）。
3. 疼痛（Pain，对疼痛有反应，但无应答）。
4. 无反应（Unresponsive，对问话和疼痛均无反应）。

第 3 类和第 4 类患者存在颅内出血的风险。AVPU 量表的优点是简单明了。另一方面，它无法区分对问话和疼痛给出准确反应和不准确反应的患者，而这却是检伤分类的重要依据之一。为解决这

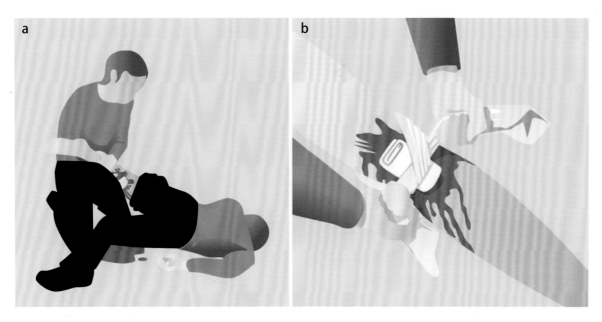

图 7.22 外部动脉出血应尽快进行控制。(a) 抬高出血部位，用力压迫伤口近端的动脉或直接压迫伤口——切勿慌忙选择止血钳！ (b) 以可用材料进行加压包扎。绝大多数外出血（包括动脉出血）都可通过这种方式得到控制

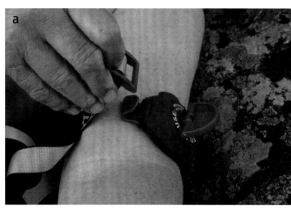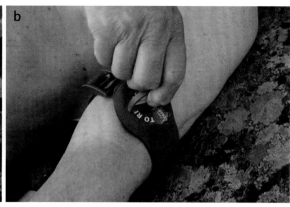

图 7.23　在某些情况下，加压包扎不足以达到止血目的，甚至无法实施，例如存在严重撕裂伤或创伤性断肢的肢体伤口，此类损伤常见于武装冲突和恐怖主义活动。在这些情况下，应使用止血带进行止血，所有此类事件的救援设备中都应配备止血带。照片为一种军用止血带。(a) 伤员可自行将止血带绕在肢体上；(b) 通过旋转旋钮，产生足够的压力止血

一问题，V（言语）和 P（疼痛）这两个类别分别被进一步细分为两个子类：

V1：对问话应答准确，可完全感知时间和空间。

V2：对问话有应答，但不准确，无法感知时间和空间。

P1：对疼痛有准确的回缩运动反应，疼痛定位准确。

P2：对疼痛有反应，但仅为不准确的伸展运动。

这种细分使 AVPU 量表变得略微复杂，但同时也为检伤分类提供了更好的依据（见下文"头部损伤"中"手术的优先顺序"部分）。

还有一种更为详细的量表，用于检伤分类排序系统中（见第 4 章），即**格拉斯哥昏迷量表**（GCS，表 7.2）。

提示存在颅内压升高的体征包括：

- **对问话和疼痛的反应不准确**。对疼痛反应不准确通常意味着预后较差。在重大事故中，对疼痛无反应（如果不是由其他原因所致）通常意味着存活机会很小。
- **瞳孔缩小**可能表示脑神经受压迫。随着受压迫程度增大，会出现**瞳孔散大、对光无反应**等严重的晚期体征。
- 如果颅内压升高伴随脑嵌顿，则其晚期体征还包括**脉搏减慢和血压升高**。值得注意的是，对于因出血而同时出现循环休克的患者，对这些体征的解读将变得困难。

对于头部损伤患者，应对其进行**反复检查**，这一点尤为重要：如果患者颅内出血范围逐渐加大，上述任何体征出现时都应及早发现。颅内血肿患者

通常会有一段症状暂时性获得改善的"无症状期"，随后症状会再次出现，这个过程尤其应注意观察（见下文"头部损伤"部分）。

急救处理

- **AVPU 量表**中的 A（清醒）类和 V（言语）类患者被视为暂时不会发生危险，但 V（言语）类患者应通过反复检查的方式进行监测。

表7.2　格拉斯哥昏迷量表

	得分
睁眼	
自动睁眼	4
呼唤睁眼	3
刺痛睁眼	2
不能睁眼	1
言语反应	
回答正确	5
回答错误	4
语无伦次	3
只能发声	2
不能言语	1
运动反应	
按吩咐动作	6
刺痛能定位	5
刺痛能回缩	4
不正常屈曲	3
不正常伸展	2
不能运动	1
总得分	3～15

- P（疼痛）类和 U（无反应）类患者通常应立即送往医院，如果可能，最好送到设有神经外科的医院。

在重大事故中，U（无反应）类患者通常预后较差，这一点在检伤分类时必须予以考虑（见下文"头部损伤"中"手术的优先顺序"部分）。在重大事故中，尽管可能无法将所有头部损伤患者都送往具有神经外科的医院，但应尽可能将他们送往那里，因为头部损伤患者在其他医院会消耗更多的资源和人力。

如果转送时间较长或存在循环障碍体征，则：

- 进行静脉输液，以维持脑灌注。
- 出于同样目的，如果可能的话，使收缩压（SBP）保持在 90 ~ 100 mmHg。

详见"不同器官系统的损伤"中"头部损伤"部分的内容。

7.5.4.5 暴露

初步评估包括对患者**进行一次快速、系统的全身检查**，以评估损伤的类型和范围。**在重大事故中，绝大多数患者都存在多发伤**，但人们往往容易关注显而易见的损伤，而忽略更危险、更需要紧急处理的损伤。

如果事故现场处于寒冷环境之中，全身检查时则只除去必须除去的那部分衣物，否则有诱发或加重低体温的风险。

在医院内，应除去患者的所有衣物，以对其全身（包括正面和背面）进行彻底的检查。对严重创伤患者进行初步急救处理的房间应温度较高，以避免出现低体温。

根据 ATLS 系统，检查时应遵循**系统的检查顺序**，依次对头部、颈部、胸部、腹部、骨盆、脊柱和肢体进行检查。或者也可以先检查躯干，因为躯干损伤通常最有可能危及生命，检查的顺序是胸部、腹部和骨盆，然后检查头部、脊柱和肢体。初步检查应在短时间内完成，更重要的是，应**根据学习和培训时规定的检查顺序完成检查**。

- 与患者进行**交流**（如果患者清醒的话）：哪里痛？感觉怎样？是否能动？
- **视诊**：是否发绀？皮肤是否被穿透？是否有淤伤？是否有血肿？是否不对称？是否存在明显移位？
- **触诊**：触诊检查，并记录柔韧性、皮肤温度和湿度，以及外周脉搏；活动肢体。

- **听诊**：检查呼吸音。是否存在血管杂音？肺野和腹部叩诊音有无异常？

不同损伤的临床体征请见下文"不同器官系统的损伤"部分内容。

> 此处给出的初步检查内容主要针对重大事故的特定损伤，这些内容或许让人觉得该项检查是一个费时的过程。然而，在现实中，初步检查时间很短（也必须短），尤其是在重大事故中，每名应急救援人员都要检查大量患者。经验丰富的医务人员可以很快发现、记录上述临床体征和症状，而接受过这方面训练的应急救援人员可以同时发现、记录大量信息。对于意识清醒且无严重生命机能障碍的患者，初步检查可在几秒内完成，而对于其他患者，初步检查可能需要几分钟，取决于是否需要同时进行复苏。
>
> 由于对初步检查过程的说明不得不以"线性方式"进行，即从 A 说到 E，所以可能给人留下如下印象：检查过程也必须严格遵循这种线性顺序，只有先完成前一步检查，才能开始下一步检查。事实上，在创伤室内，通常会有职责不同的多个团队同时开展工作。此外，院前应急救援人员也往往会分为多个团队同时开展工作。
>
> 在上述初步复苏措施中，即便一些措施可能只需花费数秒的时间，但另一些措施却可能耗费较长时间。因此，应急救援培训应按实际时间进行，这样，在重大事故应急救援中，应急救援人员才能在实际的情况下做出决定（做什么和不做什么）。

7.5.4.6 反复检查

如上所述，初步检查同时识别并消除对生命机能的威胁，且应在短时间内完成。对于严重损伤患者，此后还应进行**二次检查**，既确认初步复苏的效果，又通过持续监测生命机能，对患者进行更为彻底的系统检查。

除了进行最初的两次检查之外，此后还应经常性地对患者进行**反复检查**。严重创伤的局部反应和全身反应的发展是一个动态过程，因此在整个管理链中，都应持续监测患者的情况！

7.6 现场检伤分类

第 4 章已阐述了现场检伤分类的原则。现场检伤分类与初步处置之间具有如下联系：

1. 在进行前文所述的初步处置之前，首先需要进行**初次检伤分类**，目的在于：
   - 评估、挑选出**无须**接受现场复苏和**无须**由救护车从现场转送的伤员。
   - 针对**需要**接受现场复苏或由救护车从现场转送的伤员，优先采取以下措施：
     —在现场进行初步处置并进行二次检伤分类，或者
     —进行复苏并立即用救护车从现场后送。

   对于初次检伤分类，以基于伤员身体状况的一些简单指标构成的一套系统（"**生理学检伤分类**"），比如初筛**检伤分类**（triage sieve，第4章），即可满足要求。初次检伤分类可迅速完成，当医疗经验丰富的人员不足时，可由医疗经验有限的医务人员进行。

2. **二次检伤分类**在初步处置和复苏之后进行，目的是按照前述原则，重新评估优先等级。二次检伤分类通常由负责初步处置的团队进行。

   二次检伤分类需要采用一套具有更强辨别能力的检伤分类系统，比如排序**检伤分类**（triage sort），这是一种基于修订版创伤评分的生理学检伤分类系统（第4章）。如第4章所述，一套基于生理学标准的检伤分类系统的优点是，即使是临床经验有限的医务人员，也可以使用这套系统。然而，针对创伤患者，使用生理学检伤分类系统却存在以下弊端：
   - 它可能造成**过度检伤分类**，比如对存活希望不大的重伤员，只要还有生命迹象，就可能被赋予更高的优先等级，从而消耗医疗资源，而那些医疗资源原本应该用于其他存活希望更大的患者。在二级重大事故中，这种过度检伤分类的情形尤其可能出现。由于医疗资源有限，伤员众多，因此一些通常情况下能够得到救治的伤员也无法得到救治。
   - 它也可能造成**过低检伤分类**，比如一些可能危及生命的损伤，但表现出的初期症状只是轻度至中度：
     —肺冲击伤，由于肺内分流和其他代偿机制的作用，一开始患者身体状况可能并未表现出异样。
     —腹腔内出血性损伤，即便是进行性出血，初期表现出来的症状仍然可能较轻。

   尤其在二级重大事故中，应由经验丰富的人员进行二次检伤分类，可以完全根据损伤的解剖学机制进行，也可以先进行生理学检伤分类，再考虑患者的解剖学发现，比如存在不同损伤的潜在危险、伤员的存活机会。

3. **对于处于监护状态下等待转送的患者，应持续反复评估**其优先等级。检伤分类是一个动态而非静态的过程，需不断根据患者的病情和可用资源进行调整。如果可能，反复评估应重点关注损伤特点，从而实现转送交通工具的最有效利用（见下文"转送的优先顺序"部分内容）。

7.7　关于继续院前急救处理的决定

关于现场急救处理的目标，以及如何在"即刻转送"与"就地抢救"之间取得平衡，已在第3章进行阐述。如何决策须视实际情况而定，在某个特定情况下是正确的决策，而在另一情况下也许就是完全错误的思维。**一条基本原则是：患者不得在现场无故滞留，越早转送越好**。如果转送交通工具足够，且至医院的转送时间较短，则现场的急救处理应仅限于必须在转送前进行的救命措施。然而，在重大事故中，由于疏散费时、伤员过多以至于转送交通工具不足，以及（或）事故现场距离医院较远等，因此有必要扩大现场的院前急救处理范围，针对损伤患者采取一些通常情况下在现场限制使用的急救处理措施，比如：
- 通气支持和给氧。
- 气管插管或环甲膜切开术。
- 静脉输液治疗。
- 对张力性气胸进行减压。

这就要求现场有经验丰富的人员，而且**比起是否有能力采取上述急救处理措施，或许更重要的是他们是否有能力做出正确的决策：该做什么和不该做什么**。针对重大事故的医学应急救援培训必须包含决策方面的培训，应让学员明白其所做出的决定会产生的影响：对时间和资源的消耗，以及决策对患者个人结局的影响。

7.8　院前液体复苏

关于院前液体复苏的适应证，见前文"初步处理"中"循环"部分的内容。

7.8.1　血管通路

在院前建立**静脉通路**时，最好能开通两路（越短越粗越好），并选择上肢静脉进行穿刺。如果伤员存在躯干出血的情况，则下肢输液的作用有限。如果是穿透伤，伤口不得位于静脉导管和心脏之间。对于有经验的医务人员，颈外静脉是建立静脉通路的另一个选择。中心静脉通路不适用于院前急救，甚至不适用于"常规"创伤治疗。

如果难以建立静脉通路，可进行骨髓腔内输液，可以使用电池式电动骨内输液钻（如今许多救护车都配备了）在胫骨或肱骨近端进行穿刺（图7.24），或者使用胸骨骨穿输液器。一些军事组织会使用一种特殊的骨穿枪，但对于经验不足的医务人员而言，使用这种骨穿枪的难度太大，风险太高。在设备匮乏的情况下，可以仅使用带把手的手动骨穿针。**骨内通路不适用于高渗溶液。**

7.8.2　各种液体：优点和缺点

有多种液体可用于休克患者暂时性或补充性容量替代治疗：
- 等渗晶体溶液。
- 高渗溶液。
- 人工胶体溶液。

等渗晶体溶液可以在短时间内有效扩充血容量，提高心输出量和器官灌注（但无法为组织供

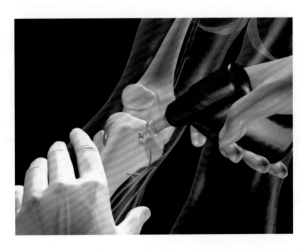

图7.24　当建立静脉通路有困难时，可选择进行骨髓腔内输液。将骨穿针钻入骨内，然后可将其与输液管直接相连。最常用的穿刺位点为胫骨近端，另一个穿刺位点为肱骨近端。在转送期间，骨穿针也同样安全（VIDACARE/IM-medico，获许可）

氧）。但是，输液后1小时，只有大约1/3的输入液体会存留在血管内，这意味着必须输入失血量3倍体积的液体才能恢复灌注。等渗晶体溶液的优点是储存时间很长且极少引起不良反应。最常用的等渗晶体溶液是**乳酸林格液**，其成分与血浆中的电解质非常相似。

高渗溶液含有更高浓度的电解质，因此渗透压也更高，这使得其具有更强的扩容能力：250 ml高渗盐溶液就能产生与2～3 L等渗晶体溶液相同的容量替代效果。尽管理论上是如此，却尚无临床试验证明高渗溶液优于等渗晶体溶液。高渗溶液的缺点是储存时间较短，成本较高，并且不适用于骨髓腔通路，而骨髓腔通路在院前液体复苏中使用越来越广泛。但有一种情况应考虑使用高渗溶液，即患者**同时存在头部损伤**时，此时最重要的是保持脑灌注和最大限度减少血管外水肿的发生。最常用的高渗溶液是**高渗盐水7.5%**氯化钠溶液。

人工胶体溶液会使组织间隙和细胞内的液体转移至血管内，进而起到扩充血容量的作用。它的缺点是会引起不良反应（可通过加入抗免疫反应成分来缓解），且成本较高，储存时间较短。至于高渗晶体溶液，迄今为止尚无临床试验证明其优于等渗晶体溶液。

上述这些溶液的实例包括 Dextran®、Macrodex®、Voluven® 和 Venofundin®。此外，还有一种晶体液和人工胶体液的混合溶液，如 Hyper-Haess®（基于羟乙基淀粉）和 Rescue-Flow®（基于葡聚糖）。250ml 这种混合溶液就相当于 3000 ml 晶体液。

7.8.3　在重大事故中的液体使用指南

在重大事故中，院前静脉输液的适应证在前文"循环"部分已进行阐述。

尽管在某些地区，**液体的选择**一直是一个争论不休的话题，但大部分观点认为，在需要输液的情况下，成人应首先接受**2000 ml 晶体液的快速输注**（如乳酸林格液，是重大事故中一线最常备的液体，例外情况见下文）。相应的儿童剂量约为 20 ml 溶液/kg 体重。不首先输注晶体液的情况如下：
- 同时存在**头部损伤**，此时最重要的是防止组织水肿进展。若有高渗溶液，可考虑使用（见下文）。
- **战伤**的急救处理。在战场上，出于后勤方面的原因，一些军事组织会首先选择使用高渗溶

液——在容量替代效果相同的情况下，所需高渗溶液的量大大小于晶体液，因而高渗溶液的携带负担小（见第 14 章"战斗伤员管理"）。

在开始输液前，应尽可能将输注液体加温至 **39℃（102℉）。在寒冷环境（室外温度低于室温）中，如果不具备同时为输液袋和输液管保温的条件，则不应进行静脉输液。每一个院前急救队都应配备此类保温设备。**在寒冷环境中，液体温度会迅速下降，而输注寒冷液体则可能诱发低体温，对创伤患者造成伤害（见第 9 章"在寒冷、潮湿环境中发生的事故"）。

输液的目的是使收缩压（SBP）保持在 80 ~ 90 mmHg。**不合理或无限制性输液使血压高于这一范围，则存在诱发出血或再次出血的风险。**

在重大事故中，建议遵循所在组织的常规做法。如果晶体液是唯一可用的液体（在重大事故中可能就是这样的情形，无论在常规医疗中是否有其他液体），则使用晶体液作为紧急措施。但需谨记：持续大量输注晶体液可能对凝血系统造成损害。

需要尤其关注**头部损伤**。头部损伤本身极少导致循环休克，但严重出血的创伤患者可能同时存在头部损伤的情况。对于颅内压不断升高的头部损伤患者，最重要的是通过维持足够的平均动脉压，来维持脑灌注和供氧。此外，还应防止出现组织水肿。组织水肿是使用低渗液体（如某些晶体液）进行容量替代治疗时出现的一种负面效应。对于头部损伤患者而言，如果接受手术的时间延迟，则应考虑联合使用高渗溶液和胶体液（如果有）来维持灌注。

7.9　院前止痛

在院前急救中，对止痛的需求并不像一般认为的那么高。在刚受到创伤后，患者通常会经历一段相对的痛觉缺失期：一方面是因为创伤发生后体内内啡肽分泌会增强，另一方面是因为伤肢的肌肉收缩会不同程度地出现延迟。在事故现场为患者止痛时，一定要充分考虑其损伤类型。

止痛的副作用，如通气障碍、血管扩张以及缺氧和低血压的加重，也使得严重创伤患者被限制使用止痛药物。但是，在确有必要的情况下，比如被困患者的解救本身就可能带来痛苦，仍然应该采取相应的止痛措施。

对于明显休克或可能处于休克状态（所有严重受伤者）的患者，应尽可能通过静脉给药的方式止痛。如果通过其他方式（口服给药、皮下给药、肌内注射）止痛，对于存在循环障碍的患者，起效太慢，产生的效果也不好，并且多次注射的药量会蓄积在给药部位，在循环改善时才被释放入血，可能抑制呼吸通气。

所使用的药物需既有止痛效果，又尽可能不对通气产生抑制作用。建议采用小剂量重复给药方式，而不是一次性大剂量给药方式。应根据患者的年龄、体重、循环和呼吸情况以及损伤类型确定给药剂量。例如，可通过静脉缓慢给予硫酸吗啡 2—2.5—5—10 mg 直至疼痛缓解。

如在解救过程需要获得更完全的止痛效果，具有麻醉专业能力 / 经验的医务人员可以按 0.25 ~ 0.5 mg/kg 体重的剂量使用**氯胺酮**。对于头部损伤患者是否使用氯胺酮，目前仍存争议：一些观点认为头部损伤是使用氯胺酮的禁忌证，但也有观点认为在患者同时存在循环休克的情况下，这种做法非常有用，它有很多好处。对于损伤患者而言，确保循环总是第一要务。

在一些国家，在现场和转送途中会使用 Entonox（The Linde Group）或 Medimix®（一种由 50% 氧气和 50% 氧化亚氮组成的用于吸入性镇痛的混合气体）止痛，尤其是对严重烧伤患者。

7.10　损伤肢体的院前固定

7.10.1　转送前正确固定的重要性

在由物理创伤造成的重大事故中，肢体损伤几乎总是占大多数，比例通常为 60% ~ 70%。尽管肢体损伤（只有少数例外）不会危及生命，但初步处理不当也可能引发局部并发症和严重的系统性并发症，进而危及生命。因此，对损伤肢体进行正确的初步处理是创伤初步处理中的重要一环。

未在转送前正确固定骨折肢体可能导致以下情况：

- 移位或加重已有的移位。
- 皮肤和软组织的继发性损伤，严重时可导致闭合性骨折转为开放性骨折。
- 水肿，进而可能对血管和神经造成继发性伤害。
- 持续疼痛，可能诱发或加重休克，以及出现创伤的系统性反应。

- 损伤组织持续释放一些物质，同样造成上述伤害。
  因此：
- 移动骨折患者时，总要考虑其损伤状况。
- 除非已对骨折患者采取适当的固定措施，否则不得进行转送。

7.10.2　开放性骨折

尽量减少伤口的污染。尽快剪开衣服并用无菌敷料覆盖伤口。为了进行正确固定，可能需要将外露的骨折端纳入伤口。如果存在这种情况，应将其明确记录在检伤分类卡上或以其他方式记录下来。

7.10.3　闭合性骨折和移位

在人体刚刚遭受创伤之后，肌张力会下降，这段时间通常会持续 10 ～ 30 分钟，随后疼痛会使肌肉开始收缩。在肌张力下降的这段时间内，医务人员几乎不用采取任何止痛措施即可对患者的严重移位实施复位，当然，前提是实施者具备丰富经验且操作正确。而在这段时间结束之后再进行复位，则需使用止痛药，或许还需使用肌松剂。

7.10.3.1　固定前复位的原则

固定前复位的目标**并非**是对移位进行精确的解剖学复位，而仅仅是为了进行正确的固定而已：
- 移动时应缓慢、谨慎，同时持续关注患者的反应（如果患者处于清醒状态）。应与患者相互配合。
- 保持对肢体持续有力的径向牵引，这样可以防止骨折端相互挤压或挤压周围组织。应始终有助手配合，助手应对肢体进行反方向牵引（图7.25 a）
- 首先消除成角移位，然后消除旋转移位（图7.25 b）
- 保持有力牵引（图 7.25 c），直至肢体被置于夹板中（此操作最好由第三人进行）。

7.10.3.2　固定的原则

固定：
- 应包括骨折处两端的关节在内（似乎不言而喻，但出于某些原因，这一点常常被忽略）。
- 一定不要造成皮肤损伤（小心包扎！）。

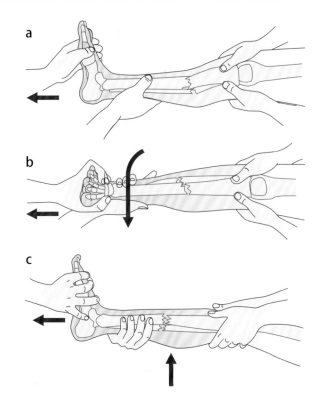

图7.25　骨折严重移位的复位原则。复位时应有助手，由助手小心地固定和牵引肢体。缓慢移动，注意患者的反应。在复位时如果患者完全感觉不到疼痛或仅感觉到轻微疼痛（在创伤刚发生后的一小段时间内这是可能的），则其他组织损伤的发生风险会降低。首先消除成角移位（a），然后消除旋转移位（b）；由第三人用夹板进行固定时，应持续保持牵引（c）

- 一定不要影响外周循环（在转送途中应检查外周循环情况！）。

7.10.3.3　各种骨折的处理原则

踝关节

伴有踝关节移位的闭合性踝关节骨折会因皮肤坏死而迅速转为开放性骨折。尤其是完全移位，应始终先进行复位，然后才能进行远距离转送。如果伤员刚受伤不久，复位是比较容易的，且无须麻醉。用小腿夹板进行固定（图 7.26）。

下肢

如图 7.25 a 至 c 所示，应对整条腿（包括踝关节）进行复位。可通过同时将两个简易夹板连接起来（图 7.26）或使用真空夹板（通常救护车上配备）（图 7.27）进行固定。

膝关节

使用带有轻度弯曲的"全腿"夹板（上述）对

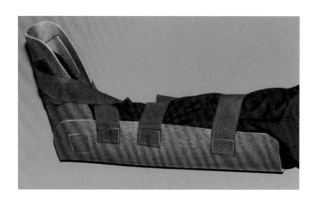

图 7.26　一种用于固定肢体的扁平状简易夹板，侧面可弯曲，且可用绷带固定。两个夹板连接起来就成为整个肢体用夹板，在出现胫骨骨干骨折时就需要整个肢体用夹板。这种夹板成本低廉，可大量储备，如储存在营救部门，在发生重大事故时就可运往现场（毕竟在此类事故中大约 70% 的伤员都存在肢体损伤）（摄影：Karl Markluna）

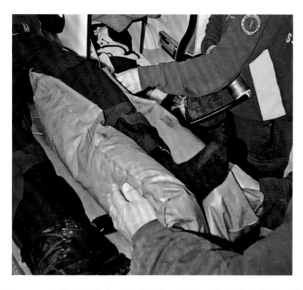

图 7.27　多数救护车都会配备用于骨折固定的真空夹板。真空夹板比较占空间，不太适用于重大事故。如果使用真空夹板，则充气时应谨慎，因为充气过多可能造成皮肤损伤（摄影：Kjell Ericsson）

骨折进行固定。严重暴力造成的膝关节移位可能造成血管损伤。应密切观察患者的末梢循环，一旦怀疑有血管损伤，应立即转送。

股骨

股骨骨干骨折通常由严重暴力所致，且常伴有广泛的软组织损伤。即使没有大血管损伤，周围的软组织也可能失血 1 ~ 1.5 L，而没有明显的外部创伤。由于肌肉收缩，手法复位通常难以进行。唯

一有效的固定方式就是使用牵引夹板（图 7.28 至图 7.30）。也可以采用全身真空夹板，不过效果要差一些。

由于严重暴力引起的股骨骨折常伴有广泛的组织损伤，患者发生系统性创伤反应的风险较高，因此应优先转送，其优先等级高于其他闭合性骨折患者。

髋关节

老年患者在遭遇轻度至中度暴力时通常会发生**股骨颈骨折**。典型症状为腿部缩短和外旋。采用普通担架即可进行固定，这些患者的转送优先等级较低。

然而，严重暴力会造成**髋关节脱位**，这在重大突发事件中并不少见。腿部可能在内旋时缩短（后脱位），外展时外旋（前脱位），或者缩短并固定在中间位置（中心脱位后进入髋臼内）。对于后脱位和前脱位，由于存在发生永久性神经损伤的风险，应尽快进行复位。复位时需要进行全身麻醉，因此此类患者转送医院的优先等级相对较高（虽然没有生命危险，但存在发生永久性失能的风险）。

骨盆

尽管骨盆仅部分属于肢体，但转送前的骨盆固定是一个非常重要的（在某些情况下甚至是救命）程序，所以在此讨论。根据临床经验，骨盆固定往往被忽略或遗忘。

骨盆应被视为一个由若干部分组成的圆环：骶骨、左侧髋骨和右侧髋骨，髋骨后方与骶髂关节相连，前方则与耻骨联合相连。如果这个圆环中只有一个部位断裂，则各部分仍然能结合在一起（这种骨折属于**稳定型**）。如果这个圆环中有两个或两个以上部位发生断裂，则这个圆环上的两侧髋骨可能错开（这种骨折属于**不稳定型**）。根据骨折类型的不同，这种不稳定性可能是垂直方向上的，也可能是水平方向上的。

稳定型骨盆骨折属于轻伤，极少伴有其他器官损伤，除担架外无须采取其他固定措施，因此此类患者的转送优先等级低。

但是，**不稳定型**骨折由严重暴力引起，通常伴有周围组织和器官，比如大血管、泌尿生殖系统和胃肠道的损伤。即使不存在大血管损伤，也往往会出现骨盆静脉丛大出血，发生休克的潜在风险非常高。此类患者在转送前必须先进行有效固定，原因如下：

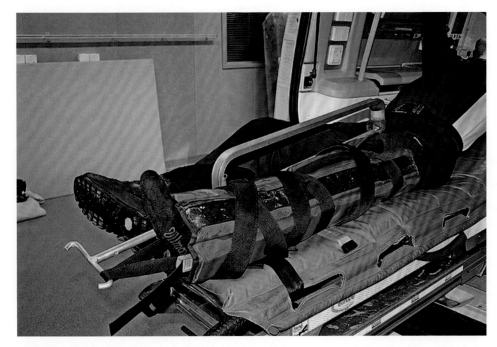

图 7.28 要对股骨骨折进行有效固定，则必须进行牵引。为此，人们开发出数种不同的装置，不同的救护车急救机构使用的此类装置也不尽相同。图示的 Quicksplint® 即为其中一种，牵引可用可不用，且可用于双下肢骨折。扶手的设计便于抬起伤员。注意足部的牵引装置（摄影：Kjell Ericsson）

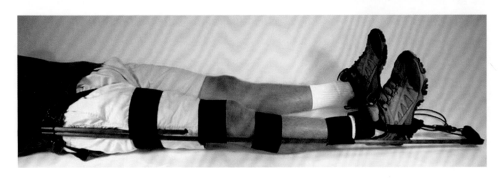

图 7.29 美国陆军使用的 CT-6 Carbon Traction Leg Splint®，轻巧，野外携带方便，可对牵引程度进行精确调整（Fare Tec 公司，Painesville，俄亥俄州，获许可）

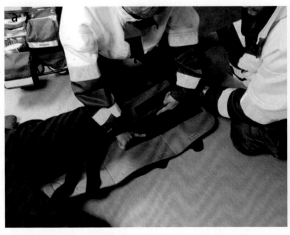
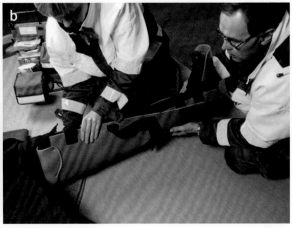

图 7.30 该图展示了如何将两个图 7.26 所示的扁平状简易夹板做成牵引夹板（Holmström 夹板）。简易夹板上附有胶带（burdock tape）。在牵引夹板匮乏的情况下，这是一种廉价的替代方案。尽管这种方法无法实现同样有效的精确牵引，但至少比完全没有牵引好（来源：Centre for Education and Research in Disaster Medicine & Traumatology，Linköping，Sweden，获许可）

- 压迫左右两侧髋骨，使之靠拢，这个操作本身就是一个止血步骤，可能挽救患者生命。
- 不先进行有效固定就对不稳定型骨盆骨折患者进行转送，可能引发或加重邻近器官的损伤。
- 此外，不固定还会使患者感受到剧烈疼痛，而且损伤组织释放的物质会诱发或加重休克以及对创伤的系统性反应。

诊断

- 要在现场鉴别是稳定型还是不稳定型骨盆骨折并不容易（明显移位的严重情况除外），这需要一定的经验。如果骨折由严重暴力比如高速碰撞引起，则当骨盆环有两个以上部位存在触诊压痛时，应首先怀疑为不稳定型骨折。此外，在（轻轻）向两侧牵拉左右侧髋骨时，若存在疼痛反应，则也说明是不稳定型骨折。

处理

- **不稳定型骨盆骨折的唯一正确固定方式，是压迫左右两侧髋骨，使之靠拢**。每辆救护车都应配备专门为此而设计的束腰带（图 7.31 a 和 b）。如果没有此类设备，作为一种紧急措施，可以使用布单将左右两侧髋骨紧紧裹在一起。有些地方习惯上会使用全身真空夹板来固定不稳定型骨盆骨折，但其压迫效果并不理想，仅可作

为转送过程中的一种辅助措施。

肩

对于锁骨或肩关节骨折，固定方式很简单，只需使用吊带（臂吊带）固定手臂，或用衣服使手臂紧贴住身体即可（图 7.32）。如果可能，应在肌肉收缩开始前尽早对**脱位**进行复位。复位方法很简单，可在现场进行：患者仰卧位，首先纵向牵引手臂，然后进行外旋、外展和内旋，最后按上述方法进行固定。如果一次复位未成功，切勿重复尝试。

上臂

肱骨近端或远端骨折往往伴有发生血管损伤的风险，因此必须检查外周循环。如果存在血管损伤，则应给予高优先等级。如果不存在血管损伤，则用吊带将手臂固定在身前或如图 7.32 所示进行固定即可。

肘关节

对肘关节骨折的处理可参照上臂骨折的处理，并检查外周循环。与肩关节脱位一样，在创伤刚发生不久，肘关节脱位通常也很容易进行复位：将患者肘关节屈曲成 90°，由助手沿下臂方向纵向实施牵引，抓住手沿肘关节旋转，同时复位者以拇指向前按压鹰嘴。

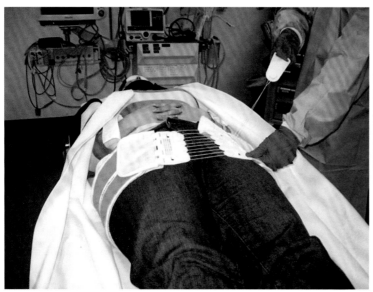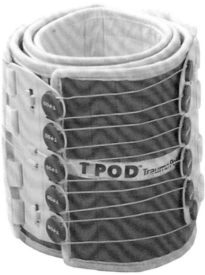

图 **7.31**　骨盆带 T-pod（Pyng Medical，Richmond，Canada，获许可）。此类骨盆带在使用时须进行调整，以压紧骨盆环。骨盆带是在转送过程中固定不稳定型骨盆骨折最有效的方式。如果没有骨盆带，也可以用布单紧紧包裹住骨盆环，这也是相当不错的固定方式

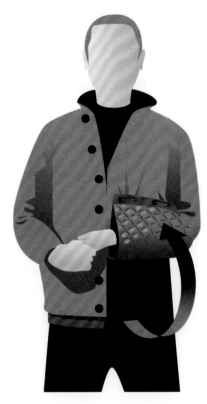

图 7.32　上肢骨折的固定可以简单地用损伤患者的衣服来进行

前臂和手

在前臂和手骨折中，血管和神经损伤相对比较罕见，因此复位可以等患者到达医院以后再进行。在医院里，复位操作可以在 X 线下进行；如果复位效果不理想，还可以考虑实施手术。在转送过程中可如图 7.32 所示进行固定。

7.11　转送的优先顺序

有时候可能有必要根据标准化的检伤分类图式表进行检伤分类。但是，只要医疗条件允许且时间宽裕，就应根据特定损伤的潜在临床过程确定转送的优先顺序，从而实现转送交通工具的最优化利用。

一般而言，复苏、急救处理效果良好的患者可以等待转送，而对复苏、急救处理无反应的患者则应持续赋予高的优先等级。**不过，对于明显或疑似存在内出血的患者，即使他们在现场的急救处理有效，也应赋予高的转送优先等级。**

优先等级最高（立即转送）

- 在现场无法解除对气道的威胁。
- 通气障碍，需要立即获得通气支持。
- 张力性气胸，如果现场无法进行减压。
- 严重循环休克患者（心率 > 120 次 / 分，收缩 < 90 mmHg）。
- 躯干穿透伤。
- 躯干钝性伤，怀疑伴有内出血（包括不稳定型骨盆骨折）。
- 头部穿透伤[1]。
- 头部损伤[1]，伴有明显的颅内血肿扩大迹象。

优先等级高（紧急但可稍等一段时间）

- 长骨开放性骨折。
- 挤压伤（骨筋膜室综合征）。
- 血管损伤，伴有外周循环障碍。
- 严重多发伤。
- 其他循环和呼吸障碍患者。
- 全层烧伤面积 > 30%[1]。
- 低体温，体温 < 28℃（现场可能测定体温时）。

优先等级低（可以等待）：

- 闭合性骨折（例外：不稳定型骨盆骨折、严重钝性伤所致股骨骨折）。
- 肋骨骨折，无呼吸障碍且无内出血可能。
- 脊椎损伤。
- 眼部损伤。
- 外伤和软组织损伤。
- 烧伤面积 < 30%。
- 低体温，体温 > 28℃（可以测定体温）。

期待（治愈希望渺茫）的患者，在二级或三级重大事故中，这些患者应先不进行转送，以将转送交通工具留给那些存活希望更大的患者）：

- 开放性头部损伤，且格拉斯哥昏迷评分（GCS）< 8、呼吸频率（RR）< 10 次 / 分、瞳孔散大，或者子弹穿透双侧半球。
- 头部钝性损伤，且对疼痛无反应或反应不准确、瞳孔散大，或者呼吸频率（RR）< 10 次 / 分。
- 烧伤，全层烧伤面积 > 60%。

---

[1] 在二级和三级重大事故中，此类患者可被归为"期待"（见下文）。

7.12 转送

伤员转送原则，包括转送工具、设备、人员的专业能力，以及伤员在医院间精准分配的方法学等内容，已在第 3 章阐述。

这里应再次强调的是，在患者转送途中，急救处理不应中断。在将患者转送至医院的途中，应持续对患者进行监测、急救处理和优先顺序的重新评估，而将患者移交给医院工作人员也是转送的重要一环，在这一环节中，院前阶段的关键信息都应转交给医院工作人员并由其记录下来。如第 3 章所述，现场和转送过程产生的记录文件都应附在患者的医院病历上。

7.13 院内的初次检伤分类和处理

7.13.1 抵达医院时的初次检伤分类

院内伤员接收和初次检伤分类的基本原则已在第 5 章阐述。

需再次强调的是，检伤分类是一个动态而非静态的过程，因此在救治链中的各个环节，都应对患者的优先顺序进行重新评估。在现场或在转送途中适用的优先顺序可能并不适用于后续治疗。院内初次检伤分类工作在一个已准备好接收大量伤员的开放空间内，应由有经验的人员快速完成（见第 5 章）。必要时可分成数条平行的路线进行，以免发生拥堵。院内初次检伤分类的目的包括：

- 将非重伤员（潜在的非卧床病例）与重伤员（需要复苏，或可能需要手术或住院治疗）分开。
- 确定重伤员接受待命创伤团队 [改良创伤团队或 **"重大事故复苏**（major incident resuscitation, **MIR）团队"**] 治疗的优先顺序。

7.13.2 重大事故复苏团队

7.13.2.1 背景及目标

组建这一团队的理由包括：

- 重伤员需要由一定人数的有资质的医务人员来进行初步处理，以避免在这一阶段死亡和出现并发症，同时也要最大限度减少在急诊室的停留时间，这一点在重大事故中非常重要。

- 在大部分重大事故中，不可能像在"常规"医疗中一样，调拨同等人数的医务人员对重伤员进行初步处理。
- 因此，为了找到平衡，我们必须组建由最优秀的医务人员组成的复苏团队，同时又不过多消耗人力资源。

在常规医疗中，严重创伤患者通常由专门的**创伤团队**负责治疗。在创伤患者多的医院，如大型创伤中心，创伤团队由专门负责治疗创伤的医务人员组成，因此创伤医务人员不仅训练有素，而且经验丰富。而在其他医院，创伤团队则由同时负责其他工作的医务人员组成，他们可能来自外科、麻醉科或急诊科。创伤团队通常由 6 ~ 8 名有经验的医务人员组成，每个人都有特定的职责，例如：麻醉小组（医生和护士）位于患者头部附近，确保患者的气道开放和通气；另一个小组（通常是急诊护士）负责建立血管通路和采集血样；另有一名医生负责暴露；一名护士负责记录；而团队的"队长"（通常是一名外科医生）则位于离抢救台一定距离的位置，负责针对进一步检查和急救处理做出决定。为了创伤团队能与其他专科医生（骨科医生、神经外科医生、放射科医生）有效沟通，在一些医院，这些专科医生通常都包括在创伤团队内。

除大型创伤中心外，很少有医院能够在短时间内组成 2 ~ 4 个创伤团队，而对于大部分重大事故来说，这样的团队数量是不够的。另一方面，在院内，指定单独 1 名医生（或加上 1 名护士）来负责严重创伤患者的初步处理，也是对资源的错误利用。

7.13.2.2 重大事故复苏团队（MIR）的组成

MIR 团队至少由 4 人组成，通常是两名医生和两名护士，其中至少应有 1 名医生具有创伤方面（外科或骨科、麻醉科或急诊科）的临床经验，且至少应有 1 名护士具有创伤、麻醉或急诊方面的工作经验。4 人中应有 1 人负责气道和呼吸，1 人负责血管通路、采血和静脉输液，1 人负责记录（创伤记录），1 人负责暴露（进行彻底的全身检查）。

应有 1 名团队成员被明确指定为**团队领导**或**"队长"**，并有明显的身份标识（佩戴臂章或标识牌），由其负责对检查、急救处理、行动计划和优先顺序做出决定。应由 1 个或多个机动麻醉小组，以及（如果有）1 名或多名神经外科医生和放射科医生作为共同资源，为 MIR 团队提供支持。

应由 1 名高级临床医生（在 1 名高级护士的协

助下）**负责协调和管理所有这些团队**，他们均不实际参与患者的处理。

医院接到警报后，在**准备阶段**的一项重要工作是任命以下人员：

- 负责协调 MIR 团队的人员（高级临床医生和护士）。
- 团队领导者。
- 组建团队，根据上述要求调动可用人员。

接下来，团队领导者的任务是准备好自己团队的工作区域，为团队成员分配任务，并重申团队的工作策略。

7.13.2.3　MIR 团队的职责

MIR 团队的职责包括：

- 在医院内对重伤员进行初步处置，包括继续按照院前阶段原则进行初步检查和复苏。此外，可根据院内资源状况，适当增加一些处理措施。
- 确定进一步要采取的处置措施及其**优先顺序，并在行动方案中**明确说明。
- 将患者移交给创伤救治链的下一个环节。

最后一项职责会消耗团队一些时间，但必不可少。举例来说，1 名正在接受通气支持和（或）液体复苏的患者就不能由 1 名不具备医疗技能的护工来负责转送。此外，MIR 团队需要将患者的所有相关信息通报给创伤救治链下一个环节的人员，这一点也非常重要。

7.13.2.4　时间的重要性

伤员太多时，急诊科很容易变成一个制造拥堵的"瓶颈"。为防止出现这种情况，可采取以下措施：

- 组建尽可能多平行的 MIR 团队（同时需要事先划定工作区域）。
- 尽可能减少在每名患者身上花费的时间，只做绝对必需的复苏和决定。

在常规创伤治疗中，患者在创伤室内的停留时间普遍认为不应超过 15 分钟（**循环功能不稳定的**患者）或 30 分钟（**循环功能稳定的**患者）。循环功能稳定的患者之所以可以停留更长时间，是因为需要花费更多时间接受检查，以确认不存在进行性出血。这并不适用于重大事故期间，费时的检查项目（比如 CT）必须尽可能避免，并且许多检查项目可以放在救治链的下一个环节进行，比如骨折 X 线检查可以在病房或术前区域由机动单元进行。

因此，在重大事故期间，这两类患者在创伤室内的停留时间都不应超过 15 分钟，但同时应确保该做的工作都做到位，避免因有工作没做到位而导致患者死亡的情况发生。这强调了平时不处理创伤患者的医务人员接受创伤培训的重要性。

7.13.3　重伤员的初步处理

在医院内针对重伤员的初步处理，同样遵循院前处理原则，同时遵循 ATLS 原则，ATLS 原则在此不再重述。不过，在某些情况下，由于有更多的医疗设备和专业能力可供调用，允许适当扩大复苏的范围或增加一些检查和急救处理项目。

7.13.3.1　气道

- 对可能需要通气支持的所有患者进行气管插管，包括循环不稳定的患者，以及暴露于严重暴力，可能产生潜在系统性循环、呼吸和代谢反应的患者。
  在医院内，如果尝试插管失败，可实施环甲膜切开术。根据可供调用的具备医疗专业技术的人员和医疗设备情况，在医院内也可采取其他措施，比如纤维支气管镜插管和视频辅助插管。

7.13.3.2　呼吸

- 为所有重伤员提供氧气。
- 为具有临床意义的气胸和血胸患者实施胸腔引流（见下文"胸部损伤"部分内容）。

7.13.3.3　循环

- 应为所有重伤员建立静脉通路（尽可能在上肢平行插入多条），同时采集血样（见下文）。如果难以建立静脉通路，可在一开始就选择建立骨髓腔通路（图 7.24）。也可选择在股静脉上建立静脉通路，但在躯干出血的情况下这种方法的输液效果并不理想。另一种建立静脉通路的方法使用得越来越少。中心静脉导管在重大事故中限制使用。
- 根据前文"院前液体复苏"中阐述的原则，启动或继续进行静脉输液。**切勿在输液时"过度复苏"**。应使收缩压（SBP）保持在 70 ～ 90 mmHg；收缩压过高会使出血增加，过低则会使器官灌注不足。应对酸中毒和低体温予以纠正（见第9章）。在医院内，应开始通过导尿管对**尿流量**进行持续记录，以使尿流量保持在如下水平：

—成人，每小时 0.5 ml/kg 体重。

—1 岁以上儿童，每小时 1 ml/kg 体重。

—1 岁以下儿童，每小时 2 ml/kg 体重。

- 如果怀疑存在严重出血，应在可能的情况下尽快**输血**——血液是目前唯一能够携氧的液体，**但输血应与努力确认并控制出血源同时进行**。

当患者存在进行性出血时，大量输血会影响凝血系统和免疫系统功能。

在医院的初步实验室检查项目中，应尽可能包含血型和配血试验（见下文）。对于危及生命的出血，当等待同样血型血液时，可以先输入 O 型血（Rh 阴性）并输液。

浓缩红细胞是创伤治疗中最常见的输血制品，具有良好的氧气结合能力，但缺乏凝血因子，因为凝血因子会在储存过程中丧失活性。因此，在进行大量输血时，应同时输注新鲜冰冻血浆、新鲜血浆或浓缩血小板，以增加凝血因子。此类输血行为应遵循已有的输血常规做法，并尽可能与输血单位或输血中心合作。

某些特殊的凝血刺激因子（如凝血因子 VIIa）已进入评估阶段，将来有望在常规创伤救治中发挥重要作用。但目前这种疗法仍然成本高昂，尚难以应用于重大事故中。

在重大事故中，将患者自身血液回输的**自体输血法**是一种非常合理的做法。例如，对于进行性出血的血胸患者，可以将来自胸膜腔内未受污染的血液直接回输到患者体内。所设计的可防止血液凝固的简易系统目前已上市，重大事故应急救援体系内的每一家医院都应配备此类系统。

7.13.3.4 　失能

在入院之初，就应根据格拉斯哥昏迷量表（GCS，表 7.2）详细地对神经状态进行记录，以跟踪患者在神经反应方面发生的变化，从而发现可能存在的颅内出血。因此，对于明显或疑似存在头部损伤的所有患者，入院时都应启动此类方案。

7.13.3.5 　暴露

不建议在现场或伤员疏散站除去患者衣物，通常也不会这样做，因为当室外温度等于或低于正

表7.3　严重创伤患者在初步检查时必做的常规实验室检查项目

在重大事故中，资源可能不足以对所有这些项目进行分析，但采样过程并不需要额外花费多少时间，而且所采集的样本作为原始资料，将有助于医务人员在随后救治中确认患者的临床过程
血液状态：血红蛋白、血细胞比容、白细胞计数
凝血：凝血酶原时间（PT）、部分凝血酶原时间（PTT）、血小板计数
血气：PO_2、PCO_2、pH、乳酸
淀粉酶
血型鉴定和交叉匹配
尿液状态：红细胞计数

常室温时，这种做法会使创伤患者面临发生低体温的风险（见第8章）。因此，急诊室是患者首次除去衣物接受检查的地方，必须对患者进行全身性检查："从头顶到脚尖，不放过任何一个孔道"，如高级创伤生命支持（ATLS）原则所述。MIR 团队应配备连厚衣服和腰带都能迅速切开的工具（图 7.33）。

7.13.4 　辅助检查

7.13.4.1 　实验室检查

表 7.3 所示为常规创伤治疗中通常会自动要求进行的实验室检查项目，称为**"创伤实验室检查"**（不同医院可能略有不同）。在重大事故中，一开始

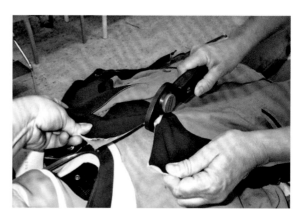

图 7.33　用于迅速切开厚衣服和腰带的工具，是重大事故复苏团队必不可少的一种重要装备（ES Equipment, Gothenburg，获许可）

可能没有足够的实验室资源对所有这些检查项目进行分析，但是在采血时，额外提取这些检查项目所需样本并不会额外花费多少时间，而且有助于随后了解各项检查项目初始的水平。

7.13.4.2 体温

通常情况下，所有严重创伤患者都会接受体温测定。在重大事故中，由于院前阶段的时间更长，患者发生低体温的风险更高，因此对患者进行体温测定同样非常重要。急诊科应配备可以测定 35℃ 以下体温的体温计（见第 9 章）。

7.13.4.3 X 线检查

通常情况下，所有重伤员都会在创伤室内接受**肺部 X 线检查**；同时，创伤室通常还配备有**骨骼 X 线检查**设备，可对骨折进行初步诊断。但在重大事故中，既没时间又没资源进行通常的 X 线检查。假如患者疑似存在气胸或血胸，肺部 X 线检查可能不得不以临床诊断和胸腔穿刺替代；而骨骼 X 线检查则以临时复位和固定替代，让患者在下一站 [术前区、重症监护室（intensive care unit，ICU）或普通病房] 再接受 X 线检查。

现在越来越多的急诊科配备了**计算机断层扫描仪**（computer tomograph，CT），直接置于创伤室附近，这非常有利于创伤救治：因为将患者移到位于别处的放射科或实验室接受检查不仅耗费时间，而且复苏团队也被束缚在一些不必要的工作中。在重大事故中，这些工作应限制在一定程度（也许根本不应做）。即便在大医院，CT 设备的数量也是有限的。在大部分情况下，还是得采用更简单的诊断方法（见下文"不同器官系统的损伤"）。

在重大事故中，**超声检查**（ultrasonography，USG）是一种不错的诊断方法。USG 不仅操作迅速，而且能即时提供决策所需信息，比如出血源。不过，USG 需要（a）设备和（b）具备专业能力的医务人员。如果医院配备有 USG 设备，值班医务人员常规做 USG，则可使用 USG 作为诊断筛查方法。在那些需要专人做 USG 的医院，则采用 USG 的价值有限。

7.13.4.4 诊断性胸腔穿刺和腹腔穿刺

虽然有了其他诊断方法，胸腔穿刺和腹腔穿刺的设备在如今的日常诊断工作中已很少使用了，但

在重大事故应急准备中，MIR 团队仍应配备（见下文"不同器官系统的损伤"部分内容）。

7.14 院内后续治疗

到目前为止，我们都在探讨损伤患者的初步（紧急）处理，可能在事故现场、转送途中，也可能在急诊室内。"什么地方该做什么"取决于很多因素：现场的状况、可用的转送交通工具、可用的院前急救人员、现场到医院的距离、损伤类型和患者状况。基于上述各种因素的不同，也许可以增加院前急救措施需求。因此，必须做好**院前急救队**的培训，并为其配备相应装备。这些由医院或其他组织派遣的急救队可以在现场为救护车急救人员提供支持（见第 3 章）。

如今，后续的检伤分类、诊断和治疗都在医院内进行（有时在野外医院，在武装冲突或严峻环境下）。在这个环节，由于一些显而易见的原因，其状况存在相当大的差异。即便在造成众多伤员的重大事故中，也可能获得良好资源——前提是伤员恰当地分配于各家医院。比如在这样一个地区：正常情况下医疗服务资源充分，基础设施仍然保存完好，且各家医院之间距离较近（见第 5 章）。因此，重大事故并不总是意味着医疗服务的简陋或匮乏。不过，需要对重大事故的损伤特点有所了解——通常由比"普通"事故更高的能量造成，伤口通常会受到严重污染，并且从受伤到接受治疗通常被延误。

在现代战争中，良好的后勤和组织工作可以在相当短的时间内使受伤士兵得到高级救治。因此，战伤外科手术并不总是意味着手术条件简陋，不过此类手术要求医务人员对由武器和爆炸物造成的损伤的特点有所了解。

重大事故造成的损伤与武装冲突造成的损伤之间存在许多共同点，虽然战争武器造成的后果可能与"普通暴力"、重大事故造成的后果有所不同。基于两类损伤的共同点，受到医疗需求与资源之间极度不匹配的影响，两类损伤应遵循类似的救治原则。所谓重大事故，正是由于巨大医疗需求与极度匮乏的医疗资源之间不匹配，才被定义为重大事故；武装冲突也由于其自然条件的限制，即使在前线配备了人员进行优化治疗，医疗需求和资源之间仍不匹配。

对由暴力所致损伤的进一步处理指南，主要针对的是可用资源与医疗需求之间存在明显差距的情况。在这种情况下，为了尽可能挽救更多患者的生命和健康，需要在救治时采用简单易行的原则和方法。本书主要讨论的是一、二级重大事故的情形，即社区基础设施保存完好，且仍有手术资源可用。而在完全没有（或只有极为有限的）医疗专业人员和手术设备的情况下，应采用其他检伤分类和处理原则。

7.15　损害控制

在过去几十年中，发展了一种称为"损害控制"的手术治疗策略，它源自"常规"创伤治疗中对重伤员的处理，同样也适用于资源有限时对重伤员的处理。由于在下文关于资源有限情况下对不同器官系统损伤处理的指南中，损害控制将被反复提及，因此，此处将介绍损害控制的背景和原则，供尚不太熟悉这种策略的医学同仁们参考。

损害控制一词源自美国海军。与试图在海上修理受损船只的做法相反，损害控制的原则是采取尽可能简单的措施来保持船只不沉，直至抵达港口，在更好的条件下对船只进行全面修理。

将损害控制策略应用于创伤患者的首要原因是：重伤员——就像一艘"正在下沉的船"，不仅出现循环、代谢障碍，也可能在大量失血之后还存在低体温和凝血障碍，因而患者变得极其脆弱，难以承受大型外科手术带来的额外创伤。

因此，初步手术修复被简单、暂时性的抢救措施所取代：

- 采取简单措施（如填塞）临时控制出血。
- 通过分流措施维持必要的器官灌注。
- 通过临时性肠道结扎（而非吻合术）来控制污染。
- 通过引流术排出主要的渗液和污染物。

损害控制策略最早应用于腹部损伤患者的治疗。患者接受上述处理后，腹部临时性关闭（或保持开放），然后患者被转移到ICU接受呼吸、循环和代谢的监测，以尽可能使各项功能恢复正常，同时尽可能纠正凝血功能紊乱和低体温状态。当上述目标实现后，患者会被送回手术室接受修复性手术。损害控制手术完成后到开始修复手术的时间间隔，要能让患者足以恢复，但不能过长，否则会增加并发症风险（通常24～48小时）。

基于过往的成功经验，损害控制策略目前已获得广泛认可，其适应证已经确定并得到进一步扩大（见下文），其方法学也已得到发展。

7.15.1　损害控制的适应证

与患者病情相关的适应证
- 明显的血流动力学不稳定。
- 明显的代谢性酸中毒。
- 凝血功能障碍。
- 低体温。

与损伤类型相关的适应证
- 高能级腹部创伤。
- 躯干的多发性穿透伤。
- 腹部损伤，涉及大血管或多脏器损伤。
- 严重多发伤，有高的优先等级。
- 需要接受比较费时的修复性手术的损伤（相对适应证）。

与资源受限相关的适应证
- 初步手术不得不由创伤专业能力和经验都有限的医务人员来完成。
- **在重大事故中，对手术资源的即时需求超过当前可用能力。**

基于损害控制策略的成功应用经验，特增加了最后一类适应证。

在重大事故中，是否应该应用损害控制策略目前是一个颇具争议的话题。红十字国际委员会（International Committee of the Red Cross，ICRC）在2009年3月发布的《**战伤外科手术手册**》（***Handbook in War Surgery***）中指出："损害控制策略显然只适用于危重伤员——极小的一部分伤员。这是一种非常个案化的处理方式，需要大量资源支持，并不适用于需要对大量伤员进行检伤分类的情形。"但另有观点认为，平民重大事故和武装冲突"**在本质上都是损害控制策略的适用情形**"。

之所以出现这种争议可能有如下两点原因：一是损害控制策略的适应证不尽相同；二是人们并不了解，采用的损害控制技术会因适应证而有所不同并且依赖适应证。如今，损害控制技术种类很多：

- 对实质器官进行填塞止血，而非进行修复。
- 对动脉血管进行临时性分流，以维持重要器官的灌注，而非施行一期吻合术或移植。
- 进行临时性肠道结扎，而非施行一期吻合术。
- 施行临时性结肠造口术，而非一期吻合术。
- 施行引流术，而非一期修复。
- 施行肾造瘘术，而非一期肾修复或输尿管修复。
- 施行膀胱造瘘术，而非尿道修复。
- 延迟伤口缝合。
- 对骨折进行简单的外固定，而非施行一期接骨术。

对于**原始适应证**——患者的严重状况以及一些处理措施，如广泛脏器损伤的填塞和临时性肠道结扎，患者都需要重症监护。在重大事故中，应用损害控制策略可能把问题从手术室转移到 ICU，而此时配备呼吸机的 ICU 床位往往是一种比手术室更为稀缺的资源。因此，对非常危重的伤员应用损害控制策略在以挽救生命为目的的"通常"情况下是合理的，但在重大事故中其合理性可能就值得怀疑了，因为这样做会消耗资源，而这些资源原本应该更好地用于采用更简单的方式抢救生命。

但是，对于**广泛适应证**（资源匮乏的情况）而言，一些更简单的损害控制措施可以应用于非重伤患者，他们有较大的存活机会，且无须 ICU。上面列举的很多损害控制措施都不需要重症监护。在损害控制概念被引入之前，由于传统外科手术修复消耗资源过多，许多这类患者都被赋予低的优先等级。针对这些适应证的损害控制挽救了更多患者的生命。

7.15.2　损害控制的结果

在损害控制概念刚刚被引入时，据报道原始适应证患者的死亡率为 50% ~ 70%，尽管在采用损害控制策略之前此类患者的死亡率更高。其后，损害控制的适应证、患者的选择标准和方法学得到发展。近年来，据报道损害控制患者的死亡率已降至 10% ~ 20%，显著低于接受传统手术的同类患者。不过，迄今为止，损害控制策略的前瞻性随机对照研究的数量还十分有限。

然而，值得注意的是，损害控制患者的并发症发生率似乎要高于接受传统手术治疗的患者。但在重大事故中，为了挽救生命，这或许是值得付出的代价，否则这些患者可能因为优先等级低而最终失去生命。

7.16　不同器官系统的损伤

7.16.1　头部损伤

头部损伤可分为**穿透伤**（从外部或通过鼻窦穿透颅骨）和**钝性伤**（无类似穿透）两类。

7.16.1.1　钝性伤

钝性伤指未穿透颅骨的脑部或血管损伤。暴力造成的**原发性局灶性脑损伤**可能是**脑震荡**（损伤较轻，意识丧失时间较短——通常少于 30 分钟），也可能是**脑挫伤**（损伤较严重，意识丧失时间较长或持续丧失意识）。一段时间之后，这种原发性局灶性脑损伤可发展成伴有水肿或出血的**继发性脑损伤**，它可能位于硬膜外（**硬膜外血肿**），也可能位于硬膜内（**硬膜下血肿**）。

脑损伤和（或）出血可能导致意识水平下降。根据发生部位的不同，它可能引起不同的局部神经症状，包括瞳孔反应障碍、对侧瘫痪或肌无力、不自主伸展运动、失语或言语障碍。脑后部出血可能引起头痛、恶心，且通常肌张力会变大。此外，在脑后部出血的早期阶段，还可能出现瞳孔无反应以及通气、循环障碍。

出血或水肿会引起**颅内压**（intracranial pressure, ICP）升高，进而危及生命，因为它会导致灌注减少，进而导致供氧减少，而脑部对此非常敏感。此外，颅内压升高还会导致水肿进一步加剧，供氧进一步减少，从而陷入一种恶性循环。患者要存活，就必须打破这一恶性循环。

在由原发性脑损伤引起的意识水平下降和由颅内压升高引起的意识水平下降之间，患者存在一段保持相对清醒的间歇期，也就是所谓的**中间清醒期**，这段时间应记录下来，因为具有诊断价值。对于头部遭受创伤的患者，应持续记录其意识水平，即使是在重大事故中也应尽可能记录，而且院前记录也应有预案。60% ~ 70% 的硬膜外血肿患者（持续时间为数小时至 24 小时）和 20% ~ 30% 的硬膜下血肿患者（持续时间通常为 24 ~ 72 小时）都存在中间清醒期。然而，大部分严重头部损伤患者并不存在中间清醒期。

颅内压升高会导致**脑疝**，这是一种会立即危及生命的情形。脑组织会被挤压向颅底，阻断脑脊液的流动，进而导致颅内压进一步急剧升高。出现这种情况时，患者会表现出如下症状：

- 意识水平迅速下降，直至昏迷。
- 瞳孔散大且无反应（通常为出血侧）。
- 血压升高，心率下降（注意同时被诊断为循环休克的风险）。
- 上肢伸展运动（晚期体征）。
- 周期性呼吸障碍（**潮式呼吸，Cheyne Stoke**），最终呼吸骤停。

7.16.1.2　穿透伤

穿透伤的严重程度差异很大。与钝性伤相比，穿透伤中出现颅内压升高的风险相对较小，但仍有可能出现。不过，在意识水平下降的患者中，穿透伤患者的死亡率低于钝性伤患者，在检伤分类时应意识到这一点。

诊断

在急诊室内对头部损伤患者进行检查时，除了要对颅骨和颌面骨进行视诊和触诊检查外，还应使用标准量表如格拉斯哥昏迷量表（GCS）（表7.2）对患者进行比在现场时更为彻底的神经学检查。鉴于记录神经状况变化的重要性，因此应反复进行神经检查，并记录下检查时间。

患者表现出来的症状和临床体征很可能与其他损伤有关——同时存在的循环休克、呼吸器官损伤导致的缺氧，以及脊椎和肢体损伤，这些都可能导致诊断困难。

如果患者出现持续性的意识水平下降或颅内压升高的体征，则应优先接受CT检查（如果可能）。CT检查可避免进行消耗资源的观察和不必要的手术。如果需要进行抢救手术，则CT检查可以提供有助于手术和缩短手术时间的信息。然而，在这种情况下，头部损伤患者是否应该优先进行手术（如果是，又是哪些患者），具体见下文"手术适应证"部分的内容。如果无法实施CT检查，则不得不根据临床诊断确定患者的手术适应证（见下文）。

在急诊室内

- 确保气道开放。对昏迷患者进行气管插管。
- 在必要时提供通气支持，给氧。
- 在出现循环障碍体征时，进行静脉输液，以维持脑灌注。注意低渗（等渗）溶液的风险：此时应考虑输注高渗溶液（见前文）。
- 为丧失意识患者插入胃管和尿管。

- 对于疑似头部损伤患者，限制使用止痛措施，因为这会使神经观察变得困难。
- 对于穿透伤患者，给予抗生素治疗。

> **注意**：极其严重的头部损伤患者无论接受何种治疗，其预后都较差。因此在资源有限的情况下确定治疗的优先顺序时，这一点必须予以考虑。

手术适应证

在考虑到头部损伤患者的预后，同时资源条件也许可时，可针对以下适应证立即进行手术：

- 外部穿透的穿透伤。
- 钝性伤，伴有：
  - —CT检查（如果可能）结果显示血肿（硬膜外或硬膜下）。
  - —中间清醒期后意识水平下降。
  - —持续清醒合并局部神经症状。
  - —颅内压升高的体征（如上文所述）。
- 钝性伤**合并嵌入性颅骨骨折**，如果嵌入深度超过颅骨的厚度，通常为手术适应证。然而，在资源有限的情况下，如果患者不存在上述适应证，则可以等到以后再手术。

手术的优先顺序

无论进行何种治疗，以下表现都预示着头部**穿透伤**患者的预后较差：

- 格拉斯哥（GCS）评分 < 8：在这个水平以下，头部穿透伤患者的存活率显著下降；在"常规"情形下死亡率为 60% ~ 100%。
- 双侧瞳孔散大固定：仅适用于低 GCS 评分，因为眼外伤也可导致瞳孔反应的变化。
- 入院时呼吸频率（RR）< 10。
- 双侧半球损伤，通常预后较差。

当资源有限时，符合以上1条或多条标准的患者应被赋予"期待"的优先等级，以让更多治愈希望更大的患者有机会接受手术治疗。

无论进行何种治疗，以下表现都预示着**非穿透伤**头部损伤患者的预后较差：

- 对疼痛无反应或反应定位不准确：此类患者的死亡率与运动反应水平的下降程度几乎呈线性相关。在"常规"创伤治疗中，表现出此反应水平的患者死亡率较高（≥ 60%）。在重大事故或战斗环境中，据报道处于此反应水平的患者存活率也很低，而恢复到正常生活的概率更低。

- 双侧瞳孔散大固定，且格拉斯哥（GCS）评分低——与头部穿透伤患者相同。
- 呼吸频率（RR）< 10。
- 由其他严重损伤造成的循环休克。

当资源有限时，符合以上 1 条或多条标准的患者应被赋予"期待"的优先等级，以让更多治愈希望更大的患者有机会接受手术治疗。

影响头部损伤患者手术优先等级的其他因素是资源的可用状况：

- 对损伤进行术前定位和定性的 CT 检查。
- 神经外科医生和设备。

尽管可以根据临床诊断来进行手术，在紧急情况下甚至可由不具备神经外科技术的外科医生来进行初步手术，但是这样做会使手术风险增大，且可能消耗更多资源，因此在做决策的时候应考虑到这样的后果。此外，在做决策时还应考虑术后是否有可用的呼吸机。

在手术优先顺序上，头部**穿透伤**患者和**疑似颅内出血扩大导致颅内压升高**的患者同前述"手术适应证"患者。这些损伤可以与其他高优先等级的损伤同时进行手术。参与创伤治疗的每一位外科医生都应能够在紧急情况下实施损害控制操作（钻孔减压）。疑似颅内压升高的患者不应转移到其他医院，因为患者应立即进行手术，不得延迟。

初步手术治疗原则

同其他穿透伤的处理原则一样，头部**穿透伤**也应控制出血并切除污染、失活组织（见后文）。剃除头部毛发，冲洗伤口，并去除失活组织和松动的碎骨片。去除容易取出的无机异物（碎片），但手术范围不应为取出较深处的异物而扩大。通过抬高头部、细致结扎、在局部使用止血药和在骨断面涂以骨蜡等方式进行止血。应尽可能关闭硬脑膜，并且以皮肤覆盖骨缺损处，必要时可使用旋转皮瓣。

对于**颅内血肿扩大**的情况，应钻孔引流。如果无法进行 CT 定位，则应在临床可疑侧进行诊断性钻孔。钻孔方法如图 7.34 a 至 d 所示。

如果一侧钻孔没有发现颅内出血，则在另一侧的相应部位进行钻孔。如果发现硬膜外血肿，则将骨窗扩大至直径 5 cm 左右，排出血肿。成功止血后，插入引流管，24 小时后再拔除。**如果无法止血，**则根据损害控制原则，使伤口保持开放，并覆盖无菌敷料，然后如果可能，将患者转移到神经外科病房，或者转移到外科资源更好的病房。

如果未发现任何硬膜外血肿，则颅内血肿扩大可能是由硬膜下血肿（可透过硬脑膜看见）或局部脑挫伤引起。这些情况不应由不具备神经外科经验的医生来处理。治疗方法参见神经外科学教材。

术后治疗

- 对于所有穿透伤患者和创伤致脑脊液漏患者，给予抗生素治疗。
- 抬高头部，以降低脑静脉压。也可以考虑使用利尿剂来降低脑静脉压，但前提是患者循环稳定。
- 限制补液（除非有其他因素导致患者循环不稳定）。
- 必要时给予抗惊厥药。
- 持续监测意识水平。**如果患者意识水平下降，且怀疑血肿再次扩大或出现了新的血凝块，则需要再次对患者进行探查。**

7.16.2 颌面部损伤

如果影响气道，颌面部损伤可危及生命。这时应首先确保气道开放。气道开放后，颌面部损伤患者就没有高的初步手术优先等级了。

7.16.2.1 诊断

在急诊室内，对颌面部损伤患者进行的检查应包括：

- 视诊：是否对称？是否相似？口腔或咽部有无出血？
- 触诊：有无骨折？下颌运动功能如何？上颌的牵拉稳定性如何？
- 眼部：是否穿透？眼球运动如何？
- 颈部触诊：喉部周围有无水肿或碾轧声？

对于初步诊断而言，通常进行临床检查就足够了，X 线检查可以等到有更多可用资源时再做。

7.16.2.2 在急诊室内

- 确保气道开放。对于轻伤患者，通常清洁和吸引就足够了，必要时可结合使用鼻咽通气管或口咽通气管。**注意，对同时存在颅底骨折的患者进行插管时存在风险，插管可能进入别的部位。如果这样还不足以使气道保持开放，则进**

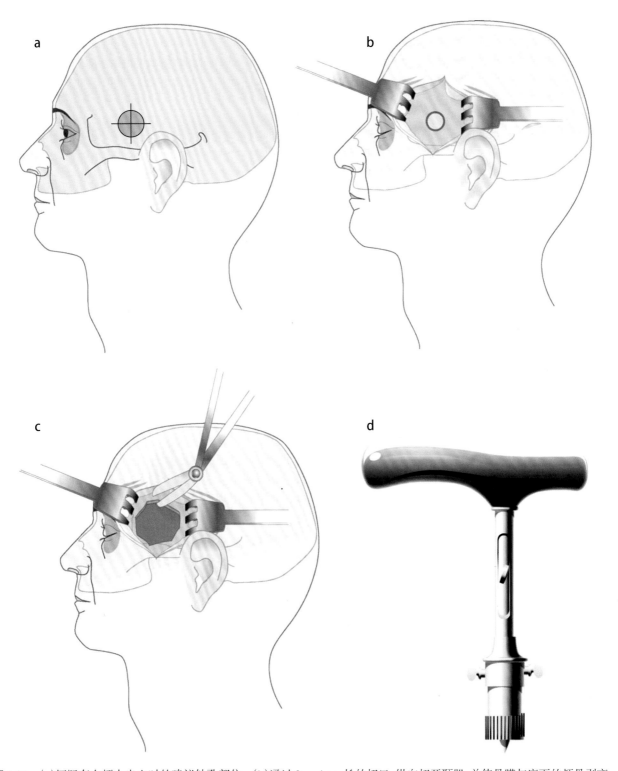

图 7.34　(a)怀疑存在颅内出血时的建议钻孔部位。(b)通过 3 ~ 4 cm 长的切口，纵向切开颞肌，并使骨膜与底下的颅骨剥离。
(c) 用环钻钻孔，并用咬骨钳将钻孔直径扩大至 2.5 ~ 3 cm。如果存在硬膜外血肿，则小心吸出血肿，然后进行彻底的止血。
(d) 如果没有电环钻，可以用简单的手动设备来进行

行气管插管；如果气管插管困难，则行环甲膜切开术（见前文有关气道初步处理的内容）。

- 控制出血。颌面部损伤导致的出血本身很少危及生命，但可能带来气道阻塞的风险；如果患者呕吐吞咽下去的血液和误吸，也可能导致继发性的气道问题。可能需要通过结合进行前后鼻咽部填塞来止血，最好使用处理过的纱条进行填塞。如果没有纱条，则可以使用 Foley 导尿管，充气至 5 ~ 10 ml，同时轻轻牵拉并进行前端填塞（图 7.35）。**注意，对同时存在颅底骨折的患者应用此法时存在风险，进行这一操作时需要非常谨慎！**

7.16.2.3　手术的优先顺序

- 由于血供良好，颌面部皮肤和软组织损伤可以在伤后 12 小时以内进行处理甚至缝合。严重损伤需要进行仔细清洗和修复，最好在手术室内进行。因此在急诊室中，用无菌敷料进行初步的覆盖即可。
- 需要进行手术的颌面部骨折。在"常规"创伤处理中，颌面部骨折通常与其他初步手术同时进行。在重大事故中，颌面部骨折应等到有充足手术资源时再进行手术。在手术前得到准确的诊断（CT）也有助于手术的实施，但在应急救援的初期，CT 设备可能有限或者完全没有。

7.16.2.4　初步手术原则

- 颌面部**皮肤和软组织损伤：**
  仔细清洗伤口，必要时可切除。在大多数情况下，由于血供良好，可进行一期缝合（无张力时），但是如果有大面积污染和失活的情形，使面部伤口保持开放，延迟一期关闭的做法更安全。**眼睑**的缝合参见"眼部损伤"部分的内容。应诊断是否存在**面部神经**损伤，如有，则在之后进行二次手术时再修复。

- **骨折：**
  如前所述，大部分颌面部骨折可以等待后期有更多资源可用时进行更好的治疗。单侧下颌骨骨折可以只用弹性绷带固定处理，而对于双侧下颌骨骨折，如果距离进行二次手术的时间较长，或者需要经过较长时间的转送，则必须进行处理。一种简单的固定方法是用不锈钢丝进行牙间固定（图 7.36 a 至 c）。
  目前已有简单装置可用于颌面部骨折的外固定。这一操作通常在之后的阶段进行，可参考创伤学或颌面外科学教材。

7.16.2.5　术后治疗

- 对于所有开放性颌面部骨折患者，给予抗生素治疗。
- 完成下颌骨固定后，随时准备切除钢丝，以防患者出现误吸或其他原因导致气道阻塞。

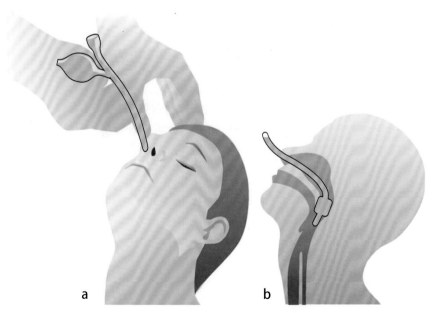

a　　　　　b

图 7.35　使用带气囊（Foley）导尿管对鼻咽部出血进行后端填塞，充气 5 ~ 10 ml，轻轻牵拉固定，同时进行前端填塞。注意，对颅底骨折患者应用此法时存在风险，操作时要求精确控制导管的插入位置。但在初步处理阶段，这可能是能够止血的唯一方法

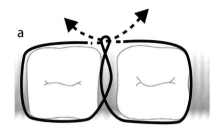

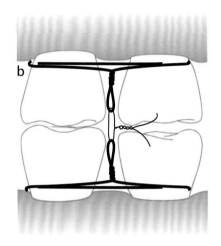

图 7.36　在下颌骨骨折中，用不锈钢丝进行牙间固定是一种不错的临时性固定措施。（a）顶部视角：将钢丝两端穿过牙间隙，预先扭成环的部分朝向颊侧。将钢丝两端穿过"小环"，并扭紧。（b）前部视角：用更细的钢丝连接上下两个"小环"

7.16.3　眼部损伤

在暴露于爆炸的患者中，眼部损伤非常常见，通常由飞溅碎片、冲击波或烧伤所致。所有眼部损伤都应由眼科医生来治疗，即使这意味着需要延迟12小时或更长时间。通常这也是能做到的，但一些极端情况（战争或严峻环境）除外。因此，下文仅介绍非手术初步处理的内容。

7.16.3.1　诊断

检查应在翻开眼睑的情况下进行，可能需要使用局部麻醉的滴眼液。**切勿压迫眼球，这一点至关重要**——对于穿透伤而言，即使是对眼球轻微的压迫，都有可能导致重要的眼内容物出现不可逆的丢失。

- 可按照患者的以下能力对视力进行分级：
  —阅读印刷文字。
  —数手指。
  —感知手部运动。
  —感知光线。

- 在灯光或手电筒的光线下对眼睑、角膜、结膜和巩膜进行检查。可能需要用等渗盐水冲洗才能看见。

7.16.3.2　在急诊室内

- 用无菌等渗盐水进行冲洗，并小心去除所有**松散异物，切忌压迫眼球**。
- 使用新配的抗生素眼药水（如1%氯霉素），如果可能，每隔4小时就重新点一次眼药水，并用无菌纱布敷料（**而非压力绷带**）覆盖。覆盖对侧眼，以尽量减少眼球运动。
- 使用全身性抗生素。

关于眼部穿透伤的**手术适应证、优先顺序以及初步手术的方法**，可参见眼科手术或创伤学教材——只要可能，所有眼部穿透伤患者都应由眼科医生来治疗，即使这意味着治疗的延迟。此外，眼睑的修复应采用可吸收的细线逐层进行，这需要有极细致的操作技术和精良的器具，因此应在手术室内进行，最好由眼科医生或整形外科医生执刀，即使这意味着治疗的延迟。

7.16.4　耳部损伤

7.16.4.1　外耳损伤

为避免造成畸形，外耳修复必须进行精细的操作，因此应尽可能在手术室内进行。必须保持软骨的良好对位。应在无菌条件下将血肿吸出或排出。绷带应每天更换，以发现并排出复发的血肿。外耳道损伤应进行精确修复，且外耳道应保持开放，以便观察是否发生狭窄。

7.16.4.2　中耳和内耳损伤

在爆炸后和在武装冲突中，中耳和内耳损伤较为常见。此类损伤可能由以下原因导致：

- 爆炸带来的突然的空气压缩，可能导致鼓膜破裂，有时还会导致听小骨脱位。
- 被爆炸碎片穿透。
- 颅底骨折。
- **症状**为听力下降，通常还会出现耳出血。内耳损伤可能导致听力完全丧失、严重眩晕和眼球震颤。
- **初步处理**应保守，仅用无菌敷料覆盖耳部，并告知患者应避免污染：切勿让耳朵进水，切勿擤鼻，如果出现化脓或发热的情况，立即去看医生。如果出现化脓或脑脊液漏的情况，应给予抗生素治疗。大部分**鼓膜破裂**会自然愈合，但也有一部分需要进行修复，修复将在之后的阶段进行。**内耳损伤**患者应尽快转交给专科医生团队。

7.16.5　颈部损伤

在颈部穿透枪弹伤和刀刺伤中，出现重要器官结构严重损伤的比例分别为30%～35%和20%～25%。不过，在目前的常规创伤治疗中，只有15%～20%的单侧枪弹伤和10%的单侧刺伤接受了探查，这主要是因为可以使用更高级的诊断工具（如CT血管造影术）。因此，传统的强制性探查策略已被应用日益广泛的选择性非手术治疗所取代。与常规情形相比，在重大事故中，此类诊断工具往往非常短缺，因此，此类损伤的探查指征扩大。不过，值得注意的是，所有这些指征都不需要进行大面积的手术修复。

7.16.5.1　诊断

最佳诊断方法是CT血管造影术。其他诊断方法（传统的针对血管损伤的血管造影、针对喉部损伤的喉镜/气管镜检查、针对食管损伤的食管镜检查）同样消耗资源，而且准确度不高，在重大事故中此类资源也很可能面临短缺的情况。由于对此类患者进行观察也会消耗资源，因此手术探查可能是在资源有限情况下的另一种诊断方法。

7.16.5.2　在急诊室内

- 伴有疑似出血或血肿扩大的损伤：尽可能进行经口气管插管。不宜使用麻醉剂，因为在已发生部分阻塞的气道，麻醉剂可能使气道因肌张力下降而完全阻塞。
- 如果插管失败，切勿继续长时间尝试。反复插管失败可能导致颅内压升高，进而导致静脉压升高，最终导致脑嵌顿，造成致命后果。**外科医生不应离开患者，而应在一旁待命，以在必要时立即进行环甲膜切开术**（见下文）。
- 如果插管失败，行环甲膜切开术（图7.14 a和b）。通常情况下，血肿很少会发展到近端，以至于在尝试进行环甲膜插管时发生问题。
- 通过手指压迫控制外出血（切勿盲目钳夹止血）。

7.16.5.3　手术适应证

- 在出现下列情况时，无论有无诊断设备可用，都应立即进行手术探查：
  —伤口有气泡冒出。
  —严重外出血。
  —血肿迅速扩大。
  —无其他因素出现循环不稳定。
  —无法触及桡动脉搏动。
- 针对其他情形，如果可能，立即进行CT血管造影，这样既可以避免进行不必要的手术，又可以为手术策略的制定提供有价值的参考。如果无法进行CT血管造影（在重大事故中，很可能是这样的情形），则对所有存在穿透伤和严重血肿的患者都进行手术探查。

7.16.5.4　手术的优先顺序

颈部损伤患者应始终赋予高的手术优先等级，因为颈部损伤可能立即危及生命，而大部分颈部损伤患者都能通过简单的措施成功治愈。

7.16.5.5　初步手术治疗原则

传统上，颈部分为3个区域（图7.37）。Ⅱ区损伤最容易暴露；Ⅰ区损伤可能需要胸骨切开才能暴露；Ⅲ区损伤最难暴露，尤其需要颈部解剖的经验和知识，如果可能，最好寻求头颈部外科医生的协助。

基本原则：

- 肩下垫一小枕，使头向后仰，以充分暴露手术野（图7.38 a）。
- 沿胸锁乳突肌前缘做切口（图7.38 b）。如果是双侧损伤，则在两侧做同样的切口，并将它们的尾端水平连接起来。
- 如果血肿是由静脉出血引起的，请尝试通过血管带同时对受损血管的近端和远端进行控制，然后再切开血肿。
- 颈动脉位于颈静脉下方，可以通过该切口结扎并分离面静脉和甲状腺中静脉使其暴露（图7.38 c）。
- 切勿"盲目"（在不了解解剖结构的情况下）实施手术。
- 使操作保持简单，避免实施不熟悉的操作。

7.16.5.6　静脉损伤

这个区域的所有静脉（上腔静脉除外）都可进行单侧结扎而不会造成持久性损伤——不要在静脉

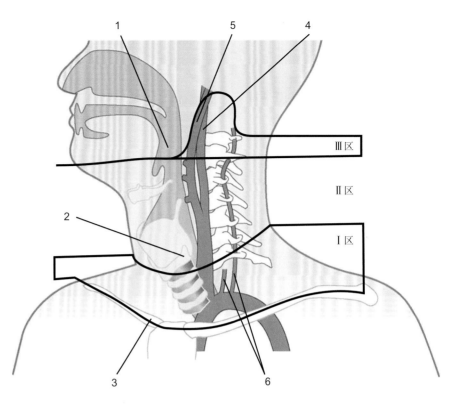

图7.37　传统上,颈部分为3个区域: Ⅰ区,从远端到环状软骨;Ⅱ区,从环状软骨到下颌角;Ⅲ区,从近端到下颌角。(1)下颌角;(2)喉软骨;(3)锁骨;(4)颈内动脉;(5)颈外动脉;(6)椎动脉。

修复上浪费时间。

7.16.5.7　动脉损伤

颈外动脉可进行结扎而不会造成持久性损伤。对于Ⅰ区或面动脉上出现的所有危险出血,都应进行颈外动脉结扎。注意,其分叉位置较高,靠近喉软骨切迹的近端水平(图7.37)。颈外动脉和颈内动脉(**不可结扎**,因为存在脑伤害的风险)之间的区别在于,颈外动脉有分支而颈内动脉无分支(图7.37)。

颈内动脉必须进行修复,以确保脑部血供。结扎会带来脑梗死和卒中的高风险。有时(较罕见)可以进行简单的缝合或修补,但应仅限于轻伤的情况。移植修复的方法需要进行外部分流(即使可行),如果不熟悉此项操作,不建议进行。另一种方法是使用任何可用材料进行简单的临时性血管分流(见后文图7.50)。应尽快进行二次手术,以永久性移植取代临时性分流。现在的一般建议是对患者进行肝素化。如果患者同时伴有潜在出血风险的损伤(如脑损伤),则该方法可能出现问题。最近的实验数据表明,即使不进行肝素化,血管分流也可能有很高的开通率,但这仍有待临床证明。

此外,椎动脉(图7.37)可进行结扎,但要在近端椎弓内对其进行控制可能有困难。如果可行,可进行经皮栓塞术;如果不可行,也可用骨蜡或局部止血剂进行填塞。

对于Ⅱ区动脉而言,如果要暴露头臂动脉和锁骨下动脉,则需要胸骨切开,可实施正中胸骨切开术,其手术野暴露较佳,不过该操作不适合条件简陋的情况。越远处的锁骨下动脉损伤,则需要越复杂的操作才能使其暴露(分开锁骨),如果可行,可进行经皮栓塞术。在有更多专业人员/资源可用以前,可使用充气式气囊导管进行临时性止血。

7.16.5.8　食管损伤

食管损伤的诊断较为困难,漏诊可能导致感染而造成危险。在颈部探查过程中使用胃管有助于食管壁的定位(注意喉返神经)。食管壁很难完全缝合,所以必须使用引流管。如果损伤严重,也可使用食管造口导管。

7.16.5.9　气管损伤和喉部损伤

涉及气管环的气管损伤可使用单条强韧的可吸收缝合线进行修复,长度在5 cm以内的纵向缺损可通过游离气管的方式进行修复。喉部损伤也可采用类似的方法进行修复。如果缺乏这方面的经验,最好实施损害控制操作,留置喉管,确保无漏气,插入引流管,然后将患者转诊接受二次手术修复。

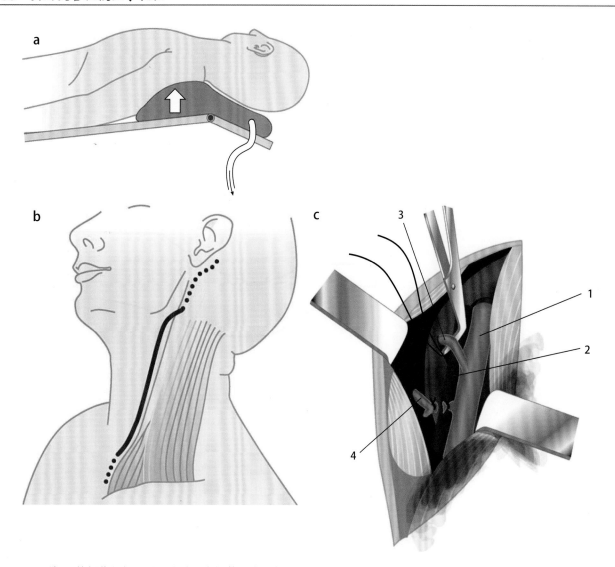

图 7.38　颈部血管损伤的标准处理方式。(a) 使患者颈部向后伸展，肩下垫一小枕（可能时使用真空夹板），头部转向损伤侧对侧。(b) 沿胸锁乳突肌内缘做切口。如果是双侧损伤，则在另一侧做同样的切口，并在锁骨上方数指宽处将两侧切口水平连接起来。(c) 颈内静脉 (1) 会首先出现，需将其压向一侧，以暴露底下的颈动脉 (2)。在进行这一操作时，需对面静脉 (3) 和（更不规则的）甲状腺中静脉 (4) 进行结扎和分离

7.16.5.10　术后治疗

　　所有穿透伤患者都应给予抗生素治疗。对于接受了血管修复或结扎的患者，应进行严密观察，看是否出现任何血肿或出血复发的体征；如果是，则需进行二次探查。

7.16.6　胸部损伤

　　胸部损伤会妨碍通气和供氧，可立刻危及生命。在初步处理阶段，部分胸部损伤需以高的优先等级进行急救处理（见前文）。无论在现场或在转送途中进行了什么初步处理，在急诊室内都应按照前文"损伤的初步处理"所述原则和要点再次对胸部进行仔细检查。

7.16.6.1　诊断

- 视诊：是否为穿透伤？是否为挫伤？是否对称？呼吸运动是否正常？是否发绀？是否咯血？
- 触诊：有无肋骨骨折？有无反常呼吸（部分胸壁不随呼吸而起伏，而是反常地朝相反方向运动）？
- 叩诊：有无血胸或气胸？
- 听诊：呼吸音是否正常？呼吸频率是否正常？

有无呼吸不规则？

在常规医疗中，针对严重创伤患者，**肺部 X 线检查**是在急诊室进行的常规检查手段。但在重大事故中，可能无法对每个患者做这项检查。如果无法进行肺部 X 线检查且怀疑存在气胸或血胸，则可能不得不在急诊室内进行诊断性胸腔穿刺。

如前所述，在重大事故中，即便有 CT，也必须有选择地使用。如果 CT 可用，优先等级应赋予以下两类患者：一是在普通胸部 X 线检查（如果做了此项检查）中发现纵隔增宽的患者，二是胸腔穿刺发现胸膜内有积血的患者。对这两类患者进行 CT 检查，可以为进一步制订治疗策略提供更多有价值的信息。

可以进行超声检查（USG）（如果急诊室内有设备，且急诊室人员接受过使用培训）。USG 比 CT 检查更快，操作更简单，在对胸膜（血胸）或心包（心脏压塞）内液体的诊断方面尤其有价值。

7.16.6.2　在急诊室内
出现即刻危及生命的呼吸不全时，应采取何种措施已在前文"损伤的初步处理"部分阐述。在急诊室中应采取的其他措施包括：

- 对于疑似或确诊气胸，在患侧插入引流管（图 7.39 a 至 e）。将其与水封瓶连接，并进行相当于 15 ～ 20 cm H_2O 的负压吸引。
- 如果**有血液排出**，应插入直径足以排出血液和

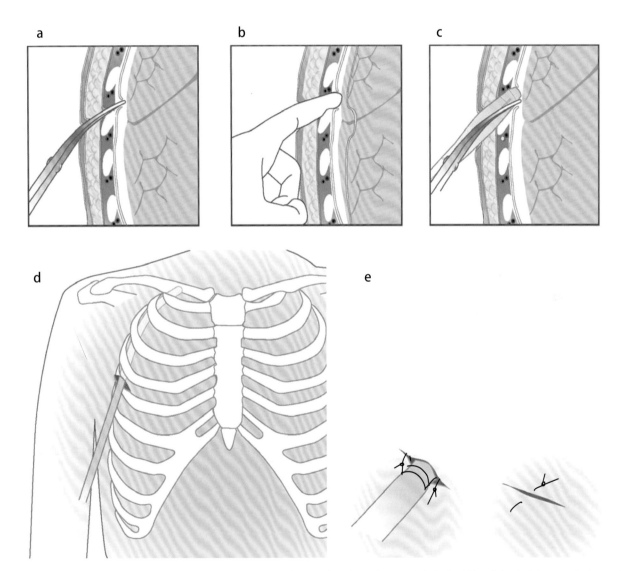

图 7.39　胸腔引流管的放置。标准插入部位为腋前线的第 4 至第 5 肋间（"男性乳头的水平"）。(a) 皮肤切开一个小口，然后用止血钳钝性分离，沿着所选肋间的肋骨上缘穿过，以免损伤肋间血管和神经。(b) 用手指分离，以确保进入膈肌上方的胸膜囊。(c) 手指移出，用止血钳将引流管插入胸膜囊。(d) 引流管向后、向上插入，以排出气体和血液。(e) 固定好引流管，并用缝合线在四周缝合。引流管拔除后，将皮肤切口缝合

血凝块的引流管（F36–F40），将其与水封瓶连接，以上述水平的负压进行吸引，并开始输血，如果可能，进行自体输血。这些措施已足以治疗大多数血胸患者（手术适应证见下文）。

- 如果**有大量气体排出**，应怀疑可能存在支气管断裂。保持负压吸引引流，可能时用支气管镜做进一步诊断。

7.16.6.3　手术适应证

如上所述，准确插入且确实发挥作用的胸腔引流管足以治疗绝大多数血胸患者。在武装冲突中，大约 90% 的胸部穿透伤患者都采用这种方式（结合容量替代）进行治疗。在大多数情况下，出血会被肺部膨胀所阻止。在"常规"创伤治疗中，手术适应证包括：

- 插入引流管时大量出血（1000 ~ 1500 ml）。
- 进行性出血 > 300 ml/h 且超过 4 小时。
- 尽管已进行准确引流，但胸膜出血仍不断增多。
- 初期的休克治疗不能纠正出血引起的休克，以至于出现循环障碍。

如果患者**循环不稳定，且同时存在胸部和腹部出血**，合理的治疗措施应该是实施胸腔引流并相信其效果，同时进行剖腹手术，因为腹部严重出血无法通过引流得到控制。

在**资源严重匮乏**的情况下，应考虑仅使用引流管来治疗胸部出血，原因是：

- 在大多数情况下，该措施已足够。
- 如果仅使用引流管无法达到效果，则很可能意味着需要消耗大量的手术资源，而这些资源应该用于更多消耗资源少的患者。

7.16.6.4　手术的优先顺序

如上所述，在资源严重匮乏的情况下，应考虑不对胸部损伤患者进行手术。然而，"重大事故"所涵盖的事故范围很广，甚至包括手术资源相对较充足的情形，比如资源得到充分调动且经过合理的再分配。值得注意的是，即使是严重的胸部出血——胸壁大量出血或较易缝合的轻度心肌损伤（不缝合会危及生命），通过开胸手术也可以比较容易得到控制。因此，是否实施开胸手术应视实际情况而定。

在重大事故中，应避免对生命体征微弱或无生命体征的患者实施**急诊室开胸手术**。尽管可以挽救某一个患者的生命，尤其是穿透伤患者，但是这样做会消耗大量急诊室资源，还可能在一段时间内使整个急诊科变得混乱不堪。此外，这样做的潜在效益与所付出的精力、资源和情感的成本不成比例。对于此类患者，如果他们无法等到有可用的手术室，则可能不得不被牺牲了。

7.16.6.5　初步手术的治疗原则

胸部急诊手术的标准操作是在第 5 或第 6 肋间实施**前外侧开胸手术**（图 7.40 a 至 e）。这是所有值班或待命外科医生都应该掌握的切口操作。该切口可以较好地暴露**胸壁出血**状况，比如肋间动脉出血或乳动脉出血，而这可能是出血的唯一原因，进行简单结扎即可。

对于复杂性胸壁出血，可以进行损害控制操作，即填塞，填塞物可在 48 小时后取出。

左前外侧开胸手术也可以较好地暴露**心脏**，心脏上的轻度穿透伤（如弹片伤和刺伤）可以很容易地进行处理。在膈神经之间打开前方的心包，排出不会自然凝结的积血。对于轻度的心肌穿透伤，可以简单地用人工合成的补片进行加固缝合（图 7.41 a 和 b），并在心包内留置临时性的被动引流管。

肺部损伤通常不需要切除。如上所述，大多数损伤都可以通过简单的缝扎结合吸引引流的方式进行处理。伴有肺部大血管出血的严重肺损伤可能需要实施**急诊肺切除术**。在这种情况下，用手指压迫肺门，直至用宽止血钳夹住，然后再将肺部整体切除（图 7.42）。该操作存在引起支气管瘘的风险，但可在之后进行处理。

气管和食管损伤已在前文"颈部损伤"部分进行阐述。

大血管损伤（在重大事故中抵达医院时仍然存活的患者）的处理需要由血管外科或心胸外科的专科医生进行。具体方法参见心血管外科或创伤学教材。

7.16.6.6　术后治疗

应持续留置引流管，直至出血停止或不再排出分泌物，同时胸部 X 线检查证实由吸引改为关闭引流管后肺部仍能保持良好膨胀。拔除引流管后，应再次进行 X 线检查确认肺部保持膨胀。

应对所有胸部穿透伤患者给予抗生素治疗。对

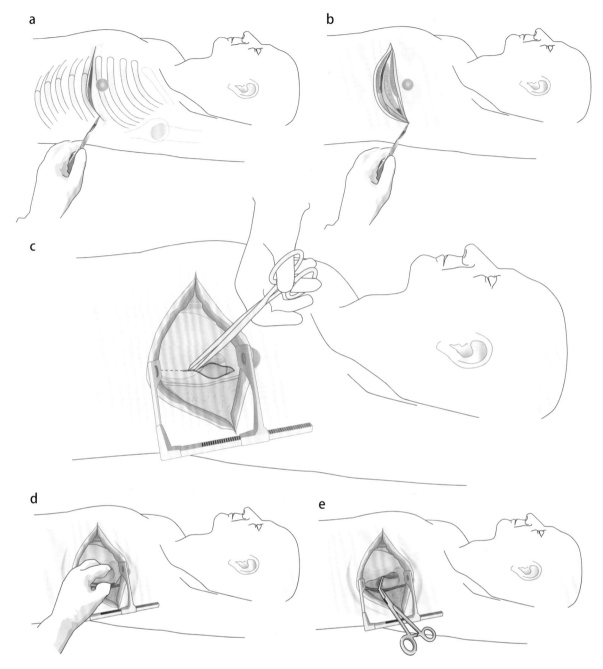

图 7.40　第 5 肋间前外侧开胸手术。在肋骨上方做一个切口（a），沿该肋骨上缘打开胸壁（b），避免损伤肋间血管和神经。为了钳夹胸主动脉，打开胸膜（c），用手指压迫主动脉（d），直至用止血钳夹住（e）

此类患者而言，早期活动和物理治疗非常重要。

7.16.7　腹部损伤

在初步检查中，腹部器官的损伤容易被遗漏，因为以下两种原因：

- 即使是严重损伤，早期症状和体征也可能很轻微。

- 在初步检查中，其他更明显的损伤（头部或四肢损伤、较大的伤口）可能更容易受到关注。

在初步检查中被忽视的腹部损伤可能迅速导致大量失血，造成致命后果，而在常规的创伤治疗中，被忽视的腹部损伤是出现"可避免死亡"的最常见原因。即使后果不是致命的，延误诊断也是出现创伤晚期并发症的一个常见原因。

另一方面，对腹部损伤进行准确、快速的处理

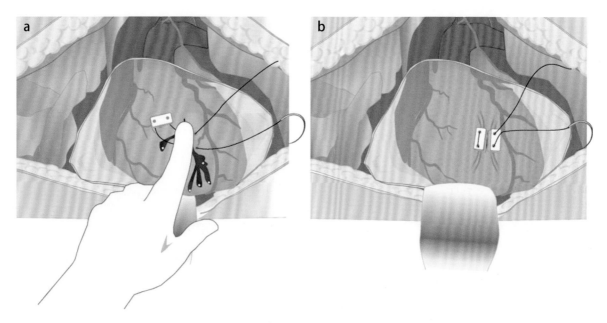

图 7.41　心脏弹片穿透伤如果不进行治疗，会导致心包压塞，从而危及生命。另一方面，只要有相应资源可用，此类损伤的手术治疗却又非常简单。此类损伤可通过前外侧开胸手术（图 7.40）或正中胸骨切开术进行处理。在（容易分辨的）膈神经之间垂直切开前方的心包，然后用手指控制住心肌上的缺口（a），并用人工血管"纽扣"进行 U 形加固缝合（b）。缝合前应在心包内置入引流管

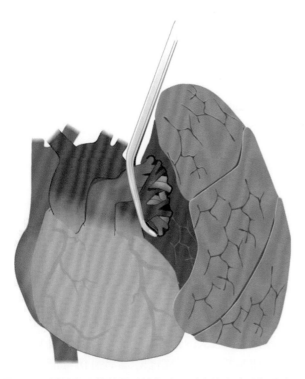

图 7.42　累及大血管的严重肺部出血需实施急诊肺切除术。用手指压迫肺门，直至使用宽止血钳（Satinsky 钳）夹住，将肺部连同其血管干整体切除（进一步说明见教材）

可能使患者完全恢复健康，有时候只需要进行简单的手术。因此，对严重损伤患者的处理应遵循一些基本原则：

- 对于严重损伤患者，即使早期症状轻微，甚至没有症状，也应怀疑存在躯干损伤，直至被排除。
- 对于不存在严重外出血的循环障碍患者，应首先怀疑存在躯干出血，并优先查找出血源。

7.16.7.1　诊断

在临床检查中如果发现以下情况，应立即怀疑存在腹部损伤：

- 腹壁穿透。
- 腹壁血肿 / 挫伤。
- 下部肋骨骨折。
- 骨盆骨折，尤其是不稳定型（见后文）。
- 明显的压痛或腹肌紧张。
- 腹部膨胀。

目前，在大多数医院的常规创伤处理中，疑似存在腹部损伤的所有患者都会进行 CT 检查，但**循环不稳定**的患者例外。这些患者通常心率＞ 100，收缩压（SPB）＜ 90 mmHg，呼吸频率（RR）＜ 12

或 > 30，对休克治疗没有反应（或仅有暂时性反应）。此类患者有活动性出血，应在第一时间送入手术室。通常也没有时间进行 CT 检查，除非能够在创伤室内只用数分钟的时间完成，但一般是不可能的。

如果可能，还是应在手术前确定出血源的位置。可以进行超声检查（USG）[即"FAST"——创伤重点超声评估（Focus Assessment Sonography in Trauma），根据标准筛查程序进行]，但前提是急诊室内当时就有设备和专业人员可用。在常规医疗中不是总具备这样的条件，而在重大事故中则更加困难。另一个方案是进行**诊断性腹腔灌洗（diagnostic peritoneal lavage，DPL）**（图 7.43 a 至 f），这种诊断方法在 CT 和 FAST 引入之前经常采用。该方法操作简单，需要设备少，可以在急诊室内完成，并且只需要数分钟时间。该方法并不能准确诊断具体的出血器官，只能判断出血源是否在腹部，但在重大事故中，这样的信息已经弥足珍贵了。

7.16.7.2　手术适应证

对于**循环不稳定的患者**，如果 FAST 或 DPL 显示腹部出血，则应在第一时间进行手术，不要进一

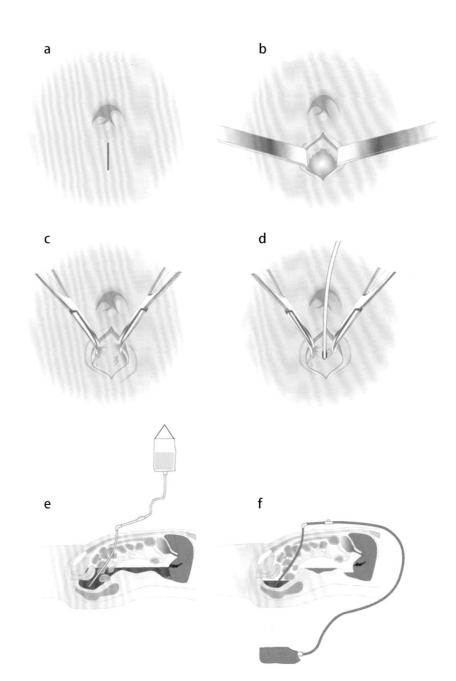

图 7.43　诊断性腹腔灌洗，用于检查腹腔内是否存在积血或积液。（a）局部麻醉后，紧贴脐下做 2 ~ 3 cm 长的皮肤切口。（b）钝性分离，暴露腹膜。（c）提起腹膜，切开，避免伤及其下的腹部器官。（d）插入导管，尖端指向骨盆区。（e）通过导管快速注入 500 ~ 1000 ml 等渗盐水。（f）将输液袋放低，对回流液做肉眼观察。如果回流液中持续含有澄清的血性液体，表明存在腹腔内出血

步延迟。

在某些情况下，是否对腹部损伤患者进行手术存在争议。比如，2001 年版的红十字国际委员会（ICRC）的《战伤外科手术手册》（*Handbook in War Surgery*）指出，在战场上，存在腹部损伤的循环不稳定患者应赋予低的优先等级，因为他们会消耗过多资源。如果是在严峻环境，且外科手术设备不具备或极为有限的情况下，这种做法或许是正确的。如果不进行手术，此类患者会死亡；而根据最新的损害控制原则（并**不**意味着都需要重症监护），此类患者通常只需接受最简单的初步手术，生命即可得到挽救。因此，这也是对资源的有效利用。

对循环稳定患者的处理则取决于能否通过 CT 检查发现损伤所在，然而在重大事故中，此类患者通常无法接受 CT 检查——CT 设备有限，即使是在大医院里，而且其他损伤如头部损伤患者的 CT 检查优先级别通常更高。

如果可以进行 CT 检查，且存在以下情况，则循环稳定患者可以进行非手术处理：

- 不存在由进行性出血所致的造影剂外溢（"造影剂浓聚"）。
- 腹部无大量积血。
- 不存在由出血所致的持续性输血需求。

这些建议是基于最新一年的大量非手术处理案例提出的。在这些案例中，超过 90% 的肝或脾损伤患者接受了非手术处理，在儿童中这一比例甚至更高。在 1800 名腹部穿透伤患者中，分别有 28% 的刀刺穿透伤患者和 40% 的低能级子弹穿通伤患者接受了非手术处理（Velmahos，2001）。

然而，非手术处理要求进行持续的临床观察，而问题则是这是否可行，或者说在资源有限的情况下非手术处理方法是否值得推荐。另一方面，非手术处理节省手术资源（而且患者也可以避免进行不必要的手术）。也许非手术治疗不应统一推荐，但在决定治疗策略时，医疗指挥必须根据具体情况，权衡手术资源和临床观察资源之间的平衡。CT 检查对决定治疗策略也很重要。

如果无法进行 CT 检查，则非手术处理需要进行更严密的临床观察，诊断性手术探查有更宽的手术适应证范围。FAST（如果可用）和 DPL 可作为CT 检查的替代措施，但 FAST 在具体器官诊断上准确性有限，而 DPL 则无法排除需要进行手术的腹腔内损伤。

7.16.7.3 手术的优先级别

如上所述，**循环不稳定**的患者应赋予最高的手术优先级别，因为出血必须通过手术进行控制，患者生命可能因此得以挽救，有时甚至只是进行简单的手术即可（见前文"手术适应证"部分的内容）。

循环稳定的患者如果存在**腹膜刺激征**，也应赋予较高的手术优先级别，因为延迟手术会大大增加并发症的发生率。

其他腹部损伤患者的手术优先级别应根据其临床发现和影像学检查结果确定。患者情况稳定时，根据前述原则进行的诊断性剖腹手术并不一定需要高的手术优先级别。

7.16.7.4 手术治疗原则

对于腹部创伤，**标准切口**为一条长正中切口（图 7.44 a 和 b）。应对全腹部、前胸、大腿前侧进行消毒，因为可能需要切开胸部（主动脉钳夹）或进行腹股沟穿刺（血管通路）。应为患者插入胃管和尿管（疑似尿道损伤患者除外，见下文），并在上肢建立良好的静脉通路。

手术策略

- 在进行剖腹手术过程中，由于腹壁的压迫作用消失，可能出现严重出血，应对此有所准备。严重出血必须在第一时间得到控制，否则可能迅速导致循环不稳定。
- 如果发生严重出血，应填塞腹部的 4 个象限，并用巾钳夹闭切口，直至麻醉医生通过输液治疗"跟上"（稳定循环）。
- 从下象限开始逐一取出填塞物，最后取出右上象限的填塞物，再按如下所述对出血进行控制。如果控制出血有困难，则再次进行填塞止血，并尝试获得更专业的协助。长时间多次控制出血失败会耗费时间，并使患者流失大量血液。

如果是主动脉或其主要分支严重出血，则难以甚至不可能通过填塞的方法控制出血。唯一的选择是对主动脉进行临时性钳夹，可在紧贴膈肌的下方进行钳夹（图 7.45 a 和 b），也可通过前外侧开胸手术进行钳夹（有时候效果甚至更好，见图 7.40）。

在实施钳夹前，可通过拳头压迫或以牵开器背面用力压迫损伤处近端的主动脉来进行临时性出血控制（图 7.46）。

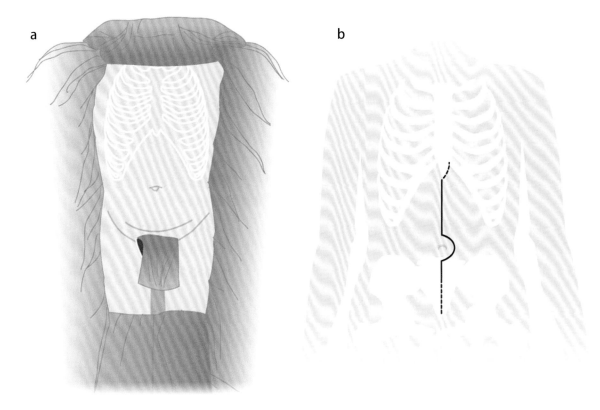

图 7.44 腹部创伤的剖腹手术。(a) 应对全腹部、胸壁前侧和两侧腹股沟下至股骨近端的区域进行消毒，以便手术区可以快速扩展至胸部或在腹股沟建立血管通路。(b) 标准切口为一条从剑突至耻骨联合的长正中切口（怀疑有骨盆出血时例外，此时脐下腹膜应保持完整，以便进行腹膜前填塞，见图 7.58）

> 在重大事故中，对严重腹部损伤的初步手术治疗应依照损害控制原则进行。

对**大静脉出血进行填塞**，比如肝静脉出血，而非切除或修复。几乎没有肝出血是无法通过填塞进行控制的，尤其是在目前有强效局部止血剂的帮助下。肝损伤合并下腔静脉损伤的出血都可以通过填塞进行控制，而在过去这是一个棘手的手术难题（在严重损伤中依然可能是）。填塞前，临时控制出血，可以通过用手指压迫肝十二指肠韧带（图 7.47）进行，然后使用止血带（如图 7.49 所示）。填塞时需要游离肝，这可以通过离断前方韧带来进行，如果存在后部损伤，还需离断背侧韧带。如果是**肝后的腔静脉损伤，则应避免过分游离肝，以免肝在填塞时被抬高**，从而对静脉的压迫作用减弱。

填塞的原则如图 7.48 a 和 b 所示。1 ~ 3 天后取出填塞物，大多数情况下，该措施足以达到止血目的。

穿透肝的损伤（如子弹伤）可以使用肝内气囊导管进行"填塞"。既可使用预先设计好的专用导管（如果有），也可简单自制导管，即在烟卷引流（Penrose）管中注入生理盐水并结扎两端（图 7.49）。

在重大事故中，切勿将时间和血液耗费在修复或保护**已经破裂的脾**上——脾切除术是一种简便快捷的手术操作，每一名外科医生都应掌握。

腹部大部分**血管**都可进行结扎而不会造成持久性损伤，但也有例外，其中就包括主动脉和腔静脉。不能结扎的血管还包括腹腔干和肠系膜上动脉、髂外动脉和肾动脉（如果要保留肾）、肝动脉（主干）和门静脉（主干）。一期修复需要时间和经验，所以也可如图 7.50 所示进行血管分流。

胃部损伤既可由穿透伤引起，也可由压力波导致的严重钝性暴力引起。必须对胃的后方进行探查（可通过打开小网膜囊来进行），这是创伤剖腹探查的强制性步骤。只有通过这种方式，才能检查胰腺并排除胰腺损伤（见下文）。在大多数情况下，胃部损伤的修复比较容易，即将浆膜内翻，进行单层连续缝合即可。

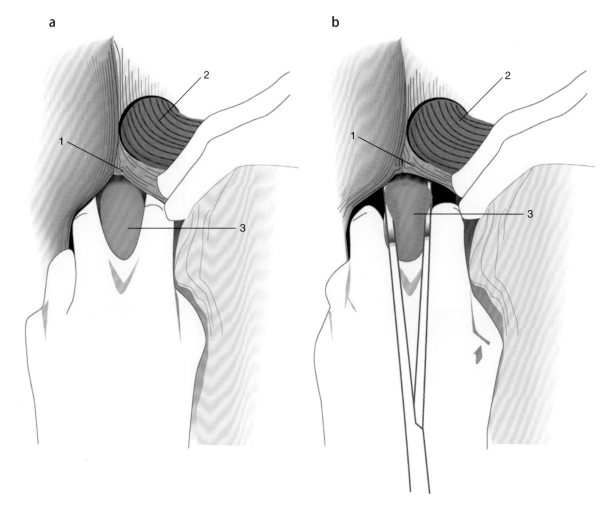

图 7.45　膈肌下钳夹主动脉。(a) 通过手指钝性分离的方式小心打开膈肌（**1**）的肌纤维，避免伤及膈神经。(b) 用手指或牵开器将食管（**2**）牵向一侧，暴露主动脉（**3**），并用直（或称**直角**）止血钳进行钳夹。也可以通过前外侧开胸手术在膈肌上方进行主动脉钳夹（图 7.40）

十二指肠损伤因其部分位于腹膜后而容易被忽视。应对该区域的腹膜后血肿进行探查，如果怀疑存在十二指肠或胰腺损伤（见下文），应对十二指肠和胰头进行钝性游离（**Kocher 游离**）。作为一种损害控制措施，对十二指肠损伤可进行胃切开术并在幽门内部缝闭（**幽门旷置术**），将胃与空肠临时吻合，并进行准确的引流（图 7.51 a 和 b）。

胰腺损伤的损害控制策略是不进行一期修复，而只进行引流行二期修复。由于该部位的渗漏可能造成致命后果，因此必须进行适当的引流。一种简单的方法是使用宽口径的 Penrose 引流管，将其剪短并将远端插入结肠造瘘袋。这种引流管很少发生堵塞，因此无须进行主动吸引引流。该方法已成为累及导管的胰头损伤的一种损害控制措施，而过去一般主张对这类损伤进行广泛的一期手术。

小肠损伤通常为多发伤，尤其是由穿透子弹或严重钝性创伤导致的小肠损伤。创伤剖腹探查的一个强制性步骤是**对整个肠道进行仔细的系统性检查，从屈氏（Treitz）韧带至回盲瓣**。根据损害控制原则，应以单纯结扎（图 7.52）取代切除、吻合术。关于这一点，依然存在争议：对于一名训练有素的外科医生来说，实施切除、吻合术（在浆膜内翻下进行单层连续缝合）并不需要花费多少时间，即使为了保留尽可能多的肠段而需要进行多次切除。结扎意味着肠道扩张与腹内压升高，这可能导致腹腔间隔室综合征，最终患者不得不开放腹部，并接受重症监护（见下文）。此外，实验证明结扎还会诱发代谢改变，进而促进酸中毒的发生。鉴于此，在重大事故中，并不推荐实施结扎。不过，这仍然是一个充满争议的话题，存在各种不同意见。

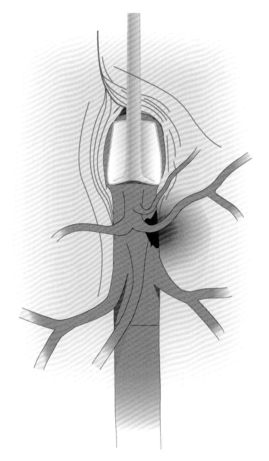

图 7.46　临时控制出血，以牵开器背面压迫主动脉（也可以用特殊设备进行此操作）

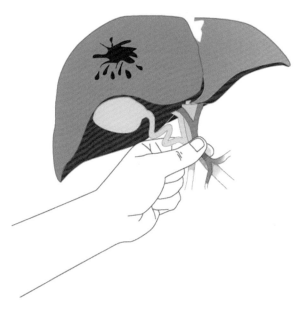

图 7.47　肝门阻断（Pringle）法。通过压迫肝十二指肠韧带来实现对肝出血的临时控制。如图所示，将示指伸入 网膜（Winslow）孔，以两指对捏压迫韧带，直至使用止血钳或止血带（更佳）（见图 7.49）。应每隔 20 分钟左右松开一次止血钳或止血带，以暂时恢复肝血供

与常规医疗相比，有一种损伤在重大事故中更为常见，那就是**肠壁内血肿**。肠壁内血肿由压力波引发，最常见的原因是冲击波，此外还包括穿透子弹、弹片和严重钝性创伤（见图 7.5 a 和 b）。肠壁内血肿通常在一开始不会穿透肠壁破裂，因此不进行手术探查便无法发现。在重大事故中，肠壁内血肿也容易在创伤剖腹探查过程中被忽视。在肠壁表面，肠壁内血肿从外观上看就像是由牵开器引起的挫伤，似乎并无大碍，但实际上两者的损伤机制完全不同。这些由压力波所致的血肿分布在整个肠壁上，其中一些会发展成为坏死和肠穿孔（图 7.53 a 至 c）。

如果要对每一个肠壁内血肿进行切除或内翻的处理，那将耗费大量的时间，并有可能引起并发症。另一方面，如果不对可能引起继发性穿孔的血肿进行处理，就可能出现迟发性腹膜炎。

在对肠壁内血肿进行的长期观察研究中，研究人员曾试图识别那些可能引起继发性穿孔风险的血肿。得出的研究结果如下：

- 肠壁存在可触及缺陷。
- 浆膜存在可见病变。
- 直径大于 15 mm（小肠壁范围内）或 20 mm（结肠壁范围内），或者直径大于周长的一半（整个肠壁范围内）。

此外，应对不符合这些标准而未被处理的肠壁内血肿进行记录，以便在发生继发性腹膜炎时作为探查的依据。

在**结直肠损伤**方面，常规创伤治疗已经越来越倾向于采取切除加一期缝合的处理方式，其适应证范围非常广泛。这种做法可能并不适用于重大事故的情形。在重大事故中，结直肠损伤通常由更高的能量所致，伤口污染更严重，且手术延迟，手术资源有限，医务人员的经验 / 专业能力也不足。此时应优先考虑操作的安全性。在重大事故中，**结肠造口术**是一种更为安全的手术操作，尤其是在医务人员经验不足时。结肠造口术可视为一种损害控制操作：尽管该操作可能与多数损害控制操作一样，会使致残率升高，但为了挽救生命，付出这样的代价或许是值得的。不过，如果对损伤性质有较好判断，且手术室有空余，经验丰富的外科医生仍然可以进行一期修复。

如今，将结肠受伤部分"外置"的传统做法已或多或少被废弃。切除受伤部分并将两端外置是一种简便快捷的操作方法（图 7.54）。至于应使两

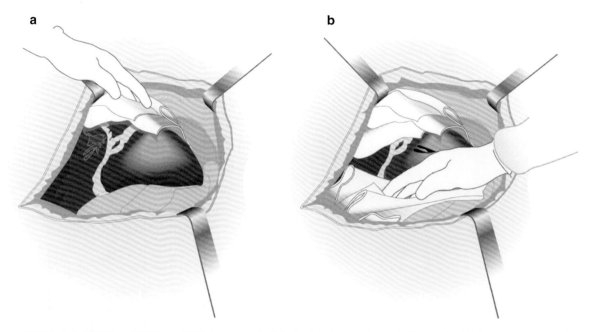

图 7.48 肝损伤出血的填塞。离断前方（镰状）韧带，将肝游离至腹壁。如果出血处位于更靠后的位置，则后方韧带也须进行部分离断（肝后的腔静脉出血除外，见正文）。尽可能采用肝门阻断法临时控制出血（图 7.47），然后使用较大的折叠成"三明治"形状的剖腹填塞物进行填塞，先在肝的后表面/前表面进行填塞（a），然后在肝下表面进行填塞（b）。填塞物应仅覆盖肝表面，而**不应进入**肝实质内部，否则在取出时会再次引起出血。填塞的目的是控制出血，要避免"过度填塞"（大面积填塞可能引起腹腔间隔室综合征）

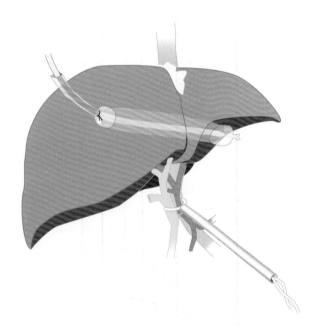

图 7.49 肝穿透伤（如子弹伤或弹片伤）的出血可能难以通过如图 7.48 所示的填塞法得到控制。一个替代方案是在子弹或弹片穿透孔内插入充气式气囊导管（如三腔 Sengstaken 管）。如果没有此类导管，可将烟卷引流（Penrose）管剪短，结扎两端并充气（参考 Pachter & Hofstetter，2000），也可达到同样目的（也可参见图 14.4）

端互相靠近还是使其保持一定距离，目前仍存在争议。两端靠近有利于进行二次修复，而且内容物"穿过"两端之间空隙的风险极小。

直肠损伤因其部分位于腹膜后而容易被忽视。术前直肠检查对于发现血肿甚至穿孔具有重要意义。在进行剖腹手术过程中，应对直肠前腔进行仔细的触诊和视诊检查。如果发现存在损伤，可实施**远端封闭（Hartman）术**，并在手术的最后行乙状结肠造口术和乙状结肠远端缝合（图 7.55），同时进行骶前引流，引流时最好使用宽口径的 Penrose 引流管。

所有针对腹部创伤实施的剖腹探查手术在关腹前都不应忽略一个重要步骤，即**对整个腹部进行仔细的系统性检查**。腹部损伤往往为多发伤（见图 7.5），而且下一阶段的治疗团队往往会认为，前一阶段的治疗团队已实施了所有必要的检查，包括整个肠道、十二指肠和胰腺（打开网膜囊进行检查）、直肠周围的腹膜后间隙以及膈肌。应对上腹部的腹膜后血肿进行探查，但应避免对下腹部进行血肿探查，除非血肿正在迅速扩大。

膈肌损伤也很容易被忽视。由于膈肌损伤在

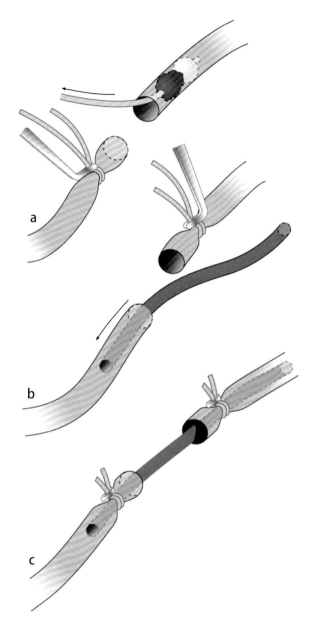

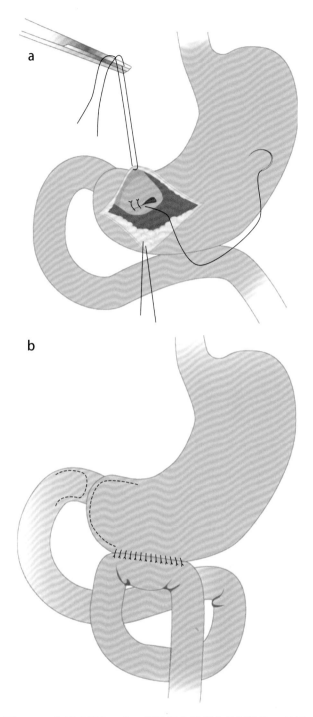

图 7.50　临时性血管分流（TVS），针对血管损伤的一种损害控制措施，用于血管损伤需要进行修复以维持循环时。(a) 远端取栓，(b) 在近端管腔内插入直径合适的管子（用无菌材料制成的即可），(c) 最后将其插入远端管腔。应尽快血管移植进行永久性修复，以替代临时性血管分流（进一步说明见正文）

图 7.51　幽门旷置术，十二指肠损伤的损害控制措施。行胃切开术，用可吸收缝合线从内部连续缝闭幽门 (a)。然后，通过胃切开术，实现临时性的胃空肠吻合 (b)

初步的胸部 X 线检查中通常看不见，因此在剖腹探查时需要从下方对膈肌进行触诊检查。对于剖腹探查手术时发现的膈肌损伤，可以使用较粗的可吸收缝合线从下方进行褥式缝合修复，如果裂口较长，可在缝合处额外进行一次连续缝合。如果裂口位于身体正中线附近，须小心避免伤及膈神经、大血管和心包。如果在该区域的手术经验不足，则最

好只对损伤进行诊断，将其留待日后再进行二次修复。

7.16.7.5　关闭腹部

在常规创伤治疗中，针对原始适应证实施损害控制后，通常会将创口保持开放，直至进行下一

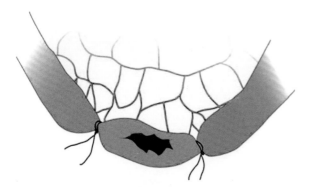

图 7.52 根据损害控制原则，进行简单的临时性肠道缝合，以代替切除、吻合术（进一步讨论见正文）。此方法存在意见分歧

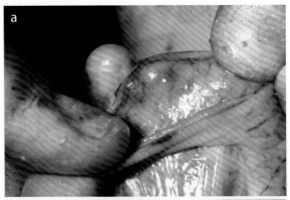

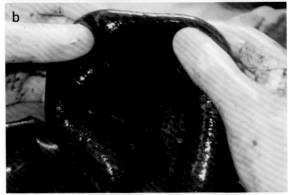

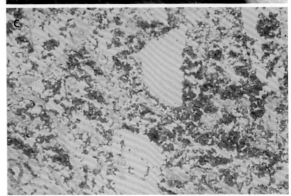

图 7.53 创伤引起的肠壁内血肿。(a) 尽管肠壁内血肿在浆膜侧的外观看似无害，但它分布在整个肠壁上，是导致日后发生穿孔的潜在危险因素。(b) 一位患者暴露于严重钝性创伤后出现的大面积肠壁内血肿。(c) 2 天后对 (b) 图中的血肿进行二次检查，决定进行切除。样本的显微镜检查结果显示存在广泛坏死，这表明如果不实施切除，血肿将会导致穿孔

次探查。此类患者通常受伤严重，且存在严重的循环和代谢障碍，需要在重症监护病房（ICU）接受术后呼吸机治疗。在这种情况下，保持腹部开放不仅不意味着额外消耗多少监测资源，而且还能够最大限度地降低腹腔间隔室综合征的发生风险（见下文），并方便实施二次手术。

而在"资源匮乏"情况下应用损害控制策略时，也会对非严重损伤患者实施损害控制操作，使用不要求腹部开放的手术，因其对术后监测的需求更少。在重大事故中，由于 ICU 床位和呼吸机是重要的收容能力限制性因素，因此，在初步手术后腹部应尽可能做关闭处理。**这就要求对患者的术后腹内压进行严密监测**，不过这很简单，无须使用任何专业的设备（见下文）。

在剖腹手术中，操作越是简便快捷，初期缝合腹壁就越容易。应避免使用较粗的"保留缝线"，因为这种缝线可能引起肠道损伤。可使用常规方法进行缝合，在必要时也可使用预制腰带，以促进腹壁的逐步适应。

7.16.7.6 术后治疗

严重腹部损伤存在引发腹内压升高的风险，尤其是在大手术后；此外，血肿和水肿、体液隔离以及腹内脏器的再灌注损伤也可能引发腹内压升高。这些症状被统称为**腹腔间隔室综合征**，它会进一步影响腹腔内循环，导致腹内压进一步升高，形成恶性循环。它还会对其他器官系统产生负面影响：出现肺部通气障碍、心脏的充盈障碍、肾灌注减少，并对静脉系统产生普遍影响，同时对中枢神经系统也产生影响。如果不通过开放腹部释放腹内压力，后果可能会是致命的。**因此，对于所有大型创伤手术后腹部关闭的患者，都应反复测定腹内压。**腹内压的测定操作比较简单，将导尿管与一根垂直导管相连，导管置于与耻骨联合平齐的位置，然后使患者处于仰卧位，在导管内注入 50 ml 盐水，通过测量盐水在导管中的高度即可确定腹内压（1 cm 盐水或水相当于 1 mmHg）。腹内压 > 25 mmHg 是手术

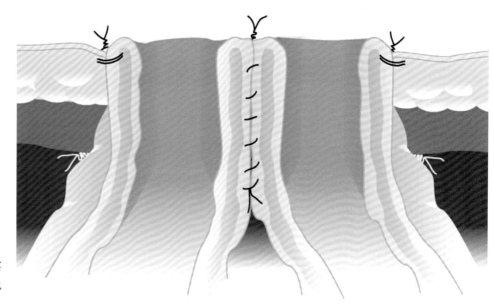

图 7.54　切除损伤结肠后实施的结肠造口术（进一步说明见正文）

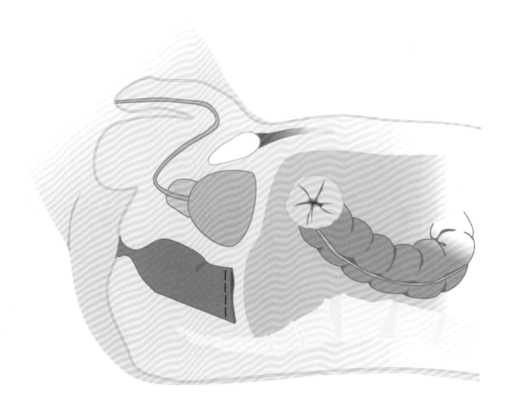

图 7.55　在无法外置直肠远端的情况下，针对近端损伤实施的远端封闭（Hartman）术。封闭远端，并对乙状结肠端行结肠造口术。适当的骶前引流必不可少

减压（剖腹手术）的绝对适应证；如果腹内压介于 15 ～ 25 mmHg，同时伴有肺动脉压升高、心输出量减少或少尿等情况，也应进行手术（如果监测资源匮乏，可扩大手术适应证）。

　　应对所有腹部穿透伤患者或胃肠器官损伤患者给予**抗生素**治疗。

7.16.8　尿道损伤

　　泌尿生殖系统损伤的初步处理原则与腹部损伤相同，也应用损害控制原则。

　　肾周围的血肿应谨慎打开，因为这可能导致出血加剧，进而不得不切除肾。绝大多数肾损伤在接受保守治疗后都会痊愈。但血肿迅速扩大的情况

除外，此时肾动脉可能已经断裂。如果动脉血供完整，出血可用填塞法进行控制。如果存在**尿漏或输尿管损伤**的情况，可实施肾盂造瘘术（图 7.56）。

在重大事故中，**尿道损伤**（不稳定型骨盆骨折应始终怀疑存在此情况，见下文）不应进行一期修复，而应进行膀胱造瘘术（图 7.57），留待日后再行修复。

7.16.9　骨盆损伤

骨盆骨折可以分为两类：**稳定型**，骨盆环仅有一处断裂，骨盆环各部分仍然结合在一起；**不稳定型**，骨盆环有不止一处断裂，骨盆环分裂为独立移动的两部分。骨盆环的断裂可以表现为骨折，也可以表现为韧带的断裂，如耻骨联合的骶髂韧带断裂。骨盆环的不稳定可以表现为水平方向上的不稳定（前端呈"开书"状），也可以表现为垂直方

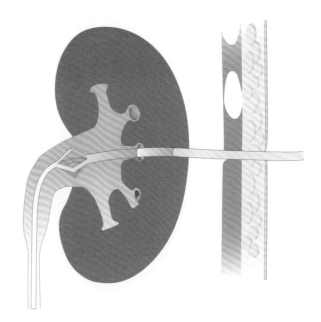

图 7.56　经皮肾 - 肾盂造瘘术是替代初步输尿管或肾修复的一种损害控制操作

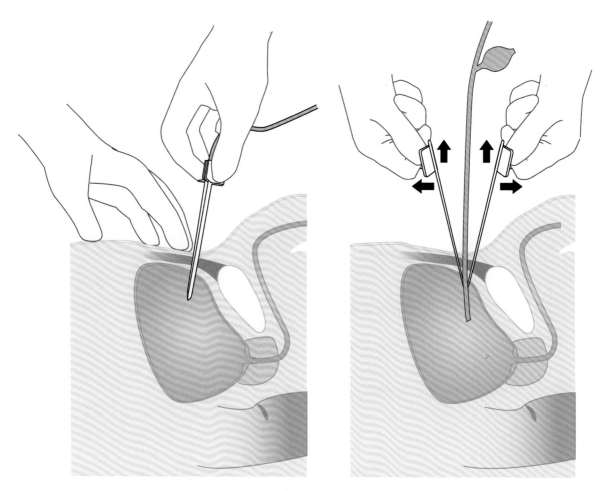

图 7.57　耻骨上膀胱造瘘术，替代一期尿道修复的一种损害控制操作。对于不稳定型骨盆骨折患者或怀疑存在尿道损伤其他情形的患者，也可用此法替代传统的导尿管

向上的不稳定（骨盆环的双侧半盆在垂直方向上移位）。垂直方向上的不稳定型骨盆骨折引起严重出血及其他器官损伤的风险极高。

稳定型骨盆骨折危害性较小，引起严重出血或其他器官损伤的风险不大，而**不稳定型骨盆骨折则会危及生命，应赋予高的优先等级。无论是在院前还是在院内，不稳定型骨盆骨折的治疗都是一个挑战。**

7.16.9.1 诊断

由于稳定型骨盆骨折和不稳定型骨盆骨折在严重性上存在差异，所以在检伤分类和处理上也不同。因此，应尽快对这两类骨折进行鉴别，这一点非常重要。初步鉴别方法为触诊，由于此类患者，尤其是不稳定型骨盆骨折患者，会存在疼痛和肌肉收缩的情况，因此要通过这种方法进行鉴别并不太容易。不对称是不稳定型骨盆骨折的一个显著特征，而存在不止一处骨折的情况也应高度怀疑为存在不稳定型骨盆骨折。可尝试通过左右两侧骨盆的相对移位鉴别不稳定型骨盆骨折，但操作必须谨慎，因为即使是轻微移动，也可能导致出血加剧。从背侧对骶髂关节行触诊是一种重要的鉴别方法：此处断裂可能表明存在不稳定型骨盆骨折。

除了在院前阶段进行的上述检查之外，在急诊室里还可以进行如下检查：

- X线平片，如果可在急诊室内进行（**此时切勿为了进行X线检查而移除包裹物或压迫绷带——可能引起出血，危及患者生命**）。
- 直肠检查（有无出血或血肿）。

7.16.9.2 在急诊室内的治疗

对于确诊或疑似不稳定型骨盆骨折患者：

- 如果尚未使用压迫绷带或其他包裹物对骨盆进行包裹，则立即进行包裹。压迫骨盆是最佳的止血方法，简单用布单即可。
- 开始积极的输液治疗，并考虑进行输血（视血液供应和患者的循环情况而定，但此类患者在抵达医院时通常已大量失血）。
- 如果怀疑存在尿道损伤，则进行膀胱造瘘术（图7.57）。

7.16.9.3 手术适应证

稳定型骨盆骨折通常不需要手术，没有初步手术的适应证，尤其是在重大事故中。

不稳定型骨折需首先对骨盆环进行固定，此步骤或许可以挽救患者生命，因为对骨盆环进行固定可以：

- 停止或减少出血。
- 减少由休克、疼痛及持续损伤组织释放物质引起的全身性创伤反应。

如果当时就有相关设备和专业人员，则可通过外固定方式（见下文）对骨盆进行固定。**在大多数情况下，另一种非常有效的固定方法是用布单紧紧包裹骨盆。**

如果患者循环不稳定且（或）存在进行性出血的征象，则应通过重点超声评估法（FAST）或诊断性腹腔灌洗（DPL）排除合并腹腔内出血的可能性（合并腹部损伤的情况较为常见）。

如果不存在腹腔内出血，可考虑对骨盆进行腹膜外填塞（见下文）。如果当时就有设备和专业人员，可结合使用血管造影术和经皮栓塞术。

如果存在腹腔内出血，则进行剖腹手术，控制腹腔内出血。如果盆腔血肿未破裂穿透腹膜，则在血肿外进行腹膜外填塞（随后在可能的情况下行血管造影）。如果盆腔血肿已破裂穿透腹膜，则进行腹膜内骨盆填塞，同时可进行单侧或双侧髂内动脉结扎作为进一步的止血措施。

7.16.9.4 手术的优先顺序

循环不稳定且（或）存在进行性出血征象的不稳定型骨盆骨折患者应赋予即刻手术的高优先等级。

7.16.9.5 初步手术治疗原则

骨盆的固定：如上所述，进行骨盆固定的最简单方法是包裹法，目前此法已经成为许多医院的标准操作，甚至应用于"常规"创伤治疗。然而，如果具备专业人员和设备（即使是在重大事故中，也可能有），一种被称为"C形钳"的固定设备可以实现最佳的骨盆固定。不过，如果不是长期使用C形钳的外科医生，则不建议使用。传统的外固定架只能起到部分（前部）固定的作用，而且也要求有使用经验，因此在重大事故中，简易的包裹法是一个很好的选择。

骨盆填塞：如果出血未渗透腹膜，可进行**腹膜外填塞**（图7.58 a至d）。在腹膜的压迫作用消失后，打开腹膜后盆腔血肿可能导致出血加剧。在这种情况下，**切勿**与常规创伤剖腹手术一样，在腹壁上做延伸至耻骨联合的切口，而应对腹膜前的腹壁

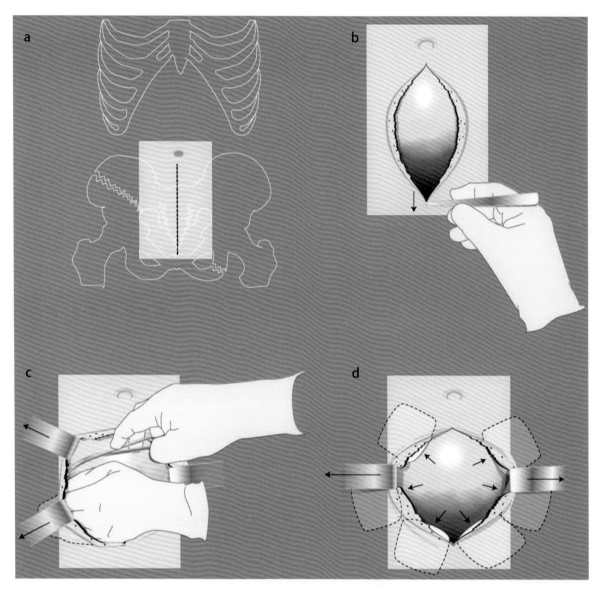

图 7.58 伴有严重出血的不稳定型骨盆骨折的腹膜外骨盆填塞法。(a、b) 下腹正中切口，不打开腹膜。(c) 向两侧行腹膜前分离。(d) 在腹膜外两侧置入填塞物

进行钝性分离，并进行腹膜前填塞。该方法是最近几年才被提出来的，基于上述理由，它被认为优于传统的腹膜内填塞法。

如果出血已经渗透至腹腔内，说明可能存在大血管损伤的情况。可结扎髂内动脉（这也是一种危急情况下的止血措施），但髂外动脉必须进行修复，此时可进行临时性分流（见图 7.50）。在控制住大血管出血之后，可对膀胱前间隙、直肠前间隙和骶前间隙进行紧密填塞，如果可能，随后应进行血管造影和栓塞治疗。

7.16.9.6 术后治疗

不稳定型骨盆骨折患者发生全身性创伤反应

[如急性呼吸窘迫综合征（ARDS）] 的风险较高，应优先接受术后呼吸机治疗。

7.16.10 脊椎损伤

脊髓的**钝性伤**通常由间接暴力及其引起的过伸和（或）旋转导致的椎体压缩所致。严重暴力可能导致脊椎碎裂，碎骨片突入脊髓内。椎弓骨折可能导致脊椎不稳定，存在发生脊髓撕裂的风险。累及脊髓的损伤通常比较少见，但此类损伤的发生风险会随着暴力严重程度的增大而升高。

脊髓完全横断会导致运动功能和感觉功能完全丧失。颈椎损伤或上段胸椎损伤可能导致呼吸功能

障碍。上颈椎损伤可能导致血管运动功能丧失，进而引起循环休克。

由于出血或水肿，以及不稳定型骨折产生的压迫作用，临床症状可能逐渐加重。**脊椎穿透伤**的后果与钝性伤相似，但穿透伤更容易累及脊髓。

7.16.10.1 诊断

即使是在医院内，对丧失意识患者进行脊髓损伤诊断也并不容易。

同时，在对不稳定型脊椎骨折患者进行移动或实施操作时，必须注意或意识到脊椎骨折的问题，否则可能对脊髓造成额外损伤，并有可能导致患者发生严重的持久性失能。在重大事故中，颈椎损伤患者比较常见，其移动或操作尤其应小心。

对疑似脊椎损伤患者的检查应包括以下几个方面：

- 对脊椎行视诊和触诊：是否存在不对称、血肿、压痛？
- 被动活动度和主动活动度如何？
- 肢体运动能力如何？
- 感觉功能如何？对于疑似脊椎损伤患者，损伤

平面以上的感觉功能初步检查结果具有重要的临床意义。

- 对于疑似颈椎损伤患者，在进行初步固定后应尽快拍摄颈椎的 X 线平片（见下文）。如果确诊为骨折，只要资源许可，应尽快利用 CT 和（或）磁共振成像进行进一步检查。

7.16.10.2 在急诊室内

颈椎损伤：

- 对于所有意识水平下降的患者，都应尽快采用硬质颈托进行颈部固定。**不过，这并不能提供完全固定。**因此，在对患者进行搬动和实施操作时，须格外注意颈椎。在开放气道时，应由助手协助保持患者头部稳定（见前文院前处置的相关内容）。**应避免使颈部向前弯曲！**
- 有明确不稳定和移位的骨折，应尽快行颈椎牵引固定，可以在局麻下实施（图 7.59 a 和 b）。
  其他脊椎损伤：
- 无神经症状或体征的稳定型脊椎损伤：尽快缓解疼痛并使其活动。
- 不稳定型脊椎损伤或伴有神经体征的脊椎损伤：

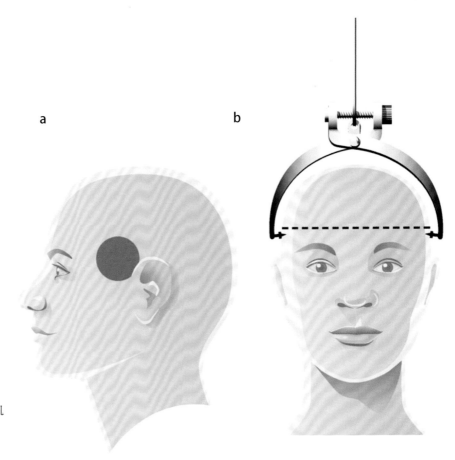

a   b

图 7.59　颈椎牵引。在耳部上方颞肌后方的"中纬线"（颅骨的最宽部分）上做对称切口

在对患者进行每一次转运、移动和实施每一次操作时都应格外小心！切勿使脊椎发生弯曲或旋转！应尽可能将患者固定于平卧位。

- 穿透伤：给予抗生素治疗，并转诊进行手术，尽可能转至脊椎外科（见下文）。

7.16.10.3　手术适应证

脊椎穿透伤手术应尽可能在脊椎外科进行。如果不可能在 24 小时内做手术，应在现场关闭硬脊膜，以免发生感染。

脊椎钝性伤的手术治疗要求专科经验。脊椎钝性伤在神经功能方面的预后较差，即使手术技术再好也不例外。如果有专科医生团队，出现以下适应证时可考虑行**椎板切除术**：

- 伴有神经功能下降的脊髓不完全损伤。
- 伴有**脊髓受阻**（脑脊液的流动被损伤所阻断）的完全或不完全损伤。
- 碎骨片嵌入或穿透脊髓。

7.16.10.4　手术的优先顺序

考虑到在神经功能方面的预后较差，在资源有限的情况下，脊椎损伤应赋予低的优先等级。如果 24 小时后依然存在神经功能障碍，则可视为持久性障碍。但位于胸椎和腰椎之间的损伤可能是例外，即使超过更长的时间，神经功能仍有可能得到一定程度的恢复。颈椎上段损伤（C1 至 C4）的预后通常较差。

7.16.10.5　初步手术治疗原则

由于脊椎手术应由专科医生进行（但单纯硬脊膜关闭的操作除外，见上文），我们建议读者参考这方面的专业文献。

7.16.11　肢体损伤

如上所述，肢体损伤占物理暴力所致损伤的绝大部分——在大多数情况下占 60% ~ 70%。前文已强调过，此类损伤应进行充分的院前处理，同样在医院内的初步处理也适用。

7.16.11.1　诊断

在急诊室内对肢体进行的**临床检查**应包括以下几个方面：

- 视诊：有无伤口？有无血肿？有无可见的脱位？
- 触诊：有无压痛？有无骨骼骨擦感？
- 运动：被动运动和主动运动如何？
- 感觉如何？
- 循环：是否存在体温差异？外周脉搏如何？

通常急诊室内都配备有 **X 线平片**检查设备，但在重大事故中，此项检查可能消耗过多时间和资源。初步复位和固定操作可根据临床评价进行，而 X 线检查可以在下一站（手术前病房、ICU 或普通病房）进行。

7.16.11.2　在急诊室内

在重大事故中，**皮肤和软组织损伤**的最终治疗（无须卧床就能接受治疗的轻伤除外）不应在急诊室内进行，而应在下一站进行：重伤在手术室接受治疗，轻伤则在 ICU 或普通病房接受治疗。在急诊室内进行的初步治疗应包括彻底冲洗清洁和无菌巾覆盖，如果出血严重，还应以压迫绷带包扎。如果患者的伤口存在比较严重的污染和失活情况（如子弹伤和弹片伤），且尚未接受抗生素治疗，此时应给予抗生素治疗。

对于**闭合性骨折和脱位**，应继续遵循院前处理原则，尽快进行复位和暂时性固定。在受伤后半小时到 1 小时内，此类移位的复位操作通常可以在无须实施麻醉的情况下完成，前提是谨慎操作并在操作时观察患者的反应。如果存在血管或神经损伤体征，则患者应赋予高的手术探查优先等级。

对于**开放性骨折**，应进行无菌敷料覆盖，并同样遵循上述原则进行谨慎的复位和固定。应尽早给予抗生素治疗。应赋予此类损伤高的手术优先等级，但低于危及生命的损伤（见下文）。

7.16.11.3　手术适应证

严重的皮肤和软组织损伤应尽早进行手术治疗。在重大事故中，此类损伤在多数情况下都只是进行初步清洁和伤口切除处理，促进延迟一期愈合，因此无须与更严重的损伤"竞争"手术室的使用权。此类损伤可以在小手术室内进行治疗，且通常只需实施局部或区域麻醉。

对于由挤压伤或身体受困所引起的**骨筋膜室综合征**（见前文院前处理的相关内容），如果需要行筋膜切开术，则应赋予最高的治疗优先等级。但行筋膜切开术并不需要在手术室内进行，只需小手术室即可，同严重皮肤及软组织损伤（见上文）。如果情况紧急，也可在急诊室内行筋膜切开术。

表7.4 大动脉结扎后需要截肢的坏疽的发生率

结扎动脉	截肢的发生率（%）
腋动脉	45% ~ 55%
肱动脉	25%
股总动脉	80%
股浅动脉	55%
腘动脉	75% ~ 100%

对于需要进行血管修复以保留肢体的**血管损伤**（见表7.4），如果时间允许且有专业人员，应进行初步血管修复手术。也可根据损害控制原则进行**临时性血管分流**（图7.50）。

根据最近来自武装冲突地区（中东地区的美军）的报告，如今约有25%的肢体血管损伤选择先以临时性血管分流进行初步修复，在12 ~ 24小时后进行确定性修复，其通畅率较高。传统上，此类患者应进行肝素化，但当患者同时存在其他带有出血风险的损伤（脑损伤、实质器官损伤）时，是否应进行肝素化是一个两难的抉择。最近的实验研究表明，临时性分流在不进行肝素化的情况下也可达到较高的通畅率。不过，在本书出版之时，该结论尚未在临床上最终获得证实。

无论采用哪种方法，在进行血管修复时，都需要至少先对患肢的骨折处进行临时性固定。

开放性骨折由于存在发生感染的风险，应尽快进行手术。过去，战伤外科手术的传统处理方式为先进行伤口清洁和切除，然后用石膏进行初步固定，即使这意味着开放性伤口被石膏所覆盖。随着可用简易外固定设备的增加，这类装置的使用也在增多（见下文）。由于伤口清创和外固定既不会消耗多少资源，也不会消耗多少时间，因此该做法只需一些简单的条件即可实施，无须与大手术竞争。

闭合性骨折
- 如果不存在脱位或者
- 存在脱位但已复位至可接受的位置而且
- 不存在大血管或神经损伤

可用石膏或夹板进行初步固定。当需要对患者进行转送时，例如在战场上，通常都会用到石膏。如果使用的是环形石膏，则存在引起水肿的风险，应在转送前将其剪断，并用弹性绷带将其绑起来。

对于某些**累及关节或在关节附近**发生的骨折，在常规情况下会进行初步手术，以尽可能保留韧带和关节结构，但在重大事故中，此类骨折可延迟接受治疗，**前提是已经被复位至正确的位置且进行了固定**，同时也进行了肢体抬高的处理以降低发生水肿和皮肤问题的风险。

股骨干骨折无论是用石膏还是用夹板，都难以进行固定。可采用外固定手术的方法进行固定，也可单纯实施牵引（图7.60），不过这会使转送变得困难。**股骨颈骨折**目前的常规治疗方法是进行一期手术，但在重大事故中，该手术可延迟进行，在此之前单纯实施牵引。

此外，**肱骨髁上骨折**也是一种难以用夹板固定的骨折类型。在重大事故中，初期可进行牵引处理，不过前提是外周循环未受损（图7.61）。

7.16.11.4 手术的优先顺序

优先等级最高：

- **筋膜切开术**，用于伴有外周循环障碍的骨筋膜室综合征（所需时间短，消耗资源少）。
- **血管损伤**，应尽可能在受伤后6小时内进行手术。
- **神经损伤**，应尽早进行诊断性探查和减压手术，但在重大事故中，神经修复可在二次手术中进行。
- **存在发生血管和（或）神经损伤风险的脱位**（如髋关节、膝关节和肘关节），应尽快进行复位。

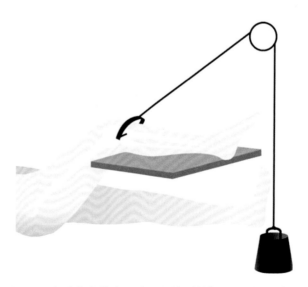

图7.60 在重大事故中，对于股骨颈骨折和股骨干骨折患者，胫骨结节穿针牵引可作为替代即刻手术的一种临时性处理方法

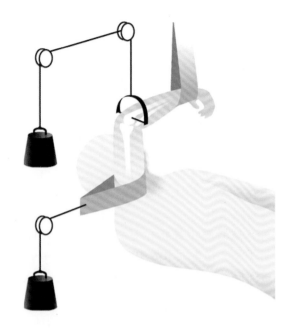

图 7.61 在重大事故中，鹰嘴穿针牵引可作为肱骨髁上骨折的一种临时性处理方法。不过，如果怀疑存在血管或神经损伤，则需即刻进行手术

优先等级高但可以等待：

开放性骨折，但不包括上述几类损伤。

优先等级低：

需要进行手术的闭合性骨折，初始可以复位和固定在可接受的位置，在这一位置下不会有血管和神经损伤。在此情况下，可以等到有相关资源时再进行处理。

7.16.11.5 手术治疗原则

在重大事故中，**皮肤和软组织损伤**通常由严重暴力引起，污染严重，并且通常无法及时得到治疗，因此应同样按子弹伤和弹片伤的治疗原则进行治疗：

- 彻底清洗伤口。
- 切除失活组织。
- 多数情况下实行延迟一期缝合（见后文"子弹、弹片伤"部分的内容）。

对于可能存在或确定存在外周循环障碍的**骨筋膜室综合征**，应切开所有受累的骨筋膜室（筋膜切开术）进行治疗。具体方法见后文挤压伤的相关内容。

对于需要行血管修复以保留肢体的**血管损伤**（见前文），可在时间、资源或患者情况允许下，通过缝合、修补或移植等方法进行初步修复，也可通过临时性血管分流的方式进行处理（图 7.50）。对于严重污染伤口，使用人工血管移植的方法存在引起感染的风险，可能对患者造成危害，即便现代的抗生素使有经验的人把这个手术的适应证放得更加宽泛。自体移植比较耗费时间，因为通常需要纵向复制移植物以达到合适的直径。

作为一种替代方法，**临时性血管分流**（图7.50）的损害控制操作已应用得越来越广泛。最近发布的战伤手术报告显示，有高达 25% 的肢体血管损伤成功进行临时性血管分流，不过前提是在24 ~ 48 小时转送去进行确定性修复。传统上，所有此类患者都会接受肝素治疗。但如果患者存在其他出血（如颅内出血），则这种做法会产生不利影响。如上所述，最近的实验数据表明，血管分流可在不进行肝素化的情况下达到较高的通畅率，但该结论仍有待临床证明。

应仔细探查是否存在**神经损伤**，并对受压神经进行减压，但在重大事故中，不应对神经损伤进行一期修复。应在受损神经末端附近（而非在受损神经上）以钳夹或缝合的方式进行标记。

肌腱损伤的处理原则与神经损伤的相同。

对于**开放性骨折**，应进行彻底的伤口清洗、复位，并用外固定设备进行固定。目前已出现简易外固定装置（图 7.62），所有负责创伤治疗的外科医生都应掌握其使用方法。

如果不具备成套的上述装置，也可使用如图7.63 所示的另一种外固定装置。此外，也可以如上文所述使用普通石膏或石膏托进行外固定，但其固定效果较差，并且会增大对伤口的观察难度。

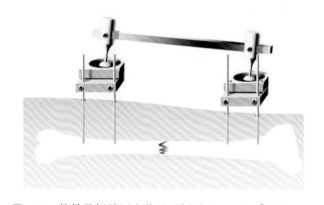

图 7.62 简易骨折外固定装置示例（Hammerfix®，Swemac Orthopedics，Linköping，Sweden，获许可）。该外固定装置已广泛应用于许多军事组织，当然也有许多其他类似装置。每一名负责创伤治疗的外科医生都应学会使用其所在组织的外固定装置

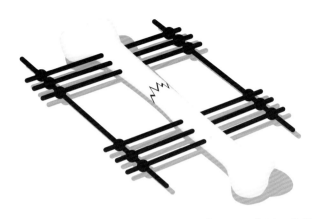

图 7.63　如果无图 7.62 所示的外固定装置，可使用一种简易的替代性外固定装置。将钢针或钢丝穿透骨折处远端和近端的骨干，并使其与任何可用的物体（如纵向杆或石膏夹板）相连

> 在重大事故中，应严格避免使用内固定法，除非初步处理由经验丰富的人员在设备齐全的专科治疗单元内进行。即便如此，也应先仔细考虑损伤的特点。

对于**开放性关节损伤**，应进行伤口切除，并在严格的无菌条件下进行彻底的冲洗，同时给予抗生素治疗；此外，应尽可能缝合关节囊。伤口的其余部分可以保持开放，以促进延迟一期关闭。

对于需要手术的**闭合性骨折**，可以留待日后再进行手术，前提是骨折已初步复位至可接受的位置，并进行了正确的固定。至于具体的方法学，读者可以参阅创伤与骨科教材。

7.17　重大事故中常见的特殊损伤类型

7.17.1　子弹、弹片伤

7.17.1.1　在大多数重大事故中采用的损伤治疗模式

由子弹、弹片导致的损伤不仅出现在武装冲突中，也会出现在平民社会的重大事故中，比如使用爆炸物发动的恐怖袭击、使用武器的政治冲突或骚乱、极端分子制造的大规模枪击事件以及某些犯罪活动等。由子弹或弹片导致的损伤与大部分重大事故中出现的损伤之间具有许多共同点：

- 与日常医疗中碰到的损伤相比，通常由更高的能量造成。
- 通常受到严重污染。
- 通常无法及时得到初步处理。
- 通常不得不在时间紧迫和（或）资源有限的情况下进行处理。

鉴于此，子弹、弹片伤的初步处理原则——目前已经确立且基于大量武装冲突中的经验，可作为重大事故中符合上述标准的损伤的治疗模式。在许多重大事故中，如果这些原则被严格遵循，那么很多可避免的并发症，如严重伤口感染的情形或许就会减少，甚至根本不会发生。这些并发症会消耗更多资源，并给患者带来巨大的痛苦，有时甚至会导致截肢或死亡。

7.17.1.2　损伤机制

子弹、弹片伤的病理生理学和损伤机制在本章一开始的"各种物理创伤所致效应"部分已进行详细阐述。

7.17.1.3　院前处理

子弹、弹片伤的院前处理原则与不同器官系统的损伤相同。至于战伤治疗，读者可以参阅第 14 章，专门针对此特殊情形进行阐述。

7.17.1.4　损伤的临床评价

在急诊室内，应对患者的全身，包括正面和背面，进行**全面仔细的检查**。小型的弹片穿透伤很容易被忽视，尤其是在毛发覆盖的部位和正常身体孔窍的部位。应考虑到由弹片和（或）压力波所致的**继发性损伤**风险：肢体子弹伤可能伴有躯干的继发性损伤（见"损伤机制"部分的内容）。

值得注意的是，在检查中即便**未发现皮肤上存在穿透伤**，也并不能排除存在内伤的可能性。贴身而过的高能级子弹或弹片形成的压力波可能引起内伤。

向身体**传递能量低**的子弹，通常造成的伤道出入口都比较小，且大小相同。而向身体**传递能量高**的子弹，通常造成伤道出口较大，且皮肤边缘被撕裂（图 7.64）。不过，这并不能一概而论。高能级损伤也可能造成较小的伤道出口，取决于子弹传递给组织能量的程度。此外，通常也缺乏造成损伤的武器类型信息。因此，明智的做法是只要资源允许，至少对所有子弹伤进行一次**最低限度的**探查。

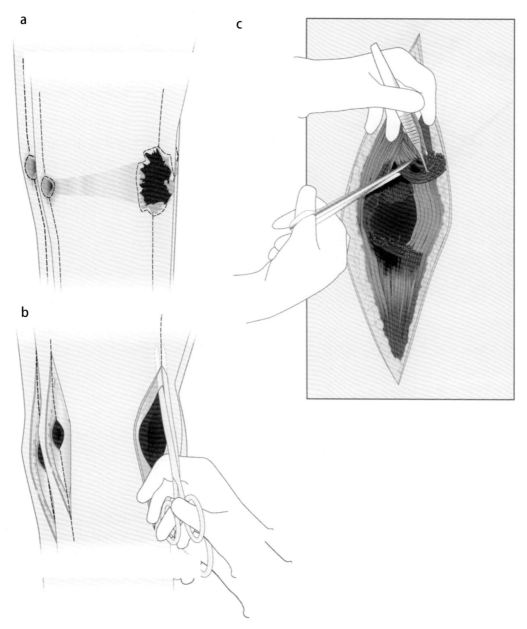

图 7.64 高能级子弹、弹片伤的伤口切除（"清创"）原则。(a) 沿肢体纵向灵活地做皮肤**切口**,但仅进行最低限度的皮肤**切除**。(b) 灵活地做筋膜切口,在皮下将其扩大,做最低限度的筋膜切除。(c) 切除所有失活的肌肉组织,这是手术中难度最大的部分,术者需要经过实践训练。最好使用剪刀一点一点地切除,直至切除所有失活组织。失活组织的判断标准见正文。肌肉组织切除过多或过少都不对。

在急诊室内

在急诊室内对子弹、弹片伤的处理原则与不同器官系统的损伤相同。在急诊室内切勿因为伤口小就"一步到位"地缝合小伤口。小伤口至少应在供小手术用的手术室内进行处理,在那里进行仔细的伤口清洁,并进行必要的坏死组织切除。

大多数情况下,子弹、弹片伤最好留待延迟一期缝合(见后文)。所有穿透性子弹伤或弹片伤患者都应接受**抗生素治疗和破伤风预防治疗**。传统上,由于考虑到发生气性坏疽的风险,会建议给予大剂量青霉素治疗——但如今随着伤口手术处理有效性的提高,该风险已逐渐下降。目前,通常会选择使用第三代头孢菌素,在伤口受到严重污染或存在开放性骨折的情况下可联合使用氨基糖苷类和(或)甲硝唑。

7.17.1.5 手术适应证

对于头部、颈部、胸部和腹部穿透性子弹、弹片伤的治疗，请参见前文各器官系统的相关讨论。在肢体子弹、弹片穿透伤的手术治疗方面，目前仍存在意见分歧。在枪弹伤多发的国家或地区，大多数子弹、弹片伤都不实施治疗，以节约资源。绝大部分子弹、弹片伤都由低能级子弹或弹片所致，因此不治疗也能在很大程度上自行痊愈。

然而，在重大事故，包括武装冲突和采用爆炸物发动的恐怖袭击中，大部分损伤为高能级损伤。为避免发生感染，子弹、弹片伤的治疗需要采取完全不同的策略。如果资源允许，应对所有损伤实施**小型的**诊断性探查，这是一种明智的做法——不需要付出多大精力，便可以查明皮肤下是否存在失活组织。如果存在失活组织，则进行彻底的伤口清洁并切除，然后使伤口保持开放，留待延迟一期缝合（见后文）。

7.17.1.6　手术的优先等级

对于头部、颈部、胸部和腹部的子弹、弹片伤，其手术的优先等级请参见前文不同器官系统损伤的相关讨论。

对于**肢体的子弹、弹片伤**，如果存在明确或疑似的血管损伤或神经损伤，应赋予高的手术探查优先等级；开放性骨折次之，其他损伤可以等待。但如果有相关资源可用，其他损伤可以在小手术室内进行处理，施以局部或区域麻醉，因此也不会与严重损伤或危及生命的损伤"竞争"手术资源。但是，子弹、弹片伤患者不应交由不了解子弹、弹片伤治疗原则的医务人员进行处理，这一点非常重要。

7.17.1.7　初步手术治疗原则

初步手术治疗的目标是切除所有失活组织（"清创"）以防止感染，同时使伤口保持开放并充分引流，以留待在正常愈合期内进行延迟缝合（**延迟一期缝合**）。

去除所有**游离组织**，彻底冲洗伤口。去除伤口内容易取出的**无机异物**（如金属碎片），但手术范围不应扩大去试图取出难以触及的异物——无机异物本身并非感染源。

应尽量不借助外物实现**止血**，如果可能，使用电凝法。

应在伤道的入口和出口两侧进行清创，这样手指可伸入伤道进行钝性分离（谨慎操作！）。

清创操作如图 7.64 a 至 c 所示，其原则如下：

皮肤：限制性**切除**，创缘只可切去几毫米，但只要确定是高能级损伤，可灵活地做**切口**，切口方向应为纵向，以尽量暴露底下的失活软组织（图 7.64 a）。应在伤道入口和出口同时做切口，只有当入口和出口距离非常接近时，才可做横向切口将出入口连接起来。在关节处做弧形切口。

皮下脂肪：切除所有失活和受污染的组织。

筋膜：灵活地做筋膜切口，以暴露底下的肌肉组织，同时也可防止出现骨筋膜室综合征（见下文）。

肌肉：充分切除肌肉组织（所有失活的）是该手术最重要的内容。对于经验不足的术者而言，这也可能是最困难的一部分操作。可根据以下的 **4C** 原则来识别失活肌肉组织：

- 与有活力的肌肉组织相比，颜色（Color）较暗（图 7.64 c）。
- 质地松弛（Consistency）（在用剪刀进行切除时较容易识别）。
- 收缩力（Contractility）下降。
- 毛细血管（Capillary）出血减少。

从技术上说，最好使用剪刀一点一点地切除，直至发现有活力的组织（不同颜色、不同质地、切除线上有毛细血管出血）。避免进行大面积整体切除：**切除过多与保留过多同样不可取**。

骨骼：附着在骨膜上的骨碎片可予以保留，但其他骨碎片应予以去除。**禁止采用任何内固定方法**。如果需要对骨折进行手术固定，应采用外固定法（见图 7.62 和 7.63）。

血管：对于需要修复的血管（见表 7.4），如果具备专业人员且时间允许，则可通过移植的方法进行一期修复。由于人工血管移植存在引起感染的风险，而自体移植又比较耗费时间，因此通常建议进行**血管分流**，如前文"肢体损伤"部分所述（图 7.50）。

神经和肌腱：诊断性探查，如果可能，如"肢体损伤"部分所述，标记末端，但此类损伤不应进行一期修复。

上述操作完成后，使伤口**保持开放并覆盖（而非包裹！）**松软的有吸收性的绷带。通常无须进行引流。绷带可一直保留，直至 4～7 天后进行延迟一期缝合。如果伤口切除准确，则无须每天更换敷料。如果伤口切除不准确，则会出现化脓和发热的情况，患者将不得不返回手术室再次进行伤口清创。

在进行**延迟一期缝合**时，应检查伤口。如果不存在失活或受污染的组织，则缝合伤口；如果存在，则应再次行伤口切除，并待日后进行延迟缝合。

伤口缝合不应在有张力的情况下进行——如果存在皮肤缺损，应进行皮肤移植。另一个令人意外的事实是，只要初步伤口切除得当，即使是看似很大的伤口，最终也会完美地愈合。

在某些部位，比如**面部和手掌**，因为血供良好，在对伤口进行适当清洁和切除之后，可以行一期缝合。如果存在疑问，可在血供良好的部位使伤口初步保持开放，这种做法可确保万无一失。**阴囊皮肤**可以而且应尽可能予以缝合，以保护睾丸。

清创操作过程中的**常见错误**有：
- 遗漏伤口（身体孔窍、腋窝、头发覆盖处、会阴部等部位的伤口）。
- 仅从一个方向进行清创。
- 肌肉组织切除不充分。
- 皮肤切除面积过大。

7.17.1.8　子弹伤是否可以进行一期缝合

在过去几十年中，随着高速武器投入战场，人们处理高能级子弹伤的经验也增多。人们一直建议所有子弹伤都应根据前述原则进行处理，即采用清创加延迟一期缝合的方法。这一治疗策略相当成功，挽救了大量伤员的生命和健康。大量记录可以证明这一结果。

近年来，子弹伤高发的平民地区也给出了相关报告。在这些地区，子弹伤主要为手枪所致，与较高的犯罪率和较容易获得此类武器有关。这些地区的报告显示，对于子弹伤，无论是进行一期缝合，还是进行保守治疗，最终效果都不错。于是产生了以下问题，即这一治疗策略是否应普遍地推荐？

然而，值得注意的是，这些损伤都是由低能级子弹所致，其效应与高能级子弹或弹片所致损伤完全不同。低能级子弹伤无须进行切除或仅需进行极少的切除（除非伤及骨骼，这表明更高的能量滞留，能量传递更多）。甚至低能级子弹伤是否有必要进行探查都受到质疑，因为在低能级子弹伤的高发地区，常规探查会消耗资源。这也是为什么采用保守疗法并接受由其导致的一定数量的失败成为一种可以接受的治疗策略。

对于重大事故和武装冲突中的损伤，其中大部分子弹、弹片伤都是高能级损伤，那么低能级子弹伤的保守治疗策略是否同样适用呢？对于这一议题，目前仍存在很大争议。进行最低限度的灵活探查，则消耗的资源很少。只要深层组织不存在失活

迹象，探查就可终止。当明显存在切除必要时，探查也可扩大范围。这是一种比较安全的策略，与重大事故的基本手术原则一致，毫无疑问这种做法将减少并发症的发生以及健康和生命的损失。

7.17.2　截肢

截肢可分为**创伤性截肢**（即患者抵达医院接受治疗时肢体已截断、失去）和**手术截肢**（即患者抵达医院时肢体仍与身体相连，但决定将其截去）。决定手术截肢的原因可能是肢体即便保留下来，其功能能得以保全的可能性很小或为零，也可能是认为截肢是挽救患者生命的必要措施。

7.17.2.1　创伤性截肢

在重大事故中，创伤性截肢可由冲击波（见后文）、子弹、身体受困或其他形式的严重暴力所致。如院前处理的相关内容所述，在**初步处理**过程中，控制出血非常重要。止血带的使用曾一度被高级创伤生命支持（ATLS）原则所禁止，但目前已得到认可，甚至被推荐为一种现场抢救措施。不过，止血带的使用时间不应超过必要限度，且使用止血带的患者应赋予高的手术优先等级。

截肢的**初步手术治疗原则**与前述子弹、弹片伤相同。与计划性截肢在初期就需要获得与假肢贴附良好的残端不同，创伤性截肢应**保守地保留所有有活力的组织**（即使外观与原来有所不同），因为二次手术时可能需要使用这些组织。失活组织应予以切除，适用原则与"子弹、弹片伤"部分的清创原则相同。大多数情况下，伤口应保持开放，留待日后进行延迟一期缝合。应始终在皮肤边缘的近端截断骨骼，必要时可对皮肤稍加牵引，以防皮肤回缩。残端的**最终修整**可在延迟一期缝合时进行，也可在之后的二次手术中进行，取决于资源的可用情况和伤口的外观。

7.17.2.2　手术截肢

对于损伤肢体，只要有可能使其功能恢复至可接受水平，就应尽一切努力予以保留。如果肢体损伤严重，即使勉强保留，最终也仍将截除，或者就算保留也已失去功能，那么保肢的做法只会使患者遭受更多不必要的痛苦，导致并发症，甚至导致原本可以避免的死亡。因此，对于肢体严重损伤的情况，初步手术截肢不失为一种正确的选择。

要做出截肢的决定并不容易，因此，这一决定应由专业能力最强和经验最丰富的人员做出（在资源允许的情况下，应由两名人员分别进行独立评价后做出）。循环功能以及神经功能的初步评价通常不易做出。应遵循"保命先于保肢"的原则。应重点评价循环停止（或严重受损）的持续时间和严重神经损伤的征象。表 7.5 为可辅助进行截肢决策的评分系统示例。

表7.5　基于神经损伤、缺血、软组织损伤、骨骼损伤、休克和年龄评分（Nerve injury Ischemia Soft-tissue injury Skeletal injury Shock Age patient，NISSSA）的截肢评分系统

	评分
神经损伤	
有感觉	0
背侧感觉缺失	1
足底感觉部分缺失	2
足底感觉完全缺失	3
缺血	
无	0
轻度	1[a]
中度	2[a]
重度	3[a]
软组织损伤 / 污染	
轻度	0
中度	1
较重	2
重度	3
骨骼损伤	
低能量	0
中等能量	1
高能量	2
极高能量	3
休克 / 血压	
血压正常	0
一过性低血压	1
持续性低血压	2
年龄（岁）	
< 30	0
30 ～ 50	1
> 50	2

McNamara MG et al. Severe open fractures of lower extremity-a retrospective evaluation of the Mangled Extremity Severity Score. J Orthopaedic Trauma 1994; 8:81, 已获授权

NISSSA 评分 > 11，表明需要截肢。

[a] 缺血时间超过 6 小时时，评分加倍。

在三级重大事故中，不仅初步手术资源极度匮乏，术后护理和二次手术资源也同样极度匮乏。因此，即使在更好条件下有一定机会健康保留的肢体，在此情况下也根本不可能予以保留。然而，**在重大事故中做出扩大初步截肢适应证的决定时需谨慎**，应与经验丰富的医疗团队领导者合作并权衡整体情况后再做决定。值得注意的是，**对于生活在重大事故多发地区的人们来说，失去肢体可能意味着难以为生，甚至根本无法生活**。因此，对于重大事故，不存在普遍适用的原则，只能根据具体情况做出相应的决策。

7.17.3　挤压伤和骨筋膜室综合征

挤压伤是重大事故中常见的特殊损伤类型，多见于暴露在严重钝性创伤的患者和肢体或身体其他部分被压的受困患者。挤压伤的损伤机制和病理生理在本章前文的"非穿透伤"部分已阐述。此处需再次强调的是，应在院前处理阶段**及早开始有效液体复苏**，最迟也应在被困患者被营救出来时开始，因为此时也是危险的**再灌注损伤**的开始：全身性代谢反应，如酸中毒、凝血障碍和循环障碍，由肌细胞解体释放的产物所致。

在急诊室内应首先继续进行液体复苏治疗（或者开始液体复苏治疗，如果尚未开始），包括通过以下方式治疗肌肉损伤带来的全身性反应：

- 强迫利尿，以防出现肾衰竭。需置入导尿管并连续记录尿流量，使尿流量控制在 200 ～ 300 ml/h，必要时可使用利尿剂和（或）甘露醇。
- 在静脉输液时加入碳酸氢盐，使尿液碱化，将尿液 pH 控制在 6.5 以上。

在重大事故中，有效的液体复苏治疗和维持利尿是可以实现的，但 pH 和电解质监测所需的资源（例如测定电解质和血气的资源）却并不一定有。

挤压伤可能导致细胞死亡，进而引起水肿。由于肢体的每个肌室都被坚韧的筋膜所包围，因此水肿可能导致肌室内压力增大、血供减少和更多细胞死亡，从而形成恶性循环，导致**骨筋膜室综合征**。打破这一恶性循环的唯一方法是尽可能切开所有受累筋膜室的筋膜进行减压（见后文"手术治疗"部分的内容）。

一些作者认为**挤压综合征和骨筋膜室综合征**是两种完全不同的病症，应该采用不同的方法进行治疗。在挤压伤中，首先出现的情况是由损伤引起

的细胞死亡，进而才导致水肿和室内压的升高，而在骨筋膜室综合征中，首先是由于创伤（如身体受困）引起的室内压升高，进而才导致继发性的细胞死亡。根据这种观点，在对挤压伤进行治疗时——或许——**不应**进行筋膜切开术，因为细胞已经死亡，而不必要的筋膜切开术可能引起不必要的致残。

然而，在重大事故中，要在临床上区分挤压综合征和骨筋膜室综合征并不容易，而且无论是导致病症的哪一种因素最先出现，两种病症都同时处于"骨筋膜室内压升高，持续导致细胞死亡"这一恶性循环之中。因此，**只要确定存在或临床上怀疑存在室内压升高的情况，就应建议进行筋膜切开术。**在需要保留肢体甚至挽救生命时，选择实施筋膜切开术的做法总是万无一失的，而不实施筋膜切开术则可能造成严重后果。不必要的筋膜切开术可能致残（多数情况下都程度轻微），但并不会导致患者截肢或死亡。

图 7.65 为一种测定室内压的简单诊断方法。不过，在大多数情况下，有经验的临床医生仅凭手和眼睛就足以确认肢体是否水肿（皮肤紧绷发亮）；有时候会出现外周脉搏减弱或难以触及的情况（但是持续脉搏通常通过彩超确认，因为水肿是不可能完全阻断血液流动的）。

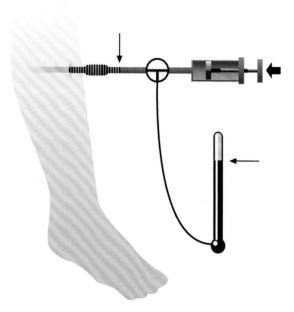

图 7.65 可以简单地使用针头、Y 形连接器、导管（Y 形连接器同时连接针头与导管）来确定筋膜室内的压力。正常压力低于 10 cm H_2O。压力 > 25 ~ 30 cm 则意味着存在外周循环障碍和其他组织损伤的风险

7.17.3.1 手术治疗

实施筋膜切开术的技术要点如图 7.66 所示（以下肢为例）。**应切开所有筋膜室，这一点非常重要。**切开筋膜时应充分，皮下切口可延伸至皮肤切口边缘外。筋膜切开后，皮肤边缘虽看似难以再次互相贴合，但多数情况下，一旦水肿消失，后续皮肤缝合就不存在问题。有一些特殊装置可用于皮肤边缘的逐步适应。

7.17.4 冲击伤

冲击伤的损伤机制和病理生理在本章前文的"非穿透伤"和第 14 章"战斗伤员管理"部分进行阐述。此处需要再次强调的是，在对暴露于压力波的伤员进行评价时尤需谨慎，原因是：

- 尽管存在严重内伤，但外观检查可能发现身体看似完好无损。
- 甚至严重内伤的临床症状也可能延迟出现，因为暂时性呼吸和循环代偿机制作用，例如肺部受伤部位的血流方向会发生改变，使其暂时保持氧合能力。

鉴于上述困难，针对暴露于冲击波的伤员，应制订相应的院内初次检伤分类指导原则，具体见后文。

7.17.4.1 院内初次检伤分类

在由爆炸和压力波引起或在爆炸和压力波相关的重大事故中，进行检伤分类时，应重点找出那些内脏可能受到或已经受到冲击伤的患者。内脏冲击伤可能立即危及生命，需在第一时间得到关注。下列情况与**严重冲击伤的高风险**之间存在相关性：

- **鼓膜破裂**患者。尽管来自诸如马德里爆炸之类恐怖袭击事件的经验显示，许多严重肺冲击伤（blast injuries to the lungs，BLI）患者并不存在鼓膜穿孔，但鼓膜破裂仍然是提示患者曾暴露于严重冲击波的一个有力的检伤分类指征。所有鼓膜破裂患者都应（如果可能）入院留观，接受血氧饱和度监测，因为血氧饱和度是提示延迟性肺部损伤的重要指标。
- 在重大事故中，**肢体创伤性截肢或长骨骨折**患者已被证明具有较高的肺冲击伤发生率和死亡率。
- 对于曾暴露于冲击波的患者，如果在抵达医院时存在**酸中毒和低体温**的情况，则发生肺冲击伤的风险较高。

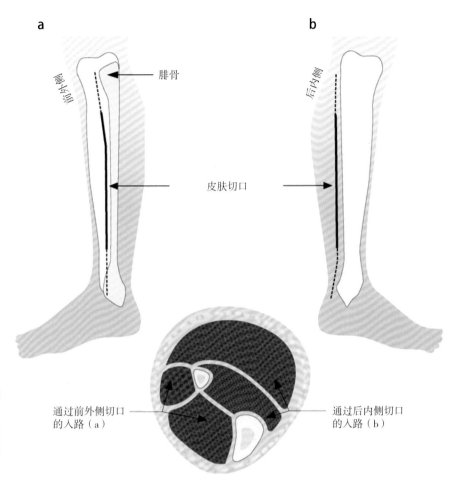

图 **7.66**　下肢骨筋膜室综合征的筋膜切开术。应切开所有筋膜室，这一点至关重要。前侧两个筋膜室最好通过前外侧切口（a）进入，后侧两个筋膜室最好通过后内侧切口（b）进入

- 提示患者需要接受机械通气的情况包括**呼吸急促、心动过速、意识混乱、多发性穿透伤**和**多处软组织损伤**（Almogy 等，2004）。

　　在伤员人数较多的情况下（二级重大事故），可能有必要将存活机会较小的患者归入"期待"一类中，例如断肢的患者和对疼痛无反应的患者。然而，值得注意的是，在大多数情况下，抵达医院时仍然存活的冲击伤患者最终死亡的概率相对较低。这证明，对冲击伤患者采取复苏治疗和其他治疗措施的做法是合理的。

7.17.4.2　特殊冲击伤的治疗

　　肺冲击伤的损伤机制在本章一开始的"各种物理创伤所致效应"部分已阐述。其中提道，由于血液暂时性流入肺部未受伤部位，肺冲击伤临床体征和症状会延迟出现，因此暴露于冲击波的患者需要接受临床观察。

　　肺冲击伤的体征包括：

- 动脉血氧饱和度下降（早期体征）。
- 胸部 X 线片上可见双侧肺门阴影（"蝴蝶

征"）。这也是在临床症状出现之前可能出现的一种早期体征。如果可能，所有暴露于巨大冲击波的患者都应接受胸部 X 线检查。

　　肺冲击伤的**治疗**方式为支持性治疗：

- 对气胸进行引流（如果是张力性气胸，则即刻进行胸腔穿刺减压）。请注意，气胸在肺冲击伤常见。
- 通过机械通气的方式给予通气支持。建议避免使用高吸气峰压，以免引起继发性肺部损伤或空气栓塞。应留意发生支气管胸膜瘘的风险，一旦发生，则需要进行独立的肺部通气。
- **限制进行输液**，以免引起或加重肺部水肿。

　　提示肺冲击伤患者**预后较差**的因素包括低氧合指数（PaO_2/FiO_2 比）（< 60）、支气管胸膜瘘以及同时存在的其他严重损伤。

　　腹部冲击伤：腹内脏器对冲击波较敏感，其损伤机制已在"各种物理创伤所致效应"部分进行阐述。肠壁内血肿是冲击伤的常见后果，在穿透子弹伤和严重钝性伤中也会出现，其病理生理和处理原则已在前文"腹部损伤"部分进行阐述。

其他腹内冲击伤的手术治疗适应证和原则与前文"腹部损伤"部分所述相同。

肌肉骨骼冲击伤应按高能级子弹、弹片伤的治疗原则进行治疗。建议行充分的筋膜切开术。外周血栓形成常见于冲击伤，有时会延迟出现，可能导致失活组织增多，因此应严密观察肌肉骨骼冲击伤患者是否需要再次清创。与高能级子弹伤的治疗原则相同，此类损伤患者也必须接受抗生素治疗和破伤风预防治疗。

暴露于冲击波的患者通常都存在**头部损伤**。在马德里爆炸事件中，到医院接受治疗的受害者中有52%存在头部损伤。除了在其他类型钝性伤和穿透伤患者中也会存在的损伤之外，冲击伤患者会出现的头部损伤还包括由肺气压伤导致的**全身性动脉气体栓塞**（所导致的损伤难以与直接脑外伤进行区分），以及由躯干或肢体传来的**继发性冲击波**导致的一系列损伤，并进而导致出现各种慢性脑震荡后综合征症状，这种现象曾见于在中东地区暴露于冲击波的军事人员。头部冲击伤通常伴有严重的耳部和眼部损伤。

头部冲击伤的手术治疗原则包括——如果有资源，积极实施颅骨切开术，排出血肿，清除失活脑组织和碎片，并在术后监测颅内压。排出硬膜外血肿时的钻孔原则已在前文"头部损伤"部分阐述。其他进一步操作应仅由具备神经外科经验者实施，可参考神经外科和头部创伤的相关专业文献。

7.17.4.3　术后处理

与手术治疗一样，冲击伤的术后处理同样会消耗较多资源，这样的资源在三级重大事故，甚至一级或二级重大事故中通常都难以获得。可等首批伤员处理完毕后再调用相关资源进行术后监测和二次手术，或者尽快将患者转移至有相关资源的医院。应尤其留意发生术后栓塞的风险。应尽快给予冲击伤患者深静脉血栓预防治疗，但也通常存在弊端，需要平衡引起持续性或复发性内伤出血的风险。对于需要进行较长时间卧床治疗的损伤患者，建议在下腔静脉中放置临时滤器，但在重大事故中可能难以实现。

7.17.5　特殊伤员

7.17.5.1　儿童

在对伤员的初步处理中，应考虑成人与儿童之间存在的一些差异：

- 在生理参数方面，儿童对创伤有不同的反应模式，因此在进行生理学检伤分类时需采用调整后的分类标准（如第4章所述），而且在使用任何一种检伤分类方式时都应考虑到这种差异。
- 儿童对寒冷敏感，体温下降很快。
- 低龄儿童还对轻度容量下降敏感。
- 另一方面，年龄较大的儿童（如青少年）能够通过广泛的血管收缩长时间代偿（同时也掩盖）容量下降。这意味着此类患者一旦出现血压下降，则说明已处于循环休克晚期。
- 对于在儿童中出现的实质器官损伤，非手术治疗的适应证可以扩大，因为儿童对创伤的抵抗能力更强，且自愈希望更大。

有鉴于此，同时鉴于儿童及其父母对心理支持的特殊需要，在资源允许的情况下，应将**儿童患者集中于特殊病房/科室进行治疗和护理**，应配备具有儿科经验的医务人员。也可以从其他医院调派具有儿科经验的人员至未设立儿科病房的医院协助治疗。

7.17.5.2　孕妇

孕妇在妊娠期间会发生解剖和生理上的变化，这可能使她们对创伤和治疗出现不同的反应模式。因此，对于受伤的女性，应确认其是否怀孕，必要时可进行妊娠试验。

妊娠期的生理变化

在妊娠期的前3个月，血量会增加40%～50%，心率每分钟会增加10～15次，心输出量也会增加。在妊娠期第20～24周，血压通常会有所下降。红细胞数量会增多，但血浆量的相对增加导致红细胞被稀释，因此孕妇通常会出现血红蛋白浓度下降的情况：血红蛋白＞100 g/L属于可接受范围，且妊娠期血红蛋白＞100 g/L几乎不会被判定为贫血。凝血因子的变化有纤维蛋白原以及凝血因子Ⅷ、Ⅸ和Ⅹ增加。

当孕妇处于仰卧位（背部朝下平躺）时，子宫会压迫腔静脉，导致回流到心脏的血液减少和血压下降。这一点在对患者进行转送时予以考虑，尤其是妊娠后期（＞26周）的女性。腹腔内脏会向上方移位，这意味着腹部穿透伤和钝性伤孕妇发生胃肠穿孔的风险增大。腹腔对腹膜炎症的敏感性会下降，这可能使腹膜炎的临床诊断变得更加困难。

妊娠期的特殊诊断措施

检查子宫的大小、长度和形状。耻骨联合与子宫顶部之间的距离（按厘米计）减去 1 后所得结果通常对应妊娠周数。如果妊娠超过 24 ~ 26 周，则通常认为胎儿会有较大的存活机会。

应记录子宫收缩和胎儿活动的情况。应进行阴道检查，以查明是否有血液或液体流出。应记录胎儿心音，通常在妊娠期第 12 周后即可检测到。如果子宫曾暴露于暴力，最好进行超声检查（如果可能），诊断损伤程度。

治疗

如果确认患者怀孕，则无论对其进行何种治疗，都应与妇科医生配合，并同时进行胎儿监测（如果可能）。子宫的直接损伤通常可以在剖宫产手术期间进行修复；如果胎儿仍然存活，应同时保全胎儿。

这里有一条原则，即在母亲和胎儿之间，应优先保全母亲的生命，因为通常只有母亲存活，婴儿才能存活并健康成长。不过，不同的宗教对此可能有不同的观点。如果已无法保全母亲，则仍有可能通过剖宫产的方式保全胎儿，前提是剖宫产手术在母亲死亡后不久（< 5 分钟）进行。

7.17.5.3　老年人

老年人生理储备较少，对容量下降和缺氧的代偿能力较差。发生中度或轻度出血即可出现血压下降。另一方面，脉搏的增加较为缓慢，这意味着在大出血时，心动过速并不显著。此外，值得注意的是，老年患者中有许多都在服用心血管疾病治疗药物，例如 β 受体阻滞剂，结果即使患者出现相当严重的出血，其脉搏仍可能保持在较低水平。因此，即使在重大事故中，记录这类患者的病史也是非常重要的。

老年患者实际年龄与生物学（真实）年龄之间关系的变异较大，并且这种变异会随年龄增加而不断增大，在检伤分类过程中，应对这一特点加以考虑。

扩展阅读

在本章中，延伸阅读的推荐文献分为：

- 概述性文献
- 不同子主题的最新 / 相关文献

概述性文献

American College of Surgeons Committee on Trauma (2004) Advanced trauma life support program for physicians. American College of Surgeons Committee, Chicago

Asensio JA, Trunkey D (eds) (2008) Current therapy of trauma and surgical critical care. Mosby/Elsevier, Philadelphia

Boffard K (ed) (2007) Manual of definite surgical trauma care, 2nd edn. Hodder-Arnold, London

Driscol P, Skinner D, Earlam R (2000) ABC of major trauma, 3rd edn. BMJ Publishing Group, London

Eastern Association for the Surgery of Trauma. Practice management guidelines. Available at www.east.org

Hirschberg A, Mattox K (2005) Top knife – the art and craft of trauma surgery. TFM Publishing, Nr Shrewsbury

Husum H, Gilbert G, Wisborg T (2000) Save lives, save limbs: life support for victims of mines, wars and accidents. Third World Network, Penang

Ivatury RR, Cayten CG (eds) (1996) The textbook of penetrating trauma. Williams & Wilkins, Baltimore

Lennquist S (2007) Traumatologi. Liber, Stockholm (for Scandinavian readers)

Moore EE, Feliciano DV, Mattox KL (eds) (2004) Trauma, 5th edn. McGraw Hill, New York

Peitzman AB, Rhodes M, Schwab CW, Yealy DM, Fabian TM (2002) The trauma manual, 2nd edn. Lippincott-Raven, Philadelphia

Shapira SC, Hammond JS, Cole LA (eds) (2009) Essentials of terror medicine. Springer, New York

Sing RF, Reilly PM (2001) Initial management of injuries. BMJ Publishing Group, London

Smith J, Greaves I, Porter KM (2011) Oxford desk reference to major trauma. Oxford University Press, Oxford

Talving P, DuBose J, Barmparas G et al (2009) Role of selective management of penetrating injuries in mass-casualty incidents – a review. Eur J Trauma Emerg Surg 35: 225–239

Wyen H, Jakob H, Wutzler S et al (2010) Prehospital and early clinical care of infants, children and teenagers compared to an adult cohort. Eur J Trauma Emerg Surg 36: 300–307

院前处理

Bunn F, Trivedi D, Ashraf S (2008) Colloid solutions for fluid resuscitation. Cochrane Database Syst Rev 23(1):CD001319

Champion HR (2003) Combat fluid resuscitation – introduction and overview of conferences. J Trauma 54(5 Suppl):S7–S12

Dunham CM, Barraco RD, Clark DE et al (2003) Guidelines for emergency tracheal intubation immediately after traumatic injury. J Trauma 55:162–179

Irvin CB, Szpunar S, Cindrich LA et al (2010) Should patients with Glasgow Coma Score 3 be intubated prior to hospital arrival? Prehosp Disaster Med 25:541–546

Jokela J, Nurmi J, Genzwuerker HV et al (2009) Laryngeal tube and intubating, laryngeal mask insertion in a manikin by first responder trainees after a short video-clip demonstration. Prehosp Disaster Med 24:63–67

Kragh JF, Walters TJ, Baer DG et al (2008) Practical use of emergency tourniquets to stop bleeding in major limb trauma. J Trauma 64:538–550

Kwan I, Bunn F (2005) Effects of prehospital spinal immobilization – a systematic review of randomized trials on healthy subjects. Prehosp Disaster Med 20(1):47–53

Mahajan R, Nazir R, Mehta S (2010) An overview of intraosseous access. Anesth Analg 111(3):825–826

McIntosh SE, Swansson ER, Barton ED (2008) Cricothyroidotomy in air medical transport. J Trauma 64:1543–1547

McSwain NE, Champion HR, Fabian TC et al (2011) State of the arts of fluid resuscitation 2010: Prehospital and immediate transition to hospital. J Trauma 70(5) suppl: 2–10

Morrison CA, Carrick MM, Norman MA et al (2011) Hypotensive resuscitation strategy reduces transfusion requirements and severe postoperative coagulopathy in trauma patients with hemorrhagic shock – a randomised trial. J Trauma 70:652–663

Perel P, Roberts I (2007) Colloids versus crystalloids for fluid resuscitation in critically ill patients. Cochrane Database Syst Rev 17(4):CD000567

Prehospital Trauma Life Support Committee of the National Association of Emergency Medical Care (USA) and the American College of Surgeons Committee of Trauma (2003) PHTLS – basic and advanced pre-hospital trauma life support, 5th edn. Mosby, Missouri

Stockinger ZT, Mc Swain NE Jr (2004) Prehospital endotracheal intubation for trauma does not improve survival over bag-valve-mask ventilation. J Trauma 56:531–536

Vandromme MJ, Griffin RL, Kerby JD et al (2011) Identifying risk for massive transfusion in the relatively normotensive patient utility of the Prehospital Shock Index. J Trauma 70:384–390

损害控制

Barker DE, Kaufman HJ, Smith LA et al (2000) Vacuum pack technique of temporary abdominal closure. J Trauma 8:201–207

Bashir MO, Abu-Zidan F, Lennquist S (2003) Will the damage control concept influence the principles for setting priorities for severely traumatized patients in disaster situations? Int J Disaster Med 2:97–102

Hoey BA, Schwab CW (2002) Damage control surgery. Scand J Surg 91:92–103

Holcomb JB, Jenkins D, Rhee P et al (2007) Damage control resuscitation directly addressing the early coagulopathy in trauma. J Trauma 62:307–310

Johnson JW, Gracias VH, Schwab CW et al (2001) Evolution in damage control for exsanguinating penetrating abdominal injury. J Trauma 51:261–269

Loveland JA, Boffard KD (2004) Damage control in the abdomen and beyond. Br J Surg 91:1095–1101

Miller RS, Morris JA, Diaz JJ et al (2005) Complications after 344 damage-control open celiotomies. J Trauma 59:1365–1374

Shapiro MB, Jenkins DH, Schwab CV et al (2000) Damage control – a collective review. J Trauma 49:969–978

颅脑损伤

Carney NA, Chesnut R, Kochanek PM (2003) Guidelines for the acute management of severe traumatic brain injuries in infants, children and adolescents. J Trauma 54(Suppl 65):S235–S310

Cernak I, Wang Z, Jiang J et al (2001) Ultra-structural and functional characteristics of blast-injury-induced neurotrauma. J Trauma 50(65):695–706

Demetriades D (2006a) Early prediction of mortality in isolated head injury patients: a new predictive model. J Trauma 61(4):868

DuBose JJ, Barmparas G, Inaba K et al (2011) Isolated severe traumatic brain injuries sustained during combat operations – demographics, mortality outcomes and lessons to be learned from contrasts to civilian counterparts. J Trauma 70:11–18

Gerhart KA, Mellick DC, Weintgraum AH (2003) Violence-related traumatic brain injury – a population based study. J Trauma 55:1045–1053

Gröbe A, Klatt J, Heiland M et al (2011) Diagnostic and therapeutic aspects in the treatment of gunshot wounds of the viscerocranium. Eur J Trauma Emerg Surg 37:41–47

Howard JL, Cipolle MD, Anderson M et al (2008) Outcome after decompressive craniectomy for the treatment of severe traumatic brain injury. J Trauma 65:380–386

Kim TW, Lee JK, Moon KS et al (2007) Penetrating gunshot injuries to the brain. J Trauma 62:1446–1451

Martin EM, Lu WC, Helmick K et al (2008) Traumatic brain injuries sustained in the Afghanistan and Iraq wars. J Trauma Nurs 15:94–99

Muller K, Waterloo K, Romner B, Wester K et al (2003) Mild head injuries: impact of a national strategy for implementation of management guidelines. J Trauma 55:1029–1034

Okie S (2005) Traumatic brain injury in the war zone. N Engl J Med 352:2043–2047

Oncei D, Demetriades D, Gruen P et al (2007) Brain lobectomy for severe head injuries is not a hopeless procedure. J Trauma 63:1010–1013

Rudehill A, Bellander BM, Weitzberg E et al (2000) Outcome of traumatic brain injuries in 1508 patients – impact of prehospital care. J Neurotrauma 19:855–864

Rutland-Brown W, Langlois JA, Nicaj L et al (2007) Traumatic brain injuries after mass-casualty incidents – lessons from the 11 September 2001. Prehosp Disaster Med 22:157–164

Zafonte RD, Mann NR, Millis SC et al (1997) Functional outcome after violence related traumatic brain injury. Brain Inj 2:403–407

Zafonte RD, Woods DL, Harrison–Felix CL et al (2001) Severe penetrating head injury – a study of outcomes. Arch Phys Med Rehabil 82:306–310

颈部损伤

Demetriades D, Theodorou D, Cornwell E et al (1997) Evaluation of penetrating injuries of the neck – prospective study of 223 patients. World J Surg 21:41–47

Demetriades D, Salim A, Brown C (2007a) Neck injuries, a review. Curr Probl Surg 44(1):13–85

Demetriades D, Salim A, Brown C et al (2007b) Neck injuries. Curr Probl Surg 44:13–85

Du Bose J, Resinos G, Teixeira PGR et al (2008) Endovascular stenting for the treatment of traumatic internal carotid injuries – expanding experience. J Trauma 65:1561–1566

Feliciano DV (2001) Management of penetrating injuries to the carotid artery. World J Surg 25:1028–1035

胸部处理

Asensio JA, Arroyo H Jr, Veloz W et al (2002) Penetrating thoracoabdominal injuries: ongoing dilemma – which cavity and when? World J Surg 26:539–543

Bass C, Rafaels KA, Salzar RS (2008) Pulmonary injury risk assessment for short duration blasts. J Trauma 65:604–615

Bilello JF, Davis JW, Lemaster DM (2005) Occult traumatic hemothorax. Am J Surg 190:841–844

Bokhari F, Brakenridge S, Nagy K et al (2003) Prospective evaluation of the sensitivity of physical examination in chest trauma. J Trauma 54:1255–1256

Huber-Wagner S, Korner M, Ehrt A et al (2006) Emergency chest tube placement in trauma care – which approach is preferable? Resuscitation 72:226–233

Hunt PA et al (2006) Emergency thoracotomy in thoracic trauma – a review. Injury 37(1):1–12

Kurimoto V, Hase M, Nara S et al (2006) Blind subxiphoid pericardiotomy for cardiac tamponade because of acute hemopericardium. J Trauma 61:582–585

McPherson JJ, Feigin DS, Bellamy RF (2006) Prevalence of tension pneumothorax in fatally wounded combat casualties. J Trauma 60:573–578

Reed AB, Thompson JK, Crafton CJ et al (2006) Timing of endovascular repair of blunt traumatic thoracic aortic transections. J Vasc Surg 43:684–688

腹部和泌尿生殖器损伤

Burch J, Moore E, Moore F et al (1996) The abdominal compartment syndrome. Surg Clin North Am 76:833–842

Demetriades D (2006b) Selective non-operative management of penetrating abdominal solid organ injuries. Ann Surg 244(4):620

Ivatury RR, Cheatham ML, Malbrain ML et al (2006) Abdominal compartment syndrome. Landes Biosciences, Georgetown

Ivatury RR, Malhotra AK, Aboutanos MB et al (2007) Duodenal injuries – a review. Eur J Trauma Emerg Surg 33:231–237

Kaplan M, Banwell P, Orgill D et al (2005) Guidelines for the management of the open abdomen – recommendations from a multidisciplinary expert panel. Wounds 3(Suppl 1):1–23

Kirkpatrick AW, Baxter KA, Simons RK et al (2003) Intraabdominal complications after surgical repair of small bowel injuries – an international review. J Trauma 55:399–406

Malbrain ML, Cheatham ML, Kirkpatrick A et al (2006) Results from the international conference of experts on intraabdominal hypertension and abdominal compartments syndrome. Intensive Care Med 32:1722–1732

Navsaria PH et al (2007) Non–operative management of abdominal stab wounds – an analysis of 186 patients. S Afr J Surg 45(4):128–136

Plackett TP, Fleurat J, Putty B et al (2011) Selective non-operative management of anterior abdominal stab wounds 1992–2008. J Trauma 70:408–414

Reilly PM, Rotondo MF, Carpenter JC et al (1995) Temporary vascular continuity during damage control: intraluminal shunting for proximal superior mesenteric artery injury. J Trauma 39:757–760

Ruesseler M, Kirschning T, Breitkreutz R et al (2009) Prehospital and emergency department ultrasound in blunt abdominal trauma. Eur J Trauma Emerg Surg 35:341–346

Suliburk JW, Ware DN, Zsolt B et al (2003) Vacuum assisted wound closure achieves early fascial closure of open abdomens after severe trauma. J Trauma 55:1155–1160

Thai ER, O'Keefe T (2007) Operative exposure of abdominal injuries and closure of the abdomen. ACS surgery: principles and practice. Web MD Publishing, New York, Section 7, Chapter 9

World Society for Abdominal Compartment Syndrome. www.wsacs.org

Zengerink I, McBeth PB, Zygun DA (2008) Validation and experience with a simple continuous intraabdominal pressure measurement technique in a multidisciplinary medical/surgical critical care unit. J Trauma 64:1159–1164

盆骨损伤

Cothren CC, Osborn PM, Moore E (2007) Preperitoneal pelvic packing for haemodynamically unstable pelvic fractures – a paradigm shift. J Trauma 62:834–842

Eastridge BJ, Starr A, Minel JP et al (2002) The importance of fracture pattern in guiding therapeutic decision making in patients with haemorrhagic shock and pelvic ring disruption. J Trauma 53:446–450

Ertel W, Keel M, Eld K et al (2001) Control of severe haemorrhage using C-clamp and pelvic packing in multiply injured patients with pelvic ring disruption. J Orthop Trauma 15:468–474

Lehnen LPH (2010) Pelvic fractures – soft tissue trauma. Eur J Trauma Emerg Surg 36:117–123

Pohleman T, Bosch U, Gränsslen A et al (1994) The Hannover experience in managing pelvic fractures. Clin Orthop 305:69–80

Rommens PM, Hofmann A, Hessman MH (2010) Management of acute hemorrhage in pelvic trauma – an overview. Eur J Trauma Emerg Surg 36:91–99

Routt ML Jr, Nork SE, Mills WJ (2002) High-energy pelvic ring disruptions. Orthop Clin North Am 33:59–72

Tötterman A, Dormagen JB, Madsen JE et al (2006) A protocol for angiographic embolisation in exsanguinating pelvic trauma. Acta Orthop 71:462–468

Tötterman A, Madsen JE, Skaga NO et al (2007) Extraperitoneal pelvic packing – a salvage procedure to control massive traumatic pelvic hemorrhage. J Trauma 62:843–852

脊柱损伤

Browner L, Levine S (2003) Skeletal trauma – basic science, management and reconstruction, 3rd edn. Saunders, Philadelphia

Eastern Association for the Surgery of Trauma (2000) Determination of spine stability in trauma patients. EAST, Winston-Salem. www.east.org

Fehlings MG (2006) The timing of surgical intervention in the treatment of spinal cord injury – a systematic review of recent clinical evidence. Spine 11:528–535

Morris CG (2004) Spinal immobilisation of unconscious patients with multiple injuries. BMJ 329:495–499

肢体损伤

Ball CG, Wyrzykowsky AD, Nicholas JM et al (2011) A decade's experience with balloon catheter tamponade for the emergency control of haemorrhage. J Trauma 70:330–333

Covey D (2002) Blast and fragment injuries to the musculoskeletal system. J Bone Joint Surg Am 84:1221–1234

Fox CJ, Gillespie DL, Cox ED et al (2008) The effectiveness of damage control resuscitation strategy for vascular injury in a combat support hospital. J Trauma 64:99–107

Gifford SM, Eliason JZ, Clouse WD et al (2009) Early versus delayed restoration of vascular flow with TVS reduces circulating markers of injury. J Trauma 67:259–265

Hoff WS, Bonadies JA, Cachelo R (2011) Update to practice management guidelines for prophylactic antibiotic use in open fractures. J Trauma 70:751–754

Langworthy MJ, Smith JM, Gould M (2004) Treatment of mangled extremity after terrorist blast injury. Clin Orthop 422:88–96

Mc Rae R (1999) Pocket book of orthopedics and fractures. Churchill Livingstone, Edinburgh

Murray CK, Hsu JR, Solomkin JS (2008) Prevention and management of infections associated with combat-related extremity injuries. J Trauma 64:239–251

Newton EJ (2007) Acute complications of extremity trauma. Emerg Med Clin North Am 25(3):751

Rasmussen TE, Clouse WD, Jenkins D et al (2006) The use of temporary vascular shunts as damage control in wartime vascular surgery. J Trauma 18:91–99

Reis ND, Better OS (2005) Mechanical muscle-crush injury and acute muscle-crush compartment syndrome. J Bone Joint Surg 87:450–453

Rhee P, Nunley MK, Shapiro MB et al (2005) Tetanus and trauma – a review and recommendations. J Trauma 58:1082–1088

Ritenour AE, Dorlac WC, Fang R et al (2008a) Complications after fasciotomy – revision and delayed compartment release in combat patients. J Trauma 64:153–162

Ruedi TP, Murphy WM (eds) (2001) Principles of fracture management. Thieme, Stuttgart/New York

Shimazu T, Yoshioka T, Nakata Y et al (1997) Fluid resuscitation and systemic complications in crush syndrome. J Trauma 42:641–646

Subramania A, Vercruysse G, Dente C et al (2008) A decades experience with temporary vascular shunts in a civilian level I trauma center. J Trauma 65:316–326

Taeger G, Ruchholz S, Waydhas C (2005) Damage control orthopedics in patients with multiple injuries is effective, time saving and safe. J Trauma 59:409–416

Taller J, Kamdar JP, Greene JA et al (2008) Temporary vascular shunt as initial treatment of extremity vascular injuries in combat surgery – the new standard of care? J Trauma 65:595–603

Wang Z, Sun Y, Wang Q et al (2011) Anaesthetic management of injuries following the 2008 Wenchuan (China) earthquake. Eur J Trauma Emerg Surg 37:9–12

子弹和弹片损伤

Dubose J (2007) Selective non-operative management of solid organ injury following abdominal gunshot wounds. Injury 38(9):1084

Luchette FA, Borzotta AP, Croce MA et al (2000) Practice management guidelines for prophylactic antibiotics in penetrating trauma. J Trauma 48(3):508–518

Murano T (2005) Civilian craniocerebral gunshot wounds: an update in predicting outcome. Am Surg 71(12):1009–1013

Omoshoro-Jones JA (2005) Selective non-operative management of liver gunshot injuries. Br J Surg 92:890–896

Peleg K (2004) Gunshot and explosion injuries: characteristics, outcomes and implications for care of terror-related injuries in Israel. Ann Surg 239(3):311–317

Salim A (2002) When to operate on abdominal gunshot wounds? Scand J Surg 91(1):62–67

Velmahos GC (2001) Selective non-operative management of 1,856 patients with abdominal gunshot wounds: should routine laparotomy still be the standard of care? Ann Surg 234(3):395

冲击伤

Almogy G, Luria T, Richter E et al (2005) Can external signs of trauma guide management? Lessons learned from suicide bombing attacks in Israel. Arch Surg 140:390–393

Arnold JL, Tsai MC, Halpern P et al (2003) Mass casualty terrorist bombings – epidemiological outcomes, resource utilization and time course of emergency needs. Prehosp Disaster Med 18:220–234

Champion HR, Holcomb JB, Lee Ann Young MA (2009) Injuries from explosions – biophysics, pathology and required research focus. J Trauma 66:1468–1477

De Palma RG, Burris D, Champion HR (2005) Blast injuries. N Engl J Med 352:1335–1342

Neuhaus SJ, Sharwood PF, Rosenfeldt JV (2006) Terrorism and blast explosions – lessons for the Australian surgical community. ANZ J Surg 76:637–644

Ritenour AE, Wickley A, Ritenour JS (2008b) Tympanic membrane perforation and hearing loss from blast overpressure. J Trauma 64:174–178

战争外科

Dufour D, Kromann Jensen S, Owen-Smith M et al (1998) Surgery for the victims of war. International Committee of the Red Cross, Geneva

Giannou C, Baldan M (eds) (2009) War surgery – working with limited resources in armed conflicts and other situations of violence. International Committee of the Red Cross, Geneva

Husum H, Ang SC, V E (1995) War surgery field manual. Third World Network, Penang

Molde Å, Navein J, Coupland R (2001) Care in the field for victims of war. International Committee of the Red Cross, Health and Relief Division, Geneva

儿童创伤

Advanced life support group (2001) Advanced paediatric life support. BMJ Publishing group

Ong A, McKenney MG, McKenney KA et al (2003) Predicting the need of laparotomy in pediatric trauma patients on the basis of ultrasound score. J Trauma 54:503–508

8

火灾及毒气事故

Folke Sjöberg

8.1 烧伤治疗策略

大规模烧伤患者的治疗策略所遵循的流程和相关原则，与其他类型创伤的急救处理相同，且须与第 7 章所述高级创伤生命支持指南保持一致。当然，针对烧伤患者，一些急救处理要素需做特别调整，这对重大烧伤事故的应急计划制订也有着重要意义和影响。

重大烧伤的急救处理是消耗资源最大的医疗情形之一。在重大火灾事故中，对额外资源的需求往往大大超过预期。例如，在瑞典这个拥有 1000 万人口的国家，专门用于烧伤患者治疗的急危重患者病床只有 8 张，也就是说，一次重大烧伤事故就可能很快将所有可用专科资源消耗殆尽。

随着烧伤治疗日趋向烧伤中心集中，普通医疗系统内的烧伤处理专业知识和可用资源已经大为减少，此现象在欧美甚为普遍。同时，由于采取了更好的预防策略，在欧美，烧伤事故一直呈减少趋势。例如，与 20 世纪 80 年代末记录的数据相比，在瑞典，火灾事故的发生率下降了 25%，烧伤患者的住院时间缩短了 50%。

此外，救治严重烧伤患者的努力也显著加大，同时死亡率也相应降低。例如，在瑞典，过去 25 年来，存活状态下进入医院的烧伤患者的死亡率下降了 70%。这意味着过去的烧伤治疗指南及图示表也应进行相应调整。

随着烧伤治疗机构 / 中心间国际合作的增多，

烧伤患者可能被转送至国内甚至其他国家的烧伤中心接受后续治疗。烧伤患者的转送技术和资源都变得更好且更有效率，这对烧伤的治疗策略也产生了相应影响。例如，2002 年巴厘岛爆炸案后，受害者就被送往澳大利亚及其他国家接受后续治疗。

同时，在重大火灾的应急计划制订和管理方面，人们正在制订国际合作指南。在不久的将来，这将对重大烧伤事故的应急医疗救援产生重要影响（参见本章结尾部分重大烧伤事故应急计划制订及管理的原则和指南）。

8.1.1 损伤范围

当人体组织吸收的热量超过该部位组织所能承受的程度时，便会发生烧伤。人体组织吸收的热量主要取决于两个因素：①温度；②暴露时间。比如，暴露于火焰（高温）仅几秒便可导致深度真皮烧伤，而暴露于 $43 \sim 44℃$ 的物体则需要数小时（$2 \sim 6$ 小时）才能导致深度真皮烧伤。决定损伤深度的另外一个重要因素是皮肤厚度——人体背部皮肤较厚，而老人和儿童的皮肤较薄。此外，组织内的血流也是另外一个重要因素，它可以从暴露部位将热量运走，从而减少热暴露。

针对烧伤，美国烧伤协会给出的定义实际又贴切（http://www.ameriburn.org/）："由下列一项或多项机制对组织造成的热损伤：

- 火或高温液体
- 腐蚀性化学品
- 辐射或电流"

对于烧伤的严重程度和预后而言，最重要的因

F. Sjöberg
e-mail: folke.sjoberg@liu.se

素是**皮肤烧伤范围**——通常被描述为"烧伤皮肤表面面积"[烧伤皮肤表面总面积（**total burn surface area**，TBSA），以百分数计]，以及**损伤深度**。这两个因素对于治疗策略而言至关重要。决定烧伤后果的另外一个重要因素是受害者的年龄。如果 1 岁以下儿童或 60 岁以上老人遭受严重烧伤，其面临的风险更大，成功治疗和存活的机会较低。烧伤的存活预后通常以"半数致死量"（LD$_{50}$ 值）来定义，即 50% 存活机会时的皮肤损伤范围[或者是"致死剂量"（lethal dose，LD）]。治疗质量的提高已使 LD$_{50}$ 值从 1975 年一位 21 岁成人的烧伤皮肤表面总面积 45% 提高到如今的 85%。

8.1.2 表面面积

当需要描述或评估烧伤面积时，通常采用九分法。该方法基于人体表面积可以简单按 9% 的倍数来划分这一事实：每条胳膊占 9%，每条腿占 18%（9% 的两倍），前、后躯干各占 18%，头部占 9%（图 8.1）。如果皮肤烧伤部位较分散，可以使用受害者的手掌测量皮肤表面烧伤范围，因为手掌通常占人体表面总面积的 1%。一个降低任何误算风险的绝佳办法是，分别计算烧伤皮肤和未烧伤皮肤的

面积，两者相加应该是 100%。不等于 100% 的任何偏差都意味着有错误。需要强调的是，烧伤范围和深度的评估相当困难，即便是具有丰富经验和高度专业能力的人也常常出错。这项事实说明，在重大事故中也可能出现这个问题，尤其是在检伤分类人员的相关专业知识明显不足、受害者人数众多而且应急救援人员展开救援的环境可能相当简陋的时候。还有一些复杂情况也可能使检伤分类变得更为困难，比如由补液不足、其他损伤导致的出血、局部伤口感染或同时出现以上几种状况而导致伤口恶化的情形。

8.1.3 烧伤深度

如上所述，烧伤深度取决于皮肤厚度、血流，特别是传导的热量（后者通常根据火灾的具体情况来评估）。过去，皮肤烧伤深度曾采用三度分法（一度烧伤、二度烧伤和三度烧伤）。现在采用一种更加贴合实际的划分方法，将原来的二度烧伤分成两个等级：一种为**部分皮肤层烧伤**（一度烧伤及不太严重的二度烧伤），可在两周内自然愈合；另一种为**全层烧伤**（深二度及三度烧伤），需要接受手术治疗。如果不进行手术治疗，全层烧伤的愈合

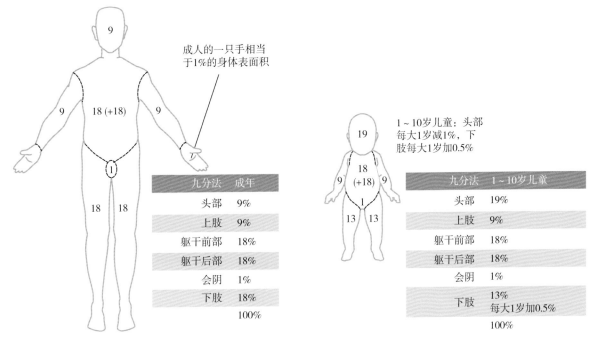

图 8.1 九分法用来计算相对于身体表面总面积的烧伤面积比例。为了操作简便，人体被分成 9% 的倍数。当烧伤部位分散于皮肤表面时，可以手掌面积（包括指头）为身体表面总面积的 1% 来估算烧伤面积（以伤员的手为准）。注意：与成年人相比，婴儿头部比例较大

时间将拖得很长，因为愈合过程需要从创面边缘开始，然后才慢慢向创面中心靠拢。在烧伤手术中，需先手术切除损伤皮肤组织，然后再从受害者其他未损伤部位采取自体皮肤，将创面覆盖。从长期的治疗效果来看，浅表层损伤的皮肤应在烧伤后14天内愈合，否则过长的愈合时间将导致创面愈合过程变得更加复杂，会损害功能并留下瘢痕（图8.2和图8.3）。

8.1.4　补液

　　为避免发生烧伤休克，烧伤患者尤其需要接受广泛的补液。烧伤范围一旦超过体表面积的20%，就必须进行补液，否则患者将面临极高的死亡风险。在重大烧伤事故中，烧伤休克是治疗团队面临的首要挑战。烧伤患者的补液需求由多种因素决定：首先也是最重要的，是烧伤组织内出现的强大负流体静力组织压（**负吸涨压**），该压力可在两小时内低至 –50 mmHg。该效应通常在随后的 4 ~ 6 小时减弱。这将导致体液从循环内急剧渗出到烧伤组织中。这种状况如不进行有效处理，就会出现低血容量，从而导致患者出现休克。烧伤后继发的炎症反应会导致所有脉管内出现渗透性变化，并在炎症级联反应下加剧，从而导致全身体液的进一步流失。烧伤患者需要的补液量可以通过烧伤面积（烧伤皮肤表面总面积的百分比）和患者体重进行计算。作

为参考，可使用 Parkland 公式（由美国德克萨斯州达拉斯市的 Parkland 纪念医院首创），在第一个 24 小时，应按 1% 烧伤面积、每千克体重 2 ~ 4 ml 补充液量。在第一个 8 小时体液流失最多，应补充液量的一半（50%），随后 16 小时再补充另一半。例如，一位体重 70kg、烧伤面积达 70% 的男子需在第一个 24 小时补充 19600 ml（70×70×4）的液量，接近 20 L。补液的目的是让患者平均动脉压保持在 70 mmHg 以上，并且尿量为 50 ~ 100ml/h。如果血压或尿量低于以上标准，则需提高输液速度（通常提高约 30%）。

8.1.5　吸入性损伤及面部烧伤

　　烧伤治疗中其他需要尽早关注的问题包括：**毒气**（一氧化碳和氰化物）**吸入**、伴有上呼吸道阻塞风险的**面部烧伤**、烧伤及伤口处积液所引起的**胸廓顺应性限制**（导致呼吸问题）以及存在肢体**环形烧伤**时由相同原因导致的**循环不足**。

　　热损伤，特别是浓烟吸入，可能引发**呼吸道损伤**。呼吸道损伤通常被分为声门上损伤和声门下损伤。热损伤可能影响上呼吸道，但并不常见，因为呼吸道拥有良好的散热能力。因此，除非受害者吸入加压蒸汽，否则声带出现肿胀和水肿的情形是较为罕见的。当声带出现肿胀和水肿时，呼吸道的开放可能受到威胁，存在发生上呼吸道阻塞的危险。

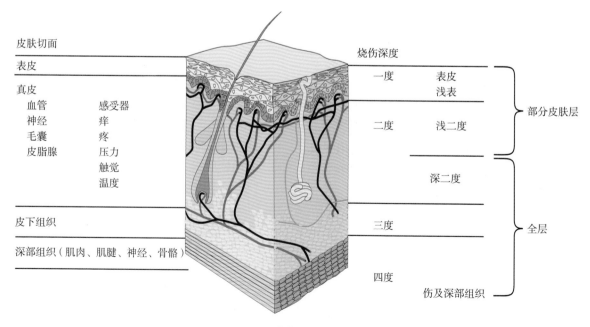

图 8.2　烧伤深度的确定

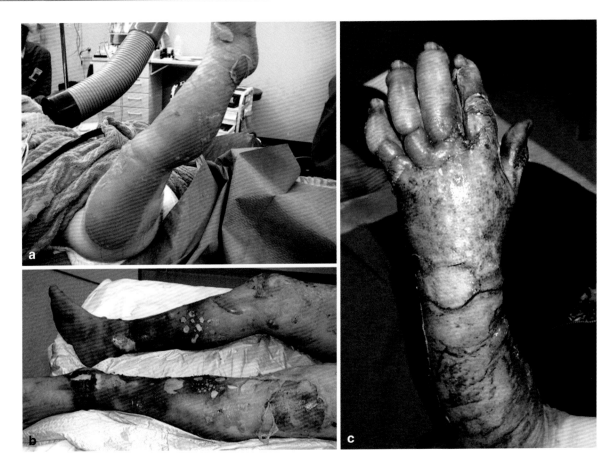

图 8.3　（a）部分皮肤层烧伤；（b）全层烧伤；（c）包括部分皮肤层和全层的烧伤

　　从治疗的角度来看，呼吸道出现的**浓烟引发效应**更危险。除直接的刺激性和毒性效应外，浓烟还可诱发肺部出现普遍的炎症反应，从而造成肺部组织及其功能的毒性后果，并可进而导致可怕的**浓烟引发呼吸衰竭**。浓烟引发呼吸衰竭有时难以与普通的**急性呼吸窘迫综合征**相区分，而浓烟引发呼吸衰竭如果未能成功治疗，则最终很可能发展成急性呼吸窘迫综合征。吸入性损伤会影响整个烧伤病程，导致较高的发病率和死亡率，尽管现在后果不如 15 年前严重。从整体来看，约 10% ~ 20% 的严重烧伤患者同时伴有吸入性损伤，这使得患者使用呼吸机的时间和住院时间都不得不延长，从而对医疗系统造成更大的压力，因为在发生重大事故时，医疗资源本已不足。

　　影响呼吸和循环的另外一个重要因素是**一氧化碳和氰化物**暴露的影响。一氧化碳可阻断氧输送，而氰化物则可阻断细胞对氧的利用，两者皆可导致**普遍缺氧（组织缺氧）**。一氧化碳和氰化物暴露的后果非常严重，如 1998 年发生在瑞典哥德堡的迪厅火灾。那场火灾造成 62 位年轻人当场死亡，大部分死于一氧化碳和氰化物暴露。在火灾中，另外一个与氧有关的因素常常被忽略，那就是受害者附近迅速出现的严重缺氧状态。由于烈火迅速消耗氧气，人可能出现组织缺氧，最后失去意识。这也正是为什么有些火灾受害者被发现死于房间中央，却无任何通过潜在出口逃生的明显迹象。

　　干预措施

- 通过非复吸式回路为受害者提供 100% 的氧气，可在很大程度上清除一氧化碳（缩短它的半衰期）。
- 针对氰化物提供钴胺素基解毒剂。

　　采用钴胺素基解毒剂进行治疗基本上无风险，这便是它能够用于各种情形的原因。但要注意，钴胺素可导致尿液变色（变红），这可能让人怀疑尿液中有血红蛋白和肌红蛋白。当然，尿液中出现血红蛋白和肌红蛋白的现象对遭受组织损伤的严重烧伤患者而言也并不罕见。

8.1.5.1　面部烧伤

　　面部烧伤应进行急救处理，否则可能引发上呼吸道问题。而且，面部烧伤还可能造成外观缺陷。常见的眼周明显肿胀可能导致睁眼困难，并引发视力下降。主要干预措施是确保呼吸道开放，这常常通过气管插管来实现。大多数情况下，这在治疗初期实施起来并不困难，但随着肿胀在烧伤后最初数小时内加剧并在 1 ~ 2 天达到最高峰，气管插管可能迅速变成一项有难度的技术问题。

8.2 现代治疗策略

显然，全面的烧伤治疗管理涉及多方面的内容，从初期的液体复苏、手术切除、植皮、急危重症监护到后续的整形手术和可能实施的积极康复。在**初期阶段**，对患者的治疗应遵循创伤治疗的基本原则，如第 7 章及下文"初步检查"所示。

初期阶段后，应采用广泛的**补液疗法**，严重烧伤患者还应在类似急危重症监护的条件下接受**手术治疗**。该阶段的目标是维持人体生理功能，同时降低并发症主要是感染和器官功能障碍 / 衰竭的风险。而器官功能障碍 / 衰竭是现代烧伤治疗中最常见的死亡原因。

在下一阶段，应开始积极的**活动和康复**，这可能持续数周甚至数月，在此期间还可能需要进行进一步的手术治疗，以改善外观和功能。整个治疗过程需要整合各种不同的治疗方法，这也体现了烧伤治疗对病理生理学机制的多维度运用。因此，烧伤治疗团队需要由多领域专家组成，也正是这种做法推进了现代烧伤治疗的快速发展并取得显著成效，使烧伤患者受益匪浅。

在过去 15 年间，烧伤治疗取得了很大进步，极大地改变、提高了治疗效果。这些进步很难单独归因于某项特定的治疗方法，但在现代烧伤治疗取得的进步中，以下治疗方法无疑发挥了特殊的重要作用：

- 尽早，而且最重要的是，彻底切除深度烧伤组织。过去，由于手术会出现大量失血等情形，因此广泛、早期的组织切除并不可行。但如今这一状况得到控制。坏死组织的切除彻底清除了失活组织，从而避免了细菌滋生以及由其引发的严重感染。坏死组织的切除还削弱了烧伤中出现的显著的创伤诱发性代谢亢进反应，而创伤诱发性代谢亢进反应可导致广泛性分解代谢。另外，早期切除也使住院时间大大缩短，

这一现象可从 20 世纪 80 年代末至 90 年代初的临床实际中观察到。

- 急危重症监护的进步，包括更为先进的呼吸和新陈代谢支持，以及效果更佳的新型抗生素。
- 创面治疗的进步，采用新型的真皮替代物及生物、合成敷料，而且生物、合成敷料使用了更新型的抗微生物药物。

总之，所有这些进步已将死亡率降低了大约70%，同时大大缩短了住院时间。

8.2.1 急性烧伤生命支持

急性烧伤生命支持（acute burn life support，ABLS ®）是针对烧伤前期（最初 24 小时）评估和治疗的指南。急性烧伤生命支持与美国外科医师学会制定的高级创伤生命支持（advanced trauma life support，ATLS）的精神是一致的（见第 7 章）。急性烧伤生命支持指南由美国烧伤协会制定（http://www.ameriburn.org），旨在提供一整套评价及治疗的图式表，以实现烧伤患者早期治疗的标准化和统一化。这在重大事故中尤为重要，因为伤员众多，大面积烧伤患者也多，而前来进行应急救援的医务人员背景和培训经历各不相同。在欧洲，有几个地方提供急性烧伤生命支持课程，如德国和瑞典。英国烧伤协会也提供类似的培训项目（http://www.britishburnassociation.co.uk）。

8.2.2 现代烧伤治疗：三个阶段

本节前半部分将介绍常规烧伤治疗原则，而后半部分则介绍出现大量烧伤受害者时该如何提供治疗并应对特定问题。

烧伤治疗原则要让人们更容易地全面理解，可以采用多种方法。而最常用的方法是将治疗过程分为三个阶段：

- 初期急救处理和液体复苏
- 烧伤创面处理，包括切除和植皮
- 康复，包括整形治疗

该方案适用于同时出现众多烧伤受害者如重大火灾的情形，既可用于应急计划制订，又可用于实际的应急救援。在发生重大火灾时，还需增加一个阶段——**初次检伤分类**，就在火灾现场或邻近区域进行，这非常重要。

8.2.2.1　初期急救处理和液体复苏（烧伤后最初两天）

初期急救处理和液体复苏阶段从烧伤后开始，包括最初两天。治疗目标是降低烧伤的病理生理影响，即尽量减少组织损伤，更重要的是降低来自循环脉管体液损失的影响。该阶段目标是确认重要生命机能并开始补液。在此阶段，需定期检查患者，并依照急性烧伤生命支持／高级创伤生命支持指南处理损伤。定期评价补液效果，并根据患者需求进行调整，直至本阶段结束。重大火灾中，急救处理和补液可以在紧邻现场的伤员疏散区进行，也可以在配有急诊和重症监护病房的初级医院进行。很显然，此时烧伤中心可能已经因大量急危重烧伤患者的入院而不堪重负，当然也就无法接收更多其他患者。而且经验表明，急救处理和补液在非烧伤中心也能成功实施。

在现场，应迅速应对以下问题，这非常重要：

- 扑灭患者衣服上的火焰。采取冲、淋、滚的方式灭火，然后除去可能残留高温的衣服和其他物品。如果可能，用水冲淋暴露于热源的所有部位。给创面降温，但应注意大面积降温可能带来的低体温风险。如果有化学品，冲淋更是至关重要。摘除戒指、腕表和首饰，因为在四肢肿胀时它们可能导致局部缺血。

- 采取预防措施，避免染上传染病，因为伤口渗出液和血液会增加甲肝、乙肝和艾滋病等传染病的传播风险。预防措施包括佩戴手套和保护眼、口的面罩。所有可能接触烧伤患者的人员必须采取这些预防措施。

初步检查

初步检查包括根据急性烧伤生命支持指南进行的评估。与通常的高级创伤生命支持指南相比，增加了补液，因为烧伤治疗应尽快进行补液，这很重要。

呼吸道

要及时关注呼吸道。通常采取简单的措施就可确保呼吸道通畅，即使颈部向后仰并将下巴往前推，这样舌头就不会落向喉部并堵住呼吸道。如果有呼吸道阻塞危险，则需进行插管（见上文）。

呼吸

要检查胸部并听肺部边缘对应部分的呼吸音，

以此评估呼吸，这很重要。注意呼吸的深度和频率。可通过非复吸式系统高速（15 L/min）提供氧气，以获得较高水平的 FiO_2（吸入气中的氧浓度分数）。当怀疑发生一氧化碳或氰化物中毒时，尤其应该这样做。注意，围绕胸腔的环形烧伤可能降低胸廓顺应性，且可能因治疗过程中出现水肿而产生紧缩效果，从而降低患者的呼吸能力。对儿童而言这尤需引起注意，因为他们的胸廓顺应性更高，所以也更容易受此影响。对疑似有脊椎损伤的患者，要进行脊椎固定（见第 7 章）。

循环

通过检查并评估皮肤状态、颜色、敏感性，外周脉搏，以及毛细血管灌注和外压后充盈状况，可以对循环进行最佳评估。在环形烧伤中，继发于液体复苏的局部性水肿的加剧，常常对毛细血管外压后充盈产生影响。这时，如果出现急性泄压切口，就必须采用**焦痂切开术**，以确保组织存活并维持四肢功能。焦痂切开术指示线如图 8.4 所示。大关节上的标记区域（以粗线标记）尤其应注意。由于大关节部位的皮下组织非常难以确认，因此实施焦痂切开术时存在切口深度不足的风险。

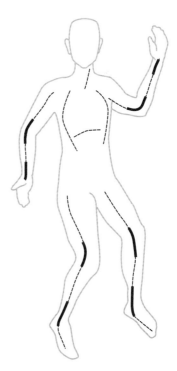

图 8.4　焦痂切开术须按照图示线条进行定位。如图所示，需特别注意确认切口的正确深度，尤其是大关节。由于大关节部位的皮下组织非常难以确认，因此常常无法确认切口深度

运动能力丧失

正常情况下，几乎不论烧伤面积有多大，急性期的烧伤患者都可以保持清醒、警觉、随时可应答的状态。在重大火灾中，如果患者情形并非如此，则应怀疑存在潜在并发症，如其他创伤、组织缺氧、一氧化碳中毒或是糖尿病等其他身体疾病。运动能力丧失状况须按格拉斯哥昏迷量表进行评级。

暴露

检查者应为患者除去衣物，然后再检查创面。但应注意低体温的风险，并消除 / 处理该倾向。还应摘除戒指和首饰，因为随着四肢肿胀和水肿的发生、加剧，这些物品可能导致局部缺血。在急性期的检伤分类中，切勿将紧贴皮肤的衣物扯下。

补液

开始按每 TBSA 百分比 2 ~ 4 ml/kg 的标准以林格醋酸盐液进行补液，并根据排尿量调节输注速度，以 30 ~ 50 ml/h 为宜。如果是较大面积的烧伤，需尽快插入导尿管，以估算排尿量。

二次检查

初步检查完成后即需对患者进行二次检查，要从头到脚对患者进行详细检查，以排除首次检查时可能未见到，但却可能对最终治疗结果产生重大影响的其他重大损伤。烧伤往往最明显，而其他严重但不明显的损伤则可能被忽视。进行彻底的二次检查，以尽可能发现其他可能对治疗结果产生重大影响的其他损伤。

其他医学信息

要尽可能多地收集有关烧伤和潜在损伤机制的信息，这很重要。在很大程度上，治疗方案的制订依赖损伤机制、损伤时间及损伤严重程度等因素。

8.2.2.2 创面处理：切除、植皮

经过初期急救处理和液体复苏后就进入**创面处理期**。这时应确认损伤的范围和深度，手术切除所有全层损伤，同时针对相应区域进行自体植皮。创面处理期始于烧伤后第三天，直至创面以患者自体移植皮肤覆盖为止，可能持续数周。创面处理期内会反复进行多次皮肤移植手术。临时性创面敷料常常使用生物材料，如猪真皮和供者皮肤。在移植过程中，大面积烧伤也使用来自患者的人工培植皮肤

细胞。在创面处理期，患者应尽可能在烧伤中心接受烧伤专科医生的治疗，甚至在重大火灾中亦应如此。

8.2.2.3 康复及整形手术

目前烧伤患者的住院时间仅为 20 世纪 80 年代初期的 1/3 左右。即便如此，烧伤患者的住院时间仍然较长，可按每 1% TBSA1 日的方法进行估算。例如，烧伤皮肤表面总面积达 70% 的患者需住院 70 天，也就是两个多月。住院期间，医务人员会努力帮助患者恢复烧伤前的身心功能，这通过采用先进、积极的物理疗法和职业疗法进行。瘢痕压缩疗法是本治疗环节的又一关键技术。在住院期间，可能需要进行整形手术，当然，在其后的康复期也可能进行整形手术。在此期间，尤其应确保与生活质量密切相关的功能和健康的康复，这可以通过现代烧伤治疗和积极的治疗方案来实现。过去，康复期被视为位于治疗链末端的一个孤立阶段。而在现代烧伤治疗中，康复期已经整合进烧伤治疗的更早阶段。

8.3 重大火灾中的烧伤治疗

本节介绍了在出现大量烧伤受害者时该如何治疗患者，以及如何组织、实施不同级别烧伤设施内的治疗。内容以国际烧伤学会（International Society of Burn Injuries，ISBI）制定的指南为依据。国际烧伤学会是世界上区域性协会，包括美国烧伤协会、欧洲烧伤协会（European Burn Association，EBA）、亚洲烧伤组织、南美烧伤协会及其他国际性组织的整合性上级组织。国际烧伤学会的指南发表于 2006 年的《烧伤》杂志（Burns，见参考文献）。

在制订应急计划时尤其应明确以下内容：

- 必须界定不同级别烧伤设施且具有可操作性，以及
- 不同级别烧伤设施内患者接受的治疗内容，以及患者如何在不同级别烧伤设施间进行转送。

在国际烧伤学会的指南中，烧伤治疗也采用前述三阶段烧伤治疗的划分法。除此之外，还增加了一个在火灾现场的**现场急救**，具体如下：

- 现场急救，包括初次检伤分类，设在火灾现场或附近，取决于当地环境。
- 初期急救处理及液体复苏，包括二次检伤分类。
- 烧伤创面处理，包括切除、植皮及感染控制。
- 康复及整形手术。

上述重大火灾应急计划及架构不能被视为固定不变且无修改可能性的。在此，尤其要考虑当地具体情况，如训练有素的医务人员，因为他们是应急计划的具体实施者之一。其他如转送能力等也会影响应急计划的制订。随着如目前所采用的国际性合作措施的增多，一个 B 级设施可以迅速升级为 C 级，只要国际社会向现场派遣必要的医务人员并输送其他必要资源即可。

受伤患者的转送始于火灾现场，在那里也采取现场急救措施并进行初次检伤分类。流程图如图 8.5 所示。

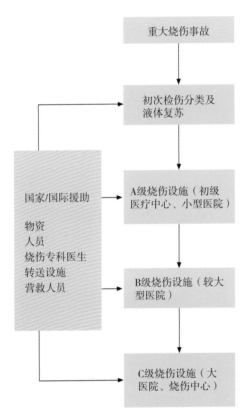

图 8.5 重大火灾发生后最初几天（1～3 天）的患者转送流程图（Haberal，2006；获得许可）。根据建议的三阶段烧伤治疗，后述几类烧伤设施等级（医院及具备特定资源和能力的其他设施）可被描述为：

- A 级：初期治疗，包括伤员的分类、检伤分类，并开始补液。
- B 级：初期治疗和补液，以及烧伤治疗第二阶段的管理，即"烧伤创面处理：切除、植皮和感染控制"。
- C 级：烧伤治疗的所有阶段，但在重大火灾中，由于收治能力有限等原因，主要负责烧伤治疗的第二、三阶段，即"烧伤创面处理：切除、植皮和感染控制"以及"康复和必要的整形手术"。这些设施通常为三级烧伤中心。C 级烧伤设施也可能位于其他地区，如果有国际合作，还可能位于其他国家甚至其他大陆

8.3.1 A 级烧伤设施

非露天的急救站或急诊室可作为 **A 级烧伤设施** 使用。急救站需要能够步行到达或距离火灾现场不远，这非常重要。A 级烧伤设施的一些部门可以进行检伤分类，仅提供有限的医疗救护和支持；而另一些部门，如果资源允许，则可发挥 B 级烧伤设施的功能（见下文）；甚至可以组成移动医疗队，派遣至火灾现场实施检伤分类和（或）提供 A 级烧伤设施的治疗。

所有在 A 级烧伤设施接受治疗的烧伤患者随后都被送至 B 级或 C 级烧伤设施。A 级烧伤设施的主要目标是进行检伤分类并尽快展开治疗，然后将患者送至上一级烧伤设施，让患者接受进一步治疗。

8.3.1.1 初步急救处理

初步急救处理就在火灾现场或其附近进行。在重大火灾中，应迅速将伤员从现场疏散出去，这非常重要，因为留在原处可能十分危险。在火灾现场，需要：

- 扑灭衣服上的明火（翻滚灭火）；如果有水，可冲洗创面降温，但应注意低体温风险！
- 按前文所介绍的内容及急性烧伤生命支持图示的要求，进行检伤分类和医学干预。
- 如有烫伤，需尽量将衣服内的高温散出。如果衣服难以脱下，就立刻将其剪开。
- 提供呼吸和循环支持。
- 为伤员进行急救处理时要小心，因为他们可能存在烧伤以外的其他损伤。

> **注意**
>
> 在这一初期阶段，应警惕面部烧伤和上呼吸道热灼伤所伴随的风险，这非常重要。因为随着液体复苏的进行，可能发生上呼吸道阻塞。上呼吸道阻塞可危及生命，即便有充分的医疗资源。

有呼吸道阻塞危险的患者在转送之前，应进行口腔插管以确保气道通畅。多种情形都需要进行插管，以避免在转送过程中出现上呼吸道阻塞，那可能威胁患者生命。当患者衣服除去后，应使用干净床单和毛毯覆盖患者，以避免引发低体温。

伤员从火灾现场疏散后，工作重点转移至烧伤处理和损伤评估上来。此时，如果设备和时间允

许，应已经开始液体复苏。应该确认烧伤范围并制订初步治疗方案（包括确认重症监护的潜在需要）。本阶段的目标是在一个安全的地方为伤员进行初期处理，并保护他们免受进一步损伤或出现并发症，同时确保和稳定重要器官功能。初期处理和检伤分类完成后，患者被转送至上一级烧伤设施（图8.5）。

8.3.1.2　伤员分类

在 A 级烧伤设施，应按照烧伤的严重程度和未来的治疗需求对患者进行分类。根据患者预后和对潜在资源的需求，患者分类为三类。

一类患者：重度烧伤

一类患者有重度烧伤，即烧伤皮肤表面总面积超过 20% 的全层烧伤患者。如可能，一类患者应由烧伤专科医生进行治疗。通常需要急危重患者设施，有时包括呼吸机。一类患者的补液要求也更高。在 A 级烧伤设施应确保呼吸道通畅；有时需要进行插管，并开始通气管理。如上所述，在转送之前确保呼吸道通畅非常重要。建立良好的静脉通道非常重要，如在此之前没有建立，此时应该插入静脉导管。如果需要和可能，也应插入中心静脉导管。应插入导尿管，密切监测排尿量。如果已通过插管确保呼吸道通畅，就应插入胃管，尽早开始输入肠内营养。要密切跟踪、监测患者的情况，这非常重要。在转送至上一级（B 级烧伤设施）之前，患者需确保体温正常。

二类患者：中度烧伤

二类烧伤患者为中度烧伤，烧伤皮肤表面总面积低于 20%。二类患者不需要进行静脉液体复苏。二类患者在 A 级烧伤设施接受现场急救处理，而后被转送至轻伤患者收容点。二类患者可能需要自负责任，自己联系 B 级或 C 级烧伤设施，以接受进一步的治疗和建议。如果需要接受紧急治疗或尽快接受治疗，则患者会被介绍至 C 级烧伤设施；如果 C 级烧伤设施暂不可用，则介绍至 B 级烧伤设施。

三类患者：轻度烧伤

三类患者在 A 级烧伤设施接受检查，如果需要和可能，也在此接受现场急救处理，然后被介绍至普通治疗系统提供的门诊服务，比如全科医生。患者可被转送至某个收容点，然后接受进一步转送。

8.3.1.3　检伤分类

正如前文所强调的，大面积烧伤需要消耗更多资源。在重大火灾中，资源相对不足，因而大面积烧伤患者会给医疗体系造成很大压力。在大多数情况下，大部分损伤属于中度或轻度。一个"拇指规则"是，大约有 80% 的损伤 TBSA 低于 20%，而且大多数可以由前述烧伤医疗设施应对，而不会出现重大问题。通常情况下，同室内火灾相比，室外火灾烧伤患者的平均 TBSA 较大。如果发生室内火灾，通常会有更多患者遭受吸入性损伤，且死亡率较高。因此，在重大室外火灾中，通常烧伤患者人数更多，且 TBSA 百分比更高。对于烧伤面积更大（TBSA > 20%）的患者而言，资源消耗随烧伤面积呈指数增加。对于大面积烧伤患者，特别是老年人而言，可以预期会出现较高的死亡率。不论可用治疗资源如何，死亡结果几乎是无可置疑的。一般而言，如果烧伤面积低于 TBSA 80%，那么 60 岁以下烧伤患者的存活概率可达 50%。**年龄因素对存活概率的影响是巨大的**：一位 20 岁、TBSA 80% 患者的存活概率，与一位 80 岁、TBSA 20% 患者的存活概率不相上下。在检伤分类中，另外一个应予以强调的重要因素是：对资源的需求随烧伤面积增长呈指数增长。表 8.1 为重大烧伤事故中检伤分类指南范例。

8.3.2　B 级烧伤设施

火灾后最初一段时间，在 B 级烧伤设施进行初步治疗并开始补液。火灾后第二周，B 级烧伤设施的主要任务是提供高级烧伤治疗，重点是皮肤移植、感染监测及治疗。B 级烧伤设施的患者大多由 A 级烧伤设施转送而来，或者来自有 A 级烧伤设施但已超过其治疗能力的医院。在火灾后第一周，B 级烧伤设施应确保已获得增援，即经过培训的烧伤专科医生和护士（烧伤外科医生、重症监护医生和烧伤专科护士），且拥有重大烧伤治疗经验，这非常重要。从第二周开始，B 级烧伤设施应开始接收补充增援，即具备烧伤治疗经验的整形外科医生和普通外科医生，这也很重要。

重大烧伤事故应急计划制订及管理的一个重要内容是确保应急救援架构能够拥有足够的专业能力、人员和资源，并在必要时获得诸如心理学家、社会工作者等其他人员的增援。国家、国际级烧伤协会及相关组织可提供重要支持及援助，例如在应

表8.1　重大烧伤事故中检伤分类指南

年龄（岁）	烧伤皮肤表面总面积（%）									
	1～10	11～20	21～30	31～40	41～50	51～60	61～70	71～80	81～90	＞90
＜2	高	高	高	中	中	中	低	低	低	姑息
2～5	无须卧床	高	高	高	中	中	中	低	低	低
5～20	无须卧床	高	高	高	中	中	中	中	中	低
20～30	无须卧床	高	高	高	中	中	中	中	低	低
30～40	无须卧床	高	高	中	中	中	中	中	低	低
40～50	无须卧床	高	高	中	中	中	中	低	低	低
50～60	无须卧床	高	高	中	中	中	低	低	姑息	姑息
60～70	高	高	中	中	中	低	低	低	姑息	姑息
＞70	高	高	中	低	低	姑息	姑息	姑息	姑息	姑息

Modified from Saffle and Gamelli（2005），with permission

请注意，该表仅适用于二级、三级重大火灾期间，此时治疗资源严重匮乏，且转送能力不足

优先顺序：

高：资源利用效率高，存活机会良好；良好治疗结果的可能性较高；住院时间往往较短（＜14天）；资源需要较少（一次或两次手术）

中：资源利用效率一般，存活机会还可以（＞50%）；需要进行积极的补液，消耗资源较多；住院时间较长（＞14天）；需要进行多次手术

低：资源利用效率较低，尽管进行多种治疗，存活机会仍较低（＜50%）；资源需求较大

姑息：姑息治疗；资源利用效率低，尽管进行多种治疗，死亡率仍较高（＞90%）

无须卧床：无须卧床（门诊治疗）；治疗结果良好，无须住院治疗

急计划制订、应急架构建设、教育、培训等方面提供支持，并可提供烧伤治疗物资。

如果火灾地区或附近有烧伤中心，则烧伤中心最初应发挥 B 级烧伤设施的功能，而且，因为其专业能力，可能接收大量受害者。尽管如此，也在尽早的时期就开始计划将受害者转送至 C 级烧伤设施，这很重要，因为随着时间的推移，烧伤中心接收的患者会越来越多，资源也会变得短缺。

8.3.3　C 级烧伤设施

C 级烧伤设施是最高一级的烧伤设施，由提供大面积烧伤治疗的医院构成。在 C 级烧伤设施，针对大面积烧伤患者的特定烧伤治疗始于火灾后第二周，主要为创面的持续治疗，包括修复、清创以及皮肤移植，以覆盖创面。C 级烧伤设施设于常规的烧伤中心内，有烧伤专科和完整的烧伤治疗项目。若火灾规模较大，烧伤中心则需要外部资源的支持。C 级烧伤设施可能位于火灾发生地区，也可能距离较远。如果火灾规模较大，则可能需要 C 级烧伤设施级别的国际合作，利用位于其他国家的烧伤中心。C 级烧伤设施国际合作应急计划的制订需要国家、国际级别烧伤组织，国际援助组织以及军方的共同参与。应急计划应在火灾发生前制订，且包括转送计划。

8.3.4　患者转送

图 8.5 中所示转送流程针对的是火灾后最初的时期。在初期阶段，也就是第一周内，患者的主要转送发生在 A 级和 B 级烧伤设施，以及不同 B 级烧伤设施之间，而 B 级烧伤设施之间的转送取决于各自的可用资源状况。从第二周开始，转送将主要依照两个途径展开，取决于以下方案的选择：

- 向火灾地区或邻近的 B 级、C 级烧伤设施增派、提供额外资源。
- 利用可用转送能力将患者转送至远离火灾地区的烧伤设施。

制订这样的战略决策和相应的应急计划非常重要。只有这样，转送流程才能得到最优化，即所有资源都得到最有效的运用。根据第一选择方案，专科医生和资源将被调往火灾地区；而根据第二选择

方案，患者被转送出火灾地区。需要强调的是，根据所处状况不同，方案的选择以及结果可能存在巨大差异。

8.3.4.1 各级烧伤设施的强化

如前所述，前文所呈现的模式旨在体现救援工作该如何组织和实施。需要强调的是，各火灾的具体情况和背景将影响方案的选择及具体实施。具体情况在很大程度上决定了该选择哪种方案并放弃其他选择。核心内容之一是决定哪些预定的环节需要尽快得到支持并如何分配可用资源。虽然显而易见，但仍需强调的是，除非可用资源充足且容易运往该地区，否则几乎各级烧伤设施都将出现资源严重短缺的情况。因此，随着可用人员和资源的减少，一个重要任务就是如何获得国家内甚至国际的资源和援助来强化各级烧伤设施。

A 级烧伤设施

A 级烧伤设施的强化需求可能取决于若干因素。第一点，也是最重要的，是火灾规模、住院时间以及可用资源。通常，A 级烧伤设施主要进行早期的检伤分类和稳定病情工作，因此患者在此停留的时间较短。鉴于此，如果烧伤专科医生能参与该级别的治疗将不无益处。一个前提条件是，要有足够多的烧伤专科医生，且可以配置在 A 级烧伤设施。如果烧伤专科医生人数有限，则更应配置在 B 级、C 级烧伤设施，以发挥更大作用。

另一方面，如果 A 级烧伤设施设于一家有相当规模的医院，目标则可能变为在此处开始并进行充分的补液，并稳定患者病情以备转送至上一级烧伤设施。在此，也可能为需要的患者进行插管。如果医疗资源和时间充足，也可以进行初次但全面的创面清洗和处理。当 B 级、C 级烧伤设施人满为患时尤其应进行此项工作。这时，就需要为 A 级烧伤设施提供进一步的专业和物资支持。

A 级烧伤设施的一个重要的基本功能是它与转送能力之间的紧密联系。最常见的是，A 级烧伤设施发挥整个烧伤治疗流程起点的作用并开始现场急救处理，而后患者被转送至 B 级、C 级烧伤设施，整个流程时间紧迫。很明显，对 A 级烧伤设施而言，转送能力不仅影响其急救处理活动，而且对患者能否转送至上一级烧伤设施也至关重要。因此，在早期的应急计划制订阶段，就应了解整个架构的转送能力，比如可利用车辆的数量，以及哪些组织可能参与转送（如营救部门、军队和志愿者）。而且，患者转送还常常受阻于长途距离或复杂地形，因此可能需要联系直升机或客机支持。

B 级、C 级烧伤设施

对 B 级、C 级烧伤设施而言，在火灾后初期，至少在一开始，资源和专科医生通常是充足的。是否需要进一步支持，则取决于总的伤员人数以及该设施通常的规模。如果发生重大火灾，则很明显需要进一步支持，包括资源和人员 / 专科医生。此时，资源已不足以应对治疗需求，就需要做出战略决策，是加强该烧伤设施的收治能力还是更多地将患者转送至其他较远的 B 级、C 级烧伤设施。需要特别注意的是，大面积 / 特大面积烧伤往往需要更长的治疗周期，这可能占用完烧伤设施的收治能力，因为他们可能需要更复杂的治疗及更长的住院时间。

8.4 国家、国际级烧伤学会

尚未制订火灾应急计划的国家可与国家、国际级烧伤学会合作以获得帮助，如国际烧伤学会（ISBI）（http://www.worldburn.org/）或欧洲烧伤协会（EBA）（http://www.euroburn.org/），它们可以提供专业知识。这些机构的官员熟知大多数大型烧伤中心的情况，他们提供的信息对制订重大火灾应急计划非常有价值。其他还需涵盖的重要项目包括：

- 一份关于附近烧伤中心及其收治能力、组织架构的清单；
- 转送部门的联系信息及可能提供的帮助，要评估其当前的转送量及转送能力；
- 可用及可能调用的烧伤专科医生数量；
- 制订长期的资源需求计划，要评估未来的资源需求和可能的替代方案；
- 为医务人员和烧伤专业人员提供速成的教育和培训；
- 帮助向新闻媒体提供信息，以及向地方当局提供专业知识和建议；
- 持续向烧伤中心、当局及新闻媒体提供信息。

扩展阅读

American Burn Association. ABA website: http://www.ameri-burn.org/ August 20, 2011

Arturson G (1987) The tragedy of San Juanico – the most severe LPG disaster in history. Burns Incl Therm Inj 13:87–102

Barillo DJ (2006) Burn centers and disaster response. J Burn Care Res 27(5):558–559

Barillo DJ, Dimick AR (2006) The Southern region burn disaster plan. J Burn Care Res 27(5):589–595

Broeze CL, Falder S, Rea S et al (2010) Burn disasters – an audit of the literature. Prehosp Disaster Med 25:555–579

Cairns BA, Stiffler A (2005) Managing a combined burn trauma disaster in the post-9/11 world: lessons learned from the 2003 West Pharmaceutical plant explosion. J Burn Care Rehabil 26(2):144–150

Cancio LC (2008) Invited critique: bridging the gap between disaster plan and execution. J Burn Care Res 29(1):166–167

Cancio LC, Pruitt B (2004) Management of mass casualty burn disasters. Int J Disaster Med 2:114–129

Frantz RR (2007) Firestorms and wildfires. In: Hogan DE, Burstein JL (eds) Disaster medicine, 2nd edn. Wolters Kluwer/Lippincott Williams & Wilkins, Philadelphia

Greenfield E, Winfree J (2005) Nursing's role in the planning, preparation, and response to burn disaster or mass casualty events. J Burn Care Rehabil 26(2):166–169

Haberal M (2006) Guidelines for dealing with disasters involving large numbers of extensive burns. Burns 32:933–939

Hogan DE (2007) Fires and mass burn care. In: Hogan DE, Burstein JL (eds) Disaster medicine, 2nd edn. Wolter Kluwer/Lippincott Williams & Wilkins, Philadelphia

Jordan MH, Mozingo DW (2005) Plenary session II: American Burn Association disaster readiness plan. J Burn Care Rehabil 26(2):183–191

Kennedy PJ (2005) The Bali burn disaster: implications and lessons learned. J Burn Care Rehabil 26:125–131

Mackie DP, Koning HM (1990) Fate of mass burn casualties: implications for disaster planning. Burns 16:203–206

Mozingo DJ, Barillo DJ (2005) The Pope Air Force Base aircraft crash and burn disaster. J Burn Care Rehabil 26(2):132–140

Saffle J, Gamelli RL (2005) Invited articles: Disaster Management and the ABA plan. J Burn Care Rehabil 26(2):183–197

Schenker JD, Goldstein S (2006) Triage accuracy at a multiple casualty incident disaster drill: the Emergency Medical Service, Fire Department of New York City experience. J Burn Care Res 27(5):570–575

Wachtel TL, Cowan ML (1989) Developing a regional and national burn disaster response. J Burn Care Rehabil 10(6):561–567

Wachtel TL, McQeen KAK (2007) Burn management in disasters and humanitarian crises. In: Herndon DN (ed) Total burn care, 3rd edn. Saunders Elsevier, Philadelphia, pp 43–67

Welling LA (2006) Consensus process on management of major burns accidents: lessons learned from the cafe fire in Volendam, the Netherlands. J Health Organ Manag 20:243–252

Yurt RW, Bessey P (2005) A regional burn center's response to a disaster: September 11, 2001, and the days beyond. J Burn Care Rehabil 26(2):117–124

Yurt RW, Bessey PQ (2006) Burn-injured patients in a disaster: September 11 revisited. J Burn Care Res 27(5):635–641

Yurt RW, Lazar EJ (2008) Burn disaster response planning: an urban region's approach. J Burn Care Res 29(1):158–165

9

在寒冷、潮湿环境中发生的事故

Stern Lennquist

本章采用的温度为摄氏度（℃）。要转换为华氏度，可以使用以下公式：

摄氏度 = 5/9 ×（华氏度 −32）

华氏度 = 9/5 ×（摄氏度 + 32）

9.1　低体温

低体温指体温小于或等于 35℃。根据体温下降速度的快慢，低体温分为以下两类：

急性低体温：体温迅速下降，例如落入极其寒冷的水中时。

慢性低体温：体温缓慢下降，例如在寒冷的室外迷路或受伤时。

受伤患者通常表现为体温缓慢下降的情形，例如当身体在相当长一段时间内暴露于寒冷环境中时体温下降的情形。身体长时间暴露于寒冷环境中会损害多个器官系统，比如会使体液和电解质发生改变，引起凝血系统功能障碍等。在低体温受伤患者的急救处理中，应了解并考虑身体发生的这些变化。同时也应了解暴露于寒冷环境中的持续时间，以便选择适当的急救处理方式，比如在复温处理方法上，急性体温下降和慢性体温下降就略有不同。

9.1.1　体温下降的影响

对于因受困、失去意识或因受伤而无法移动、躺在地上的受伤患者，低于 0℃ 的室外温度并非是

S. Lennquist
e-mail: lennquist@telia.com

发生低体温的先决条件。在零上几度的环境中，受伤患者也可能发生低体温，尤其当受伤患者原本穿着普通衣服坐在温暖的交通工具（公共汽车、火车、飞机）中时。此外，儿茶酚胺分泌增加和（或）循环休克的发生，也增大了受伤患者发生低体温的风险。某些损伤尤其易导致低体温的发生，比如导致大脑血管运动中枢受损的头部损伤和导致脊髓横断的脊柱损伤。

受伤患者的低体温有增加发病率和死亡率的风险，因此在针对受伤患者的急救处理中应考虑低体温的因素，以避免进一步加大这一风险。对于遭受体温下降、落水后被救起、长时间滞留于事故现场或者受困的受伤患者而言，急救处理时尤其不应忽视低体温，相反，应始终考虑低体温情形。出于同样原因，应对受伤患者采取适当保护措施，避免其因与地面、周围空气和湿衣服直接接触而出现体温下降，进而出现低体温的情形。

体温下降及其对人体的影响还会造成**难以区分死亡和低体温的情形**，这在过去一直是一个问题，现在在许多情况下仍然如此。死亡和低体温的区分难度往往被低估（见下文）。近年来，由于缺乏相关知识，曾有医务人员将低体温（尚未死亡）患者宣布为死亡，这对于医务人员而言无异于一场噩梦。有鉴于此，应牢记以下这条原则："除非经过复温处理后发现死亡，否则就没有死亡。"亦即，患者必须经过复温处理，否则不得宣布为死亡。

9.1.2　低体温的诱发因素

诱发低体温的因素包括：

- 高龄，通过打寒战来保持体温的能力下降。
- 低龄，新生儿和幼童，相对于身体中心部分而言，其皮肤表面积过大，诱发体温下降。
- 酒精和毒品，是非受伤患者发生低体温的常见原因。
- 内分泌失调（如甲状腺功能减退、糖尿病神经病变）。
- 药物，如目前很常用的 β- 受体阻断剂。
- 创伤（如上所述）。

9.1.3　对不同器官系统的影响

9.1.3.1　呼吸系统

在体温快速下降过程中，呼吸频率会自动加快，早期可能引起呼吸性碱中毒，进而导致抽搐、意识模糊，甚至引起心室颤动。当患者体温下降至 30℃ 以下时，呼吸频率会随体温的下降而减慢，呼吸频率可能减慢至每分钟 5 ~ 10 次且呼吸变浅。

如果体温进一步下降，中枢神经系统的呼吸调节功能就会受到影响。通气功能障碍会导致二氧化碳潴留和呼吸性酸中毒。在下述血管动力学作用的影响下，患者会出现肺动脉高压并伴有肺毛细血管内液体潴留，并且随着体温的进一步下降，患者可能出现呼吸功能不全，最终出现呼吸骤停。

9.1.3.2　循环系统

心脏

体温下降会导致心动过缓，心率会下降 50%；当体温下降至 28℃ 及以下时，心率甚至会更低。阿托品可缓解心动过缓。当体温下降至 28℃ 及以下时，血压和心输出量均会下降 50% 左右。

心电图（electrocardiography，ECG）会显示 PR 间期延长，且 QRS 波群和 QT 间期增宽。当体温下降至 32℃ 以下时，会出现所谓的"J 波"，即 QRS-ST 交界处发生正向偏移。这种 J 波会随体温的下降而增大。由于心肌梗死时也会出现类似的 J 波，因此要据此进行低体温的鉴别诊断并不容易。

体温 32℃ 时会发生**心律失常**风险。首先会出现期外收缩，其后随着体温下降会转为心房颤动；如果体温进一步下降，则会出现室性期前收缩和心室颤动。当体温下降至 28℃ 及以下时，发生心室颤动的风险会显著增加；当体温低于 25℃ 时，发生心脏停搏的风险增加。高钾血症和细胞内低钙血症会使以上情形进一步恶化。

复苏术和通气支持，例如心前区刺激和气管插管，过去被认为会诱发心室颤动和心脏停搏。但最近的经验表明，当患者的状况确有需要时，可以小心地进行气管插管。不过，**在对损伤患者进行急救处理的过程中，应时刻留意其体温变化，这一点至关重要**，并切记低体温患者对所有操作都很敏感，对其进行的所有急救处理都必须非常小心。

血管

儿茶酚胺分泌的显著增加有助于维持中心体温，并会引起外周血管收缩。一开始，暂时性的血管舒张可保护身体的外周部分免受冷损伤，但随着体温的进一步下降，这一作用会逐渐减弱，进而使身体发生冷损伤的风险增大。

9.1.3.3　肾功能和体液平衡

如上所述，在发生低体温的初期，由儿茶酚胺分泌增加所引起的外周血管收缩，会在一开始导致中心血容量增加，进而导致利尿作用增强。身体暴露于寒冷环境中 10 ~ 20 分钟后，这种利尿作用开始出现，并可能导致不自主排尿。以前，这种利尿作用被认为是由抗利尿激素分泌减少引起的水性利尿。然而，实验证明低温利尿属于渗透性利尿，其主要成分为钠和氯。其作用机制为儿茶酚胺分泌的增加引起外周血管收缩，导致中心血容量增加，进而导致肾动脉灌注压升高。肾动脉灌注压的升高又会导致毛细血管压力升高，进而导致钠的转运静压梯度增高，最终导致钠的再吸收减少。于是钠进入尿液随液体一起被排出。这种由寒冷引起的利尿作用会导致进行性的血液浓缩和血容量减少。除了经尿液流失外，大量体液外渗到组织间隙也会使血容量进一步减少。

由体温下降而致的这些影响会出现在低体温发生之前，并可能导致体液大量流失和血容量减少。**这就意味着，低体温患者通常同时存在血容量低的情况**，尤其是"慢性"低体温患者。在对低体温患者进行急救处理时，如果不了解或未考虑这一点，比如以直立位而非仰卧位移动低体温患者，则可能导致患者血压骤降以至于诱发心律失常。

9.1.3.4　中枢神经系统

当体温下降至一定水平时，患者可能出现意识混乱且行为不自主，以至于保护自己防止体温进一步下降的能力减弱。当体温下降至 30 ~ 32℃ 时，患者可能出现幻觉。当体温下降至 30℃ 时，多数患者会失去意识，但也有例外；有些患者在体温低至 28℃ 时仍然可对刺激做出反应。

当体温下降至 32℃ 以下时，外周反射减少并最终消失（体温降至 27℃ 左右时）。角膜反射同样如此。当体温下降至 33℃ 左右时，瞳孔对光反应消失。

注意

了解这些由低体温带来的神经性反应后果至关重要，这有助于区分死亡患者和深度低体温患者。

当体温下降至 25 ~ 35℃ 时，大脑的代谢会呈线性下降。当体温下降至 33℃ 以下时，**脑电图（electroencephalography，EEG）**会显示异常；当体温下降至 19 ~ 20℃ 以下时，脑电图会显示无活动。**这意味着当体温低于这一水平时，虽然 EEG 显示无活动，但患者不应被视为脑死亡！**

9.1.3.5 凝血系统

当体温低于 33℃ 时，患者会出现凝血功能障碍，相当于常温条件下严重缺乏凝血因子时的状态，尽管患者体内的凝血因子水平正常。骨髓抑制和脾、肝内的血小板隔离会使血小板减少，进而引起出血。

低体温组织释放的因子和儿茶酚胺分泌的增加可能会导致高凝状态，进而导致类似弥散性血管内凝血的临床表现。

9.1.4 临床体征和症状

- 皮肤苍白冰凉，尤其是肢端。
- 呼吸变得浅而慢，在体温低下时甚至难以测到。
- 心率变慢且搏动变弱，在体温低下时甚至难以测到。
- 血压难以测到，当体温低于 31℃ 时。
- 意识水平逐渐下降，体温在 26 ~ 30℃ 时意识完全丧失。
- 反射减弱，在体温降至 32℃ 时；体温降至 27℃ 时反射消失，角膜反射、瞳孔反应也消失。

表 9.1 列出了体温由高到低的临床表现。

这意味着低体温患者可能还活着，尽管其身体冰凉、僵硬，无可测到的呼吸、循环体征，也无可见的反射以及外周、角膜、瞳孔反应。这成为以下急救处理原则的根据："除非经复温处理后发现死

表9.1 各体温下的症状及临床表现

温度（℃）	症状/临床表现
36	代谢活动增加，寒战
35	代谢活动达到最高水平，过度呼吸
33	寒战减少，EEG 显示异常
32	意识逐渐模糊，出现心律失常（起初并无危害）
31	血压难以测到
30	呼吸频率下降至每分钟 5 ~ 10 次
28	心率下降，存在发生难以控制的心律失常的风险
27	反射消失，甚至角膜反射都消失；瞳孔对光反应消失
26	失去意识，变温血症（机体无法维持体温）
25	存在发生自发性心室颤动和心脏停搏的风险
19 ~ 20	EEG 显示无活动，即使患者仍然活着

EEG，脑电图

亡，否则任何患者不得被宣布为死亡。"

9.1.4.1 体温的测定

在院前阶段，最简单的方法就是测**鼓膜温度**。它需要特殊体温计，以测定较低的体温。采用红外线技术的鼓膜体温计适用于正常的室内环境，在户外使用时测定结果并不完全可靠；当环境温度低于 16℃ 时，大部分鼓膜体温计测出的体温都不是太准确。目前市场上最可靠的鼓膜体温计是 **Metraux 体温计**，可以准确测定出 −16 ~ +60℃ 的体温（精度为 ±0.5%）。

不过，最可靠的体温测定方法是**食管温度**测定法。当疑似低体温出现时，应使用这一方法测定体温。目前该方法在许多但并非所有救护车中使用，具体情况因国家而不同。在医院里，如果患者确定或疑似低体温，应首先使用食管温度测定法测定体温（操作指南详见下文）。

9.1.4.2 院前急救处理

对低体温患者的基本急救处理与其他损伤患者一样，遵循同样的处理原则，即按照高级创伤生命支持（advanced trauma life support，ATLS）体系进行。以下建议具体针对低体温患者，在重大事故中对低体温患者进行急救处理时，应考虑这些建议，这非常重要。

气道

对于已失去意识的低体温患者而言，确保气道通气可能比较困难，因为下颌已变得僵硬，很难打开。以前，由于存在诱发心律失常的风险，曾建议限制对低体温患者进行气管插管。而现在的主流观点认为，基于对低体温患者进行的大量插管经验，适用于其他类型创伤患者的插管标准也同样适用于低体温患者。**但是，必须再次强调的是，针对低体温患者进行的所有处理都必须非常小心**。如果患者下颌变得僵硬，难以进行经口插管，则可以考虑进行经鼻插管。但是，要注意出血风险，因为低体温患者黏膜比较脆弱。

呼吸

深度低体温患者的呼吸变得极缓而浅，很难测到（表 9.1）。如果无法测到自主呼吸，则必须小心地进行通气（见下文）。如果可能，应尽快对所有低体温患者进行给氧（鼻氧管 4 ~ 6 L/ min 或面罩 40% ~ 60%），而且应尽可能进行加温给氧，以降低发生进一步热量流失的风险。

循环

注意：深度低体温患者难以测到脉搏（表 9.1）。如果无法触及桡动脉脉搏，就试一下腹股沟的股动脉，然后是颈动脉；**触摸颈动脉时务必非常小心，以避免刺激迷走神经，导致血压进一步下降和出现心律失常**。

如果出现疑似循环停止的情形，则需通过 ECG 确认已出现心脏停搏，否则不能进行心肺复苏术（cardiopulmonary resuscitation，CPR）中的心脏按压。**如果在心脏仍在搏动（仍有缓慢而微弱的脉搏）时进行外部心脏按压，则有可能引发致命的心律失常**。不过肺通气可能有助于抢救，所以即使未进行 ECG 监测也应进行肺通气。

在院前阶段，要对深度低体温患者进行 ECG 监测可能存在困难。在寒冷环境下，监测设备应配上针状电极，因为普通电极可能难以固定到深度低体温患者的皮肤上。

在"通常"情况下，心搏骤停的确认就是 CPR 开始的明确指标；而深度低体温患者在心脏停搏一段时间后仍可能存活下来并完全恢复健康。在重大事故中，这是一个决定检伤分类优先顺序的问题（见 9.1.7 节）。由于深度低体温患者胸壁僵硬，实施 CPR 可能存在困难，但也有很多深度低体温患者在接受 CPR 后存活下来。

鉴于患者对氧气的需求量下降，那么是否应以"半速"进行 CPR？对此，人们存在意见分歧：一些作者认为，以慢速进行 CPR 可能就足够了，而且还能减少对患者造成创伤；另一些作者则认为，可**能没有必要**使用比常温患者慢的速度实施 CPR。按压速度应使左心室达到最大充盈状态。由于胸壁僵硬可能使心输出量下降，因此按压速度难以精确确定。总而言之，在选择按压速度、方案时，应考虑胸壁状况。

由于许多低体温患者在经过数小时 CPR 后存活下来，因此（在正常情况下）应持续对患者进行 CPR 直至抵达医院，其后也应继续，直至进行复温处理。如果在体温 33℃时仍无心脏反应，则可以宣布患者死亡。

应尽早进行静脉输液（或骨内输液，找不到静脉时的替代方法，见第 7 章）。但是，**一个绝对的先决条件是：应有预先加热好的液体（37 ~ 40℃）和保温装备，以保持液体在存储期间的温度以及输液时输液袋和输液管的温度**（图 9.1）。在寒冷环境下，无保护层的输液袋和输液管会迅速冷却，输注低温液体将加重患者的病情，诱发血管收缩、心肌抑制、缺氧和酸中毒。对于"纯粹"的低体温患者，一开始可选用已加温至 37 ~ 40℃的 5% 葡萄糖溶液。对于伴有创伤的低体温患者，则需遵循第 7 章中所述原则。

失能

意识水平下降是低体温造成的后果之一。随着体温下降，对不同刺激的反应会相继消失（表 9.1）。对于创伤患者，应持续监测意识水平以及对交谈和疼痛的反应，具体可遵照第 7 章所述原则。

9.1.5　防止体温进一步下降

如上文所强调的，对低体温患者进行体表复温会引起外周分流，从而使低温血液和体液流向身体中心部分，导致中心温度下降，并有诱发心律失常的风险。这种情形主要出现在长时间暴露于寒冷环境中的患者（慢性低体温）。也许即便是对长时间暴露在寒冷环境中的患者而言，这一风险仍可能被过分夸大。但是，对低体温患者的急救处理仍应非常小心，除非同时进行中心复温，否则应避免大面积的体表复温。

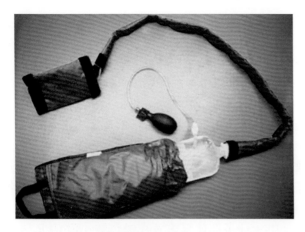

图 9.1　在寒冷环境中进行静脉输液的绝对先决条件：保持输液袋及输液管温度的保暖装备

当然，患者应尽快转移至温暖的环境中，以防止体温进一步下降：小心除去冷湿的衣服，为患者裹上干燥的衣服和毛毯，并将其置于可维持体温的环境中。亦即，环境温度应保持在 25 ~ 30℃，而且这不应与复温处理相混淆。对于低体温患者而言，在院前阶段，应采取一切可能措施进行**中心复温**，比如上述的加温输液以及通过鼻氧管或面罩加温给氧等。对于清醒患者，若不存在妨碍进食的损伤，则允许摄入温热液体。

9.1.6　移动体位、疏散和转送

如上文所强调的，对低体温患者进行的所有处理都应非常小心，因为低体温下进行的所有操作都有导致循环功能障碍和心律失常的风险。

例如，将低体温患者从地面或水面上转移至直升机中时，**应避免以直立位进行移动**，以避免其血压下降，因为低体温患者本来血容量就低。因此，在执行水面或寒冷环境中的紧急救援任务时，所携带的装备中应包含一类特殊担架，可使患者水平位移动，同时防止体温进一步下降（图 9.2a）。如果无此类担架，则可将"双吊索"套在患者的肩膀和膝盖下面，再移动患者（图 9.2b）。

9.1.7　检伤分类

在院前阶段，由于体温会影响并部分决定患者的优先等级，因此检伤分类原则取决于能否测定患

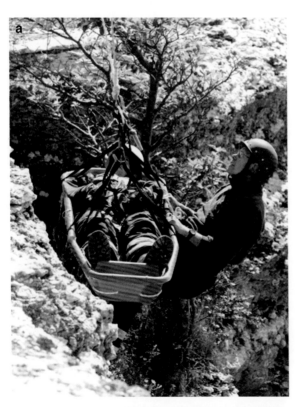

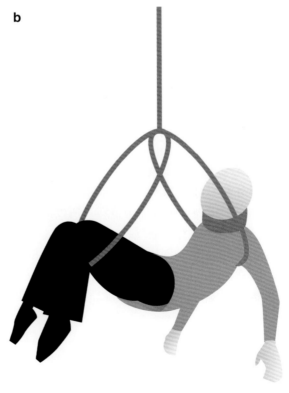

图 9.2　（a）例如，将低体温患者从地面或水面上转移至直升机中时，患者绝对不能被置于直立位；低体温患者血容量低，直立位移动可能导致血压下降，诱发心律失常。应急救援装备中应包含可以平卧位移动患者的担架，尤其是在寒冷环境中施救时。（b）如果无此类担架，则可将双吊索套在患者的膝盖和肩膀下面

者的体温。在重大事故中，检伤分类原则因以下两个因素而不同：①所携带的装备；②可用于救援的时间和人员。下面介绍根据不同情形采取的两种检伤分类模式。

9.1.7.1　无法测定体温时的检伤分类

立即（红色）

- 患者受伤，危及重要机能，或创伤本身就需要高的优先等级（见第 7 章）。
- 患者身体冰凉且丧失意识（无应答）。
- 明显的深度低体温患者，无生命迹象。

可以或应该等待（黄色 或 绿色，视情况而定）

- 患者身体冰凉但有意识，未危及身体重要机能，且不存在需要高优先等级的损伤。
- 明显的深度低体温患者，长时间落水或被雪掩埋（见下文）。

对于明显的深度低体温患者，过去曾建议其落水或被雪掩埋的时间上限为 15 分钟。但是，近年来有些低体温患者落水时间超过 15 分钟，却仍然存活下来，因此要给出放弃抢救的时间建议并不容易（见 9.5 节）。

9.1.7.2　可测定体温时的检伤分类

立即（红色）

- 创伤危及身体重要机能，或创伤本身就需要高的优先等级。
- 丧失意识（无应答）。
- 体温低于 28℃。

紧急但可以等待（黄色）

- 未危及重要机能，且不存在需要高优先等级的创伤，而且
- 有意识（有应答），而且
- 体温介于 28 ~ 32℃。

应该等待（绿色）

- 未危及身体重要机能，而且
- 有意识（有应答），而且
- 体温高于 32℃。

将临界温度 28℃ 作为红色和黄色优先等级之间的分界线，是基于该体温条件下发生**变温血症**的风险。出现变温血症意味着机体维持体温的能力下降

且体温开始迅速下降，这是一种危及生命的情形；如果无法测定患者体温，则无法确定患者是否存在变温血症。

9.1.8 宣布死亡的标准

对于身体冰凉、失去意识且没有明显生命迹象的患者，除非将其复温至体温 32℃ 且 ECG 显示无活动，否则绝对不能将其宣布为死亡（"除非复温处理发现死亡，否则没有死亡"）。这意味着不能在现场将确定或疑似低体温患者宣布为死亡。但有两种情况例外：

- （在试图插管的过程中发现）患者的气道已完全被雪、冰或水堵塞。
- 患者有明显的致命伤（如"头身分离"）。

以上标准也许看起来严格而死板，但是曾有患者在这种情况下被错判为死亡，并且有人认为，实际的错判案例很有可能多于已发现的错判案例。错判是不可接受的，因此宣布死亡应遵循如上所述的严格标准。

9.1.9　院内急救处理

9.1.9.1　体温测定

如果在院前急救处理时未能测定体温，则医院是进行低体温确认和（或）体温测定的第一场所。**应对所有严重创伤者进行体温控制，这一点非常重要**，尤其是在重大事故中，院前急救处理往往时间很长。

在院内，对患者进行初步急救处理时最安全最准确的方法是测定**食管温度**——将探针插入食管中部，从而获得相当于心脏左心房的温度。如果探针在食管中的插入位置过高，则会受到气管温度的影响。不过，该方法需要使用配备探针和记录仪的设备。如果没有该设备，也可以测定直肠温度，但普通的直肠体温计准确性较差；日常使用的体温计无法测定低的体温。对于低体温患者而言，要通过直肠测得准确体温，也需要使用探针，将其插入括约肌以上 10 cm 的位置。也可以将探针插入膀胱。也可以测定鼓膜温度。基于红外线技术的鼓膜体温计在室内环境使用时具有可接受的准确度，但前提是所使用的鼓膜体温计能够测定低的体温（常规使用的鼓膜体温计无法测定低的体温）。

9.1.9.2　低体温患者的院内基本急救处理

同院前急救一样，针对低体温患者，其院内基本急救处理原则与其他创伤患者相同，同样遵照高级创伤生命支持（ATLS）体系。以下建议具体针对低体温患者，在重大事故中对低体温患者进行急救处理时，应予以考虑，这非常重要。

气道

针对低体温患者，其气管插管原则同其他损伤患者（参考上文低体温患者的插管风险）。在气管插管前，患者应尽可能连上饱和度监测仪并接受大量供氧（鼻氧管 4 ~ 6 L/min，面罩 40% ~ 60%）。建议使用胃管。首选选择经口插管；如果患者下颌僵硬，难以实施经口插管时，可以考虑进行经鼻插管。同样，由于患者鼻黏膜非常脆弱，存在出血风险，因此插管时需小心。

呼吸

注意：深度低体温患者的呼吸缓而浅，难以测到。如果怀疑患者已失去自主呼吸，应提供通气支持，并进行插管，根据上文所述原则处理。

循环

- 为患者连上 ECG 设备，进行持续监测。
- 如果可能，为患者插入动脉导管监测血压。对于深度低体温患者而言，非侵入性手段可能难以监测血压。
- 建立静脉通道可能不太容易，需要进行切割。一开始应限制中心静脉导管的使用，因为在右心房或肺动脉置入导管有导致心律失常的风险。
- 为患者插入导尿管，对尿流量进行持续监测。
- 开始或持续用加温液体进行静脉输液：37 ~ 40℃，5% 葡萄糖溶液，并根据实验室检查结果添加电解质。低体温本身会引起酸碱平衡和电解质平衡发生改变，这种改变会随患者体温的恢复而恢复正常；因此，应避免进行"过度纠正"（见后文"酸碱平衡"）。应限制对醋酸林格液的使用，因为低体温患者的肝存在乳酸代谢困难。除此之外，可进行抗休克处理，原则同其他损伤患者（见第 7 章）。

失能

在院内阶段，应根据格拉斯哥昏迷量表对患者进行更彻底的神经学检查。如表 9.1 所示，体温会对神经学方面的临床表现产生影响。对于生命迹象微弱或消失的深度低体温患者，应尽可能将其与 EEG 设备连接，不过当体温低于 19 ~ 20℃时，即使患者仍然活着，EEG 也会显示无活动。可使患者体温复温至 19 ~ 20℃以上后再进行可靠的 EEG 监测。

暴露

此时应除去患者的所有衣服，并对其进行全面的临床检查，然后用干燥保暖的毛毯包裹患者。

实验室检查结果

由于低体温本身会对许多实验室检查结果产生影响，因此在对严重低体温患者的实验室检查结果进行评价时，应考虑这一点。

血液状态

由低温引起的利尿作用会使**血细胞比容**和**血红蛋白**水平升高，因此难以根据这些数值评价失血状况。长时间暴露于寒冷环境中而出现的低体温会使**血小板计数**和**白细胞计数**下降，因为患者出现骨髓抑制以及脾和肝内的细胞隔离。

酸碱平衡

患者一开始会因过度通气而出现呼吸性碱中毒，这在急性低体温患者中表现得尤为明显，随后则会因呼吸抑制而转为**呼吸性酸中毒**。与此同时，患者会因打寒战过程中形成的乳酸而出现**代谢性酸中毒**，并出现循环功能障碍与组织缺氧，还会在肝中生成酮体。应在多大程度上纠正这种酸中毒现象仍然存在争议：酸中毒是体温下降带来的自然后果，在患者复温以后会自行得到纠正，过度的人为纠正反而会导致患者出现明显的代谢性碱中毒，这是有害的。在对低体温患者进行急救处理时应考虑这一点，同时**应进行仔细的临床监测，并反复确认酸碱平衡状态**。

电解质

应仔细测定患者的血**钾**水平，因为慢性低体温患者和急性低体温患者都有可能发生高钾血症，而高钾血症是一种预后不良的标志，会增加患者发生心室颤动的风险。如果患者存在挤压伤或由其他原因所致的肾功能衰竭，则发生高钾血症的风险会增大。在高钾血症的初期治疗中，建议采用静脉输液的方式稀释血液；如果效果不佳，可在所输液体中添加葡萄糖和胰岛素来增强效果。血钾水平高于 10 mmol/L 是一种非常危险的预后标志。

低体温患者的血钠水平通常较低，尤其是慢性低体温患者，这是由肾小管中发生渗透性利尿导致的失钠所致。

血糖

急性低体温患者会出现血糖升高，通常由儿茶酚胺诱导的体内糖原分解所致。而慢性低体温患者会发生低血糖，这是由长时间暴露于寒冷环境中而出现打寒战、疲劳和糖原储备枯竭所致。在复温处理期间，患者可能出现持续性高血糖，这是由出血性胰腺炎所致。出血性胰腺炎是低体温、创伤或糖尿病的并发症。**当体温低于 30℃时，胰岛素并不会产生效果**。在复温处理期间，反复给予胰岛素反而会**导致**严重的低血糖。

9.1.9.3　复温处理

消极的复温处理

当体温为 32℃时，通常进行所谓的**消极复温处理**就足够了。为患者裹上毛毯（或其他保温材料），让其置身于 25℃左右的室内，并允许饮用温热液体来获得营养供给（如果患者完全清醒，且不存在妨碍进食的其他损伤）。

这种消极复温处理是一个缓慢的过程，体温会以 0.5 ~ 2℃ /h 的速度上升。如果需要进行快速复温处理，比如需要进行紧急手术，则应考虑采取其他复温处理措施（见下文）。

不过，这种消极复温处理方法虽然复温速度缓慢，但却安全简单，在资源有限的情况下（如重大事故中），消极复温处理方法甚至可用于体温低于 32℃的患者。

积极的复温处理

在资源充足且有经验丰富的专业人员时，针对体温低于 32℃的患者，可以进行积极的复温处理。积极的复温处理可以从身体外面进行复温，即**体表复温**；也可以从身体内部进行复温，即**中心复温**。

在开始积极的复温处理之前，应为患者建立安全的静脉通路，并为其连上 ECG 监护仪。输液应使用温热液体（37 ~ 40℃，5% 葡萄糖溶液），以同时对身体中心部分进行复温。

体表的复温处理

体表的复温处理方法有多种：

- 热毛毯、热水瓶。
- 一种重症监护病房模式的"加温屋顶"。
- "Bair Hugger"，一种吹送热空气的多孔加温毯。
- 为四肢静脉血液加温的"Vanguard"法。
- 化学加温垫。
- 温度为 40 ~ 42℃的温水浴。

对于存在循环功能障碍的低体温患者而言，使任何加温材料直接接触皮肤都存在引起局部灼伤的风险，因此使用热毛毯、热水瓶或加温垫等进行复温处理时应谨慎。在发生心室颤动的情况下，温水浴会对 CPR 造成干扰，因此温水浴应仅在有特殊设备和经验丰富人员时使用。对体表复温处理来说，Bair Hugger 法可能是最安全且使用最广的一种方法。

中心复温处理

中心复温处理方法有以下几种：

- 吸入热空气。
- 用加温液体进行腹膜透析。
- 进行胸膜透析。
- 体外循环。

吸入热空气的空气温度为 40 ~ 45℃，温度过高存在气道灼伤的风险。吸入热空气也可以用于院前阶段。对患者进行插管的效果会更好（升温效果为 1.2℃ /h，用通气面罩时为 0.7℃ /h）。虽然吸入热空气升温缓慢，但也可同时确保充分给氧。

用 40 ~ 45℃的等渗盐水进行**腹膜透析**是一种简单而安全的方法。每 20 分钟灌入 2L 液体，每次都使用 2L 新的加温液体；交替灌入新的加温液体，直至患者体温恢复正常。该方法的复温处理效果是 1 ~ 3℃ /h。

在一侧或双侧胸膜中进行**胸膜透析**是一种稍微极端的方法，用于发生心搏骤停的低体温患者。插入两根引流管：一根置于锁骨中线，另一根置于腋后线（后者用于排出透析液），然后用 1 ~ 3 L 加温至 40 ~ 42℃的等渗盐水溶液进行透析。

近年来，只要条件允许，深度低体温患者的急救处理都会采用**体外循环**。即便患者暂时出现心搏骤停，体外循环也能维持循环功能。可以采用"完全"（开胸）或"部分"（股股旁路）体外循环方法。复温处理效果为 1 ~ 2℃ /5 min，是一种快速、安全的复温方法。但是体外循环非常消耗资源，在重大事故中可能无法或难以采用。

对创伤患者进行中心复温处理的一个缺点是患者需要接受完全肝素化。不过，近来针对伴有颅内损伤的低体温患者，已采用一种新方法，即使用预肝素化的灌注导管，而不进行全身肝素化。针对创伤患者的中心复温，如果采用这种方法，就可能最大限度降低出血风险。

9.1.9.4　复温处理方法的选择

在选择复温处理方法时，有几个因素必须予以考虑。如果患者存在需要手术或预期需要手术的损伤，应优先考虑采用更快的复温处理方法。即使患者存在不需要手术的严重创伤，低体温也是一个需尽快纠正的易引发并发症的危险因素（见第7章）。

最快的方法是体外循环，但体外循环需要迅速获得特殊资源。在发生重大事故时，这些资源可能不具备或者未被优先考虑。此外，体外循环会对患者的凝血和呼吸功能造成影响，这种影响与创伤造成的影响类似，因此在选用体外循环时应考虑这种额外影响。从其他角度来看，体外循环也必须有明显的优点才能采用。

缓慢、安全的复温处理方法虽然存在缺点，但消耗资源少，在资源匮乏且患者的情况并不需要迅速恢复至体温正常时，是值得采用的。

9.2　低体温的急救处理效果

迄今为止，在最终存活的事故低体温患者中，有记录可查的最低体温是13.7℃（成人）和15℃（儿童）。不过，值得注意的是，在心脏直视手术中，患者的体温通常会被人为降低至25℃（成人）或15℃（儿童），后续效果良好，也几乎没有并发症。

这说明深度低体温也可能存活。因此，切勿忽视或放弃低体温患者；应了解低体温的相关风险，以及针对低体温患者急救处理的可能诊断、治疗方法。错误可能导致患者被误判为死亡（这应该是每一个医疗应急救援人员的噩梦），不当的急救处理也导致本可避免的死亡。低体温虽然是一种严重情形，但在大多数情况下是可以治愈的。在今天，人们对低体温的风险和发生概率仍然认识不足。

9.3　冷损伤

9.3.1　创伤患者发生冷损伤的风险

由于创伤会使儿茶酚胺分泌增加，加上寒冷所致的创伤本身，因此暴露于寒冷环境中的创伤患者发生冷损伤的风险会增大。此外，在重大事故中，患者承受的心理压力也加大了患者发生冷损伤的风险。如上文所述（见9.1.1节），儿茶酚胺分泌会引起外周血管收缩，以保持身体中心部分的温度。一开始，间歇性外周血管舒张效应会对身体的外周部分产生保护作用，但这种效应会随着体温的下降而减弱，进而导致外周发生冷损伤的风险增大。

冷损伤可分为以下两类：
- 冻伤，发生在外界温度低于0℃时，造成冻伤的主要原因是寒冷对细胞产生的直接作用。
- 非冻结性冷损伤（nonfreezing cold injury，NFCI），发生在外界温度高于0℃时，由寒冷、潮湿环境及长时间静止不动共同引起。

在重大事故中，不仅第一类冻伤的发生风险很高，而且第二类非冻结性冷损伤的发生风险也很高，但非冻结性冷损伤的发生风险容易被忽视。由于非冻结性冷损伤也可能在温度明显高于0℃的时候出现，营救人员和医务人员可能对其发生风险疏于防范。因此，认识并警惕非冻结性冷损伤的出现对所有医务人员而言都是非常重要的。

9.3.1.1 冻伤
病理生理学

当局部热量流失超过身体维持温度的能力时，就会发生冻伤。热量流失途径分为以下几种：
- 通过与空气、地面、水、雪、冰直接接触发生的热传导，或与金属及其他导热能力强的材料直接接触发生的热传导。
- 通过空气或水的对流。
- 通过热辐射，特别是裸露的皮肤。
- 通过水变为水蒸汽的蒸发，主要通过呼吸。

身体外周部分保持温度的能力会由以下途径被削弱：
- 外周血管收缩（如上所述），尤其是当间歇性血管舒张的保护作用随体温的下降而减弱时。
- 静止不动（如受伤或被困）。肌肉活动减少时，身体产生的热量会减少。

当身体表面与导热能力更强的介质接触时，发生冻伤的风险自然更高。水和湿衣服的导热能力是干燥空气的 25 倍，雪、冰的导热能力是空气的 70 倍，铁、钢的导热能力大约是空气的 1800 倍，而铜和铝等金属的导热能力则大约是空气的 10 000 倍。

除外界温度外，其他因素也会对发生冻伤的风险产生影响，包括：

- 风速：表 9.2 显示了在不同温度下不同风速所产生的影响。例如，–10℃ 的温度，如果风速为 15 m/s，则相当于 –33℃ 的寒冷程度，亦即发生冻伤的风险增大。
- 湿度：如上所述，水和湿衣服的导热能力比空气强，同样，发生冻伤的风险会随空气湿度的增加而显著增加。

暴露时间的长短也会对发生冻伤的风险产生影响。

症状和临床表现

冻伤发生之初通常是一种局部刺痛感，随后相关部位迅速变得完全麻木，这使得创伤很容易被忽视。皮肤会变得苍白，并呈现蜡样外观（图 9.3）。一开始，皮肤依然柔软，但已与皮下组织分离，此时冻伤仍然处于**浅表性**阶段，被冻伤的皮肤在冻融后仍可以恢复正常（见下文）。

如果损伤在这一阶段被忽视，继续暴露，则皮肤会变硬，并固定到皮下组织上（**深度冻伤**）。当这种深度冻伤冻融后，皮肤会变红，发生水肿。在数小时内可能出现水疱（图 9.4）。含有透明液体的囊泡是一种预后良好的标志，而出现血疱则表明失去身体组织的风险较高。

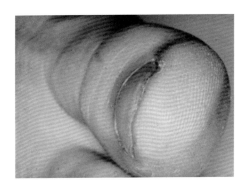

图 9.3　浅表性冻伤。皮肤苍白，呈蜡样外观。在浅表性创伤中，表面皮肤仍然比较柔软，但已与皮下组织分离。这种冻伤在冻融后会恢复正常

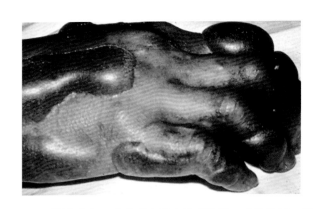

图 9.4　深度冻伤，冻融后会进入反应阶段，皮肤发红，出现水肿，并出现含有透明液体或血液的水疱。含有血液的水疱是一种预后不良的标志

在最严重的深度冻伤中，冻融后皮肤不发红也不出现囊泡，而是依然冰冷且发绀。这些组织会在数日内发生木乃伊化（图 9.5）。3 个月后，健康组织和死亡组织之间会出现一条分界线，并有可能导

表9.2　不同温度下风速对体温下降的影响

风速（m/s）	温度（℃）						
	0	-5	-10	-15	-20	-25	-30
	相当于无风天气时对裸露皮肤的影响						
无风（0）	0℃	–5	–10	–15	–20	–25	–30
微风（0 ~ 3.5）	–4	–14	–20	–23	–26	–28	–33
中风（3.5 ~ 8）	–10	–21	–25	–32	–38	–45	–52
大风（8 ~ 14）	–15	–25	–28	–36	–48	–56	–63
强风（14 ~ 20）	–18	–27	–33	–38	–51	–57	–57
狂风（21 ~ 25）	–19	–28	–36	–43	–52	–60	–68

根据 Siple 和 Passel（1945）

致自然断离（图9.6）。这种自然出现的分界线通常远于初期临床评估的位置，这也正是在急救处理时需要进行手术预期的原因（见下文）。

院前急救处理

如果冻伤在冻融后即刻或在不久后又受冻，则存在发生更严重损伤的风险。在以前，出于这个原因，一直限制在现场对冻伤进行冻融处理。然而，损伤未进行冻融的时间越长，深部组织受伤害的风险就越大。因此，应尽快对冻伤进行冻融处理（在院前阶段），而且应尽可能对患者采取保护措施，以避免进一步暴露于寒冷环境中。

在冻伤的院前急救处理阶段，应对**患者整个人进行急救处理**：对患者采取保护措施，使其免受寒

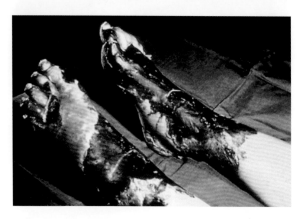

图9.5 严重深度冻伤，冻融后不会进入反应阶段（如图9.4所示），而是直接进入坏疽阶段。这种创伤会导致身体组织的大量丢失

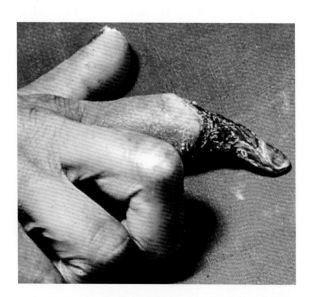

图9.6 3个月后，健康组织和受损组织之间通常会出现一条自然分界线，并有可能导致自然断离

冷、潮湿和风吹的侵扰，并为其提供温暖干燥的衣服和热饮（如果患者有意识）。

在室外或现场条件下，最简单的冻融方法是利用救援人员的体温，比如将受冻的手或脚放入救援人员的衣服里面。过去曾使用用雪揉搓受冻部位的方法，但这样做只会带来一种发热的错觉，实际上有使损伤进一步恶化的风险。因此，现在禁止使用用雪揉搓的方法。深度损伤可能需要进行镇痛，因为冻融时可能很疼。

如果有部分衣服因受冻而牢牢附着在皮肤上，则应等到可以使用水浴法进行室内冻融时再将其剥离。

院内急救处理

在医院内（如果转送至医院的时间较长，则在患者转移至室内时），冻融最好采用有40～42℃温水的漩涡浴缸或普通浴缸。

最好将患者整个人浸没在热水中。可以使用普通浴缸，但冷损伤高发地区的医院通常会配备特殊浴缸，这些浴缸带有升降装置、自动调温器以及大水流和循环加热功能。

冻融后，建议使用抗炎药（如布洛芬600 mg/d，持续使用6～7天）。

对于浅表性冻伤（冻融后完全恢复）或不太严重的深度冻伤（冻融后只是发红），患者可以出院，然后在门诊接受检查。如果冻融后出现水肿或水疱，应考虑留院观察；这样的情形通常会出现血疱，有些患者的损伤部位会依然保持冰凉、发绀而没有进入反应阶段。对这样的损伤，应将受伤肢体抬高，并小心保护，以免受任何创伤或挤压。可能需要进行相当长时间的**镇痛**。可以使用硬膜外止痛法，以改善微循环。

应注意观察患者是否出现**筋膜间隔综合征**：如果筋膜间隔疑似受压，而肢体已经被抬高，则应考虑行筋膜切开术（见第7章）。

含有透明液体的**水疱**可以刺破，并用温和的前列腺素抑制剂（如芦荟软膏）进行处理。血疱应保持完整，并让其自然干瘪；一旦破裂，则应在上面涂抹抗生素软膏。对冻伤的肢体，可在40～42℃水中加入消毒液进行**漩涡浴**，每日两次，每次20～30分钟，以除去松散组织和细菌。

如果不存在与其他损伤相关的用药禁忌，则可使用阿司匹林来**预防血栓栓塞症**。肝素已被证实无法发挥作用。但是，在一些情况下，输注葡聚糖

40（25 ml/h）可以改善恢复效果。

如果使用**高压氧**，则应尽早使用。只是高压氧对上述冻伤的急救处理效果尚不明显。

但是，**早期的物理治疗**非常重要，而且患者可能需要尽早接受心理支持。

如上所述，在初期，健康组织与死亡组织的最终分界线可能难以界定。近年来，在这种初期评估中，**锝扫描**及磁共振血管造影术被证实能发挥一定作用，如果有此类资源，则可考虑使用。

临床经验显示，在大多数情况下，分界线通常比初期评价的位置更靠近外周。**因此，应在分界线位置明确之后再考虑进行截肢**，这可能需要相当长的时间。有句老话说"1月受冻，7月截肢"，这种说法可能需要修正一下，但也至少应留出3周甚至6周的观察时间，以避免截肢部位过大。如果发生感染，可进行引流和创面修复，但处理应谨慎，以避免导致组织的不必要丢失。

冻伤的长期后遗症

最常见的后遗症是受寒后疼痛，可能伴随一生。其他长期并发症有多汗症和真菌感染。骨骺尚未闭合的儿童在被冻伤后可能出现关节炎性变化。深度冻伤患者对新冻伤的敏感度会持续下降，应避免暴露于寒冷环境，以免发生反复损伤。

9.3.1.2　非冻结性冷损伤

与冻伤不同，温度不是发生非冻结性冷损伤的关键因素。非冻结性冷损伤通常发生在肢体暴露于潮湿阴冷环境中 2 ~ 3 天之后，并且温度可能为零上几度。由于所需的暴露时间较长，非冻结性冷损伤多见于诸如重大事故之类的极端情形。在武装冲突中，非冻结性冷损伤见于长时间暴露于壕沟（"壕沟足"）或救生艇（"浸泡足"）等潮湿寒冷环境中的士兵。

症状和临床表现

最常见的初期症状是肿胀、麻木和足部水肿。随着时间的推移，下肢会变得疼痛而敏感，影响行走。一开始皮肤会发红，随后逐渐变得苍白，然后发绀。由于肿胀的存在，外周脉搏可能难以触及。

急救处理

同冻伤一样，应对患者整个人进行急救处理：对患者采取保护措施，避免进一步暴露于寒冷潮湿环境中，并提供温暖干燥的衣服和热饮。

室内或院内的后续急救处理包括：小心地对患肢进行干燥和清洗处理，并抬高患肢以缓解肿胀。在对身体进行供氧和提供营养时，患肢应保持凉爽状态，以减少代谢需求。应进行镇痛，可能时应采用硬膜外阻滞法。在出现疑似感染时，应使用抗生素。葡聚糖 40 也可能对非冻结性冷损伤有效，使用剂量与冻伤相同（见上文）。

与冻伤一样，如果发生感染，则可能需要进行修复手术，处理时应小心。同样，与冻伤一样，应注意观察患者是否出现筋膜间隔综合征。

长期后遗症

非冻结性冷损伤患者可出现与冻伤患者相同类型的后遗症，应采用同样的方式进行处理。

9.4　雪崩事故

在过去的 20 年中，欧洲和美国加起来每年大约有 150 人死于雪崩事故。在雪崩中死亡的主要原因有：

- 急性窒息，受害者被困且无气穴（65%）。
- 长时间窒息合并低体温，受害者被困但有气穴（25%）。
- 雪崩造成的损伤（10%）。

这说明气穴对存活概率的重要性。"气穴"指受害者的鼻和嘴前方存在空洞的情形，而"无气穴"则指受害者的鼻和嘴被雪崩带来的积雪或杂物完全堵塞而与空气阻隔的情形。

大约 8% 的受害者会因受到致命创伤而在雪崩事故发生后 15 分钟以内死亡。此后，存活概率会从事故发生后 15 分钟的 92% 持续下降，在事故发生后 35 分钟为 30%。在事故发生后 35 分钟，如果受害者仍然存活，则意味着受害者有气穴，并且存活概率会以非常缓慢的速度下降，在事故发生后 90 分钟为 27%。在事故发生后 130 分钟，存活概率仅为 3%。然而，对被困在建筑物、汽车或火车内的受害者来说，其存活概率会明显提高。对于完全被掩埋的雪崩受害者，迄今为止记录到的最长存活时间是 44 h（空旷地带）和 13 天（建筑物内）。

以上数据成为设定搜索和营救优先顺序的根据，这也说明在解救过程中速度是多么重要。在营救时间上，目前的目标是在事故发生后 90 分钟内解救所有受害者，并尽可能在事故发生后 15 分钟内解救更多受害者。目前，市场上已推出一种滑雪安全装备，可以让滑雪者在遭遇雪崩时制造人造气穴，以避免发生一氧化碳中毒。

对获救雪崩受害者出现的窒息、低体温和相关损伤，其急救处理原则与本章和前面几章介绍的相同。

9.5 淹溺

由于世界上大部分地区的水温较低，在大多数情况下，淹溺的风险都伴随低体温风险，因此应同时应对这两种风险。事实上，这两种风险并存的情况却使意外落水者的存活概率提高：低体温会使代谢水平下降，进而降低对氧的需求。近年来，有深度低体温患者落水时间超过 1 小时还被救活的案例。了解这一点并对其予以考虑非常重要，因为会影响检伤分类和急救处理，例如患者的哪些临床表现成为开始或中止 CPR 的标准。

9.5.1 定义

淹水的意思是人在水中，但气道仍在水面以上，而**淹没**的意思是人完全在水下，包括气道。

由于渗透压不同，在**淡水**中的淹没与在**海水**中的淹没导致的病理生理学表现存在显著差别。

9.5.1.1 病理生理学表现

在冷水中的**淹水**会导致明显的过度通气，以至于使 $PaCO_2$ 下降而引起手足抽搐。外周血管收缩会导致肌肉中的血液流动减慢，而儿茶酚胺分泌的增加会导致收缩压升高。心输出量会显著升高，加上窒息和酸碱平衡的迅速改变，淹水者会出现心室颤动和心搏骤停。

在冷水中的淹水还会导致喘气反射，如果淹水者迅速下沉，还可能导致呛水，呛水的后果因海水或淡水而有所不同。然而，在一些情况下，喉部痉挛会阻止呛水的发生，10% ~ 15% 的淹没受害者肺部是干燥的，就可能是喉部痉挛和快速呛水的综合效应。

与人体血浆相比，**淡水**属于低渗溶液。由于存在渗透压差，液体从肺泡进入血液，使血管内容量增大，并带来发生心脏超负荷的风险。同样，由于

存在渗透压梯度，液体会进入红细胞，导致溶血和高钾血症。

与淡水相比，**海水**的渗透压是血浆的 3 ~ 4 倍，这意味着液体会从血管床进入肺泡。这会导致肺水肿，使肺泡中充满富含蛋白质的泡沫状黏稠液体，最终导致呼吸功能不全。在复苏后的第二阶段，这种情况可能出现或继续发展，因此应在淹溺后的一段时间（至少 4 ~ 6 小时）内，对患者进行持续监测。

在淡水中淹没和在海水中淹没的最终结果都是进行性低氧血症。

9.5.1.2 院前急救处理

只要淹没受害者在水中停留的时间不到 1 小时，就应对其进行 CPR。虽然有患者在水中停留时间超过 1 小时但仍然存活的个案报告，但这样的患者发生重度持续性神经功能障碍的风险增大。

气道

根据上述 ATLS 原则，清洁上呼吸道，可能时使用吸引器。应注意吐水后存在发生再次吸入的风险。另外，需要注意存在发生伴随性颈椎损伤的风险，这在淹没受害者中很常见。如果发生伴随性颈椎损伤，则应采取相应措施（见第 7 章）。

呼吸

应尽快用纯氧和呼气末正压给予通气支持。淡水淹没与海水淹没的差别在于，淡水淹没受害者的呼吸道内可能只有少量液体，而海水淹没受害者则会因肺泡水肿而存在黏稠的泡沫状痰液，因此后者几乎必须使用吸引器。

循环

即使未触及脉搏并出现疑似心搏骤停，只要受害者在水中停留的时间未超过 1 小时，都应进行 CPR（见上文）。

失能

根据 AVPU（清醒、声音、疼痛、无反应）对神经系统状态进行快速评估（见第 7 章）：患者对交谈和疼痛是否有反应？

暴露

检查是否存在创伤。

测定（如果在院前阶段有体温测定设备）**体**

温，以确认或排除低体温的情形。

应将**全部信息都转交给医院**，这一点非常重要。医院将据此决定后续治疗方案，这些信息包括水的类型（海水或淡水以及受污染的程度、类型）、水温、疑似创伤情况、淹没时间、从水中获救的时间和获救时的临床发现以及 CPR 的开始时间。

9.5.1.3　院内急救处理

诊断

对所有淹没患者进行的检查应包括：

- 体温（确认或疑似低体温患者为食管温度）。
- 肺部 X 线检查（所有患者）。
- 颈椎 X 线检查（所有丧失意识的患者和临床上怀疑存在颈椎损伤的患者）。
- 连接 ECG 监护仪。
- 饱和度监测。
- 尿流量监测。
- 实验室检查：血气、电解质和血液状态；如果怀疑患者中毒，应进行相关的毒性试验。

急救处理

- 呼吸功能障碍：氧气 10 ～ 15 L/min。
- 丧失意识的患者：气管插管。
- 胃管，因为存在再次吸入的风险。
- 如果出现持续的心脏停搏：在给予纯氧和呼气末正压通气的情况下持续进行 CPR。对于低体温患者，持续进行 CPR 直至体温恢复至 35℃。如果在体温 35℃ 或以上时进行 30 分钟 CPR 后都没有反应，则患者即便存活下来，不存在重度神经功能障碍的概率几乎为零，因此可中止急救处理。
- 不存在呼吸功能障碍和循环功能障碍的淹没受害者，在恢复意识后应留院观察至少 4 ～ 6 小时，以排除继发性呼吸系统并发症（见上文）。

扩展阅读

Auerbach PS (ed) (2001) Wilderness medicine, 4th edn. Mosby, St. Louis

Borms SF, Englelen SL, Himpe DG et al (1994) Bair-Hugger forced air warming maintains normothermia more effectively that thermolite insulation. J Clin Anesth 6:303–307

Brauer A, Pacholik L, Perl T, English MJ et al (1993) Conductive heat exchange with a gel-coated circulating water mattress. Anesth Analg 77:89–95

Carden DL (1983) Intubating the hypothermic patient. Ann Emerg Med 12:124–128

Clifton CL, Miller ER, Choi SC et al (2002) Hypothermia on admission in patients with severe brain injury. J Neurotrauma 19:293–301

Cohen S, Hayes JS, Tordella T et al (2002) Thermal efficiency of pre-warmed cotton, reflective, and forced-air inflatable blankets in trauma patients. Int J Trauma Nurs 8:4–8

Danzl D (2001) Accidental hypothermia. In: Auerbach P (ed) Wilderness medicine, 4th edn. Mosby, St. Louis, pp 135–177

Deakin DC (2000) Forced air surface rewarming in patients with severe accidental hypothermia. Resuscitation 43:223

Foray J (1992) Mountain frost bite – current trends in prognosis and treatment. Int J Sports Med 13:193–196

Giesbrecht CG (2000) Cold stress, near drowning and accidental hypothermia – a review. Aviat Space Environ Med 71(7): 733–752

Giesbrecht CG (2001a) Prehospital treatment of hypothermia. Wilderness Environ Med 12(1):24–31

Giesbrecht G (2001b) Emergency treatment of hypothermia. Emerg Med 13:16–19

Gilbert M (2000) Resuscitation from accidental hypothermia of 13.7°C with circulatory arrest. Lancet 29:375–377

Hayes JS, Tyler-Ball S, Cohen SS et al (2002) Evidence-based practice and heat loss prevention in trauma patients. J Nurse Care Qual 16:13–16

Henriksson O, Lundgren P, Kuklane K et al (2011) Protection against cold in prehospital care – thermal insulation properties of blankets and rescue bags in different wind conditions. Prehosp Disaster Med 24(5);408-415

Husum H, Olsen T, Murad M et al (2002) Preventing post-injury hypothermia during prehospital evacuation. Prehosp Disaster Med 17:23–26

Kempaine RR, Brunette DD (2004) The evaluation and management of accidental hypothermia. Respir Care 49:192–205

Kirkpatrick AW, Garraway N, Brown DR et al (2003) Use of a centrifugal vortex blood pump and heparin-bonded circuit for extracorporeal rewarming in severe hypothermia. J Trauma 55:407–412

Kober A, Scheck T, Fulsedi B et al (2001) Effectiveness of resistive heating compared with passive warming in treating hypothermia associated with minor trauma – a randomized trial. Mayo Clin Proc 76:369–375

Lennquist S, Lamke LO, Liljedahl SO et al (1972) The influence of cold on catecholamine excretion and oxygen uptake in normal persons. Scand J Clin Lab Invest 30:57–62

Lennquist S, Granberg PO, Wedin B (1974a) Fluid balance and physical work capacity in humans exposed to cold. Arch Environ Health 29:241–249

Lennquist S, Fröberg J, Karlsson G et al (1974b) Renal and adrenal function – a comparison between responses to cold and to psychological stress ors in humans. Lab Clin Stress Res 40:1–27

Lundgren P, Henriksson O, Widfeldt N et al (2004) Insulated spine board for prehospital care in a cold environment. Int J Disaster Med 2:33–37

Mariak Z, White MD, Lyson T et al (2003) Tympanic temperature reflects intracranial temperature changes in humans. Pflugers Arch 446:279–284

Mills WJ (1992) Field care of the hypothermic patient. Int J Sports Med 13:199–202

Newman AB (2001) Submersion incidents. In: Auerbach PS (ed) Wilderness medicine, 4th edn. Mosby, St Louis

Quan L (1993) Drowning issues in resuscitation. Ann Emerg Med 22(2):336

Quarny RG et al (1999) Severe accidental hypothermia – the need for prolonged aggressive resuscitation efforts. Prehosp Emerg Care 3:254

Siple P, Passel F (1945) Proc Am Philos Soc 89–177

Swedish National Board of Health and Welfare: hypothermia, cold injuries and near drowning (2002) 110–14; 7–142. Available at http://www.strd.se/webshop/socialstyrelsen

Tisherman SA (2004) Hypothermia and injury. Curr Opin Crit Care 10:512–519

Vangaard L, Eyolfsson D, Xu X et al (1999) Immersion of distal arms and legs in warm water (ava rewarming) effectively re-warms hypothermic humans. Aviat Space Environ Med 70:1081–1088

Wahlpol BH (1994) The Methraux thermometer for reliable determination of tympanic temperature in hypothermic patients. J Clin Monit 10:91–95

Wang HE, Callaway CV, Peitzman AB et al (2004) Admission hypothermia is associated with adverse outcomes after trauma. Acad Emerg Med 11:513–514

10

危险品事故

Lucija Sarc

缩略语

ABGA 动脉血气分析
Arterial blood gas analysis

ARDS 急性呼吸窘迫综合征
Acute respiratory distress syndrome

BAL 二巯丙醇，英国抗路易氏毒气剂
British anti- Lewisite

CAS 化学文摘社（唯一注册号）
Chemical abstract service（unique registration number）

CBC 全血细胞计数
Complete blood count

CNS 中枢神经系统
Central nervous system

CO 一氧化碳
Carbon monoxide

COPD 慢性阻塞性肺疾病
Chronic obstructive pulmonary disease

CPAP 连续气道正压通气
Continuous positive airway pressure

CRBN 化学、生物、放射或核
Chemical，biological，radiological，or nuclear

CVS 心血管系统
Cardiovascular system

DIC 弥散性血管内凝血
Disseminated intravascular coagulopathy

ECG 心电图
Electrocardiograph

ED 急诊科
Emergency department

EDTA 乙二胺四乙酸
Ethylenedinitroletetra-acetic acid

EEG 脑电图
Electroencephalograph

EMS 医学应急救援
Emergency Medical Service

EPA （美国）环境保护局
Environmental Protection Agency

FFP3 大容量过滤面罩
High-capacity filtering face piece

GABA γ- 氨基丁酸
Gamma-aminobutyric acid

GCS 格拉斯哥昏迷量表
Glasgow Coma Scale

GHS 全球化学品统一分类和标签制度
Globally Harmonized System

GIT 胃肠道
Gastrointestinal tract

Hazmat 危险品
Hazardous material

HBO 高压氧疗法
Hyperbaric oxygenation

ICU 重症监护病房
Intensive care unit

L. Sarc
e-mail: lucija.sarc@kclj.si

IDLH	立即威胁生命或健康	
	Immediately dangerous to life or health	
IM	肌内	
	Intramuscular	
IV	静脉内	
	Intravenous	
MetHb	高铁血红蛋白	
	Methemoglobin	
MH	卫生部	
	Ministry of Health	
MIT	重大事故医疗队	
	Major incident team	
MSDS	物质安全信息表	
	Material safety data sheet	
OS	有机溶剂	
	Organic solvent	
PAPR	动力送风过滤式呼吸器	
	Powered air-purifying respirator	
PCC	中毒控制中心	
	Poison Control Center	
PEEP	呼气末正压	
	Positive end-expiratory pressure	
PEF	呼气峰流速	
	Peak expiratory flow	
PPE	个人防护装备	
	Personal protective equipment	
SC	皮下	
	Subcutaneous	
SCBA	自给式呼吸器	
	Self-contained breathing apparatus	

10.1 引言

化学品和潜在的有毒物质现在已经成为日常生活中不可或缺的一部分。然而，其使用也为人们乃至整个社会带来了风险。近年来，人们暴露于有毒物质的概率急剧上升，无论是蓄意释放还是意外释放。化学事故不仅指突发的危险品意外泄漏（或暴露），从定义上来说，还包括所有危险品的蓄意释放。我们意识到，除了在化学品的日常使用、工业应用和运输过程中人们可能暴露于各种意外化学品事故之外，化学武器对人们的威胁正日益变得严峻，尤其是化学恐怖行为造成的威胁。

> 因此，化学事故可以定义为个人暴露于或可能暴露于可能对健康造成危害的危险品的情形。

在化学品中，可能造成化学事故的危险品是指对人、动物和环境存在潜在危害的无机物和有机物（包括石油基产品），这源于它们具有的物理、化学、毒理学和生态毒理学性质。帕拉塞尔苏斯（Paracelsus）曾睿智地指出："**所有物质都是毒物，不存在没有毒性的物质，所谓无毒只是因为剂量还不够大。**"如果剂量巨大或不受控制，任何物质都可能成为有毒物质，损害健康。对于化学品释放事件，除了化学品的释放量之外，其危害性还可根据以下 4 个参数进行界定：

- 毒性类型。
- 毒性作用的潜伏期。
- 物质的持久性。
- 传播性。

化学品的**毒性**和**毒性作用潜伏期**取决于其毒物代谢动力学或毒效学特性，这两个参数反映的是化学品可能对受害者造成的危害。化学品的**持久性**和**传播性**（造成二次污染的可能性）取决于化学品的理化性质，这两个参数反映的是化学品可能对救援人员造成的危害。

第 2 章介绍了一些过去发生的化学事故的例子。通过研究这些事故的公开报告，我们可以获得以下重要教训：

- 尽快识别危险品，并合理采取一切必要措施。
- 受害者（最迟）应在离开暖区之前进行去污，这一步骤必不可少，可以保护其后救援链上的救援人员，并阻止污染扩散。
- 由于不确定性，人们容易对暴露于危险品产生恐惧，进而陷入恐慌。因此，救援人员可以预估：未受危险品影响的普通受害者人数与需要接受去污和急救处理的伤员人数之比约为 5 : 1。

> "如果你可以应对化学事故，那么你也足以应对所有其他类型的事故。"

化学事故救援的基本原则与所有其他类型事故相似。不过，化学事故的救援还须遵循一些特殊的原则，是否遵循这些原则甚至可能关系到救援人员的生死：须使用个人防护装备（personal protective equipment，PPE），须对受污染的受害者进行去污，须对中毒性创伤进行处置。另一方面，化学事故也可能伴随爆炸、火灾或交通事故。因此，化学事故的受害者不仅会出现中毒性创伤，也可能出现"常规"创伤、烧伤或其他损伤。这也是之所以说救援人员如果能够进行化学事故的救援，那么也同样能够进行所有其他类型事故救援的原因。

危险品的释放相对难以预测。大多数危险品都没有永远可用的探测系统，这意味着受害者出现的症状才是危险品释放的最初判断依据。

根据世界卫生组织（World Health Organization，WHO）制定的标准，危险品的释放存在 6 种可能的情形，出现哪一种情形取决于 3 组因素：

1．已发现的释放 / 隐蔽的释放（怀疑出现释放）。
2．已知物质 / 未知物质。
3．静态源释放 / 动态源释放。

从医学应急救援（emergency medical service，EMS）队的安全角度考虑，最危险的情形是未知物质的隐蔽释放。如果只有一名受害者，那么该化学事故的不确定性可能更高。如果有多人同时受伤而未表现出任何外伤迹象，则可尽早考虑将其归为毒性损伤。

开始的时候，化学事故通常不明显或不易辨识，因此往往不会被宣布为化学事故。有鉴于此，EMS 队成员应始终遵循基本的安全处理原则，并谨记存在危险品的可能性。

总体上，化学事故的救援原则与所有其他重大事故相同，同时也与本书倡导的主要原则之一一致：**简单**。本章为第 3 章和第 5 章（分别为"院前应急救援"和"医院的应急救援"）内容的补充，阐述与化学事故相关的针对性措施和其他重要问题。

10.2 院前应急响应

10.2.1 奔赴事故现场途中

是否是化学事故，第一手信息可以通过调度电话本身解读出来，例如存在异常迹象或症状（刺激性气味、眼睛刺激、刺激性咳嗽），或者由调度员直接提供：这是一起涉及危险品释放的事故。

在奔赴事故现场的途中，救援人员应留意所有提示可能存在危险品释放的明显**迹象 / 线索**：

- 存在烟雾、蒸气云。
- 液体泄露痕迹（如汽油、腐蚀性物质）。
- 异常气味，眼睛或呼吸器官受刺激的体征。

- 事故现场 / 事故类型的视觉外观（油罐卡车、货运列车、存放有危险化学品的工厂等）。

有时候并不存在明显的警示性迹象或症状，例如无气味的化学品或放射性化学品的释放。有时候我们的感觉器官可能无法感知危险品的存在，这就是为什么没有发现感官线索并不意味着现场就是安全的。在抵达事故现场之前，救援人员应尽可能多地收集与事故现场相关的信息（表 10.1）：

- 事故类别和类型。
- 现场化学品的化学名和商品名。
- 化学品的基本信息（气体 / 液体 / 粉末、气味、颜色）。
- 暴露于化学品者的人数和年龄。
- 暴露持续时间。
- 暴露于化学品的受害者出现的体征和症状。
- 是否存在常规损伤。

> 救援人员必须严格遵守安全指示，尤其是在危险品被识别出来之前——否则自己也可能成为受害者。

在获得基本信息后，EMS 队应利用中毒控制中心（Poison Control Center，PCC）的 24 小时信息咨询服务框架，向毒理学家咨询。毒理学家将根据上述事故现场信息给出进一步的指示和信息（表 10.2）：

- 现场化学品可能引起的损伤类型及性质。
- 可能的暴露途径。
- 二次污染的风险。
- 所需的 PPE 级别。
- 必要的急救处理措施，包括给予解毒剂。
- 是否需要去污以及去污的程序。
- 是否需要采集生物样品进行毒理学分析。

10.2.2 抵达事故现场

> 只有培训合格且配备相应装备的救援人员才可以参与化学事故的救援。

为了尽快为受害者提供必要、及时的急救处理，救援人员往往忽视或低估自己所面临的风险。安全进入危险品事故现场的基本原则如下：

- 除非另有指示，否则救护车应停在明显受污染区域之外的地势最高处，且是上风方向（风向

表10.1 收到化学事故救援请求时应获取的其他化学品信息清单

尽可能多地获取与化学事故有关的信息				
事故发生时间：				
事故类型	□交通事故	□火灾	□工业释放	□恐怖主义释放	其他：
化学品的名称	商品名：		化学名：		CAS 编号：
现场化学品的基本信息	□气体 / 蒸气		□液体		□固体
受害者人数	成人：		儿童：		□无信息
受害者出现的体征 / 症状	□有	□无	如果有，列出来：		□无信息
是否存在常规损伤	□是	□否	如果是，列出来：		□无信息

表10.2 向临床毒理学家咨询时的咨询事项清单

化学事故中毒性创伤治疗的毒理学数据				
化学品的名称	商品名：		化学名：	CAS 编号：
相关暴露途径	□吸入	□皮肤 / 黏膜	□摄入	
接触后的预期体征 / 症状				
二次污染的风险	□无	□有	详细说明：	
去污必要性	□无	□有	详细说明：	
检伤分类的优先顺序				
是否需要个人防护装备	□否	□是	详细说明：	
解毒剂	□无	□有	名称：	
			适应证：	
			剂量：	
			注意事项：	
对症治疗建议				
用于毒理学分析的生物样品	□无	□血液	□尿液	□呕吐物	详细说明：
观察 / 入院 / 出院标准				

应始终为从救援队所在地吹向事故现场）。

- 无论是乘坐救护车还是徒步，都不可进入明显受污染区域（有物质、烟雾、蒸气泄露 / 散布的区域）。
- 避免使救援设备受到不必要的污染。
- 在接近受污染区域时，避免接触污染物。
- 不要接近来自受污染区域的任何人员。
- 在掌握真实情况并配备相应装备前，不要尝试进行救援。
- 如果发现任何可疑的包装物、包裹、容器或人员，要向应急救援团队的负责人报告。

10.2.2.1 危险化学品的识别

如果 EMS 队在抵达事故现场时仍未获得有关危险化学品名称和特性的相关信息，则可尝试从事故现场获得信息，例如从运输标签（橙色矩形或白色菱形标牌——遵守安全距离，使用望远镜）、化学品包装上的标签和使用说明，以及所附的物质安全信息表（material safety data sheet，MSDS）上获得这些信息。（更多信息，见 10.7.1 部分内容。）

不过，这些标签通常无法找到或不完整，因此救援人员在接近事故现场时应始终保持谨慎。对于蓄意的危险品释放事故，救援人员对危险品的最初识别只能依据受害者出现的体征和症状来进行。只要仍然存在不确定性，就应借助实验室（移动实验室）对所释放的危险化学品进行鉴定。

10.2.2.2 使用个人防护装备（PPE）

> 在首名救援人员进入受污染区域之前，救援人员应对危险有所了解，或者应了解危险仍然未知这一事实。

在不同的国家，EMS 人员配备的 PPE 不尽相同：有的仅仅是简单的工作服（常见），有的则配有最高级别的 PPE（少见）。因此，在大多数国家，EMS 人员都不允许进入热区 / 红区。（更多信息，见 10.4 部分内容。）

应尽早获得需要配备何种 PPE 的相关信息，并在前往事故现场的途中准备好。救援行动的负责人 [事故营救指挥（rescue incident commander，RIC）/ 事故警方指挥（police incident commander，PIC）] 必须了解可为 EMS 人员配备何种级别的 PPE，因为他肩负着保护所有救援人员安全的职责。

救援人员最迟应在进入暖区 / 去污区之前穿戴相应的 PPE，除非现场的 RIC 或咨询的毒理学家明确保证无须使用 PPE。一旦情况允许，EMS 人员即可降低 PPE 的级别，以更方便地为受害者提供治疗 / 急救处理。

10.2.2.3 现场组织

> 不要将受害者从热区撤出，除非培训合格且穿戴相应 PPE 的救援人员到达，且已建立了去污通道。

在化学事故中，应遵守建议的空间架构——区域、分界线和通道，在不同的空间开展不同的服务（图 10.1）。

热区 / 红区 / 伤员区应包括所有受污染区域，应禁止所有未经授权的人员进入。从受污染区域出来的所有人员都应视为潜在受污染人员，因此应接受相应检查，如有必要，还需接受去污处理。如果需要对受害者进行去污处理，则应在**暖区 / 橙区 / 去污区**开辟一条去污通道，并设置出入口检查点。对受害者的急救处理应在**冷区 / 绿区 / 支持区**进行。

10.2.3 受害者的急救处理

主要原则如图 10.2 所示。在化学事故中，现场救援人员的首要目标是**疏散**——消除暴露并将受害者从危险区域撤离。下一步是**去污**——控制发生进一步吸收和污染扩散的风险。救援人员在为受害者进行急救处理时，不应将自己置于危险之中。

在大多数国家，受污染区域 / 热区 / 红区内的受害者都由消防人员或培训合格且穿戴相应装备的其他救援人员负责疏散，并移交给在预先划定的**伤员疏散区**内的 EMS 人员。

急救处理应在**冷区 / 绿区 / 支持区**内进行。如果 EMS 人员在热区内对受害者进行治疗，尽管可能赢得一定的治疗时间，但与以下不利因素相比，则得不偿失：首先是 EMS 人员可能暴露于危险品、火灾或爆炸的风险；其次是 EMS 人员穿戴 PPE，操作能力会下降。

培训合格且穿戴 PPE[自给式呼吸器（self-contained breathing apparatus，SCBA）/ 过滤式全面罩、抗化学品喷溅的防护服、丁腈手套和靴子] 的 EMS 人员可以参加去污区内的救援工作，但同时应遵守相应的限制性规定（区域内活动时面临的化学危险及活动持续时间）。

去污并非所有化学事故的必要或强制救援程序。是否需要去污、在何时去污以及去污到何种程度，取决于危险品的性质、救援人员的评估结果以及 PCC/ 临床毒理学家的专业意见。

虽然不是所有化学品都存在造成二次污染的风险，但在风险得到精确评估以前，凡是暴露于化学品的人员都应视为受污染人员。如果确实有必要进行去污，在大多数国家，这项工作都由消防人员进行。EMS 队应派出一名成员，配合对受伤的受害者进行去污。如果情况允许，可派出负责去污检伤分类的医生或护士。

在重大事故中，由检伤分类医生或 EMS 队其他经验丰富的成员根据去污的紧急程度对受害者进行检伤分类，这个过程称为**去污检伤分类**。

至少在进行初次去污之前，应只采取最紧急的急救措施：清理气道、保护颈椎、压迫止血（详见 10.5 部分内容）。

如果受害者生命垂危，则在初次去污的同时进行**初次检查**。如果可能，则仅对已去污的受害者进行侵入性操作（例如静脉内给药、插管），因为

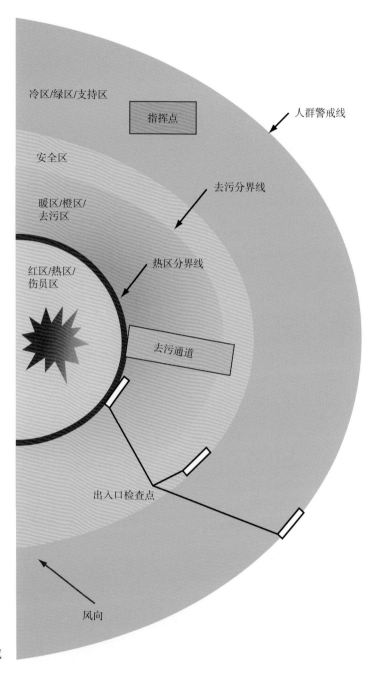

图 10.1　空间架构：化学事故中的不同区域

此类操作存在将化学品直接引入体内的风险。经过正确、完整的去污处理后，受害者可以接受急救处理，如同在其他重大事故中一样。此时 EMS 人员不再穿戴 PPE，可以更方便地对受害者进行急救处理。在重大事故中，去污完成之后是检伤分类（**初次检伤分类、二次检伤分类**），检伤分类的操作与其他重大事故相同，采用相同的图示表。检伤分类时，我们还应考虑与中毒相关的临床体征和症状的严重程度。

唯一比较麻烦的是**中毒性创伤治疗**。在进行中毒性创伤治疗时，应遵守事故所涉及化学品的特殊操作程序。要获取与此相关的信息，可以咨询 PCC 24 h 服务框架内的临床毒理学家，也可以从相关数据库中获取（详见 10.9 部分内容）。在化学事故中，应经常对受害者进行相应的观察和再次检伤分类，因为毒性作用可能发生动态变化。应对患者进行复查，因为化学品产生的某些影响可能过一段时间才会表现出来。

应通过球囊面罩**给氧**。氧气瓶应使用聚氯乙烯（polyvinyl chloride，PVC）包裹，从而更容易去污。治疗呕吐患者时应格外谨慎。呕吐物本身可能已受到污染。呕吐物释放的气体或皮肤、黏膜接触呕吐

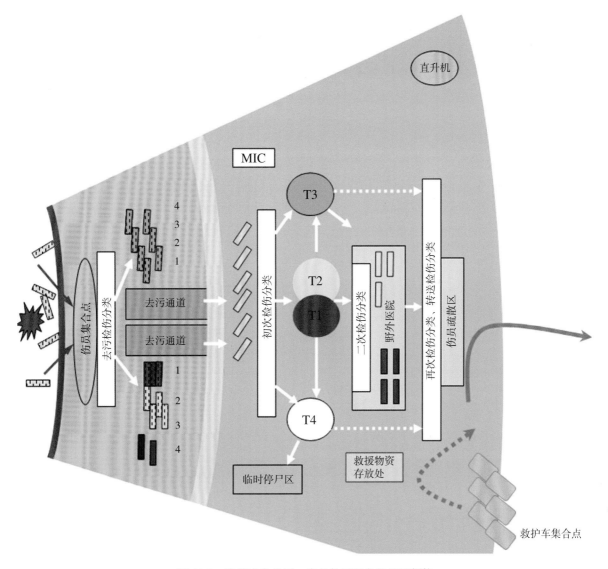

图 10.2　院前应急救援。应急救援服务的组织架构

物都可造成二次污染的风险。

大多数受害者只需接受对症治疗。如果需要使用**解毒剂**，则应考虑受害者的身体状况、解毒剂的可供应量以及到医院的距离等因素。我们应熟悉需要使用的解毒剂（适应证、剂量、给药方式和副作用）。在给儿童使用解毒剂时，我们应格外谨慎，因为在大多数情况下，都需要根据儿童的体重来调整剂量（详见 10.8 部分内容）（表 10.3 和后文表 10.5）。

10.2.4　受害者的转送

首先，将所有重伤员移交给专门的团队，由其提供最大程度的针对性治疗。然后，开始转送受害者。化学事故的首选转送交通工具是救护车。在化学事故中，考虑到危险物质所带来的风险，通常不会采用直升机进行转送。这些风险包括：①对患者的去污可能不完全，机组人员可能受到二次污染，以至于在飞行途中出现临床体征；②直升机的飞行路线可能经过不洁/受污染的区域（升起的浓烟、气溶胶、蒸气）；③直升机的着陆可能导致有毒气体和蒸气扩散。因此，在化学事故中，直升机参与救援应获得 RIC 的批准和配合。化学事故受害者转送的基本原则如下：

- 转送前，患者应尽可能接受针对所涉及化学品的最高级别去污。
- 除非至少接受过初次去污，否则任何患者不得转送。
- 如果患者只接受了初次去污，必须使用毛毯包

表10.3 必要时可在现场使用的解毒剂清单

解毒剂	中毒物质
亚硝酸戊酯（amp.）	—氰化物 —腈类 —硫化物
阿托品（amp.）	—有机磷 —氨基甲酸酯类 —神经性毒剂
二巯丙醇（BAL）（amp.）	—砷 —铆 —路易氏毒气
10% 葡萄糖酸钙（amp.）	—氢氟酸（全身效应） —氟化物
2.5% ~ 10% 葡萄糖酸钙凝胶或溶液	—氢氟酸灼伤
羟钴胺素（amp.）	—氰化物
亚甲蓝（管形瓶）	—导致高铁血红蛋白产生的物质
氧气	—单纯窒息性毒剂 —化学性窒息性毒剂 —导致高铁血红蛋白产生的物质 ——一氧化碳 —氰化物 —叠氮化合物 / 叠氮酸 —硫化物
解磷定（管形瓶）	—有机磷 —神经性毒剂
双复磷（管形瓶）	—有机磷 —神经性毒剂

BAL，英国抗路易氏毒气剂；**amp**，安瓿

裹。注意，某些化学物质的透皮吸收率会随温度的升高而升高。

- 避免接触污染物，救护车应采取防护措施，救援人员应穿戴相应的 PPE。
- 在离开现场前，确保已根据常规操作程序对其他所有受害者进行急救处理。
- 在离开现场前，记录事故所涉及化学品的名称和获得的所有其他信息。
- 确保救护车的医疗舱和驾驶室都能通入足够的新鲜空气。
- 与接收医院取得联系，并向医院相关人员提供尽可能多的患者信息、进行的急救处理以及化学品相关信息。
- 准备好袋子，以截留患者的任何呕吐物。装有呕吐物的袋子应紧紧密封，以防有毒气体散发出来。

- 留意患者是否出现呼吸困难。如果出现，应通过面罩进行给氧，除非患者有禁忌证 [例如，慢性阻塞性肺疾病（chronic obstructive pulmonary disease，COPD）患者发生了 CO_2 麻醉]。
- 如果眼睛暴露于腐蚀性物质，应在转送途中用生理溶液 / 清水进行冲洗。
- 获得前往、进入医院的路线指示。
- 救护车应停靠在远离急诊科（emergency depa-rtment，ED）的位置，或者尽可能靠近预先指定的去污区域，以降低急诊病房受污染的风险。
- 除非得到 ED 人员许可，否则不得将患者送入急诊科。
- 在将患者移交给医院后，应对救护车进行相应的去污处理（具体视事故所涉及化学品的类型和受污染的程度而定，通常肥皂和水即足够），同时也对所有受污染的医疗设备进行相应的去污处理（以双层袋密封，直到得到进一步去污指示）。
- 所有暴露于污染物的救援人员也应接受去污处理。

在进行无线电通信时，建议使用核对清单（表10.1）。所有救护车以及所有呼叫中心或无线电通信中心都应配备核对清单。在与 ED 通信时，应提供以下信息：

- 在事故现场进行去污的级别。
- 预计抵达时间。

10.2.5 遇难者的处置

应根据最新的法医学原则和伦理原则对遇难者进行处理。同时，也应遵循预防二次污染的指导原则。

10.3 医院的应急救援

在大多数国家，中毒性创伤治疗都不由外科医生负责，而是由内科医生负责，也有国家由麻醉科医生负责，但不多见。规模较大的医院会设立专门的毒理学科，由临床毒理学家负责；而在规模较小的医院，中毒患者则需在内科接受治疗。中毒严重的患者大多需要接受重症监护和辅助通气。这就是为什么在化学事故期间，呼吸机的多少对医院而言至关重要。

从"全灾害"概念的角度出发，医院应急救援计划的架构同样适用于化学事故。不过，化学事故有其自身的特点，主要是所需的资源和治疗过程有所不同，具体说明如下。

10.3.1　发出警报的过程

应采用统一的警报系统。与第 5 章中所述相比，唯一的重大区别是启动的不是外科医疗资源，而是内科医疗资源。因此，在接到值班资深护士发出的涉及危险品的警报之后，应在行动卡上添加以下项目（表 10.1）：

- 化学品的化学名和商品名。
- 化学品的基本信息（气体/液体/粉末、气味）。
- 暴露于化学品者的人数和年龄。
- 暴露途径（吸入、通过皮肤或黏膜等）。
- 暴露的持续时间。
- 暴露后出现的体征和症状。
- 是否存在常规损伤。

在接到重大化学事故的警报后，值班的资深护士应向值班的内科医生发出警报，而不是呼叫值班的外科医生。从这个时刻开始，医院的内科警报系统启动，如同第 5 章所述的外科警报系统启动一样。

10.3.2　协调与指挥

与第 5 章中所述相比，唯一的重大区别是人员的配备，应由具有危险品处理专业技能的人士，如资深临床毒理学家、内科医生或资深麻醉师组成。

10.3.3　医院的准备工作

第 5 章列出了应采取的主要措施（如果中毒性创伤与常规创伤同时存在，则需进行手术）。不过，医院还需要为接收受污染的受害者而做一些有针对性的准备工作。根据从以往的化学事故中获得的经验，医院不仅需要接收已在现场接受过去污处理、检伤分类的患者，还需要接收自行疏散的受害者/暴露于化学品的人员，尤其是在医院距离事故现场不远的情况下。未在事故现场接受去污处理的人员，只有在医院接受去污处理后才能进入急诊科。因此，应在 ED 外设立区域进行去污处理（初次去污），或设立专门的房间进行去污处理（此类房间为负气压，且装有可收集污染物的地漏，见第 5 章

的图 5.2 和图 5.3）。

值班医生应尽可能多地收集相关信息，包括事故所涉及化学品、潜在受害者人数以及预计抵达医院的时间。PCC 24 h 信息/咨询服务中心的临床毒理学家将根据所获得的信息，为值班医生提供进一步指示和信息（表 10.2）：

- 预期会出现的临床体征和症状。
- 可能的暴露途径。
- 二次污染的风险。
- 所需的 PPE 级别。
- 中毒性创伤治疗措施，包括给予解毒剂。
- 是否需要去污及相应的去污程序。
- 是否需要采集生物样品进行毒理学分析。

根据所获得的信息，同时考虑二次污染的风险，值班医生向即将抵达的 EMS 队发出如何进入 ED 的指示。值班医生还应负责组织检伤分类、划定橙区/去污区，且在污染区和清洁区之间划定清晰可见的分界线并设置检查点。负责去污检伤分类和去污的人员应熟悉事故所涉及危险品的潜在风险，并穿戴相应的 PPE。在安排医务人员时，应考虑到在**橙区/去污区**工作的人员应视为潜在的受污染人员，他们只有在进行自我去污后才能返回急诊科。位于橙区/去污区分界线后方的医务人员无须使用任何特殊的个人防护装备，可以穿着常规的工作服。

10.3.4　接收伤员

受害者处置的基本原则与第 5 章所述相同：初次检伤分类、由重大事故医疗队（MIT）对重伤员进行急救处理、初步急救处理和二次检伤分类、非重伤员的急救处理、重伤员的观察或入院以及后续治疗。那么，区别在哪里呢？

1. 在化学事故中，最重要的措施是**防止污染扩散**。**如果不采取相应措施，医院内将发生另一场灾难**。虽然受害者至少应在事故现场接受初次去污，但**除非被证实已不受污染，否则受害者均应视为潜在受污染人员**。因此，在进入急诊科（ED）之前，每一位受害者都应接受检查，确认是否接受了正确的去污。如果受害者已接受正确去污，则可以进入初次检伤分类区；如果未接受正确去污，则应被送往去污检伤分类区。**初次去污**应在进入去污室之前完成，但不应在救护车中进行。**二次去污**应在去污室

（如果有的话）中进行。如果没有去污室，则应在室外进行。或者也可以采取与事故现场相同的去污程序（详见 10.5 部分内容）。在去污程序完成后，如有必要，可对伤口进行彻底的去污。如果污染物侵入太深，则应切开伤口取出。在完成对受害者的去污之后，相关人员和设备也应进行去污处理。

在完成去污程序之后，所有受害者应进行**初次检伤分类**，然后进行**即时急救处理和二次检伤分类**。

2. 在进行二次检伤分类和初次处置时，不应遵循高级创伤生命支持原则，而应遵循**中毒性创伤治疗**原则，并根据事故所涉及化学品进行相应调整（详见 10.7、10.8、10.9 部分内容）。

如果受害者需要住院接受确定性治疗，则应被安排进入具有更多中毒性创伤治疗经验的科室。如果受害者需要接受强化治疗，则应进入重症监护病房（intensive care unit，ICU）（图 10.3）。

如果患者主要是常规 / 非中毒性损伤或灼伤，则应被安排进入相应的外科科室。在重大事故期间，医院应根据其重大事故应急计划将受害者分配至各个科室。

PCC 将随时为医务人员提供中毒性创伤治疗方面的专业支持。在 PCC 的 24 h 信息 / 咨询服务框架内，全天 24 h 都可以通过电话与待命的临床毒理学家取得联系（详见 10.6.1 部分内容）。

10.4 个人防护装备和培训

PPE 是救援人员穿戴的装备，旨在保护他们免受一种或多种健康、安全风险的威胁。在所有可用技术、安全措施不足的条件下，救援人员应穿戴个人防护装备。毫无疑问，在发生化学事故时，救援人员的健康甚至生命都可能面临较高的风险。

对各种个人防护装备的需求是巨大的，然而详细的使用指南却很少。对于某些特定的个人防护装备，人们已对其优点、缺点进行全面的讨论，但并未得出任何实际的结论。

个人防护装备最常用的分类方法是美国环境保护局（Environmental Protection Agency，EPA）的分类方法。根据个人防护装备提供的保护程度，美国环境保护局将其分为 4 个级别。每个级别的 PPE 所提供的呼吸、眼睛、皮肤的保护程度不同，其中

"A 级"提供的保护程度最高，"D 级"提供的保护程度最低。

A 级个人防护装备包括具有气密性且耐化学腐蚀的全封闭防护服、耐化学腐蚀的靴子、耐化学腐蚀的内外手套和 SCBA。当需要提供最高级别的呼吸、皮肤、眼睛和黏膜保护时，应穿戴 A 级个人防护装备。

B 级个人防护装备提供最高级别的呼吸保护，但对皮肤、眼睛的保护程度稍低。与 A 级个人防护装备的不同之处仅在于它提供防喷溅保护，使用耐化学腐蚀的衣服（工装裤、长袖上衣、夹克）或不具有气密性但耐化学腐蚀的全封闭防护服和 SCBA。

C 级个人防护装备使用达到标准的空气净化呼吸器，但不提供皮肤和眼睛保护，适用情形为空中漂浮的物质类型已知、浓度已知。C 级个人防护装备包括带空气净化罐的全面罩呼吸器和耐化学腐蚀的衣服。C 级个人防护装备提供的皮肤保护程度与 B 级相同，但呼吸保护程度低于 B 级。

D 级个人防护装备基本上就是工作服。在医院里，此类防护装备包括标准的工作服、外科口罩和乳胶手套。如果事故现场存在呼吸或皮肤方面的风险时，不应穿戴 D 级个人防护装备。它不提供呼吸保护和皮肤保护，或仅提供最低限度的皮肤保护。

在不同国家，EMS 人员可配备的 PPE 不尽相同，有的仅仅是简单的工作服（常见），有的则是最高级别的个人防护装备（少见）。因此，在大多数国家，EMS 人员都不允许进入热区。应告知救援行动的负责人（RIC 或 PIC）EMS 人员可配备的个人防护装备级别，因为救援行动的负责人（在大多数国家）肩负着保护所有救援人员安全的职责。在化学事故中，这方面的信息对于现场的组织工作和受害者疏散而言非常重要。

救援人员（最迟在进入暖区 / 去污区之前）应穿戴相应的个人防护装备，除非现场的 RIC 或咨询的毒理学家明确告知无须使用个人防护装备。许多剧毒物质不具有传播性（例如，剧毒气体 CO 和胂），一旦受害者离开伤员区 / 热区 / 红区，此类气态物质将不存在造成二次污染的风险。在患者体内 / 体表存在的少量此类物质也不存在使他人中毒（二次污染）的风险，特别是在患者受污染的衣物已被去除之后。

即使是传播性较强的物质，在患者接受初次去污以后，其造成二次污染的潜在风险也会显著降低。因此，EMS 人员可以降低 PPE 的级别，从而

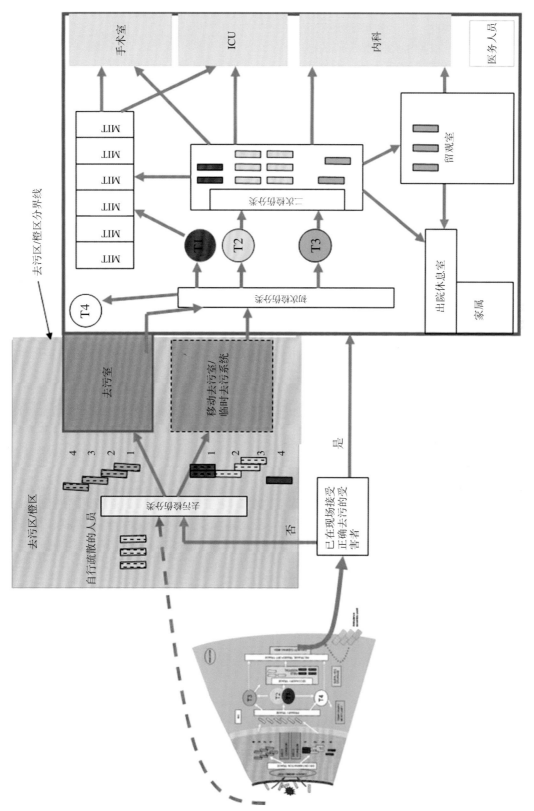

图 10.3　医院应急救援。急诊科的组织架构

更方便地为受害者提供治疗／急救处理。

关于 PPE，以下几点应着重加以考虑：

- 应根据应急计划的任务和化学事故中 EMS 人员指南选择 PPE。因此，应事先确定潜在的暴露途径、接触程度和 EMS 人员需执行的具体任务内容。
- EMS 人员所选择的 PPE 级别必须告知救援行动的潜在负责人（大多数国家为消防人员）。
- 所有可能参与化学事故救援活动的潜在 PPE 使用人员，都应接受相应的培训，学会如何正确使用 PPE，然后才能参与化学事故的救援行动。此类培训的内容应包括掌握正确的穿脱步骤，以及熟悉化学事故中可能出现的问题和反应。
- 穿戴防护级别最高的 PPE 并不总是最佳方案，甚至可能是最糟糕的方案。穿戴防护级别最高的个人防护装备会带来很多问题和障碍，包括能见度受限、敏捷性降低、运动能力受限、引发幽闭恐惧症、供气不足、脱水以及冷热效应。防护级别最高的 PPE 并不适合所有人，只有身体状态良好的人员才适合穿戴。另外，穿脱 PPE 也是一个比较费时的过程。

10.4.1 建议

- 如果医务人员不进入热区／红区／伤员区，则无须穿戴 A 级 PPE。
- 如果在热区之外的区域进行去污检伤分类和配合去污，则穿戴 C 级 PPE（图 10.4），这足以应对大多数危险品。只有当事故由具有强传播性的剧毒化学物质（例如神经性毒剂、氰化物）引起时，才应使用 SCBA，特别是在对体表大面积受污染的受害者进行处置时。在为自行疏散的受害者和未经正确去污的受害者进行处置时，急诊科的医务人员也应穿戴相应级别的 PPE。
- 由于各种原因而未进行现场去污，且化学品存在通过直接接触造成污染的风险时，医务人员至少应使用耐化学腐蚀的一次性防护服、耐化学腐蚀的手套、大容量过滤面罩呼吸器和间接通气的安全护目镜（图 10.5）。
- 在对已接受正确去污的受害者进行急救处理时，医务人员无须穿戴特殊的个人防护装备，只穿戴常规的工作服即可。

所有提供 EMS 服务的全职或兼职人员都应参

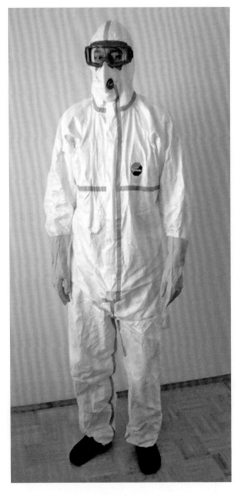

图 10.4　C 级个人防护装备

加**基本的培训课程**，该课程包括理论和实践两部分，并在课程结束时进行结业考试，检验学员是否培训合格。EMS 人员接受培训的目的是了解危险化学品存在的风险，学会如何识别这些风险以及如何对暴露／中毒性损伤进行急救处理。对化学事故受害者进行营救和急救处理还需要掌握其他知识，包括 PPE 的使用以及如何为暴露于危险品的患者进行急救处理。

此外，所有提供 EMS 服务的人员最好约每 3 年参加一次**进修／后续培训课程**。

10.5　去污和去污检伤分类

对化学事故受害者进行的去污是指在危险物质被吸收之前，从受害者身上安全去除危险物质的过程。去污至少有两个重大益处：

1. 在实施基本生命支持之后，立即用物理方法快

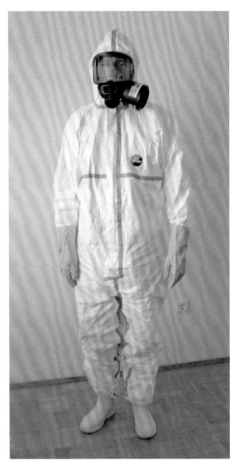

图10.5 个人防护装备（耐化学腐蚀的一次性防护服、耐化学腐蚀的手套、大容量过滤面罩呼吸器和安全护目镜）

速去除受害者身上的危险物质，这是化学事故管理救援链上最重要的一项措施。从皮肤和可见黏膜上去除危险物质，可以阻止局部组织进一步发生损伤和阻断化学物质的全身吸收。

2．去污可以防止危险物质的扩散和二次污染。

> 尽管并非所有化学品都存在造成二次污染的风险，但所有暴露于化学品的人员都应视为受污染人员，除非被确证未受污染！

去污并非所有化学事故的自动或强制性救援程序。是否需要去污、在何时去污以及去污到何种程度，取决于化学事故的性质、救援人员的评估结果以及PCC/临床毒理学家的专家意见。去污程序的基本要求如下：

- 提供安全的去污区域。
- 为执行去污的人员提供相应的PPE。
- 掌握从受害者身上去除污染物的方法。

- 准备好清洗剂。
- 提供毛巾和清洁的外套/罩衣。
- 提供相应的一次性或可清洁的医疗设备。

去污由消防人员执行。在对受伤的受害者进行去污时，EMS队也可派出一名成员予以配合。如果情况允许，可派出负责去污检伤分类的医生或护士。

如果是大规模伤亡事故，由检伤分类医生或EMS队其他经验丰富的成员根据去污的紧急程度对受害者进行分类，以确定去污和去污检伤分类的优先顺序。

在去污之前，应只采取最紧急的急救措施：确保气道、保护颈椎、控制严重出血。

如果患者未接受二次去污，在转送前应用毛毯将其完全包裹起来。

使用温水/冷水、软毛刷或海绵以及温和的肥皂进行去污洗涤。根据受污染的类型，同时鉴于毒效学方面的考虑，冷水是最合适的，但是在低温环境中却不应使用冷水，因为冷水可能造成患者低体温。对于严重受伤的患者，冷水去污也会造成非常不利的影响。尽管如此，仍然禁止使用热水，因为热水会促进污染物的吸收。

- 冷水
  —**优点**：容易获得，可迅速开始去污，可促使血管收缩（使皮肤毛孔关闭，减少吸收）。
  —**缺点**：可诱发低体温、热休克。
- 温水
  —**优点**：可降低诱发低体温及其引起的休克的风险。
  —**缺点**：不可立即获得，会促进吸收，也不能很好地溶解某些类型的化学武器。

要客观地评估去污的**有效性**是很困难的。此类评估通常基于临床意见/评价。因此，去污的有效性必须通过去污程序本身来确保。除放射性污染外，大多数情况下都不具备客观的污染物探测器。

去污区应设有相应的污水出口，**以防止污染环境**。

初次去污指的是去除受污染或可能受污染的衣物，包括珠宝和手表。在为受害者除去衣物时，应注意避免使未受污染的区域受到污染。应将所有去除的物品保存在双层PVC袋中，然后将其密封并做好标记。通过正确去除衣物，受污染程度可以降低80%。刷洗或擦拭皮肤上明显受污染的每一处区域，然后用流水按从头到脚的方向冲洗身体上每一处受污染区域 1 min。如果物质会与水发生反应，则应使用更多的水冲洗更长时间。应使用防水敷料 / 绷带保护开放伤口，使其免受污染物污染。

所有受污染的衣物和患者的其他个人物品应保留在去污区内，不得与患者一同被带上救护车，除非已获得去污或安全负责人的明确许可。

二次去污指的是在最大程度上去除污染物。如果情况（人员、设备、水、天气）允许，则每位受害者都应进行二次去污，然后才能转移到冷区 / 绿区 / 支持区。二次去污使用肥皂和清水，对每位受害者进行系统而仔细的清洗。经过二次去污后，患者和救援人员应不再存在任何受污染风险。二次去污应从面部开始，逐渐向足部推进。清洗伤口、眼睛附近时应格外小心，因为这些部位对某些危险物质特别敏感。应首先清洁伤口，并用防水敷料 / 绷带将伤口保护起来，以免需要进一步去污。如果皮肤或眼睛受到某些化学物质（如腐蚀性物质）的污染，相关暴露部位应至少冲洗 20 min。

在可能危及生命的情况下，需要进行**紧急去污**，即用物理的方法去除污染受害者身上的危险物质。是否进行紧急去污，取决于对事故性质的评估。可利用简易设备进行紧急去污。由于紧急去污会给身体较弱人员和受伤人员带来更大风险，因此必须确保进行紧急去污时有 EMS 队成员在场。

当开放性伤口被化学毒剂（例如神经性毒剂、糜烂性毒剂）污染时，应进行**伤口去污**。在为受害者除去衣物时，应注意避免使伤口受到进一步污染。用 0.9% NaCl 溶液彻底冲洗伤口，擦拭，然后用防水敷料 / 绷带将伤口保护起来。在医院里，如有必要，应尽快对伤口进行彻底的去污。如果污染物侵入太深，则应切除伤口，取出污染物。

当暴露或怀疑暴露于化学品的受害者人数较多时，应进行**大规模去污**。应进行去污检伤分类，优先对情况危急者进行去污。对于能够走动的受害者，可数人有序地同时进行去污。当受害者人群情绪不稳时，应至少第一时间开展初次去污，既可有效预防二次污染，也可降低发病率、死亡率和恐慌程度。为此，应预先准备好大量的清水、肥皂以及毛巾和备用衣物。可能的话，应分别设立男女去污区，还应尊重不同的宗教习惯。去污后，应将人群引导至冷区 / 绿区 / 支持区。

对于能够独立完成去污程序的受害者，应在控制、指导的条件下让其进行**自我去污**。自我去污可显著加快去污进度，且需要的人员较少。应用通俗易懂的语言为受害者提供准确的自我去污指导，同时说明去污对保护其健康甚至生命的重要性，尽管去污可能使大多数人感到不愉快。

对不能自行走动的受害者进行去污会比较困难。在去污过程中，应对受害者的背部、臀部、腋窝、头发和生殖器进行仔细的清洁。在进入冷区 / 绿区 / 支持区之前，担架、颈托以及所有其他医疗设备也应进行去污或更换。如果患者严重受伤，则可能需在去污过程中为其提供呼吸支持或施用药物。不过，通常情况下不应在去污区采用侵入性治疗方法（例如插管），除非情况紧急。

10.5.1　儿童的去污

如果事故涉及儿童，去污甚至会变得更为困难。如果去污人员必须穿戴 PPE 进行去污，则儿童容易变得更为恐惧、不配合，受到更大的心理创伤。如果可能的话，在儿童接受去污、急救处理以及在被送往医院的途中，都应让父母或监护人 / 熟人陪同。我们应始终表现出一种镇静、从容的态度，尤其当儿童身边没有亲人陪伴时，同时努力使其尽快与父母团聚。年龄较大的儿童通常具有更强的适应能力，在去污时也会比较配合。然而，他们仍然非常容易陷入群体性恐慌，因此应及时为他们提供详细的说明和相关信息，使其保持镇定。儿童比较容易出现低体温，因此儿童应只接受初次去污，尤其是在不利的天气条件下，然后以毛毯包裹转送到医院或暖和的可进行二次去污的地方。

10.5.2　去污检伤分类

去污检伤分类是一个对受害者进行挑选、分类的过程——选出需要去污的受害者，然后按去污顺序 / 优先顺序对其进行分类。在化学事故中，进行有效营救、去污和急救处理的资源有限，可能不足以应对明显需要帮助的众多受害者的需求。各阶段检伤分类的主要目的是使最多的人获得最大的益处。去污应在橙区 / 暖区的伤员集合点进行。去污检伤分类必须做出以下决定：**谁需要去污？谁需要首先去污？谁需要在去污前先接受紧急处理？**这些决定由去污区的检伤分类医生做出。检伤分类医生应有丰富的医学应急救援经验，能在最短的时间内确定正确的检伤分类优先顺序。如果没有医生可以进行去污检伤分类，或者认为由医学应急救援队中另一名经验丰富的成员进行去污检伤分类更为合理，那么也可以由后者进行。通常情况下，在污染区内的医学操作仅限于打开堵塞的气道、控制出血和保护颈椎（以及作为例外，使用解毒剂）。

前面阶段的检伤分类通常采用生理学模型的**检伤分类图示表**，这些模型使用起来比较简单，仅关注维持生命的重要机能。在化学事故中，也可使用初筛检伤分类图示表（见第 4 章）。

受害者应首先被分为能够走动和不能走动两大类（图 10.6）。在**能够走动的受害者**（标记为绿色）中，应根据以下情况进一步确定优先顺序：①是否接近释放源；②是否暴露于蒸气或气溶胶；③皮肤或衣服上是否存在液体沉积的迹象；④是否存在临床体征和症状（咳嗽、窒息、胸闷）；⑤是否存在常规损伤。

- 第一优先顺序应给予最接近释放源、暴露于蒸气或气溶胶、皮肤或衣服上有液体沉积，以及有严重临床体征或症状的受害者。
- 第二优先顺序应给予比较接近释放源、没有液体沉积迹象，但有临床体征或症状的受害者。
- 第三优先顺序应给予常规损伤的受害者。

低的优先顺序应给予远离释放源的受害者以及没有任何临床体征、症状的受害者。

应及时为呼吸困难（气道堵塞）或存在循环问题（出血）的受害者提供帮助，应将失去意识的受害者置于左侧卧位。

10.5.3 不能走动的受害者

- 第一优先顺序应给予标示为红色 / 最紧急的受害者，他们存在呼吸或循环问题。如果呼吸或循环问题是由中毒所致，那么受害者应获得最高的去污优先顺序。例如，当受害者为神经性毒剂或氰化物中毒时，则应施用紧急解毒剂。如果无紧急解毒剂，则此类受害者应考虑标示为第四优先顺序（见下文）。
- 第二优先顺序应给予标示为黄色 / 比较紧急的受害者。此类受害者除了存在常规损伤外，还可能存在轻度至中度的中毒症状和体征，曾在一定程度上暴露于危险化学品、蒸气或液体，但暴露程度尚不至于危及生命。
- 第三优先顺序应给予标示为黄色或绿色的受害者。此类受害者不存在与暴露相关的临床体征或症状，曾轻度暴露于危险化学品、蒸气或液体，但暴露程度尚不至于危及生命。
- 第四优先顺序应给予被标示为第四优先顺序的受害者（见第 4 章）。此类受害者除了存在常规损伤外，还存在严重的临床体征和症状，且受到严重污染，对解毒剂无反应。

如果可能的话，应设置两条去污通道：一条供不能走动的受害者使用，另一条供能够走动的受害者使用。如果仅有一条去污通道，应首先为第一优先顺序的不能走动的受害者去污，然后再为第一优先顺序的能够走动的受害者去污，然后再为第二优先顺序的不能走动的受害者去污，以此类推。

10.6 在化学事故中中毒控制中心的职责

10.6.1 在化学事故应急救援中中毒控制中心的任务

在中毒控制中心（PCC）24 h 信息 / 咨询服务框架内，全天 24 h 都可以通过电话与待命的临床毒理学家取得联系。在发生化学事故时，救援人员应向待命的临床毒理学家报告事故类型、可能涉及的危险物质及其数量、现场情况以及潜在的暴露人数等相关信息。根据这些信息，毒理学家应告知受害者存在的潜在中毒风险、救援人员的自我保护方法、去污程序、受害者的检伤分类建议，以及关于急救处理的基本信息，包括解毒剂的施用。如果临床毒理学家就在医院，则应协助对受害者进行进一步急救处理。而对于所有其他医院，毒理学家应向负责急救处理的医生提供此类指导（图 10.7）。

10.6.2 监测可能出现的延迟效应

PCC 还通过毒性警戒系统，对延迟出现的中毒体征或长期暴露于受污染的环境或食物链资源所受到的影响进行监测。

危险物质的释放不仅会严重污染环境，还会污染食物和水，危险物质还有可能进入食物链。与此类暴露相关的体征可以同时存在时间延迟性和空间差异性。PCC 应力争通过毒性警戒系统发现此类体征，并确认这些体征与相应化学事故之间的因果联系。

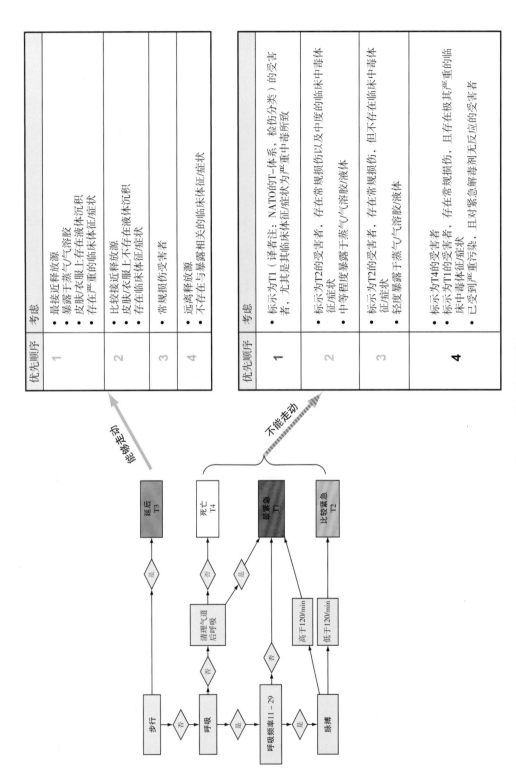

图 10.6　检伤分类图示表

优先顺序	考虑
1	• 最接近释放源 • 暴露于蒸气/气溶胶沉积 • 皮肤/衣服上存在液体沉积 • 存在严重的临床体征/症状
2	• 比较接近释放源 • 皮肤/衣服上不存在液体沉积 • 存在临床体征/症状
3	• 常规损伤受害者
4	• 远离释放源 • 不存在与暴露相关的临床体征/症状

优先顺序	考虑
1	• 标示为T1（译者注：NATO的T-体系、检伤分类）的受害者，尤其是其临床体征/症状为严重中毒所致
2	• 标示为T2的受害者，存在常规损伤以及中度的临床中毒体征/症状 • 中等程度暴露于蒸气/气溶胶/液体
3	• 标示为T2的受害者，存在常规损伤，但不存在临床中毒体征/症状 • 轻度暴露于蒸气/气溶胶/液体
4	• 标示为T4的受害者 • 标示为T1的受害者，存在常规损伤，且存在极其严重的临床中毒体征/症状 • 已受到严重污染，且对紧急解毒剂无反应的受害者

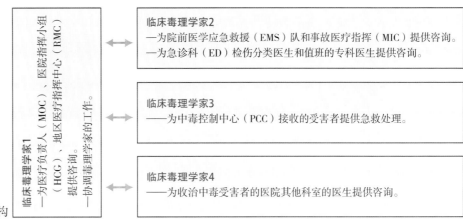

图 10.7　临床毒理学家的组织架构

临床毒理学家1
——为医疗负责人（MOC）、地区医疗指挥中心（RMC）提供咨询。
——协调毒理学家的工作。

临床毒理学家2
——为院前医学应急救援（EMS）队和事故医疗指挥（MIC）提供咨询。
——为急诊科（ED）检伤分类医生和值班的专科医生提供咨询。

临床毒理学家3
——为中毒控制中心（PCC）接收的受害者提供急救处理。

临床毒理学家4
——为收治中毒受害者的医院其他科室的医生提供咨询。

10.6.3　合作制订应急救援计划

针对化学事故，PCC 与参与应急救援的其他部门合作，共同制订地区级和国家级的应急救援计划。

10.6.4　制订化学事故应急救援的推荐程序和指南

PCC 应研究、跟踪化学事故中去污、现场急救、医学应急救援和医院急救处理方面的最新进展。针对化学事故中一些最常见和最"可疑"的化学品，10.9 部分列出了危险物质的主要毒理学性质、中毒的体征和症状、去污程序，以及中毒性创伤治疗的内容。

10.6.5　合理的解毒剂供应

PCC 应参与国家级合理解毒剂供应计划的制订，该计划还应涵盖与化学事故相关的解毒剂供应计划。库存量是多少以及储存在什么地方——特别是一些很少使用的解毒剂，应在国家层面达成一致。在讨论这些问题时，应将个别地区发生化学事故的一些潜在倾向（当地工业、运输等情况）考虑在内。

10.6.6　为参与化学事故救援的医务人员和其他救援人员提供培训

PCC 应协助开展中毒性创伤治疗的专业培训项目。培训项目的目标是教导 EMS 人员如何识别化学事故存在的潜在危险，如何正确使用 PPE，以及如何针对部分最常见的有毒物质进行特殊的急救处理。培训内容应包括实际操作。

10.6.7　共同分析、跟踪、研究化学事故的应急救援并提出改进意见

从应急救援组织工作和程序本身的角度来看，在化学事故结束后对组织工作、现场急救和急救处理程序进行分析，是获得应急救援管理体系有效性反馈的唯一途径。主要评估类别包括应急救援程序实施的迅捷性、合理性和安全性，以及现场急救措施是否真正减少了对有害物质的暴露，减缓了中毒的进展，并预防了化学事故可能造成的最严重的后果。PCC 应提交应急救援计划中应改进部分的内容建议，如有必要，还应提交法规修改方面的建议。

10.7　中毒性创伤治疗的基本方法

患者治疗指南为受害者治疗的指导性纲领，涵盖从事故现场的急救处理到院内确定性治疗的整个过程。从组织架构来说，化学事故应急救援分为院前急救和医院急救两个阶段，但我们应始终力争对受害者进行合理的治疗，并确保从现场疏散到院内确定性治疗的各个环节之间尽可能顺利衔接（图10.8）。患者治疗指南也是根据这一原则编写的。EMS 救援链上的所有人员应始终将化学事故救援的以下基本要求铭记在心：

- 始终将救援人员的安全放在第一位（使用相应的 PPE 并划定一个合适的急救处理区域）。

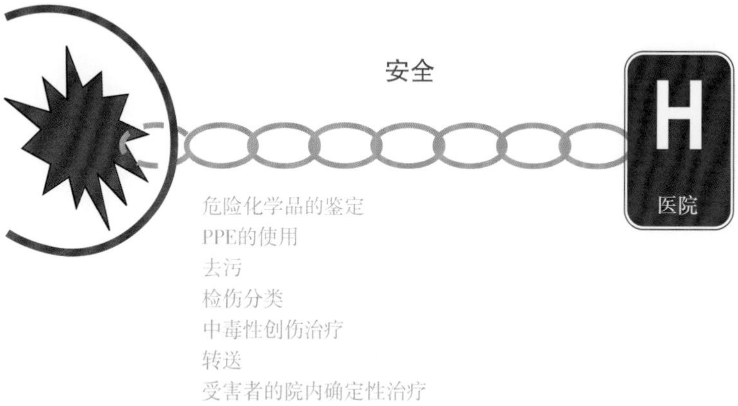

图 10.8 化学事故救援链

- 及时识别所涉及危险物质，以确保更安全、更合理地开展救援活动。
- 及时对受害者进行彻底的去污。
- 在去污之前，仅采取最为紧急的现场急救措施：清理气道、保护颈椎、压迫止血。
- 尽快恢复并维持受害者的重要生理机能。
- 原则上，在现场提供的对症治疗仅限于实际情况所允许的程度。进行对症治疗时，现场可以施用的紧急特效解毒剂包括氧气、阿托品、双复磷/解磷定、亚硝酸戊酯/羟钴胺素、亚甲蓝、葡萄糖酸钙和英国抗路易氏毒气剂（British anti-Lewisite，BAL）。
- 良好的组织氧合能力和足够的循环功能是成功施用解毒剂的先决条件。

根据这些原则，**在每个阶段结束后，应检查已实施受害者治疗的哪些规定措施，哪些仍然有待实施、补充或重复，这一点非常重要**。鉴于相关的毒物代谢动力学和毒效学过程，在对中毒性创伤患者进行监测时应尤其谨慎，即多次进行检伤分类。

10.7.1 确定化学品的名称和危险程度

化学品的名称通常复杂冗长，而在实践中经常使用的俗名却可能具有误导性。识别化学品的唯一可靠方法是化学文摘社（Chemical Abstract Service，CAS）索引号，可以据此识别任何一种物质。使用CAS 号有利于交流并可降低出现致命误解的风险。根据法律规定，危险品的 CAS 号应印在标签上的化学名称旁，同时应出现在化学品物质安全信息表（MSDS）的第 2 部分或第 3 部分。正确编制的MSDS 是救援人员获得第一手信息的重要来源，其中包含所涉及危险化学品对健康的危害以及所需的

个人防护、消防、现场急救措施等相关信息。

我们应始终尽可能多地收集与化学品相关的信息：化学品的名称、通用名称、CAS 号、物理状态、颜色、气味、刺激性、水溶性、沸点、蒸气压、爆炸性、闪点、自燃温度、立即威胁生命或健康（immediately dangerous to life or health，IDHL）值、可能的暴露途径、防护措施、中毒的体征和症状、去污程序、急救处理指南。

在涉及货物运输的事故中，运输标签（橙色矩形或白色菱形标牌）是重要的信息来源（图 10.9）。

暴露于危险物质的人员并不一定就会出现中毒症状。如果严重暴露于标有字母 Xi、Xn、C、T 或 T⁺ 和相关危险标志的危险物质，则会出现中毒症状。因具有独特的理化性质而具有危险性且仅标有 E、O、F 或 F⁺ 的物质，大部分只会导致常规损伤，而标有 N 的物质却可能对环境造成不良影响（图10.10）。上述符号仅表示可能造成的最高风险水平，可在标签和（如适用）MSDS 的第 15 部分找到。所有相关危险特性的更多详细信息会以标准风险警示语（或称为"R"警示语）形式进行显示，警告我们哪些暴露途径是危险的（例如吸入有毒、吞咽有害）。标准安全性警示语（或称为"S"警示语）会提供储存、强制性防护措施、现场急救措施和环境保护措施等方面的信息。这些警示语既会印在标签上，也会出现在 MSDS 的第 15 部分。目前，许多国家开始使用全球化学品统一分类和标签制度，这是一套全新的危险化学品分类和标签制度。在过渡期间，人们还需要一些时间来熟悉它们。

10.7.2 暴露、中毒

在评估暴露的严重性以及预测中毒的严重程度

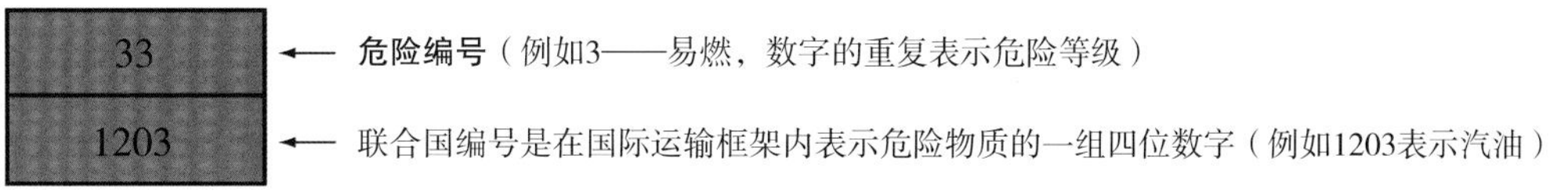

33	
1203	

← **危险编号**（例如3——易燃，数字的重复表示危险等级）

← 联合国编号是在国际运输框架内表示危险物质的一组四位数字（例如1203表示汽油）

1类：爆炸物	2类：气体	3类：易燃液体	4类：易燃固体	5类：氧化剂和有机过氧化物	6类：毒性和感染性物质	7类：放射性物质	8类：腐蚀性物质	9类：其他

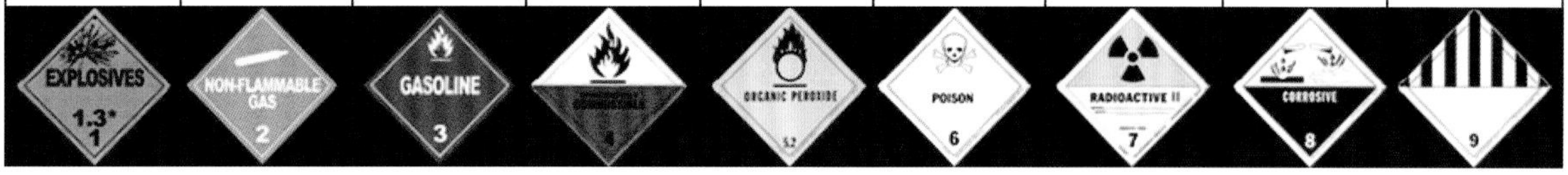

图10.9　危险物质的运输标签

E 易爆	O 氧化性	F 易燃 F⁺ 极易燃	T 有毒 T⁺ 有毒且易燃	C 腐蚀性	Xi 刺激性 Xn 有害	N 对环境有危害

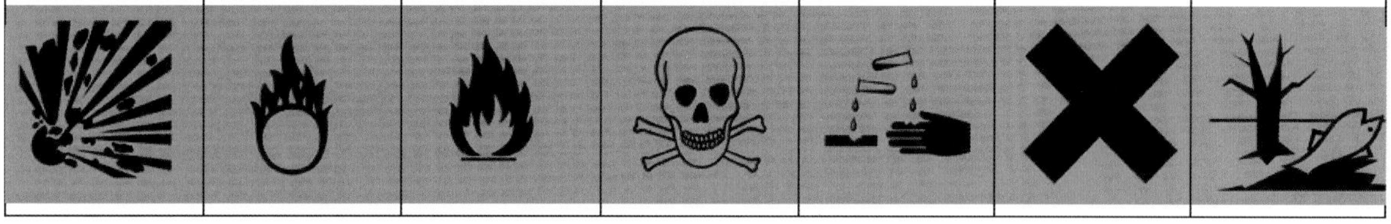

风险警示语（R）列于欧盟指令67/548/EEC的附录Ⅲ，提供了与特殊有害物质和制剂引起的特殊风险相关的更多信息，例如：

R26/27/28：吸入、接触皮肤、吞咽会引起剧毒。

R36/37/38：对眼睛、呼吸系统和皮肤有刺激性。

R41：存在对眼睛造成严重伤害的风险。

R42/43：吸入、皮肤接触可能引起过敏。

安全性警示语（S）列于欧盟指令67/548/EEC的附录Ⅲ，提供了与有害物质和制剂相关的建议，例如：

S38：如通风不足，佩戴合适的呼吸设备。

S36/37/39：穿戴合适的防护服、手套和眼睛/面部防护装备。

S50：勿混合……（由制造商指定）。

图10.10　欧盟指令67/548/EEC中给出的危险物质标签信息

时，我们不仅应考虑危险物质的毒性，还应考虑其理化性质（物理形态、溶解性、挥发性和黏度）、暴露途径、可能已经使用的防护装备以及暴露的持续时间。在化学事故中，危险物质可以通过吸入、接触皮肤或黏膜，以及较不常见的摄入或注射途径进入人体。此外，也可能通过摄入受污染的食物或水，引发继发性中毒。

吸入是化学物质进入人体最常见的途径。气体、烟气、蒸气以及含有液体或固体颗粒的气溶胶（雾、烟、尘）就是以这种方式进入人体的。物质吸入后将产生什么样的作用取决于其毒性和理化性质，这些作用会表现为不同的体征和症状：

- 高水溶性物质会立即对眼睛和呼吸道黏膜造成刺激，这可以警示受害者迅速撤退。低水溶性物质会造成延迟刺激，并且会侵入呼吸道下部。如果暴露严重，无论其水溶性高低，危险物质都可能引起中毒性肺炎。

- 含有直径小于5 mm颗粒物的物质可能一直侵

入肺泡。

- 一些物质会通过肺泡 - 毛细血管膜扩散，引起全身毒性反应。

一些危险物质可能仅对眼睛、皮肤产生局部作用（造成刺激，使其失去功能或褪色），而另一些物质（例如有机磷、甲苯、苯酚、苯胺、四氯化碳）则可能通过皮肤进入体内，引起全身性中毒性反应。皮肤和黏膜覆盖了相对较大的体表面积，为危险物质进入体内提供了较大的机会。如果皮肤或黏膜受损，危险物质就会更容易进入体内。

10.7.3 毒物代谢动力学和毒效学

吸收到体内的物质只有在体内达到一定的浓度才会引起毒性反应。吸收速度取决于物质的化学性质，例如高水溶性的物质会通过黏膜迅速吸收，更容易在体内达到毒性浓度。脂溶性物质（有机磷、有机溶剂）可以通过皮肤吸收而在体内达到很高浓度。这些物质被吸收后在体内遵循不同的**分布**模式。一些物质仅在特定的身体器官内蓄积，另一些则会均匀分布在整个体内。一种物质在体内的毒性阈值也取决于其**代谢途径**。物质会以原本的形态或经过代谢后以其他物质（大部分危险性降低）的形式被排出体外。也有一些物质本身并不太具有危险性，但在代谢过程中的某个阶段会形成有毒代谢产物（生物活化）。例如，甲醇、乙二醇和对硫磷就属于此类物质。根据各自的性质，物质可能通过呼吸系统、肾、肝以及皮肤、黏膜和母乳**排出体外**。**毒效学**指的是毒物或其代谢产物在生物体内引起的分子作用、生化作用和生理作用。在推断一种危险物质的毒效学作用前，应对所有上述毒物代谢动力学元素加以考虑。

10.7.4 毒理学样品分析

只要情况允许，就应采集生物样品进行毒理学分析——最好在急救处理前，但绝不能以牺牲患者健康为代价。患者去污后才能取样。取样时，还应谨记确保自身的安全——始终穿戴相应的个人防护装备（PPE）。切勿用乙醇溶液清洁穿刺部位，应使用无菌水 /0.9% NaCl 溶液。如果可能的话，应采集两管（一个为肝素管，另一个为乙二胺四乙酸管），并用小塑料盆采集尿样。

10.7.5 记录

在情况允许时，尝试尽可能多地记录以下问题的答案：

- 哪种化学品 [检测物质、纯度、配方 / 浓度、是否存在溶剂或其他添加剂、物理状态（固体、液体、气体）、多种化学品的联合作用]？
- 哪种暴露途径（通过皮肤、吸入、摄入）？以不同方式进入体内的化学物质可能导致相同的症状；另一方面，化学物质的毒性反应也可能出现在与进入点不相连的器官或系统中。
- 发生中毒的地点（环境，例如火灾、环境温度）？
- 暴露的持续时间 [单次（分钟 / 小时）、多次、长期]？
- 距离最近一次暴露多长时间？
- 在暴露期间是否采取任何防护措施？如果是的话，采取了哪些措施？
- 自暴露开始，中毒症状发生了哪些变化？
- 受害者的既往健康状况如何？

在对受害者进行急救处理后，填写化学品暴露报告（表 10.4）。

10.8 解毒剂

解毒剂是根据已知作用机制，可改变毒物的毒效学和（或）毒物代谢动力学，并已被证明具有临床效果的药物。在此，我们仅关注可在发生化学事故时施用的解毒剂（表 10.5）。

10.8.1 中毒治疗方案中的解毒剂

发生中毒时，首先想到的问题可能是解毒剂；然而，与毒物的种类相比，解毒剂的种类实际上很少。如果不配合有效的对症治疗，解毒剂未必会产生效果；在施用解毒剂时，应确保患者有足够的氧合能力，有合适的血压、心率和体温。紧急对症治疗还包括对惊厥、中毒性肺炎和肺水肿的治疗。

10.8.2 解毒剂施用的禁忌证

某种解毒剂施用的绝对禁忌证是指这种解毒剂在任何情况下都不能施用。这种绝对禁忌证，例如

表10.4　化学品暴露报告范例（填写后送交中毒控制中心）

受害者 / 机构的信息				
机构：			抵达日期：	时间：
科室：				
姓：		名：		
☐ 男性		☐ 女性	出生日期 / 年龄：	
地址：				
邮编：		国籍：	电话：	

暴露和去污				
暴露地点：		日期：	时间：	
暴露途径：	☐ 吸入	☐ 皮肤	☐ 摄入	☐ 无信息
化学名称及形态：	☐ 固体	☐ 液体	☐ 蒸气 / 气体	☐ 无信息
是否在事故现场去污？		☐ 是，部分去污 ☐ 是，全面去污	☐ 未去污	☐ 无信息
受害者是否在急诊科（ED）去污？		☐ 是	☐ 否	时间：
受害者是否出现任何暴露相关体征 / 症状？		☐ 是	☐ 否	☐ 无信息
列出体征 / 症状：				
体征 / 症状出现的时间		日期：	时间：	
事故现场的检伤分类类别：	☐ T1	☐ T2	☐ T3　GCS：	☐ 无信息
急诊科（ED）的检伤分类类别：	☐ T1	☐ T2	☐ T3　GCS：	☐ 无信息

急救处理				
是否对受害者施用了解毒剂？		☐ 是	☐ 否	☐ 无信息
施用解毒剂的名称：		剂量：	☐ 肌内注射　☐ 静脉注射 ☐ 皮下　　　☐ 吸入	多次： ☐ 是　☐ 否
对症治疗：	氧气： ☐ 是　☐ 否	静脉输液： ☐ 是　☐ 否	吸入支气管扩张剂 ☐ 是　☐ 否	其他药物：
毒理学分析取样：	☐ 血样	☐ 尿样	☐ 呕吐物	☐ 无

结局				
受害者是否住院？		科室名称：	☐ 否	
受害者是否已出院？		☐ 是	☐ 否	☐ 无信息
是否为受害者安排了复查？		☐ 是	日期：	☐ 否
患者是否已被转至其他医院？		医院名称：	☐ 否	
患者是否已死亡？		日期：	时间：	☐ 否
姓名、签字：		医生 ID：	日期：	

表10.5 化学事故中最急需的解毒剂及其适应证、成人剂量和儿童剂量

解毒剂	中毒物质	成人剂量	儿童剂量
不同体积的硫酸阿托品安瓿	—有机磷 —N-甲基氨基甲酸酯 —神经性毒剂	起始剂量 1～5 mg，IV/IM；每 5 min 重复给药一次，具体视临床效果而定	0.02～0.05 mg/kg 体重，IV/IM；每 5 min 重复给药一次，具体视临床表现而定
10% 葡萄糖酸钙，10 ml 安瓿	—氢氟酸（全身效应） —氟化物	10～20 ml，IV 5 min；必要时，每 10 min 重复给药一次	0.2～0.3 ml/kg 体重，IV 5 min；必要时，每 10 min 给药一次
2.5%～10% 葡萄糖酸钙凝胶或溶液	—氢氟酸灼伤	局部施用	局部施用
亚硝酸戊酯，0.3 ml 安瓿	—氰化物 —腈类 —硫化物（H₂S）	吸入（1 支安瓿，吸 30 s，停 30 s；可重复这一过程）	
羟钴胺素两管，每管 2.5 g	—氰化物	5 g，IV 30 min	70 mg/kg，IV 30 min
3% 亚硝酸钠，10 ml 安瓿	—氰化物 —腈类 —硫化物（H₂S）	10 ml，IV 5 min	0.15～0.33 ml/kg 体重，IV 5 min，最多施用 10 ml
25% 硫代硫酸钠，50 ml 安瓿	—氰化物 —腈类	50 ml，IV 10～20 min	1.6 ml/kg 体重，IV 10～20 min，最多施用 50 ml
1% 亚甲蓝，管形瓶	—导致高铁血红蛋白产生的物质	1～2 mg/kg 体重，IV 5 min，必要时每 30～60 min 重复给药一次	1～2 mg/kg 体重，IV 5 min，必要时每 30～60 min 重复给药一次
氧气	—单纯窒息性毒剂 —化学性窒息性毒剂 —导致高铁血红蛋白产生的物质 ——一氧化碳（CO） —氰化物 —叠氮化合物/叠氮酸 —硫化物	用 NRB 给予 100% 纯氧；如果是 CO 中毒，则给予 HBO	用 NRB 面罩给予 100% 纯氧；如果是 CO 中毒，则给予 HBO
双复磷 250 mg，1 ml 管形瓶	—有机磷 —神经性毒剂	—250 mg/kg 体重，IV/IM —2 h 后重复给药一次 —每 6～8 h 重复给药一次，直到起效 —可通过连续输注的方式给药	—4～8 mg/kg 体重，IV/IM（最多 250 mg） —2 h 后重复给药一次 —每 6～8 h 重复给药一次，直到起效 —可通过连续输注的方式给药
解磷定 1 g，1 ml 管形瓶	—有机磷 —神经性毒剂	1～2 g，IV 10 min/IM/SC，然后以 200～500 mg/h 的速度连续输注，直到起效	20～40 mg/kg 体重，IV 10 min/IM/SC，然后以 5～10 mg/（kg·h）的速度连续输注，直到起效
10%BAL，3 ml 安瓿	—砷 —汞 —路易氏毒气	3 mg/kg，每 4～6 h 进行一次深部 IM 给药（对于砷中毒，该过程持续 2 天；对于汞中毒或路易氏毒气中毒，该过程持续 1 天）；对于砷中毒，此后 7～10 天每 12 h 进行一次深部 IM 给药	

BAL，英国抗路易氏毒气剂；**IV**，静脉注射；**IM**，肌内注射；**HBO**，高压氧；**NRB**，非复吸式面罩；**SC**，皮下

由免疫球蛋白（Ig）E 介导的过敏反应（Ⅰ型超敏反应），其发生与解毒剂的施用剂量、浓度或方式无关。

解毒剂施用的相对禁忌证是指过敏样反应（例如非 IgE 介导的超敏反应）。过敏样反应的体征和症状与过敏反应相似。然而，通过减慢施用速度，降低施用浓度或剂量，或者通过采取不同的施用途径（例如以口服代替静脉注射），超敏反应是可以避免的。

此外，还应考虑与某一种解毒剂相关的特殊禁忌证。

10.8.3　化学事故中使用的解毒剂

亚硝酸戊酯会诱发低水平的高铁血红蛋白血症。高铁血红蛋白会与游离的氰化物结合。亚硝酸戊酯也可能通过一氧化氮合成酶而起效。亚硝酸戊酯可作为氰化物、产氰物明显急性中毒的急救药物，也可作为暴露于硫化物（H_2S）30 min 内明显急性中毒的急救药物。将安瓿压碎，吸入其内容物 30 s，停 30 s，以获得更好的氧合能力，然后重复该过程；1 支安瓿可使用 2 ~ 3 min，可引起大约 5% 的高铁血红蛋白血症。在静脉注射亚硝酸钠后，停止施用亚硝酸戊酯。亚硝酸戊酯极易挥发和爆炸，仅用于快速急救。作为解毒剂，亚硝酸钠能更有效地生成高铁血红蛋白。施用亚硝酸戊酯的相对禁忌证有严重低血压、> 40% 的高铁血红蛋白血症和一氧化碳（CO）中毒。施用亚硝酸戊酯的不良反应包括头痛、低血压、反射性心动过速、灌注不足和休克。

阿托品是胆碱能毒蕈碱型受体（而非烟碱型受体）的竞争性拮抗剂。阿托品对发生胆碱能综合征的所有中毒情况 [胆碱酯酶抑制剂（如有机磷杀虫剂和 N- 甲基氨基甲酸酯）中毒、胆碱能药中毒、神经性毒剂中毒] 均有效。由于乙酰胆碱酯酶受到抑制，未被代谢的乙酰胆碱开始在胆碱能突触中积累，导致胆碱能系统兴奋的典型临床表现。成人的阿托品起始剂量为 1 ~ 5 mg 静脉注射（取决于支气管分泌速度），儿童为 0.02 ~ 0.05 mg/kg 体重；每 5 min 给药一次，直到严重中毒的临床表现得到改善。也可以按每小时 0.02 ~ 0.08 mg/kg 体重的速度进行输注给药。如果是大规模伤亡事故，可以采用肌内注射方式给药。应确保患者供氧充足，因为阿托品可能使低氧血症患者发生心律失常。适度阿

托品化最重要的一个指标是支气管分泌亢进停止，次要指标包括瞳孔散大、口干和心动过速。

二巯丙醇（BAL，2, 3- 二巯丙醇）可与砷、肿和路易氏毒气结合形成络合物。路易氏毒气和砷的毒性基于其与酶所必需的巯基（—SH）之间的相互作用。二巯丙醇有两个—SH，通过这两个—SH，它可与金属离子结合形成稳定的环状硫醇盐。二巯丙醇 - 金属络合物会经肾和胆汁被分泌出去。在目前仍在使用的解毒剂中，二巯丙醇是毒性最强的一种。碱化尿液可降低上述二巯丙醇 - 金属络合物的肾毒性。二巯丙醇的不良反应包括恶心、呕吐、胃痛、剂量依赖性高血压、心动过速、胸部压榨性疼痛、头痛、出汗、流泪、流涎、肌肉疼痛以及口腔、咽喉和眼睛出现烧灼感，在过量用药的情况下，可能出现惊厥和意识丧失。二巯丙醇会通过细胞膜迅速扩散，因此它在组织中的浓度是在血液中的 5 倍。如果发生砷中毒，在前 2 天以 3 mg/ kg 体重的剂量施用二巯丙醇，每 4 ~ 6 h 进行一次深部肌内注射给药，然后在此后的 7 ~ 10 天每 12 h 进行一次深部肌内注射给药。如果发生肿中毒和路易氏毒气的全身毒性反应（休克或严重的肺部中毒性损伤），则仅在暴露后的第一天以 3 mg/kg 体重的剂量施用二巯丙醇。建议咨询毒理学家的意见。如果存在肾功能不全的情况，可通过血液透析或血液滤过的方式有效去除形成的络合物。对花生过敏为其禁忌证。

羟钴胺素是维生素 B_{12}（氰钴胺）的合成前体，可用于治疗恶性贫血。在高剂量下，也可用于治疗氰化物中毒。羟钴胺素可与血浆中游离的氰结合形成无毒的氰钴胺。羟钴胺素适用于氰化物中毒或疑似氰化物中毒的情况，尤其是在发生火灾时。由于同时存在一氧化碳（CO）中毒的情况，使用亚硝酸盐很可能导致碳氧血红蛋白血症，因此无法使用亚硝酸盐。羟钴胺素也可用于预防硝普钠的毒性作用。成人的平均剂量为 5 g，需将羟钴胺素用至少 200 ml 的 0.9% NaCl 溶液稀释，输注 30 min。儿童剂量为 70 mg/kg 体重。同时施用硫代硫酸钠可产生协同作用，建议给药剂量为 8 ~ 12.5 g 静脉注射（32 ~ 50 ml 的 25% 溶液）。切勿将这两种解毒剂混合在一起进行输液，因为硫代硫酸盐会与羟钴胺素形成无活性的络合物。如果在输液 15 ~ 30 min 后临床状况未得到改善，则再次进行同样剂量的羟钴胺素和硫代硫酸钠给药。可能出现的不良反应有恶心、呕吐、高血压、肌肉抽搐或痉挛。羟钴胺素

应储存在标准室温中。

葡萄糖酸钙是在氟化物、氢氟化物、镁或钾中毒时使用的生理性拮抗剂。在氢氟酸（HF）皮肤吸收中毒时，可用葡萄糖酸钙在创面行皮下浸润（5%～10%溶液 0.5 ml/cm²，每根手指不超过 0.5 ml）。如果是严重的氢氟酸全身吸收中毒，并伴有低钙血症，则可进行葡萄糖酸钙的全身给药。成人的起始剂量为 10～20 ml，静脉注射 5 min（儿童的剂量为 0.2～0.3 ml/kg 体重）。必要时，可以每 10 min 重复给药一次。在氢氟酸摄入中毒时，可将 10～20 g（10～20 安瓿）葡萄糖酸钙加入至 250 ml 水中，进行口服给药。紧急情况下，可饮用 0.5～1 dl 的牛奶或 $CaCO_3$。如果发生了氢氟酸吸入中毒，则建议雾化吸入 2.5% 葡萄糖酸钙。

氧气是一氧化碳（CO）中毒的竞争性拮抗剂。在发生一氧化碳中毒时，可给予高压氧治疗（在压力等于 2～3 atm 的特殊高压舱内接受吸氧治疗）。其有效性尚未在氰化物中毒、氢硫化物中毒或高铁血红蛋白血症中得到证实。

亚甲蓝是高铁血红蛋白（Fe^{3+}）的还原剂，可将其还原成亚铁血红蛋白（Fe^{2+}）。在发生中毒性高铁血红蛋白血症时，可按 1～2 mg/kg 体重的剂量施用，施用方式为 1% 溶液缓慢静脉注射。成人和儿童的施用剂量相同。在静脉注射给药结束后，可施用 15～30 ml 的生理溶液或 5% 葡萄糖，以缓解局部疼痛。30～60 min 后可重复给药一次，预计最大疗效会在 30 min 内出现。可重复给药，总施用剂量不超过 7 mg/kg 体重。

亚硝酸钠可用于氰化物或疑似硫化物（H_2S）急性中毒，在暴露后 30 min 内施用。该解毒剂可将血红蛋白氧化成高铁血红蛋白，而高铁血红蛋白则可与游离的氰化物结合。成人的治疗剂量为 300 mg 亚硝酸钠（10 ml 3% 溶液），施用方式为缓慢静脉注射（5 min）。这一剂量可在 30 min 内将高铁血红蛋白的浓度提高 20%～30%。如果高铁血红蛋白的浓度未升高至期望水平，可加用一半的剂量。儿童的施用剂量为 0.15～0.33 ml/kg 体重，最高不超过 10 ml。不过，这主要取决于血红蛋白的浓度。如果存在贫血和低血压的情况，我们应相应地减少剂量，将解毒剂用 50～100 ml 的生理溶液稀释，并减慢注射速度（至少 5 min）。每次施用亚硝酸钠后，都应施用硫代硫酸钠。但是，在发生硫化物（H_2S）中毒时，不应施用硫代硫酸盐，因为硫血红蛋白会发生自发降解。如果同时存在一氧化碳

（CO）中毒的情况，例如在火灾中，则不应施用亚硝酸盐，应使用羟钴胺素。

硫代硫酸钠可将氰化物转化为硫氰酸盐（硫氰化物）。与氰化物不同，硫氰酸盐通过细胞膜扩散的速度较为缓慢。在发生氰化物中毒时，可联合使用亚硝酸钠和硫代硫酸钠。施用剂量为 12.5 g（50 ml 25% 溶液），施用方式为静脉注射 10～20 min。儿童的剂量为 400 mg/kg 体重（1.6 ml 25% 溶液），总剂量不超过 50 ml 的 25% 溶液。在 30～60 min 后可再施用一半剂量。

双复磷是乙酰胆碱酯酶的一种重活化剂。越早施用，解毒效果越好，因为此时毒物与乙酰胆碱酯酶的结合仍然是可逆的（对于神经性毒剂武器，这个可逆结合过程可持续数分钟；而对于有机磷杀虫剂，这个过程可一直持续至中毒后 24 h 或一直持续至乙酰胆碱酯酶被成功重活化）。施用方式为静脉注射或肌内注射。成人的起始剂量为 250 mg，2 h 后可重复给药一次，然后每 6～8 h 重复给药 250 mg。儿童的剂量为 4～8 mg/kg 体重，不超过 250 mg。输注给药的持续时间视乙酰胆碱酯酶重活化的有效性而定。

解磷定是胆碱酯酶的一种重活化剂。越早施用，解毒效果越好，因为此时毒物与乙酰胆碱酯酶的结合仍然是可逆的（对于神经性毒剂武器，这个可逆结合过程可持续数分钟；而对于有机磷杀虫剂，这个过程可一直持续至中毒后 24 h 或一直持续至乙酰胆碱酯酶被成功重活化）。起始剂量为 1～2 g，施用方式为缓慢静脉注射（10 min 以上）或加入至 100 ml 生理溶液后输注 15～30 min。儿童的施用剂量为 20～40 mg/kg 体重，缓慢静脉注射，最多不超过 1 g。如果不能在第一时间实施静脉内给药，则应采用肌内注射或皮下注射方式给药。然后，每小时输注 200～500 mg[儿童 5～10 mg/(kg·h)]，该过程应至少持续 24 h。解磷定的治疗可持续数日，尤其是在发生亲脂性有机磷中毒时。治疗的持续时间视患者的临床表现、乙酰胆碱酯酶的活性和所涉及的有机磷化合物类型而定。

10.9 最常见中毒性创伤的治疗

针对不同类型的化学损伤，化学事故受害者治疗指南为医学应急救援（EMS）队提供了治疗的基本知识和指导。当然，本书并不是临床毒理学教科

书。要针对现有的数千种化学品都单独制订治疗指南难以做到，也是极其荒谬的。因此，后述指南将针对常用化学品和那些根据现有数据，已经导致化学事故的化学品。为了以尽可能简单的术语呈现基本信息，同时也为了更便于使用，我们根据所致临床体征以及所需治疗的相似性，将种类相对较多的化学品分成数个类别。

然而，我们必须强调的是，涉及危险化学品的每起事故都是独一无二的，都需要进行单独的风险评估，并就救援人员的安全和受害者的治疗给出有针对性的、确切的指导原则。因此，后述指南应仅视为促进 EMS 队、PCC 24 h 信息 / 咨询服务框架内的临床毒理学家以及其他救援人员之间交流的起点。

对于某一种危险物质或某几种类似危险物质的中毒性创伤治疗，我们将给出对此类中毒受害者而言最为有利的治疗方式。受害者人数、对医疗资源的需求以及事故的具体情况都将影响中毒性创伤的治疗方式和治疗程度。举例来说，在受害者人数众多的重大事故（MI）中，对受害者受污染的眼睛进行 20 min 的冲洗就是不现实的。在重大事故中，比较合理的做法是对 20 名受害者每人进行 1 min 的眼睛冲洗。医学救援人员应该明白在哪些地方可以随机应变以及受害者会因此付出何种代价。

10.9.1 刺激性气体（刺激物）

刺激物与黏膜和皮肤的潮湿表面接触时会发生反应，引起局部组织刺激和腐蚀性损伤。损伤程度取决于暴露的浓度和持续时间。刺激物会对眼睛（结膜、角膜）、鼻黏膜、口腔、咽部、会厌、喉部、气管、支气管、细支气管和肺泡 - 毛细血管膜产生刺激。肺病 [哮喘、慢性阻塞性肺疾病（COPD）] 患者和吸烟者暴露于刺激物后将面临更大的风险。高浓度暴露可能导致死亡。

通常情况下，刺激性气体不会被生物体吸收，也不会引起直接的全身性毒性反应。由于气道损伤（黏膜水肿、支气管痉挛、非心源性肺水肿），氧气从肺部扩散到组织中的过程会受到破坏，导致低氧血症和器官 [心脏和（或）脑部] 缺氧。暴露于刺激物后引起的临床体征和症状也取决于其水溶性。高水溶性的气体具有较好的警告特性：此类气体在空气中的浓度即便较低，也会对上呼吸道系统产生刺激。

根据水溶性，刺激性气体分为：

- 高水溶性气体：NH_3、SO_2、HCl、HF、甲醛、HBr、氯化硫、特氟龙过热后产生的气体。
- 中等水溶性气体：Cl_2、氟气、丙烯醛。
- 低水溶性气体（可溶于油脂）：亚硝气（NO_2、N_2O_4）、光气、臭氧、羰基镍。

氯气常常会引起化学事故。众所周知，氯气是一种黄绿色气体或透明的黄棕色液体（液化气体），其特异气味通常让人想起游泳池水或漂白剂的气味。在化学工业中，氯气被用作漂白剂、消毒剂。氯气也用于游泳池的消毒。氯气比空气重，会沉积在空间底部。氯气在与潮湿表面 / 水接触后会形成盐酸和次氯酸。氯气与空气混合时具有很高的反应活性，还可能形成爆炸性混合物。

氨是一种无色气体或液体（液化压缩气体或水溶液）。氨是一种强碱，其特异气味类似于尿液干燥后散发出来的刺激性气味。氨比空气轻，被用作制冷剂、漂白剂，也用于制造爆炸物和一些家用清洁剂。在实验室中，氨通常以 35% 水溶液的形式存在。

光气的同义词是碳酰氯、$COCl_2$ 和 CG。光气在室温下为无色气体或白色蒸气，可发出一种类似于干草发霉或鲜草刚割下来的气味（浓度较低时无气味）。光气比空气重 —— 会在空间底部积聚，降解缓慢，可污染大片区域。与黏膜或皮肤中的水分接触时，光气会形成盐酸。在工业上，光气用于生产异氰酸酯、聚氨酯、聚碳酸酯树脂、杀虫剂、除草剂和染料。氯化烃燃烧时可产生光气。

10.9.1.1 暴露于刺激性气体的急性体征和症状

暴露于刺激性气体的急性体征和症状首先是局部刺激性体征。

- **眼睛**：灼痛、刺痛、流泪、眼睑痉挛。
- **呼吸系统**：打喷嚏、咳嗽、上呼吸道水肿、发声困难、喘息、呼吸困难、支气管痉挛、肺炎或非心源性肺水肿（可能在暴露后延迟出现：氯气 24 h 后，光气 48 h 后）、低氧血症和心搏骤停相关体征。
- **皮肤**：刺激、红斑以及与液化压缩气体接触后出现的灼伤或冻伤体征。

10.9.1.2　院前处置

疏散	受害者应尽快从受污染区域 / 热区 / 红区疏散，由培训合格且配备相应装备（A 级 PPE）的救援人员进行。在大多数国家，受害者疏散由消防人员负责。
持久性 / 传播性信息	对医学救援人员造成二次污染的风险较低，仅液态刺激物存在此风险。 配合去污的医学救援人员应使用 PPE（过滤式全面罩、抗化学品喷溅的防护服、丁腈手套和靴子）。
初次检查	在进行去污之前，应只采取最紧急的急救措施：清理气道、保护颈椎和以压迫方式阻止严重出血。
去污	• 暴露于刺激性气体的受害者并非都必须去污，但是建议去除衣物，因为衣物内会留有部分气体。 • 受害者如果暴露于以液体或气溶胶形式存在的刺激物，则应进行初次去污。 • 眼睛暴露：去除隐形眼镜，注意不要造成进一步的伤害。用温水（如果可能的话）或 0.9% NaCl 溶液彻底冲洗眼睛。如果暴露于腐蚀性物质，眼睛应至少冲洗 20 min。 • 皮肤暴露：用水彻底冲洗暴露部位。如果暴露于腐蚀性物质，应对暴露部位冲洗较长时间。
中毒性创伤治疗	• 检查所有出现暴露症状的受害者。 • 对症治疗。 • 保持气道开放，可考虑早期插管（水肿！），必要时给予辅助供氧。 • 如果出现支气管痉挛的情况，给予吸入性支气管扩张剂和吸入性类固醇。
解毒剂	没有专门的解毒剂。
观察 / 出院标准	• 检查所有出现过或仍存在暴露症状的受害者。所有既往有肺病史的受害者，以及所有在检查时仍存在症状的受害者，都应接受住院观察：如果暴露于中等水溶性的刺激性气体（如氯气），则住院观察 24 h；如果暴露于低水溶性的刺激性气体（如光气），则住院观察 48 h。 • 对于所有未住院的受害者，都应以书面形式告知：如果出现任何与呼吸器官相关的症状，都应立即返回医院接受检查。 • 如果出现角膜损伤体征，或接触了液化气体，则应接受眼科医生的检查。 • 填写化学品暴露报告。

10.9.1.3　急诊 / 院内处置

持久性 / 传播性信息	对医学救援人员造成二次污染的风险较低，仅液态刺激物存在此风险。 配合去污的医学救援人员应使用 PPE（过滤式全面罩、抗化学品喷溅的防护服、丁腈手套和靴子）。
初次检查	在去污之前，应只采取最紧急的急救措施：清理气道、保护颈椎和以压迫方式阻止严重出血。
去污	• 暴露于刺激性气体的受害者并非都必须接受去污；但是建议去除受害者的衣物，因为衣物内会留有部分气体。 • 受害者如果暴露于以液体或气溶胶形式存在的刺激物，则应进行初次去污。 • 眼睛暴露：去除隐形眼镜，注意不要造成进一步的伤害。用温水（如果可能的话）或 0.9% NaCl 溶液彻底冲洗眼睛。如果暴露于腐蚀性物质，应至少冲洗 20 min。 • 皮肤暴露：用水彻底冲洗暴露部位。如果暴露于腐蚀性物质，则应对暴露部位冲洗较长时间。
中毒性创伤治疗	• 对症治疗。 • 保持气道开放，可考虑早期插管（水肿！），必要时给予辅助供氧。 • 吸入暴露：采集血样进行动脉血气分析（arterial blood gas analysis，ABGA），胸部 X 线检查，测定最大呼气流量（peak expiratory flow，PEF）。必要时，可重复以上检查。如果出现支气管痉挛的情况，则给予（吸入性或全身性）支气管扩张剂和吸入性类固醇。 • 可能需要给予通气支持 [呼气末正压通气（positive end expiratory pressure，PEEP）、连续气道正压通气（continuous positive airway pressure，CPAP）]。 • 监测可能出现的继发性感染或急性呼吸窘迫综合征（acute respiratory distress syndrome，ARDS），并采取相应措施。 • 如果严重暴露于氯气或光气等刺激性气体，可考虑早期进行糖皮质激素的全身给药，以预防肺水肿。 • 眼睛暴露：去除隐形眼镜，注意不要造成进一步的伤害。用温水（如果可能的话）或 0.9% NaCl 溶液彻底冲洗眼睛。如果出现角膜损伤体征，或者眼睛接触了液化气体，则应接受眼科医生的检查。 • 皮肤暴露：用水彻底冲洗暴露部位。对于灼伤 / 冻伤，进行对症治疗，可考虑手术治疗。

解毒剂	没有专门的解毒剂。
住院 / 出院标准	• 检查所有出现过或仍存在暴露症状的受害者。所有既往有肺病史的受害者，以及所有在检查时仍存在症状的受害者，都应接受住院观察：如果暴露于中等水溶性的刺激性气体（如氯气），则住院观察 24 h；如果暴露于低水溶性的刺激性气体（如光气），则住院观察 48 h。 • 对于所有未住院的受害者，都应以书面形式告知：如果出现任何与呼吸器官相关的症状，都应立即返回医院接受检查。 • 如果出现角膜损伤体征，或者接触了液化气体，则应接受眼科医生的检查。 • 填写化学品暴露报告。

10.9.2 窒息性毒剂

窒息性毒剂是指会干扰机体有氧代谢机制的化学物质。窒息性毒剂会造成类似的临床后果，尽管破坏氧供或氧利用的程度不一，所引起的症状也不尽相同。窒息性毒剂可以分为单纯窒息性毒剂和化学性窒息性毒剂。**单纯窒息性毒剂**会取代周围空气中的氧气，使所吸入空气中的氧气含量降低。**化学性窒息性毒剂**会干扰氧运输系统（血红蛋白）或氧利用过程中的线粒体细胞色素氧化酶发挥作用。

10.9.2.1 可能导致窒息性毒剂无意暴露和使用的来源

• 单纯窒息性毒剂：
二氧化碳（CO_2）：燃烧、灭火的副产物。
甲烷：沼泽、污水、化学合成、矿井。
丙烷：液化气、化学合成。
• 化学性窒息性毒剂：
导致高铁血红蛋白（MetHb）产生的物质：解毒剂（亚硝酸盐）、染料生产、轮胎硫化。
一氧化碳（CO）：木炭、煤油或气体燃料的不完全燃烧，火灾期间吸入的烟雾、二氯甲烷（CH_3Cl_2）。
氰化物和产氰物质：**氰化氢（hydrogen cyanide，HCN）**在化学工业中被用于生产塑料和亚硝酸盐。其他氰化物则应用于涂料、染料、照相工业、清洁和金属生产等领域。氰化氢是一种无色气体或浅蓝色、高挥发性液体，而氰和氰化盐为无色气体或白色固体物质。其气味可能类似于苦杏仁的气味，对该气味的感知取决于个体的遗传素质。氢氰酸具有高挥发性，可能形成爆炸性混合物。
硫化物：生物材料厌氧降解、化学合成、橡胶生产。

叠氮化合物：炸药生产、化学合成。
肼：冶金、化学工业和微电子。

10.9.2.2 暴露途径
单纯窒息性毒剂通过吸入方式进入体内。**化学性窒息性毒剂**可通过吸入方式进入体内（CO），也可通过皮肤、黏膜或通过摄入方式进入体内[氰化物、产氰物质、硫化物、叠氮化合物和导致高铁血红蛋白（methemoglobin，MetHb）产生的物质]。

所产生的后果取决于暴露的浓度和持续时间。当通过摄入方式暴露时，暴露后果会延迟出现。

10.9.2.3 致毒机制
使肺泡中的氧分压降低（单纯窒息性毒剂），使通向组织的氧运输过程受到破坏（导致 MetHb 产生的物质、CO、肼），使细胞呼吸链系统的氧利用过程受到破坏（CO、氰化物、叠氮化合物、硫化物）。

10.9.2.4 急性体征和症状，反映窒息性毒剂暴露的不同程度

• 中枢神经系统（CNS）：头痛、意识错乱、恶心、激动不安、惊厥、意识障碍、昏迷。
• 呼吸系统：呼吸困难、喘息、呼吸急促 / 呼吸过慢、呼吸暂停。
• 心血管系统（CVS）：心动过速、心肌缺血体征、心律失常、心搏骤停、低血压（亚硝酸盐、硝酸盐、叠氮化合物）。
• 胃肠道：由氰化物引起的金属味觉、恶心、呕吐。
• 皮肤 / 黏膜：苍白、发冷 / 出汗、发绀（单纯窒息性毒剂、导致 MetHb 产生的物质）、鲜红色（CO）。
• 眼睛：流泪、眼睑痉挛（H_2S）。

暴露于高浓度 H_2S 可引起特征性的意识快速丧失（"击昏"）。

暴露于氰化物时，中枢神经系统（CNS）会迅速受到影响（数秒钟至数分钟）。受害者会死于心肺骤停。

某些氰化物（如氯化氰）同时也属于刺激物，会引起咳嗽、窒息和非心源性肺水肿。氰化钠可损伤皮肤和眼睛。

10.9.2.5 院前处置

疏散	受害者应尽快从受污染区域 / 热区 / 红区疏散，由培训合格且配备相应装备（A 级 PPE）的救援人员进行。在大多数国家，受害者疏散由消防人员负责。
持久性 / 传播性信息	气体窒息性毒剂不存在造成二次污染的风险。液体或固体窒息性毒剂对医学救援人员可能存在造成二次污染的风险。 配合去污的医学救援人员应使用 PPE（SCBA/ 过滤式全面罩、抗化学品喷溅的防护服、丁腈手套和靴子）。如果未配备 SCBA，则应遵守相应的限制性规定（如氰化物暴露）。
初次检查	在去污之前，应只采取最紧急的抢救措施：清理气道、保护颈椎和以压迫方式阻止严重出血。 在发生氰化物中毒时，如果存在呼吸抑制 / 意识障碍的情况 [格拉斯哥昏迷量表（Glasgow Coma Scale，GCS）评分 < 8]，应立即给予解毒剂！ 在进行复苏治疗时，不应使用口对口复苏法，应使用单向阀面罩（因为存在二次暴露的风险）。
去污	• 暴露于气体窒息性毒剂的受害者并非都必须接受去污，但是建议去除衣物。如果怀疑衣物内留有相关气体或衣物吸收了相关气体，则受害者的衣物必须去除。 • 受害者如果暴露于液体或固体窒息性毒剂，则应进行相应的去污。 • 眼睛暴露：去除隐形眼镜，注意不要造成进一步的伤害。用温水（如果可能的话）或 0.9% NaCl 溶液彻底冲洗眼睛。如果暴露于腐蚀性物质，至少冲洗 20 min。 • 皮肤暴露：用水彻底冲洗。如果暴露于腐蚀性物质，应对暴露部位冲洗较长时间。
中毒性创伤治疗	• 检查所有表现出暴露症状的受害者。 • 保持气道开放，采用球囊面罩给予 100% 纯氧。必要时，进行插管和通气治疗。 • 如果 MetHb 达到了具有临床意义的水平，可考虑给予亚甲蓝。 • 严重硫化物（H_2S）中毒：可考虑在暴露后 30 min 内给予亚硝酸异戊酯。 • 氰化物吸入暴露：如果患者在疏散后 5 min 仍然呼吸正常且意识清醒，则不应给予解毒剂。一旦患者接受氧疗且平静下来，患者将自行恢复。 • 如果存在呼吸抑制 / 意识障碍的情况（GCS 评分 < 8），应立即给予解毒剂。 • 如果出现支气管痉挛的情况（如硫化物中毒），应给予吸入性支气管扩张剂和吸入性类固醇。 • 对于灼伤 / 冻伤，进行对症治疗。
解毒剂	• 一氧化碳（CO）中毒：100% 纯氧。 • 导致 MetHb 产生的物质中毒：对于 MetHb 值 > 20% 的有症状受害者，给予亚甲蓝。对于 MetHb < 20% 的无症状患者，无须给予亚甲蓝治疗。高压氧（hyperbaric oxygenation，HBO）治疗仅适用于严重中毒且亚甲蓝治疗不成功的情况。 • 对于硫化物中毒，给予亚硝酸异戊酯或亚硝酸钠治疗。 • 对于氰化物中毒，如果存在呼吸抑制 / 意识障碍的情况（GCS 评分 < 8），应立即给予解毒剂。 　—亚硝酸异戊酯也可在现场施用，尤其是在重大事故中（MI）。 　—联合使用亚硝酸钠和硫代硫酸钠，但不太适合在现场施用，因为无法监测 MetHb 水平。施用过程本身也更为复杂。 　—羟钴胺素更适合现场使用，可用于发生火灾时氰化物中毒的解毒，而火灾受害者常常同时存在 CO 中毒的情况。 更多信息参见 10.8.3 部分内容。
观察 / 出院标准	• 所有存在中毒体征的受害者都应住院观察 24 h。化学性窒息性毒剂中毒患者应好好休息。 • 如果出现角膜损伤体征，或接触了液化气体，则应接受眼科医生的检查。 • 对于所有未住院的受害者，应以书面形式告知：如果出现任何与呼吸器官相关的症状，应立即返回医院接受检查。 • 填写化学品暴露报告。

10.9.2.6　急诊 / 院内处置

持久性 / 传播性信息	气体窒息性毒剂不存在造成二次污染的风险。液体或固体窒息性毒剂对医学救援人员可能存在造成二次污染的风险。 配合去污的医学救援人员应使用 PPE（SCBA/ 过滤式全面罩、抗化学品喷溅的防护服、丁腈手套和靴子）。如果未配备 SCBA，则应遵守相应的限制性规定（如氰化物暴露）。
初次检查	在去污之前，应只采取最紧急的急救措施：清理气道、保护颈椎和以压迫方式阻止严重出血。 在发生氰化物中毒时，如果存在呼吸抑制 / 意识障碍的情况（GCS 评分 < 8），应立即给予解毒剂！ 在进行复苏治疗时，不应使用口对口复苏法，应使用单向阀面罩（因为存在二次暴露的风险）。
去污	• 暴露于气体窒息性毒剂的受害者并非都必须去污，但是建议去除衣物。如果怀疑衣物内留有相关气体或衣物吸收了相关气体，则受害者的衣物必须去除。 • 受害者如果暴露于液体或固体窒息性毒剂，应接受相应的去污。 • 眼睛暴露：去除隐形眼镜，注意不要造成进一步的伤害。用温水（如果可能的话）或 0.9% NaCl 溶液彻底冲洗眼睛。如果暴露于腐蚀性物质，应至少冲洗 20 min。 • 皮肤暴露：用水彻底冲洗。如果暴露于腐蚀性物质，应对暴露部位冲洗较长时间。
中毒性创伤治疗	• 检查所有表现出暴露症状的受害者。 • 吸入暴露：保持气道开放，采用球囊面罩给予 100% 纯氧。必要时进行插管和通气治疗。进行血氧测定和 ABGA，胸部 X 线检查，测定 PEF。必要时，重复以上检查。 • 使用粗口径静脉套管针，进行心电图（electrocardiograph, ECG）检查，通过给予碳酸氢钠纠正酸中毒。 • 如果出现支气管痉挛的情况（如硫化物中毒），给予（吸入性或全身性）支气管扩张剂和吸入性类固醇。 • 可能需要给予通气支持（PEEP、CPAP）。监测可能出现的继发性感染或 ARDS，并采取相应措施。 • 如果 MetHb 达到了具有临床意义的水平，可考虑给予亚甲蓝。 • 严重硫化物中毒：可考虑在暴露后 30 min 内给予亚硝酸异戊酯或亚硝酸钠。 • 氰化物吸入暴露：如果患者在疏散后 5 min 仍然呼吸正常且意识清醒，则不应给予解毒剂。一旦患者接受氧疗且平静下来，患者将自行恢复。 • 如果存在呼吸抑制 / 意识障碍的情况（GCS 评分 < 8），应立即给予解毒剂。 • 在给予解毒剂之前，应采用肝素锂采血管或塑料采血管取 5 ~ 10 ml 血样，以进行血清氰化物水平测定。 • 氰化物摄入：对于意识障碍患者，不应诱使其发生呕吐；对于意识清醒患者，应尽快给予其活性炭（1 g/kg 体重）。在摄入后的 1 h 内，可进行洗胃（注意：使用 PPE，正确丢弃受污染的胃内容物），并给予足量的活性炭。 • 对于灼伤 / 冻伤，进行对症治疗，可考虑手术治疗。
解毒剂	• CO 中毒：100% 纯氧，可考虑 HBO 治疗。 • 导致 MetHb 产生的物质中毒：对于 MetHb > 20% 的有症状受害者，给予亚甲蓝。对于 MetHb < 20% 的无症状患者，无须给予亚甲蓝治疗。HBO 治疗仅适用于严重中毒且亚甲蓝治疗不成功的情况。 • 硫化物中毒：给予亚硝酸异戊酯或亚硝酸钠治疗。 • 氰化物中毒：如果存在呼吸抑制 / 意识障碍的情况（GCS 评分 < 8），应立即给予解毒剂。 　—亚硝酸戊酯也可在现场施用，尤其是在重大事故中。 　—联合使用亚硝酸钠和硫代硫酸钠，但不太适合在现场施用，因为无法监测 MetHb 水平。施用本身也更为复杂。 　—羟钴胺素可以用于发生火灾时氰化物中毒的解毒，火灾受害者常常同时存在 CO 中毒的情况。 更多信息参见 10.8.3 部分内容。
住院 / 出院标准	• 所有存在中毒体征的受害者都应住院观察 24 h。化学性窒息性毒剂中毒患者应好好休息。 • 所有接受了解毒剂给药的患者都应住进 ICU。 • 如果是摄入中毒，所有受害者都应住院观察 24 h。如果病情恶化，应给予相应治疗。 • 基本实验室检测结果（包括 ABGA 和血氧测定）正常的无症状患者可以出院。 • 如果出现角膜损伤体征，或接触了液化气体，则应接受眼科医生的检查。 • 对于所有未住院的受害者，应以书面形式告知：如果出现任何与呼吸器官相关的症状，应立即返回医院接受检查。 • 填写化学品暴露报告。

10.9.3 有机溶剂

根据化学结构，有机溶剂可分为很多不同的种类，其中大部分为碳氢化合物。有机溶剂的共同特性是都能溶解有机化合物。有机溶剂通常以多种碳氢化合物的混合物的形式存在（例如硝基溶剂）。

根据化学结构，有机溶剂（organic solvents, OS）可以分为以下几类：

- 石油产品：石油醚、汽油、原油、石油溶剂、煤油、柴油、矿物油、石蜡。
- 芳香族有机溶剂（含有苯环的化合物）：苯、二甲苯、甲苯、苯乙烯、苯酚。
- 卤化有机溶剂（有机卤化物）：三氯乙烯、三氯乙烷、四氯化碳、二氯甲烷、氯乙烯、氯甲烷、氟利昂。
- 松节油：精油。
- 醇类（alcohols）：甲醇、乙醇、丙醇。
- 其他化合物：乙二醇、醛类、酯类、醚类、苯甲酸苄酯。

10.9.3.1 致毒机制

有机溶剂具有局部刺激性或腐蚀性，也可引起全身效应。有机溶剂会对皮肤、眼睛、呼吸道黏膜和肠黏膜产生刺激；浓度较高时会引起灼伤，长时间暴露会使皮肤丧失功能。在非特异性全身效应方面，有机溶剂可能**对中枢神经系统（CNS）造成影响**，包括（通过 $GABA_A$ 受体）使中枢神经系统受到抑制；高浓度气体会产生与单纯窒息性毒剂气体类似的效果，也可能**对心脏造成影响**，包括使心肌对内源性儿茶酚胺的敏感性增高和降低心室颤动的阈值。

10.9.3.2 暴露途径

有机溶剂可通过吸入气体和（或）气溶胶、与皮肤和眼睛接触以及摄入等方式而被吸收，还有可能出现误服的情况。

有机溶剂产生的效果取决于暴露的浓度、持续时间及其类型。这些效果可能立即出现，从暴露后数秒到数分钟（取决于溶剂的类型和暴露途径），也可能延迟出现［有机溶剂、杂质（如苯胺）以及有机溶剂代谢产物的全身效应］。除了毒理学特性，还应对有机溶剂的物理性质、表面张力和挥发性加以考虑。

10.9.3.3 暴露于有机溶剂的急性体征和症状

- 局部效应：使眼睛和皮肤产生烧灼感，并对其产生刺激和腐蚀作用；打喷嚏、咳嗽、化学性肺炎、呼吸困难、呼吸急促 / 呼吸过慢 / 呼吸暂停。
- 中枢神经系统（CNS）：头痛、恶心、意识错乱、激越、惊厥、感觉缺失、麻醉状态、昏迷。
- 心血管系统（CVS）：心律失常、低氧血症引起的心动过速、心肌缺血和心搏骤停，还可能有直接的心脏毒性作用。
- 某些有机溶剂的特殊全身性作用：五氯苯酚、二硝基酚（破坏氧化磷酸化和高体温）、苯酚（腐蚀作用、多器官功能衰竭）、二氯甲烷（被代谢为一氧化碳，导致一氧化碳中毒体征）、苯（致癌）、正己烷（在长时间暴露的情况下会引起周围神经病变）。

10.9.3.4 院前处置

疏散	受害者应尽快从受污染区域 / 热区 / 红区疏散，由培训合格且配备相应装备（A 级 PPE）的救援人员进行。在大多数国家，受害者疏散由消防人员负责。
持久性 / 传播性信息	液体或固体有机溶剂（OS）对医学救援人员可能存在造成二次污染的风险。 配合去污的医学救援人员应使用 PPE（过滤式全面罩、抗化学品喷溅的防护服、丁腈手套和靴子）。
初次检查	在进行去污之前，应采取最紧急的抢救措施：清理气道、保护颈椎和以压迫方式阻止严重出血。 在进行复苏治疗时，不应使用口对口复苏法，应使用单向阀面罩（因为存在二次暴露的风险）。
去污	• 暴露于有机溶剂气体的受害者并非都必须去污，但是建议去除受害者的衣物。如果怀疑衣物内留有相关气体或衣物吸收了相关气体，则受害者的衣物必须去除。 • 受害者如果暴露于液体或固体有机溶剂，应使用水和肥皂（低水溶性）进行相应的去污。 • 眼睛暴露：去除隐形眼镜，注意不要造成进一步的伤害。用温水（如果可能的话）或 0.9% NaCl 溶液彻底冲洗眼睛。如果暴露于腐蚀性物质，应至少冲洗 20 min。 • 皮肤暴露：用水和肥皂彻底冲洗。如果暴露于腐蚀性物质，应对暴露部位冲洗较长时间。

中毒性创伤治疗	• 检查所有表现出暴露症状的受害者。
	• 保持气道开放，采用球囊面罩给予 100% 纯氧。必要时，进行插管和通气治疗。
	• 治疗惊厥。
	• 谨慎使用任何肾上腺素能药物（如肾上腺素、沙丁胺醇），因为可能使心肌对有机溶剂的敏感性增高。
	• 灼伤 / 冻伤：进行对症治疗。
解毒剂	• 暴露于二氯甲烷：由于会产生 CO，应给予 100% 纯氧作为解毒剂。
	• 如果溶剂杂质中含有苯胺，可施用亚甲蓝；如果 MetHb > 20%，达到了具有临床意义的水平，可给予亚甲蓝。对于 MetHb < 20% 的无症状患者，无须给予亚甲蓝治疗。HBO 治疗仅适用于严重中毒且亚甲蓝治疗不成功的情况。
	更多信息参见 10.8.3 部分内容。
观察 / 出院标准	• 所有存在中毒体征的受害者都应住院观察 24 h。
	• 如果出现角膜损伤体征，或接触了液化气体，则应接受眼科医生的检查。
	• 对于所有未住院的受害者，应以书面形式告知：如果出现任何与呼吸器官相关的症状，应立即返回医院接受检查。
	• 填写化学品暴露报告。

10.9.3.5　急诊 / 院内处置

持久性 / 传播性信息	液体或固体有机溶剂（OS）对医学救援人员可能存在造成二次污染的风险。
	配合去污的医学救援人员应使用 PPE（过滤式全面罩、抗化学品喷溅的防护服、丁腈手套和靴子）。
初次检查	在进行去污之前，应只采取最紧急的急救措施：清理气道、保护颈椎和以压迫方式阻止严重出血。
	在进行复苏治疗时，不应使用口对口复苏法，应使用单向阀面罩（因为存在二次暴露的风险）。
去污	• 暴露于气体有机溶剂的受害者并非都必须接受去污，但是建议去除受害者的衣物。如果怀疑衣物内留有相关气体或衣物吸收了相关气体，则受害者的衣物必须去除。
	• 受害者如果暴露于液体或固体有机溶剂，应使用水和肥皂（低水溶性）进行相应的去污。
	• 眼睛暴露：去除隐形眼镜，注意不要造成进一步的伤害。用温水（如果可能的话）或 0.9% NaCl 溶液彻底冲洗眼睛。如果暴露于腐蚀性物质，应至少冲洗 20 min。
	• 皮肤暴露：用水和肥皂彻底冲洗。如果暴露于腐蚀性物质，应对暴露部位冲洗较长时间。
中毒性创伤治疗	• 检查所有表现出暴露症状的受害者。
	• 吸入暴露：保持气道开放，采用球囊面罩给予 100% 纯氧。必要时，进行插管和通气治疗。
	• 吸入和（或）误服 / 摄入有机溶剂：进行血氧测定和 ABGA、胸部 X 线检查、ECG 检查。必要时，可重复以上检查。
	• 可能需要给予通气支持（PEEP、CPAP）。监测可能出现的继发性感染或 ARDS，并采取相应措施。
	• 谨慎使用任何肾上腺素能药物（如肾上腺素、沙丁胺醇），因为可能使心肌对有机溶剂的敏感性增高。
	• 暴露于二氯甲烷：由于会产生 CO，应给予 100% 纯氧作为解毒剂。
	• 如果溶剂中含有苯胺，且 MetHb 达到了具有临床意义的水平，可给予亚甲蓝；对于 MetHb < 20% 的无症状患者，无须给予亚甲蓝治疗。
	• 灼伤 / 冻伤：进行对症治疗，可考虑手术治疗。
	• 如果出现角膜损伤体征，或接触了液化气体，则应接受眼科医生的检查。
解毒剂	• 暴露于二氯甲烷：由于会产生 CO，应给予 100% 纯氧作为解毒剂。
	• 如果溶剂杂质中含有苯胺，可施用亚甲蓝；如果 MetHb > 20%，达到了具有临床意义的水平，可给予亚甲蓝。对于 MetHb < 20% 的无症状患者，无须给予亚甲蓝治疗。HBO 治疗仅适用于严重中毒且亚甲蓝治疗不成功的情况。
	更多信息参见 10.8.3 部分内容。

住院 / 出院标准	• 所有存在全身性中毒体征的受害者，以及疑似误服或摄入中毒的受害者，都应接受观察。如果病情恶化，应给予相应治疗。 • 检查患者是否出现中毒性肺炎。如果 6 h 后完全无症状，则可出院。 • 所有接受了解毒剂给药的患者都应住进 ICU。 • 如果出现角膜损伤体征，或接触了液化气体，则应接受眼科医生的检查。 • 基本实验室检测结果（包括 PAAK 和血氧测定）正常的无症状患者可以出院。 • 对于所有未住院的受害者，应以书面形式告知：如果出现任何与呼吸器官相关的症状，应立即返回医院接受检查。 • 填写化学品暴露报告。

10.9.4　乙酰胆碱酯酶抑制剂（神经性毒剂）

乙酰胆碱酯酶抑制剂可以分为很多不同的种类，但致毒机制都相同。乙酰胆碱酯酶抑制剂都可以抑制乙酰胆碱酯酶（AChE）的活性，但理化性质不尽相同，因此毒性强弱也不尽相同。乙酰胆碱酯酶抑制剂与 AChE 的结合或对 AChE 的抑制可能是可逆的（如 N- 甲基氨基甲酸酯），也可能是不可逆的 [如有机磷杀虫剂（organophosphorous insecticides，OPI）和某些化学战神经毒剂，如塔崩、沙林、梭曼、GF 和 VX]。这就是所谓的"酶老化"过程。酶老化过程所需的时间介于数分钟（某些化学战剂）至数小时甚至数日（OPI）不等。一些神经性毒剂可用于化学战——皮肤接触一小滴即可能致命。震惊世界的蓄意释放沙林中毒事件有 2 起，分别于 1994 年发生在日本的松本和 1995 年发生在东京地铁站，共造成 18 人死亡。此外，还记录到了数起医务人员因未穿戴相应 PPE 而受到二次污染的案例。

在室温下，神经性毒剂为无色至棕色液体，有些具有水果香味，另一些则没有气味。通常，杀虫剂产品的气味主要来源于溶剂。乙酰胆碱酯酶抑制剂具有不同的挥发性，可以被分散，制成气雾剂而被吸入。乙酰胆碱酯酶抑制剂的蒸气比空气重——会在空间底部和有限空间内积聚。在某些条件下，某些化学战剂会降解生成有毒产物：塔崩可生成氰化氢和 CO，沙林和梭曼在酸性环境中会生成氟化氢，VX 在碱性水解过程中会生成 EA2192。

10.9.4.1　致毒机制 / 毒效学

OPI 和化学战神经性毒剂都可对乙酰胆碱酯酶产生抑制，使乙酰胆碱在神经和神经肌肉突触中积累。OPI 和化学战神经性毒剂会持续不断地刺激毒蕈碱受体 M-R（SLUDGE：流涎、流泪、排尿、排便、胃肠炎、呕吐）和烟碱受体 N-R（MTWHP：散瞳、心动过速、虚弱、高血压、肌束震颤）以及中枢神经系统（CNS）中的受体（3C：意识错乱、惊厥、昏迷）。两者都可导致呼吸抑制、中枢神经系统抑制和呼吸肌麻痹，从而导致死亡。

10.9.4.2　暴露途径

神经性毒剂可通过皮肤（透过衣服）和眼睛、吸入以及摄入等途径被吸收。

10.9.4.3　暴露于神经性毒剂的急性体征和症状

所产生的效果取决于暴露的浓度、持续时间和途径。局部效应可能立即出现，而全身效应则可能延迟出现，延迟时间可达 18 h。

• 轻度症状：鼻漏、针尖样瞳孔、眼睛疼痛、流涎、胸闷、头晕、头痛。
• 中度症状：眼睛症状加重 / 视物模糊、流涎和出汗过多、胸闷加重、呼吸困难、恶心、呕吐、腹部绞痛、腹泻、肌肉无力、头痛、意识错乱、嗜睡。
• 重度症状：中度症状加上不自觉排便 / 排尿、大量分泌物、癫痫发作、弛缓性麻痹、昏迷、呼吸衰竭、死亡。
• 延迟效应：暴露于神经性毒剂后 1 ～ 4 天可发生急性呼吸功能不全和弛缓性麻痹。在发生所谓的"中间综合征"（对解磷定无反应）时，应进行人工通气。其他延迟效应包括永久性周围神经病变、脑电图（EEG）改变、专注困难、记忆障碍、创伤后应激障碍。

神经性毒剂中毒会出现肌束震颤和大量支气管分泌物，而氰化物中毒却无此类症状，这是两者的区别所在！

10.9.4.4　院前处置

疏散	受害者应尽快从受污染区域／热区／红区疏散，由培训合格且配备相应装备（A 级 PPE）的救援人员进行。在大多数国家，受害者疏散由消防人员负责。
持久性／传播性信息	直接接触受害者的衣物或受污染的皮肤，或接触衣物中的气体，都有可能造成二次污染。衣物与神经性毒剂气体接触后可留存并释放这些气体。 配合去污的医学救援人员应使用 PPE（SCBA／过滤式全面罩、抗化学品喷溅的防护服、丁腈手套和靴子）。如果未配备 SCBA，则应遵守相应的限制性规定（如化学战神经性毒剂）。
初次检查	在进行去污之前，应只采取最紧急的急救措施：清理气道、保护颈椎和以压迫方式阻止严重出血。 在发生重度或中度中毒时，应尽快肌内注射解毒剂**阿托品和双复磷或解磷定**！ 在进行复苏治疗时，不应使用口对口复苏法，应使用单向阀面罩（因为存在二次暴露的风险）。
去污	• 暴露于气体或液体后，应进行紧急去污。 • 衣物与神经性毒剂气体接触后，可在之后的 30 min 内留存并释放这些气体。在发生皮肤暴露后，应尽快用水和肥皂进行二次去污。 • 眼睛暴露：去除隐形眼镜，注意不要造成进一步的伤害。用温水（如果可能的话）或 0.9% NaCl 溶液彻底冲洗眼睛。如果暴露于腐蚀性物质，应至少冲洗 20 min。 • 除非受害者已全面去污，否则不得转移至冷区／绿区！
中毒性创伤治疗	• 检查所有表现出暴露症状的受害者。 • 保持气道开放并吸出分泌物；采用球囊面罩给予 100% 纯氧，必要时进行插管（避免施用琥珀胆碱）和通气治疗。 • 确认受害者在接受初次检查和去污时接受过哪些治疗（解毒剂的施用情况）。 • 使用粗口径静脉套管针。 • 在发生重度或中度中毒时，应尽快静脉注射／肌内注射解毒剂**阿托品和双复磷或解磷定**。 • 在给予阿托品之前，应先纠正缺氧（心律失常）。 • 治疗惊厥／可使用地西泮。 • 如果对解毒剂没有反应或反应很弱，应咨询毒理学家。 • 如果出现眼睛疼痛或视物模糊的情况，应局部施用 1 滴阿托品或 0.5% 托吡卡胺。
解毒剂	如果施用及时，某些解毒剂可挽救患者生命。对于重度或中度中毒，应施用阿托品**和**双复磷**或**解磷定。 • 阿托品：成人的阿托品起始剂量为 1～5 mg 静脉注射（取决于支气管分泌速度），儿童为 0.02～0.05 mg/kg 体重。每 5min 给药一次，直到症状得到改善。也可以按 0.02～0.08 mg/（kg·h）的速度进行输注给药。适度阿托品化最重要的一个指标是支气管分泌亢进停止。不应根据瞳孔散大、口干和心动过速这几项指标进行判断。 • 双复磷：静脉注射或肌内注射。成人的起始剂量为 250 mg，2 h 后可重复给药一次，然后以连续输注的方式每 6～8 h 给予 250 mg。儿童的剂量为 4～8 mg/kg 体重，不应超过 250 mg。输注给药的持续时间视乙酰胆碱酯酶重活化的有效性而定。 • 解磷定：起始剂量为 1～2 g，施用方式为缓慢静脉注射（10 min）或加入 100 ml 生理溶液输注 15～30 min。儿童的施用剂量为 20～40 mg/kg 体重，缓慢静脉注射，最多不超过 1 g。之后每小时输注 200～500 mg[儿童 5～10 mg/（kg·h）]，至少持续 24 h。 更多信息参见 10.8.3 部分内容。
观察／出院标准	• 暴露于液体毒剂后未表现出症状的受害者，应至少观察 18 h。 • 对于暴露后表现出轻度症状（有眼部症状，但无支气管黏液、支气管痉挛或任何与痉挛相关的现象）的受害者，应在其接受全面去污后观察 8～12 h。症状未出现加重的受害者可以出院。 • 所有接受解毒剂给药的患者都应住进 ICU。 • 填写化学品暴露报告。

10.9.4.5　急诊／院内处置

持久性／传播性 信息	直接接触受害者的衣物或受污染的皮肤，或接触衣物中的气体，都有可能发生二次污染。衣物在与神经性毒剂气体接触后，可在之后的 30 min 内留存并释放这些气体。 配合去污的医学救援人员应使用 PPE（SCBA／过滤式全面罩、抗化学品喷溅的防护服、丁腈手套和靴子）。如果未配备 SCBA，则应遵守相应的限制性规定（如化学战神经性毒剂）。
初次检查	在进行去污之前，应只采取最紧急的急救措施：清理气道、保护颈椎和以压迫方式阻止严重出血。 在发生重度或中度中毒时，应尽快肌内注射解毒剂**阿托品和双复磷或解磷定**！ 在进行复苏治疗时，不应使用口对口复苏法，应使用单向阀面罩（因为存在二次暴露的风险）。
去污	● 暴露于气体或液体后，应进行紧急去污。 ● 衣物在与气体接触后可留存并释放这些气体。在发生皮肤暴露后，应尽快用水和肥皂进行二次去污。 ● 眼睛暴露：去除隐形眼镜，注意不要造成进一步的伤害。用温水（如果可能的话）或 0.9% NaCl 溶液彻底冲洗眼睛。如果暴露于腐蚀性物质，应至少冲洗 20 min。 ● 除非受害者已进行全面去污，否则不得送入急诊室！
中毒性创伤治疗	● 检查所有表现出暴露症状的受害者。 ● 保持气道开放并吸出分泌物；采用球囊面罩给予 100% 纯氧，必要时进行插管（避免施用琥珀胆碱）和通气治疗。 ● 确认受害者在接受院前治疗时接受过哪些治疗（解毒剂的施用情况）。 ● 进行血氧测定和 ABGA、胸部 X 线检查，测定红细胞计数和血浆胆碱酯酶水平。必要时，可重复以上检查。 ● 在发生重度或中度中毒时，应使用粗口径静脉套管针，并尽快静脉注射**阿托品和双复磷或解磷定**！ ● 在给予阿托品之前，应先纠正缺氧（心律失常！）。 ● 如果对解毒剂没有反应或反应很弱，应咨询毒理学家。 ● 治疗惊厥／可使用地西泮。 ● 肌肉麻痹可能掩盖癫痫发作——应进行 EEG 检查。 ● 可能需要给予通气支持（PEEP、CPAP）。监测可能出现的继发性感染或 ARDS，并采取相应措施。 ● 如果症状加重，则表明暴露仍然存在、去污不充分或治疗不当。 ● 如果出现眼睛疼痛或视物模糊的情况，应局部施用 1 滴阿托品或 0.5% 托吡卡胺。
解毒剂	如果施用及时，某些解毒剂可挽救患者生命。对于重度或中度中毒，应施用阿托品和双复磷或解磷定。 ● 阿托品：成人的阿托品起始剂量为 1 ～ 5 mg 静脉注射（取决于支气管分泌速率），儿童为 0.02 ～ 0.05 mg/kg 体重。每 5min 给药一次，直到症状得到改善。也可以按 0.02 ～ 0.08 mg/（kg·h）的速度进行输注给药。适度阿托品化最重要的一个指标是支气管分泌亢进停止。不应根据瞳孔散大、口干和心动过速这几项指标进行判断。 ● 双复磷：静脉注射或肌内注射。成人的起始剂量为 250 mg，2 h 后可重复给药一次，然后以连续输注的方式每 6 ～ 8 h 给予 250 mg。儿童的剂量为 4 ～ 8 mg/kg 体重，不应超过 250 mg。输注给药的持续时间视乙酰胆碱酯酶重活化的有效性而定。 ● 解磷定：起始剂量为 1 ～ 2 g，施用方式为缓慢静脉注射（10 min）或加入 100 ml 生理溶液后输注 15 ～ 30 min。儿童的施用剂量为 20-40 mg/kg 体重，缓慢静脉注射，最多不超过 1 g。之后每小时输注 200 ～ 500 mg[儿童 5 ～ 10 mg/（kg·h）]，至少持续 24 h。 更多信息参见 10.8.3 部分内容。
住院／出院标准	● 暴露于液体毒剂后未表现出症状的受害者，应至少观察 18 h；仅暴露于气体毒剂且未表现出症状的受害者可以出院。 ● 对于暴露后表现出轻度症状（有眼部症状，但无支气管黏液溢、支气管痉挛或任何与痉挛相关的现象）的受害者，应在全面去污后观察 8 ～ 12 h。如果症状未出现加重，且基本实验室检测结果（包括 PAAK 和乙酰胆碱酯酶水平）正常，则受害者可以出院。 ● 所有接受了解毒剂给药的患者都应住进 ICU。 ● 对于摄入中毒，所有受害者都应住院观察 24 h。如果病情恶化，应给予相应治疗。 ● 对于所有未住院的受害者，应以书面形式告知：如果出现任何症状，应立即返回医院接受检查。 ● 对于所有重度和中度暴露受害者，应安排 6 周后进行复查。 ● 填写化学品暴露报告。

10.9.5　起疱剂（糜烂性毒剂）

起疱剂会引起水疱，造成严重的刺激，尤其是对皮肤、眼睛和呼吸器官。**芥子气**和**路易氏毒气**是该类毒剂中最常被提及的两种。芥子气和路易氏毒气都是细胞毒剂和烷化剂，可通过皮肤（甚至透过衣服）、眼睛或通过吸入、摄入（受污染的食物或水）等方式被迅速吸收。这两种毒剂引起的体征和症状有所不同，治疗相应地也有所不同，因此以下将分别进行阐述。

> 其他腐蚀性物质会引起灼伤、水肿和组织液丢失，但起疱却并不是它们的特征。

10.9.5.1　芥子气

芥子气的化学名称为 2, 2′- 二（氯乙基）硫醚，其同义词有 HD、H、S-yperite、硫芥、Yperite。芥子气是一种油状、挥发性液体（无色或淡黄色、棕色），具有芥末、辣根、大蒜或韭菜的气味。芥子气的蒸气比空气重——会在空间底部和有限空间内积聚，易随风扩散。在温和的气候条件下，芥子气可在环境中持续存在 1 ~ 2 天；在寒冷天气中，芥子气可以持续存在数周甚至数月时间。在在第一次世界大战中，S-yperite 被用作化学武器，死亡率为 2% ~ 3%。后来，类似的化合物被生产出来，即氮芥——2, 2- 二氯三乙胺、2, 2- 二氯 -N- 甲基二乙胺和 2, 2, 2- 三氯三乙胺，但它们从未被用作化学武器。

芥子气可通过皮肤（甚至透过衣服）、眼睛或通过吸入、摄入（受污染的食物或水）等方式被迅速吸收。虽然机体组织会即刻受到损伤，但临床体征通常会延迟出现（除非接触的是液体芥子气），亦即直到皮肤 / 黏膜与水（汗水、湿气）接触后才会出现。经过 1 ~ 24 h 的潜伏期后，临床体征会在数小时或数天内逐渐加重。所产生的临床效应取决于暴露的浓度和持续时间。在湿热条件下，这些效

应会加重。液体芥子气比气体形式毒性更大，且暴露越多，潜伏期越短。

> 临床体征延迟出现这一特点有助于区分芥子气暴露与路易氏毒气暴露。在发生路易氏毒气暴露后，临床效应会即刻出现。

暴露于芥子气的急性体征和症状

在发生暴露后，症状出现得越快，越有可能出现进展和变得严重。

- 眼睛：轻度暴露（潜伏期 4 ~ 12 h）：泪溢 / 流泪、眼睛刮擦感、疼痛、轻度眶周水肿。中度至重度暴露（潜伏期 1 ~ 3 h）：眼睑痉挛疼痛、失明（通常为暂时性的）、角膜损伤。

- 吸入：如果眼睛受到影响，则预计呼吸系统也已受到影响。轻度暴露（潜伏期 6 ~ 24 h）：鼻漏、打喷嚏、流鼻血、声嘶、频咳。中度至重度暴露（潜伏期 2 ~ 6 h）：与轻度暴露相似，咳嗽排痰增多（坏死组织）。

- 皮肤：温暖潮湿部位受到的影响最大（腹股沟、生殖器、腋窝、会阴）。轻度暴露（潜伏期 2 ~ 24 h）：出现红斑（"晒斑"）。中度至重度暴露（潜伏期 2 ~ 24 h）：含有澄清至淡黄色液体的水疱，这种作用在 48 ~ 72 h 后达到顶峰。水疱可能破裂（并不含芥子气）。

- 全身效应：中度暴露可见恶心、呕吐、腹泻。重度暴露可见恶心、呕吐、腹泻、心动过缓、心律失常、中枢神经系统（CNS）抑制、骨髓抑制（白细胞减少）。

- 长期效应：视力障碍、永久性失明、角膜炎（可能在数年后才出现）、骨髓发育不良、白癜风、瘢痕（多见于继发性感染）、慢性呼吸系统疾病。

院前处置

疏散	受害者应尽快从受污染区域 / 热区 / 红区疏散，由培训合格且配备相应装备（A 级 PPE）的救援人员进行。在大多数国家，受害者疏散由消防人员负责。
持久性 / 传播性信息	直接接触受害者受污染的衣物或皮肤，或接触衣物中的气体，都有可能发生二次污染。衣物与芥子气气体接触后可在 1 ～ 2 天内留存、释放这些气体。 配合去污的医学救援人员应使用 PPE（SCBA/ 过滤式全面罩、抗化学品喷溅的防护服、丁腈手套和靴子）。如果未配备 SCBA，则应遵守相应的限制性规定。
初次检查	在进行去污之前，应只采取最紧急的急救措施：清理气道、保护颈椎和以压迫方式阻止严重出血。 在进行复苏治疗时，不应使用口对口复苏法，应使用单向阀面罩（因为存在二次暴露的风险）。
去污	• 在发生芥子气暴露后，应进行紧急去污！ • 如果可能的话，应首先用石蜡或大量的水进行去污，因为芥子气仅微溶于水。 • 在发生皮肤暴露后，应尽快用水和肥皂进行二次去污。 • 眼睛暴露：去除隐形眼镜，注意不要造成进一步的伤害。用温水（如果可能的话）或 0.9% NaCl 溶液彻底冲洗眼睛 5 min。如果出现角膜损伤体征，应接受眼科医生的检查。 • 除非受害者已进行全面去污，否则不得转移至冷区 / 绿区！
中毒性创伤治疗	• 检查所有暴露受害者。 • 保持气道开放，必要时给予辅助供氧。 • 如果出现支气管痉挛的情况，给予吸入性支气管扩张剂和吸入性类固醇。 • 眼睛暴露：不应贴片，应将受害者置于暗室内（或用黑墨镜遮住其眼睛）。使用无菌凡士林或 5% 硼酸软膏来防止眼睑出现粘连。 • 由于眼睛出现严重疼痛、发红和水疱，可能需要进行全身镇痛（阿片制剂）。应避免施用局部麻醉剂（例如滴眼剂）。 • 皮肤暴露：1% 氢化可的松软膏。如果出现瘙痒，则给予口服抗组胺药。 • 液体复苏治疗。
解毒剂	没有专门的解毒剂。
观察 / 出院标准	• 对于无症状患者，应观察 8 h。如果皮肤和眼睛不存在损伤体征，则可让患者出院，并应以书面形式给予进一步的指导。 • 如果眼睛 / 皮肤存在轻度暴露体征，则应继续观察 24 h。如果临床状况不再恶化，仅存在轻微发红、小水疱和眼睛轻度刺激 / 结膜炎，则可让患者出院，并应以书面形式给予进一步的指导，安排在 3 ～ 5 天后返回医院接受复查。 • 如果发生重度暴露，则受害者需要在烧伤科接受住院治疗。 • 填写化学品暴露报告。

急诊 / 院内处置

持久性 / 传播性信息	直接接触受害者受污染的衣物或皮肤，或接触衣物中的气体，都有可能发生二次污染。衣物与芥子气气体接触后可在 1 ～ 2 天内留存、释放这些气体。 配合去污的医学救援人员应使用 PPE（SCBA/ 过滤式全面罩、抗化学品喷溅的防护服、丁腈手套和靴子）。如果未配备 SCBA，则应遵守相应的限制性规定。
初次检查	在进行去污之前，应只采取最紧急的急救措施：清理气道、保护颈椎和以压迫方式阻止严重出血。 在进行复苏治疗时，不应使用口对口复苏法，应使用单向阀面罩（因为存在二次暴露的风险）。
去污	• 在发生芥子气暴露后，应进行紧急去污！ • 如果可能的话，应首先用石蜡或大量的水进行去污，因为芥子气仅微溶于水。 • 在发生皮肤暴露后，应尽快用水和肥皂进行二次去污。 • 眼睛暴露：去除隐形眼镜，注意不要造成进一步的伤害。用温水（如果可能的话）或 0.9% NaCl 溶液彻底冲洗眼睛 5 min。如果出现角膜损伤体征，应接受眼科医生的检查。 • 除非受害者已进行全面去污，否则不得送入急诊室。

中毒性创伤治疗	• 检查所有暴露受害者。
	• 保持气道开放，必要时给予辅助供氧。
	• 如果出现支气管痉挛的情况，给予吸入性支气管扩张剂和吸入性类固醇。
	• 采集血样检查初始血象，采集尿样对芥子气或其代谢产物硫二甘醇进行评估。
	• 眼睛暴露：不应贴片，应将受害者置于暗室内（或用黑墨镜遮住其眼睛）。使用无菌凡士林或5%硼酸软膏来防止眼睑出现粘连，使用睫状肌麻痹滴眼剂来防止虹膜出现粘连（阿托品或者后马托品）。
	• 如果眼睑痉挛明显，则应咨询眼科医生。
	• 如果眼睛出现严重疼痛、发红和水疱，可能需要进行全身镇痛（阿片制剂）。应避免施用局部麻醉剂（例如滴眼剂）。
	• 皮肤暴露：1%氢化可的松软膏；如果出现瘙痒，则给予口服抗组胺药；用0.9% NaCl溶液清洗破损水疱，较小的创面用凡士林纱布覆盖，较大的创面用1%磺胺嘧啶银覆盖；咨询整形外科医生。
	• 液体复苏治疗。
	• 病情严重者应接受烧伤科治疗。
	• 如果发生重度暴露，应监测血细胞计数：如果接收时的白细胞水平较高，而在第3～5天时却有所降低，则有可能出现了骨髓抑制。
解毒剂	没有专门的解毒剂。
住院／出院标准	• 对于无症状患者，应观察8 h。如果皮肤和眼睛不存在损伤体征，则可让患者出院，并以书面形式给予进一步的指导。
	• 如果眼睛／皮肤存在轻度暴露体征，则应继续观察24 h。如果临床状况不再恶化，仅存在轻微发红、小水疱和眼睛轻度刺激／结膜炎，则可让患者出院，以书面形式给予进一步的指导，并安排在3～5天后返回接受复查。复查内容包括实验室评估、肺功能检查和骨髓毒性检查。
	• 如果出现角膜损伤体征，应接受眼科医生的检查。
	• 填写化学品暴露报告。

10.9.5.2　路易氏毒气

路易氏毒气的化学名称为氯乙烯基二氯胂（L）。路易氏毒气是一种油状、挥发性、液态砷-氯化合物（无色或蓝黑色），具有天竺葵的气味。路易氏毒气的蒸气比空气重——会在空间底部和有限空间内积聚。在极低或极高的温度下，路易氏毒气可以以液体形式持续存在更长的时间。路易氏毒气是脂溶性物质，可通过皮肤和黏膜被迅速吸收（3～5 min！），并且随温度和湿度的上升，吸收速度会加快。

在发生严重暴露时，路易氏毒气除了可通过烷基化作用导致组织损伤外，还可能引起全身性砷中毒体征。所产生的临床效应取决于暴露的浓度和持续时间；在湿热条件下，临床效应会加重。液态路易氏毒气比气体形式毒性更大。

临床体征会即刻出现，在这一点上，路易氏毒气与芥子气恰好相反，后者的临床体征会延迟出现。

暴露于路易氏毒气的急性体征和症状

• 局部效应：暴露部位即刻灼痛；有眼睑刺激和肿胀，眼睛损伤或失明可在数分钟内出现（暂时性／永久性）；暴露部位疼痛进行性加重，皮肤发红和起疱可在8～12 h内出现；还可出现严重鼻漏和打喷嚏、排痰性咳嗽，逐渐发展为严重肺水肿／化学性肺炎。急性呼吸窘迫综合征（ARDS）和继发性细菌感染是导致死亡的主要原因。

• 全身效应：肝衰竭和砷中毒体征，如恶心、呕吐、腹泻、全身无力、肌肉痉挛、红色或绿色尿、神经病变、肾炎、溶血、脑病、意识丧失和"路易氏休克"（低血压、房室传导阻滞、心搏骤停）、烦躁不安、虚弱。

• 长期效应：可能出现视力障碍和慢性肺部疾病，色素沉着改变不再出现。

院前处置

疏散	受害者应尽快从受污染区域 / 热区 / 红区疏散，由培训合格且配备相应装备（A 级 PPE）的救援人员进行。在大多数国家，受害者疏散工作由消防人员负责。
持久性 / 传播性信息	直接接触受害者受污染的衣物、皮肤，或接触衣物中的气体，都有可能发生二次污染。衣物接触路易氏毒气气体后，可在很长一段时间内留存、释放这些气体。 配合去污的医学救援人员应使用 PPE（SCBA/ 过滤式全面罩、抗化学品喷溅的防护服、丁腈手套和靴子）。如果未配备 SCBA，则应遵守相应的限制性规定。
初次检查	在进行去污之前，应只采取最紧急的急救措施：清理气道、保护颈椎和以压迫方式阻止严重出血。 在进行复苏治疗时，不应使用口对口复苏法，应使用单向阀面罩（因为存在二次暴露的风险）。
去污	• 在发生路易氏毒气暴露后，应进行紧急去污。 • 如果可能的话，应首先用石蜡或大量的水进行去污，因为路易氏毒气仅微溶于水。 • 在发生皮肤接触 / 暴露后，应尽快用水和肥皂进行二次去污。 • 眼睛暴露：小心去除隐形眼镜，不要造成进一步的伤害。用水或 0.9% NaCl 溶液彻底冲洗眼睛。 • 除非受害者已进行全面去污，否则不得转移至冷区 / 绿区！
中毒性创伤治疗	• 检查所有暴露受害者。 • 保持气道开放，必要时给予辅助供氧。 • 如果出现支气管痉挛的情况，给予吸入性支气管扩张剂和吸入性类固醇。 • 眼睛暴露：不应贴片，应将受害者置于暗室内（或用黑墨镜遮住其眼睛）。使用无菌凡士林或 5% 硼酸软膏来防止眼睑出现粘连。 • 由于眼睛出现严重疼痛、发红和水疱，可能需要进行全身镇痛（阿片制剂）。应避免施用局部麻醉剂（例如滴眼剂）。 • 皮肤暴露：1% 氢化可的松软膏。如果出现瘙痒，则给予口服抗组胺药。 • 液体复苏治疗。 • 可考虑给予全身性二巯丙醇（BAL）。
解毒剂	• 二巯丙醇（BAL）是特效解毒剂。以 3 mg/kg 体重的剂量每 4 h 进行一次深部肌内注射给药，最多进行 4 次给药。 • 出现以下情况时，可给予全身性二巯丙醇（BAL）：休克或严重肺部损伤体征，灼伤面积超过手掌大小，患者未在 15 min 内接受去污，暴露面积超过皮肤表面积的 5%，皮肤颜色在 30 min 内出现变化。 更多信息参见 10.8.3 部分内容。
观察 / 出院标准	• 对于无症状患者，应观察 2 h。如果皮肤和眼睛不存在损伤体征，则可让患者出院，并以书面形式给予进一步的指导。 • 如果眼睛 / 皮肤存在轻度暴露体征，则应继续观察 18 ~ 24 h。如果临床状况不再恶化，仅存在轻微发红、小水疱和眼睛轻度刺激 / 结膜炎，则可让患者出院，以书面形式给予进一步的指导，并安排在 3 ~ 5 天后返回接受复查。复查内容包括肺功能检查、肾 / 肝功能检查和全血细胞计数评估。 • 如果出现角膜损伤体征，应接受眼科医生的检查。 • 如果发生重度暴露，则受害者需要接受住院治疗，大多需入住烧伤重症监护病房。 • 填写化学品暴露报告。

急诊 / 院内处置

持久性 / 传播性信息	直接接触受害者受污染的衣物、皮肤，或接触衣物中的气体，都有可能发生二次污染。衣物在与路易氏毒气气体接触后，可在很长一段时间内留存、释放这些气体。 配合去污的医学救援人员应使用 PPE（SCBA/ 过滤式全面罩、抗化学品喷溅的防护服、丁腈手套和靴子）。如果未配备 SCBA，则应遵守相应的限制性规定。
初次检查	在进行去污之前，应只采取最紧急的急救措施：清理气道、保护颈椎和以压迫方式阻止严重出血。 在进行复苏治疗时，不应使用口对口复苏法，应使用单向阀面罩（因为存在二次暴露的风险）。

去污	• 在发生路易氏毒气暴露后，应进行紧急去污。 • 如果可能的话，应首先用石蜡或大量的水进行去污，因为路易氏毒气仅微溶于水。 • 在发生皮肤接触 / 暴露后，应尽快用水和肥皂进行二次去污。 • 眼睛暴露：去除隐形眼镜，注意不要造成进一步的伤害。用水或 0.9% NaCl 溶液彻底冲洗眼睛。 • 除非受害者已进行全面去污，否则不得送入急诊室！
中毒性创伤治疗	• 检查所有暴露受害者。 • 保持气道开放，必要时给予辅助供氧。 • 如果出现支气管痉挛的情况，给予吸入性支气管扩张剂和吸入性类固醇。 • 采集血样检查初始血象，采集尿样进行砷评估。 • 眼睛暴露：不应贴片，应将受害者置于暗室内（或用黑墨镜遮住其眼睛）。使用无菌凡士林或 5% 硼酸软膏来防止眼睑出现粘连，使用睫状肌麻痹滴眼剂来防止虹膜出现粘连（阿托品或者后马托品）。 • 如果眼睑痉挛明显，则应咨询眼科医生。 • 如果眼睛出现严重疼痛、发红和水疱，可能需要进行全身镇痛（阿片制剂）。应避免施用局部麻醉剂（例如滴眼剂）。 • 皮肤暴露：1% 氢化可的松软膏。如果出现瘙痒，则给予口服抗组胺药。用 0.9% NaCl 溶液清洗破损水疱，较小的创面用凡士林纱布覆盖，较大的创面用 1% 磺胺嘧啶银覆盖。可考虑使用二巯丙醇（BAL）软膏，但不应与磺胺嘧啶同时使用（会与银离子发生螯合反应！）。咨询整形外科医生。 • 液体复苏治疗。 • 病情严重者应在烧伤重症监护病房接受治疗。 • 可考虑给予全身性二巯丙醇（BAL）。如果发生重度暴露，应监测血细胞计数。如果接收时的白细胞水平较高，而在第 3～5 天却出现白细胞减少，则有可能出现了骨髓抑制。
解毒剂	• 二巯丙醇（BAL）是特效解毒剂。以 3 mg/kg 体重的剂量每 4 h 进行一次深部肌内注射给药，最多进行 4 次给药。 • 在出现以下情形时，可给予全身性二巯丙醇（BAL）：出现休克或严重肺部损伤体征，灼伤面积超过手掌大小，患者未在 15 min 内接受去污，暴露面积超过皮肤表面积的 5%，皮肤颜色在 30 min 内出现变化。 • 更多信息参见 10.8.3 部分内容。
住院 / 出院标准	• 对于无症状患者，应观察 2 h。如果皮肤和眼睛不存在损伤体征，则可让患者出院，并以书面形式给予进一步的指导。 • 如果眼睛 / 皮肤存在轻度暴露体征，则应继续观察 18～24 h。如果临床状况不再恶化，仅存在轻微发红、小水疱和眼睛轻度刺激 / 结膜炎，则可让患者出院，并以书面形式给予进一步的指导，安排在 3～5 天后返回接受复查。复查内容包括肺功能检查、肾 / 肝功能检查和全血细胞计数等实验室评估项目。 • 严重暴露且存在皮肤、眼睛和气道症状的受害者需要接受住院治疗。 • 填写化学品暴露报告。

10.9.6　失能性毒剂（催泪剂）

催泪剂是化学物质，可通过刺激眼睛、口腔、咽喉、肺部和皮肤等部位而使人暂时失能。催泪剂产品在不同的市场上有不同的形式：OC 胡椒喷雾剂（辣椒素）和 CS 喷雾剂（氯苯亚甲基丙二腈）通常为小包装低浓度产品。在军事上，会使用更具危险性的物质，例如 CN（氯苯乙酮）、CR（二苯氧氮平类）。这些物质产生的临床效应更加严重。在军事上，还会使用 DM（亚当氏剂），它不仅会对眼睛和呼吸道黏膜产生刺激，还会引起呕吐。催泪剂为白色或黄色物质，有时为结晶固体物质；有些可能具有苹果花或胡椒的气味。催泪剂通常在喷雾剂中以液体或固体颗粒的形式存在，可以污染黏膜、眼睛或皮肤。这些颗粒也可能附着在衣服和周围的物体上；而身体的运动则可能使这些颗粒被二次传播，从而引起更多的问题。警察、保安人员和军队在执行防暴任务和其他任务时（在训练中）会使用催泪剂。催泪剂也可用于自卫。

10.9.6.1　暴露于催泪剂的急性体征和症状

催泪剂可即刻起效——数秒钟至数分钟。所产生的效应取决于暴露的浓度和持续时间。

- 眼睛：刺痛、灼痛、眼睑痉挛疼痛、流泪。严重暴露后，会出现视物模糊，还可能出现角膜溃疡。暴露停止后 15 ～ 30 min 症状会有所改善。
- 吸入：鼻腔疼痛并伴有分泌物、咽喉烧灼感、

声嘶和失音，唾液分泌过多。（在通风不良的狭小空间内）长期暴露后，可能在 12 ～ 24 h 后延迟出现非心源性肺水肿，也可能出现急性呼吸窘迫综合征（ARDS）和呼吸骤停。
- 皮肤：烧灼感、发红，长期严重暴露后可能出现灼伤和水疱。

10.9.6.2　院前处置

疏散	受害者应尽快从受污染区域 / 热区 / 红区疏散，由培训合格且配备相应装备（A 级 PPE）的救援人员进行。在大多数国家，受害者疏散工作由消防人员负责。
持久性 / 传播性信息	附着在皮肤和衣物上的液体或固体颗粒对医学救援人员可能存在造成二次污染的较低风险。 配合去污的医学救援人员应使用 PPE（过滤式全面罩、抗化学品喷溅的防护服、丁腈手套和靴子）。
初次检查	在进行去污之前，应只采取最紧急的急救措施：清理气道、保护颈椎和以压迫方式阻止严重出血。
去污	• 暴露于气体物质的受害者并非必须接受去污，但是建议去除受害者的衣物，因为衣物内会留有部分气体。 • 受害者如果暴露于液体物质，应接受初次去污。 • 眼睛暴露：去除隐形眼镜，注意不要造成进一步的伤害。用水或 0.9% NaCl 溶液彻底冲洗眼睛 15 min。 • 皮肤暴露：用水彻底冲洗暴露部位。
中毒性创伤治疗	• 检查所有表现出暴露症状的受害者。 • 对症治疗。 • 保持气道开放，必要时给予辅助供氧。 • 如果出现支气管痉挛的情况，给予吸入性支气管扩张剂和吸入性类固醇。 • 眼睛暴露：如果去污后 2 h 眼睛仍然疼痛，则应接受眼科医生的检查。 • 皮肤暴露：碳酸氢钠溶液可以起中和作用，缓解所产生的刺激。可局部施用 1% 氢化可的松软膏。如果出现严重瘙痒，可给予口服抗组胺药。
解毒剂	没有专门的解毒剂。
观察 / 出院标准	• 如果患者存在轻度体征，则应观察 2 h。如果患者情况不再恶化，则可让患者出院，并以书面形式给予进一步的指导。 • 如果受害者存在严重的呼吸系统症状，或者受害者在观察 2 h 后情况未出现令人满意的改善，则应住院。 • 如果出现角膜损伤体征，应接受眼科医生的检查。 • 填写化学品暴露报告。

10.9.6.3　急诊 / 院内处置

持久性 / 传播性信息	附着在皮肤和衣物上的液体或固体颗粒对医学救援人员可能存在造成二次污染的较低风险。 配合去污的医学救援人员应使用 PPE（过滤式全面罩、抗化学品喷溅的防护服、丁腈手套和靴子）。
初次检查	在进行去污之前，应只采取最紧急的急救措施：清理气道、保护颈椎和以压迫方式阻止严重出血。
去污	• 暴露于气体物质的受害者并非必须接受去污，但是建议去除受害者的衣物，因为衣物内会留有部分气体。 • 受害者如果暴露于液体物质，应接受初次去污。 • 眼睛暴露：小心去除隐形眼镜，不要造成进一步的伤害。用水或 0.9% NaCl 溶液彻底冲洗眼睛 15 min。 • 皮肤暴露：用水彻底冲洗暴露部位。

中毒性创伤治疗	• 对症治疗。 • 保持气道开放，必要时给予辅助供氧。 • 如果出现支气管痉挛的情况，给予吸入性支气管扩张剂和吸入性类固醇。 • 吸入暴露：采集血样进行 ABGA、胸部 X 线检查，测定 PEF。必要时重复以上检查。 • 可能需要给予通气支持（PEEP、CPAP）。监测可能出现的继发性感染或 ARDS，并采取相应措施。 • 眼睛暴露：如果去污后 2 h 眼睛仍然疼痛，应接受眼科医生的检查。 • 皮肤暴露：碳酸氢钠溶液可以起中和作用，缓解所产生的刺激。可局部施用 1% 氢化可的松软膏。如果出现严重瘙痒，可给予口服抗组胺药。
解毒剂	没有专门的解毒剂。
住院 / 出院标准	• 如果患者仅存在轻度体征，则观察 2 h。如果患者情况不再恶化，则可让患者出院，并应以书面形式给予进一步的指导。 • 如果受害者存在严重的呼吸系统症状，或者受害者在观察 2 h 后情况未出现令人满意的改善，则应住院。 • 如果呼吸系统症状已消失，仅眼睛 / 皮肤存在轻度体征，则可让患者出院，并应以书面形式给予进一步的指导，安排日后返回接受复查。复查内容包括肺功能检查等实验室评估项目。 • 如果出现角膜损伤体征，应接受眼科医生的检查。 • 填写化学品暴露报告。

扩展阅读

Augustine JJ (2003) Decontamination packs, Atlanta, Georgia; Emory University Department of Emergency Medicine, presented at the 2nd international congress of Hamburg Fire Department: "Moderne Gefahrenabwehrsysteme", Hamburg Fire Department, October 1–2, 2003

Baker DJ (1996) Advanced life support for acute toxic injury (TOXALS). Eur J Emerg Med 3(4):256–262

Baker D (2004) Civilian exposure to toxic agents: emergency medical response. Prehosp Disaster Med 19(2):174–178

Chemical Incident Surveillance Review (January 2006–December 2007) Available at: http://www.hpa.org.uk/web/HPAwebFile/HPAweb_C/1211184033548 http://www.hpa.org.uk/publications/2007/chemical_incident_05/chemical_incidents_05.pdf

Cone DC, Davidson SJ (1997) Hazardous materials preparedness in the emergency department. Prehosp Emerg Care 1(2):85–90

Cox RD (1994) Decontamination and management of hazardous materials exposure victims in the emergency department. Ann Emerg Med 23(4):761–770

DHHS: US Department of Health and Human Services (2000) Managing hazardous materials incidents, volume I, II, III emergency medical services. A planning guide for the management of contaminated patients, vol I. Public Health Service and Agency for Toxic Substance and Disease Registry, Atlanta

Domres B, Manger A, Brockmann S, Wenke R (eds) (2005) Dekontamination und Notfallversorgung Verletzter bei Zwischenfällen mit chemischen Gefahrstoffen [Decontamination and emergency care for victims in chemical incidents]. Bundesamt für Bevölkerungsschutz und Katastrophenhilfe [Federal Office for Population Protection and Disaster Relief], Bonn

Farrow C, Wheeler H, Bates N, Murray V (2000) Chemical incident management handbook by medical toxicology unit Guy's and St Thomas' Hospital Trust. The Stationery Office, London

Heptonstall J, Gent N (2006) CRBN incidents: clinical management & health protection. Health Protection Agency, London

Home Office (2004) Strategic national guidance – decontamination of people exposed to CBRN. Home Office, London

Koenig KL (2003) Strip and shower: the duck and cover for the 21st century. Ann Emerg Med 42:391–394

NFPA: National Fire Protection Association (2002) Recommended practice for responding to hazardous materials incidents, NFPA 471, 2002nd edn. NFPA, Quincy, MA

OBFV: Österreichischer Bundesfeuerwehrverband [Austrian Federal Fire-Fighters Association] (1997) Gefährliche Stoffe, Strahlenschutz; Ausbildungsunterlage für Gruppenkommandanten [Haz-Mat and radiation protection – course materials for group commander course]. ÖBFV, Vienna

OBFV: Österreichischer Bundesfeuerwehrverband [Austrian Federal Fire-Fighters Association] (2003) Personendekontamination und Einsatzhygiene, Information des Sachgebiets "Gefährliche Stoffe" [Body decontamination and hygiene measures, information of ÖBFV advisory group "Haz-Mat"]. Vienna, ÖBFV

OSHA: Occupational Safety and Health Administration (2005) Best practices for hospital-based first receivers of victims from mass casualty incidents involving the release of hazardous substances. Department of Labour, Washington, DC

Scottish Ambulance Service (2003) Guidance for the emergency services on decontamination of people exposed to hazardous chemical, biological or radioactive substances, Edinburgh

Vereinigung zur Förderung des Deutschen Brandschutzes e.V. (VFDB,10/04) [Association for the Promotion of Fire Protection in Germany] (1998) Dekontamination bei Feuerwehreinsätzen mit gefährlichen Stoffen und Gütern [Decontamination in fire departments response to Haz-Mat incidents], VFDB-Richtlinie 10/04. VFDB, Munich

11

辐射事故

Siegfried de Joussineau

11.1　事故类型

重大辐射事故，如严重的核电站核**反应堆技术故障**，会对广泛区域内的公众造成急性损伤并引发健康风险。反应堆故障可对居住在反应堆周围的人造成辐射，引发急性损伤或物理性损伤，或两者的复合伤。反应堆故障可能造成放射性物质泄漏并大面积扩散，而放射性沉降不仅会对公众的健康造成严重威胁，还会对受影响地区造成严重的环境污染，且持续时间长。

核动力舰艇和潜艇遭遇反应堆故障会造成辐射损伤、机械性损伤或复合伤，以及放射性物质的泄漏并大面积扩散。同核电站事故一样，核动力舰艇和潜艇的核事故同样会对公众健康和环境造成严重、持续的影响。

核动力卫星再次进入大气层后又解体，则可能造成放射性物质的大面积扩散，其导致的环境污染会对受影响地区公众的健康造成威胁。

轻度辐射事故是指仅对事故现场的工作人员造成急性辐射损伤或其他损伤的事故。放射性物质扩散通常仅限于小面积区域，对公众健康及环境的危害也仅限于当地，如发生在使用放射性物质的工厂、医院或核材料运输单位的事故。

11.2　放射性物质泄漏事故

11.2.1　反应堆故障

11.2.1.1　英国温斯克尔事故，1957 年

石墨慢化反应堆过热引发了石墨起火。由于没有安装反应堆安全壳，大量的放射性物质泄漏并扩散到周围地区。放射性碘对周围地区造成广泛的土壤污染，以至于当地牧场奶牛所产牛奶被禁止饮用。没有报道显示这起事故造成急性辐射损伤。

11.2.1.2　美国宾夕法尼亚州哈里斯堡事故，1979 年

这起事故由冷却系统故障和操作人员管理不当造成。反应堆变得过热，导致堆芯熔化及燃料元件出现裂口。幸运的是，反应堆周围坚固的安全壳发挥了作用，因此只有有限的放射性惰性气体泄漏。据报道，测出的个人剂量很低，也没有由辐射暴露引起的损伤。这起事故也没有对环境造成不良后果。

11.2.1.3　乌克兰切尔诺贝利事故，1986 年

1986 年 4 月 26 日，研究人员做了一个实验，想看一下是否可以提高石墨慢化反应堆的效率和发电量。操作人员切断了部分安全系统，结果堆芯压力上升并引起爆炸，随即发生大火。反应堆被摧毁，3% 的燃料泄漏，同时泄漏的还有反应堆内 100% 的放射性惰性气体、20% 的放射性碘 -131 和

S. de Joussineau
e-mail: siegfried.joussineau@telia.com

约 10% 的放射性铯 -137。一股放射性物质飘升至大气中约 1 km 的高度。它先是被风吹向西北方向的波兰和斯堪的纳维亚半岛，之后又被吹向南方的巴尔干半岛和希腊，并沿途造成放射性核素，尤其是碘 -131 和铯 -137 的沉降。

放射性核素沉降至地面，对切尔诺贝利周围区域造成严重污染，以至于半径 30 km 范围内约 10 万居民被迫疏散。

参与初期营救工作的营救人员暴露于超高辐射剂量——2 Gy 或以上，而进入反应堆工厂的 135 名消防、营救人员患上**急性辐射综合征**。

部分营救人员不仅受到电离辐射，还遭受复合伤、外科损伤（如骨折和烧伤）以及辐射，因此对重症监护以及其他专业人员、放射医学专家的需求量非常大。3 个月内，有 28 人死于辐射暴露。部分幸存者长期遭受慢性皮肤并发症、四肢局部缺陷和白内障的折磨。

事故发生后的最初数年，有各种传言说该事故将会带来很多疾病，人们还预测营救人员、居住在反应堆周围区域以及暴露于放射性沉降区域的居民的癌症发病率将显著上升。

对此，已经展开大型国内、国际临床及流行病学研究，部分仍在进行中。联合国原子辐射效应科学委员会（United Nations Scientific Committee of the Effects of Atomic Radiation，2000）和世界卫生组织（WHO，2006）发布的国际报告持续报道国际专家对此形成的共识。

到目前为止，据报道，从新生儿至事故爆发时 17 岁以下的所有未成年人，以及居住于乌克兰、俄罗斯和白俄罗斯地区，长期暴露于从反应堆不断泄漏出来的放射性碘 -131 的公众，其**甲状腺癌**发病率显著上升。截至 2006 年，报告病例已达 4837 例。此外，在受影响地区生活的公众、营救人员以及进行去污作业和去建安全壳（石棺）覆盖反应堆污染部分的工作人员（去污人员）中，并未出现其他实体瘤发病率上升的情况。到目前为止，也没有任何关于受影响地区公众出现血液或骨髓相关癌症发病率上升的报道。针对去污人员的初期研究显示，因为切尔诺贝利辐射暴露，白血病发病率略有上升。然而，最近的研究发现，在暴露于超过 150 mGy（体外辐射剂量）的俄罗斯去污人员中，在 1986—1996 年，非慢性淋巴细胞白血病的发病率上升了两倍。

预计正在进行的研究将提供更多信息。

在非癌性疾病中，眼部晶体暴露于 250 mGy 以上的儿童以及去污人员的**白内障**发病率有所上升。此外，暴露于大辐射剂量的营救人员和去污人员中，**心血管疾病**发病率上升。但是，在暴露于辐射的受影响人群中，并没有发现先天性畸形或生育能力的变化。

不过，据报道，在受影响地区的公众和去污人员中，**心理疾病**和**心身疾病**的发病率有所上升，这对该地区的医疗系统而言仍是不小的压力。

11.2.1.4 日本福岛核电站事故，2011 年 3 月 11 日

截至本书交稿时，日本遭受了二战以来最严重的灾难。在仙台市外东方冲西北海岸的海域发生了一场里氏 9.1 级的地震。地震引发了海啸，有的波浪高达 10 米以上。它们冲击了海岸线，造成广泛的财物损失（图 2.10 和图 2.11）。海啸损坏了建筑物，包括一些沿海岸线建设的发电厂，而福岛发电厂正是其中一座。福岛发电厂的设计足以抵抗地震，却抵挡不住这种规模的海啸波浪。海啸波浪摧毁了备用电力和冷却系统，导致反应堆过热，发生堆芯熔化。同时，存储在核电厂反应堆附近水槽里的反应堆废弃燃料也出现过热，导致放射性物质严重泄漏。目前，这一事故造成的短期、长期影响仍难以预测。不过，已有 20 万人撤离危险区域。此外，土壤和距离沿海地区很远的海域已被证实均遭受不同程度的放射性污染。当局已建议在危险区域的公众摄入稳定性碘。据报道，福岛及周边县出产的牛奶和蔬菜等食物已遭到污染，当局已禁止其上市销售；露天水源的水也遭受污染，当局也已限制使用。显然，该事故将对日本整个国家造成持久的影响，并很可能对全球经济造成影响。

按照我们如今的生活水准，既有方式生产的能源已远远不能满足我们的需求。在既不破坏大自然，又没有可替代能源的前提下，唯有核能可能满足我们的能源需求。日本福岛核泄漏事故就是一个充分的警示，那就是要维持我们现有的生活方式，我们就必须接受相应的风险。这也意味着一种责任，即应该告知当地居民核能存在的风险，并采取所有必要措施，包括做好应急计划、应急准备、教育和培训，以充分应对这种风险。

11.2.2 遗失或不明辐射源事故

11.2.2.1 巴西戈亚尼亚事故，1987 年

在戈亚尼亚镇，一个放射治疗诊所关闭了，一台装有强大放射源（51 Tbq 的铯 -137）的治疗仪也被遗弃了。两名男子在捡有价值的金属废料时发现了这台仪器，将其拆开，并把放射源送到当地废品回收站。放射源的金属密封盖被打碎，放射源露了出来。铯 -137 粉末闪烁着美丽的蓝光，废品回收商对它非常着迷，于是他收购了该放射源并将一些粉末送给了家人和邻居。铯 -137 粉末被用来涂皮肤，它通过被污染的手进入体内。这同时造成体表、体内污染。废品回收商、他的工人和女儿都得了急性辐射病。由于症状（恶心、呕吐和腹泻）与急性肠胃炎类似，因此最初被误诊，导致诊断延误。放射源的搜索工作涉及整个戈亚尼亚镇，不久镇上很大一部分人也被涵盖进来。在发现放射源后的最初数天，超过 10 万人接受了筛查。其中约 250 人受到严重污染，需要去污。20 人因体内污染患上了急性辐射病，被送往里约热内卢的海军医院接受专科治疗。后来 4 人死亡，包括废品回收商和他的女儿。废品回收商住过的整个街区因为有放射性污染而不得不被拆毁，受污染物也得到妥善控制。

11.2.3 核工业事故

11.2.3.1 日本东海村事故，1999 年

这起事故发生在一家核燃料转化工厂的核燃料生产过程中。3 名工人准备混合浓缩铀溶液。由于时间紧，他们混合了超过规定安全值约 8 倍的浓缩铀溶液。结果浓缩铀超过临界量，引发了失控的核反应。3 名工人暴露于高剂量的混合辐射中，他们出现急性辐射病症状后被迅速送往东海村的当地医院。由于最初的理解错误，出现诊断延迟，3 名工人被认为受到了体表污染。几个小时后，他们被转送至东京的专科诊所做进一步的诊断和治疗。诊断结果确认为辐射损伤，据估计 2 名暴露最严重工人的剂量分别相当于 17.8 Sv 和 9.3 Sv 的 γ 射线和中子混合辐射。第三名工人的剂量相当于 3.5 Sv 的 γ 射线和中子混合辐射。3 名工人接受了最先进的重症监护和专家治疗。不过，2 名暴露最严重的工人还是在 7 个月内死亡，第三名工人存活下来。其他工人、营救人员以及生活在距工厂 350 m 半径范围内的居民都暴露于低剂量辐射，后居民们被疏散。

没有辐射损伤的报道。地方当局建议生活在距工厂 10 km 半径范围内的居民留在室内。这起事故对 30 万人造成影响并引发了焦虑和恐慌。

11.2.4 放射性物质的国际扩散及核反应的使用

11.2.4.1 武装冲突

迄今为止，核武器仅使用了两次：1945 年第二次世界大战结束时，美国各用 1 枚核弹袭击了日本的广岛市和长崎市。核弹（大规模杀伤性武器）给这两座城市造成毁灭性打击，因为这两座城市的大部分房屋都是由砖块、木材和纸张建成的。核武器造成的冲击波、火球和热辐射效应，加上电离辐射和放射性沉降，摧毁了这两座城市，并造成大量的人员伤亡，这种情形营救部门和医疗系统完全无法应对。

在"冷战"期间，美国和苏联之间进行了核军备竞赛。过去几十年里，美国和俄罗斯之间签署了核裁军协议；然而，新的核武器系统的扩散和开发仍在持续。

11.2.4.2 恐怖主义行为

当今，炸弹内装有爆炸物的恐怖袭击频繁发生。有证据显示，恐怖分子正计划将炸药和放射性物质混在一起，制造"脏弹"。脏弹不仅会造成如"普通"炸弹的创伤，还会对伤员造成放射性污染损伤，并通过爆炸扩散放射性污染物。恐怖分子还计划建立隐匿放射源，辐射周围民众，其唯一目的就是在环境中扩散放射性物质。这类恐怖行为不仅会造成急性创伤，还会给医疗系统、辐射防护部门、警方和联合指挥系统造成很大的压力。

11.2.4.3 犯罪行为（英国伦敦，2006 年）

2006 年 11 月，流亡伦敦的前克格勃中校亚历山大·利特维年科被投毒——钋 -210。钋 -210 是一种放射 α 粒子的放射性核素，极其危险，即使摄入小剂量也会导致死亡。

利特维年科的初期症状与急性胃肠炎症状相似：恶心、呕吐、腹泻和全身疲劳。利特维年科最初联系了他的全科医生，但是几天后，他被送到医院，后来因怀疑全身性胃肠道感染接受抗生素治疗。他的血红蛋白和白细胞水平皆下降，但是最初被诊断为抗生素治疗的副作用，即骨髓抑制。

随后，利特维年科因病情加重被送往重症监护室。一组医学专家对他进行了检查，近一个月后终于得到正确的诊断结果：钋 -210 中毒。这时，利特维年科已无药可救，不久之后便去世了。英国当局也在伦敦的不同地点发现了钋 -210 的痕迹：酒店、酒吧、餐馆以及某些飞机上。于是，一条国际警告发出了，以确保可能暴露于钋 -210 的人能够接受医疗机构和辐射防护部门的检查。在世界各地，辐射防护部门与医疗机构、警方合作，对受影响人员进行了检查。比如，在瑞典，有 10 人可能受到暴露，他们接受了检查，但并没有受到污染。大众媒体的报道使恐慌情绪蔓延，在最初几天，瑞典出现普遍的焦虑，要求检查的人骤增，给医疗系统造成很大压力。但是，辐射防护部门与国家卫生及福利委员会共同发布官方声明，并召开新闻发布会，详细介绍如何应对这种情况以及疑似受到污染的瑞典人的状态，之后情形渐渐好转。

瑞典相关部门发布的信息产生了积极影响，人们的焦虑逐渐消失。但是，应该引起注意的是：一场影响相当有限的核事件也可能对公众造成很大冲击，引发极大恐慌。因此，应针对各种核事件，无论是小还是大，制订应急沟通计划，同时制订联合辐射应急计划，涵盖辐射防护专业人员、放射医学专业人员以及当地、地区、国家及国际级别的指挥机构之间的协调，这至关重要。

11.3　基本的辐射物理

11.3.1　不同类型的电离辐射

放射性核素的组成元素具有不稳定的原子核，可以通过 α、β 或 γ 辐射（电离辐射）的形式丢失过剩的能量，形成新元素。新元素也可能不稳定，继续通过发射电离辐射丢失能量（衰变），或者不再有任何过剩的能量，不再发射任何电离辐射——变成稳定的元素，不再具有放射性。辐射能量以电子伏特（electron volts，eV）计。通常，放射性核素过剩的能量在数千至数百万电子伏特之间。当辐射有足够的能量从围绕原子核运行的轨道上推动电子时，辐射发生电离，形成带电的原子——离子。在生物组织中，由原子向离子跃迁会导致细胞中的蛋白质和核酸分离。这会改变细胞的稳态，导致功能紊乱、畸形和凋亡。核酸结构的变化可能引发癌

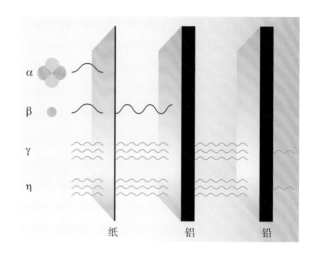

图 11.1　电离辐射的类型

症。

发生紧急辐射事故时，我们必须考虑电离辐射的特质（图 11.1）：

- α 辐射是由两个质子和两个中子（氦核）构成的带正电荷的粒子。通常 α 辐射携带的能量比 γ 辐射和 β 辐射多，穿过组织时能够快速沉积能量，被称为高线性能量转移（linear energy transfer，LET）。α 辐射的射程较短，在空气中只有几厘米，即使它有高能量，但一张纸或上层表皮就能将其挡住。只有当 α 辐射的核素通过吸入、摄入或开放性伤口进入体内时，α 辐射才会损害人类健康，这就是体内污染。

- β 辐射由带负电荷的电子组成，其射程取决于能量大小。高能电子在空气中的射程长达数米，可以穿透 5 ～ 10 mm 的防护服进入人体组织，不过在组织内受到阻止的速度比 α 粒子慢，所以对每个细胞造成的损伤较小（低线性能量转移，低 LET）。厚防护服、吸入器面罩和护目镜可提供足够的保护。

- γ 辐射类似光和 X 射线束，由带量子和光子的电磁波构成，并且不带电荷。它具有短波长和高能量，可以通过人体。γ 辐射的射程取决于它的能量，在空气中的射程可长达数百米。γ 辐射能穿透几十厘米厚的铅。厚重的混凝土墙可削弱辐射，但不能完全阻挡。由于穿透力很强，γ 辐射对人类有很大的危险。

- 中子辐射是一种粒子辐射，由不带电荷的粒子和中子构成。它由核裂变放射，比如反应堆或核弹。中子辐射虽然具有强穿透力和长射程，但是可以被含氢原子比例较高的物质比如水阻挡。

11.3.2　天然电离辐射和人造电离辐射

生活在地球上的人类一生都暴露于电离辐射中，辐射量取决于其生活的地方以及活动情况。下面以瑞典人为例。瑞典人受到来自环境和太空的天然电离辐射分别约为每年 0.3 mSv 和每年 0.5 mSv。人类也是由放射性同位素如碳和钾组成的，它们的剂量约为每年 0.2 mSv。X 线诊断及其他使用电离辐射治疗的剂量为每年 0.8 mSv。一次普通肺部 X 线片的有效剂量为 0.2 mSv，而一次胃部 CT 扫描的剂量约为 8 mSv。据估计，瑞典人平均接受的剂量约为每年 4 mSv。

11.3.3　剂量和活度

活度是用于测量单位时间放射性衰变率的物理单位。活度单位是贝克勒尔（Becquerel，Bq），相当于每秒有一个原子衰变。它用作放射性物质量的测量。贝克勒尔这个单位得名于法国物理学家亨利·贝克勒尔，因为他发现了天然放射性。

吸收剂量是指电离辐射在人体组织中沉积能量的量，以焦耳每千克计，该单位被称为戈瑞（gray，Gy）。这个单位得名于英国辐射生物学家路易·哈罗德·戈瑞，因为他对肿瘤组织的放射敏感性做了重要研究。

辐射能量在体内的分布并不总是均匀的。比如，因缺乏足够的防护服，营救人员严重暴露于 β 射线时，他们皮肤吸收的剂量可能非常高，造成严重的皮肤损伤（β 射线烧伤），而骨髓吸收的剂量为中等。不同器官或全身吸收剂量的平均值可以被估算为平均吸收剂量或全身剂量。

当量剂量是指组织器官平均吸收的剂量，是在各类型辐射（α、β、γ、中子等）的基础上乘以"辐射权重因子"得到的，该权重因子反映了辐射造成随机健康效应的有效性。该有效性有时被称为"辐射质"（radiation quality）。当量剂量的单位是希沃特（Sievert，Sv）。罗尔夫·希沃特是一名瑞典物理学家，就职于卡罗林斯卡学院（斯德哥尔摩，瑞典）。他也是辐射防护领域的先驱，是于 1928 年设立的国际放射防护委员会（International Commission on Radiological Protection，ICRP）的创始人之一。

物理半衰期是指放射性同位素的活度衰减至初始活度的一半所需要的时间。

生物半衰期是指身体消除放射性同位素的时间，其后存留体内的放射性同位素活度只有初始活度的一半。

有效半衰期是物理半衰期和生物半衰期的综合半衰期，其后存留体内的放射性同位素活度只有初始活度的一半。

11.3.4　体外辐射和体内辐射

当体外放射源的电离辐射直接射中人体时称为**体外辐射**。这可能是偶然发生的，也可能是直接辐射。直接辐射来自放射源或放射源产生的放射性物质，可能散布于空气中或土壤里。被辐射的人可能受伤，并且体外直接辐射可能诱发癌症，但是受到的辐射及其造成的损伤不会传递给他人。被辐射的人都没有"传染性"，医务人员照顾这些患者不会面临危险。肿瘤科每天护理数千名接受体外放射治疗的癌症患者，医务人员并没有任何危险。

如果放射性同位素通过呼吸道和（或）胃肠道和（或）伤口进入体内，那么伤员就会受到来自体内放射性同位素的辐射，这被称为**体内辐射**。体内辐射可能造成急性辐射损伤或对器官的局部损伤，因为放射性物质在器官沉积，并且之后被吸收，此外还可能诱发癌症。体内有放射性同位素的人受到了**体内污染**，放射性物质可以通过尿液、粪便、其他体液或呼吸排出体外。这些放射性活度通常很低，如果采取特殊的安全措施，一般不会对医务人员造成任何风险。肿瘤科每天治疗数千名体内有放射性同位素的患者，医务人员并没有任何危险。

11.3.5　体表污染和体内污染

体表污染是指放射性物质以灰尘、固体颗粒、气溶胶或液体的形式吸附到人体皮肤或衣物上的状态。应测定放射性物质在皮肤或衣物上的沉积量，以对可能已经受到污染的个人进行体表污染监测。**受到体表污染的个人应尽快进行去污。**

体内污染是指放射性物质通过吸入、摄入，或通过开放性伤口、完整的皮肤或黏膜直接吸收的方式进入体内的状态。通过一种器官（比如胃肠道）进入人体的放射性核素可能转移到其他器官，如骨髓，在此如钚、锶和铀等会发生沉积。光解铀元素可在几个小时内在肾中沉积，并造成肾局部毒性损伤。体内污染通常需要进行医学干预，有时会与外科手术相结合，以去除伤口处的放射性物质或进入体内的放射性碎片。

11.4 电离辐射的效应

电离辐射可以影响所有活体组织，具有一般的**生物效应**。本文将关注电离辐射对人类的**医学效应**。

11.4.1 电离辐射的生物效应

电离辐射的负面影响是电离能诱发或直接引起细胞损伤，包括细胞膜、细胞质以及有 DNA 分子的细胞核的损伤。

细胞有修复 DNA 损伤的能力。DNA 双链在低剂量下遭到破坏的概率相当低，而单链断裂通常可以正确修复。高剂量辐射和高剂量率可能造成更严重的损伤，如 DNA 双链断裂，并且细胞可能无法修复损伤，从而导致细胞凋亡。如果大量细胞死亡，则可能导致器官损伤或死亡。另一种可能是不正确的损伤修复，这可能导致功能障碍、癌症或遗传效应。细胞在 DNA 复制过程中特别容易遭到破坏，因此具有很高复制动力的细胞系统，如骨髓造血细胞或肠上皮细胞对辐射更加敏感。胎儿和儿童处于生长阶段，因此对辐射也比成年人更敏感。

11.4.2 电离辐射的医学效应

今天，关于电离辐射的医学效应知识主要来源于发生的高辐射剂量合并**高剂量率**的事故，包括投放到日本的两颗原子弹、切尔诺贝利反应堆灾难，以及其他暴露于辐射的人数有限的事故如核工业、医疗事故。这些事故提供了一些关于急性辐射损伤及其后期效应的信息。

低剂量和低剂量率辐射的负面影响很不确定且难以估计，即使已经进行了大量的研究和实验，特别是关于恶性肿瘤发展方面。原因之一是难以区分低剂量辐射和低剂量率的影响与其他危险因素的影响。

11.4.3 急性（确定性）辐射损伤

急性辐射损伤可能在实时全身辐射后的数小时（极高剂量）、最初数天（高剂量）或数周（中等剂量）内出现症状。与吸收剂量相应的人体症状和临床发现如表 11.1 所示。

表11.1 与实时吸收剂量相应的人体症状及临床发现

剂量（Gy）	症状及临床发现
< 0.5	通常无临床症状
0.5 ~ 1	疲劳，白细胞和血小板计数略微减少
1 ~ 6	轻度至重度急性放射综合征。以下症状随剂量增加而加重：恶心、呕吐、骨髓抑制伴随白细胞减少、血小板减少、感染敏感性增强、出血和皮肤红斑
> 6	重度急性辐射综合征。除上述症状外，还合并有胃肠道辐射损伤及严重腹泻和出血、体液和电解质丢失，以及营养障碍。少有患者存活
> 15	同上，为致死性辐射综合征，但中枢神经系统也遭到损伤，意识丧失且血压下降，从而迅速恶化、死亡

摘自 IAEA/ WHO 和 Metrepol

20 多年前，由于骨髓抑制，一般认为全身剂量超过 3 ~ 4 Sv 时死亡概率为 50%。因此，应严格遵循白细胞和血小板动力学（图 11.2）。现代的治疗方式，如造血生长因子、干细胞移植以及重症监护和改进的感染治疗使致死剂量水平有所提高。治疗的成功有赖于早期对个人进行的准确诊断，以及放射医学急诊专业人员与可能参与的其他临床专业人员，如血液病、重症监护人员之间的密切配合。

在某些情况下，辐射剂量不会在全身均匀分布，而是主要集中在某些局部或器官，这可能造成特殊损伤和问题。

甲状腺可吸收放射性碘 -131，比如在核反应堆事故泄漏后通过吸入或摄入吸收。这可能造成甲状腺功能减退或完全丧失，同时也增大了患甲状腺癌的风险，特别是儿童和青年。**如果在暴露于放射性碘之前服用**稳定性碘，则可减少放射性碘的摄入。稳定性碘可阻断放射性碘的摄入，从而保护甲状腺。要获得充分的保护效果，则需在暴露于放射性碘之前摄入稳定性碘，从而实现早期干预。为达到良好的预防水平，应预先派发稳定性碘。稳定性碘已分发给居住在核电厂周围安全区域的居民。

肺部损伤不仅可以由直接辐射造成，还可以由吸入放射性物质引起。这些放射性物质可能在肺部沉积，并造成局部辐射损伤。

剂量为 6 ~ 8 Sv 时可能造成严重肺部损伤——**放射性肺炎**，这可能滞后数周发生。

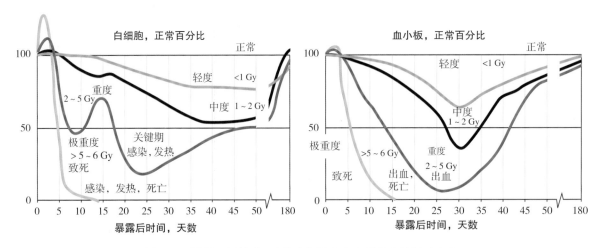

图 11.2　暴露于辐射后，人体白细胞和血小板发生的经时变化

如果**皮肤**暴露于辐射中，数天后会出现局部红斑（图 11.3）。6 ~ 8 Gy 的辐射剂量可引发皮肤红斑。虽然这些皮肤损伤能够愈合，但是通常需要数周至数月时间（图 11.4）。受影响的皮肤区域对新的创伤更加敏感。剂量为 10 ~ 15 Sv 时，会出现不完全的萎缩性愈合（图 11.5）。剂量为 15 ~ 20 Sv 时，不能自发愈合，需要借助外科手术才能实现皮肤愈合。如果皮肤连同深层组织都受到损伤，就会导致纤维化和坏死。

如果没有外科医生采取纠正措施（切除和清创），辐射剂量超过 25 Gy 时便很难愈合，因为皮肤和深层组织严重受损——血液灌流受阻并引发局部增生炎症反应，随后会发生局部感染。这时应联合放射医学急诊专业人员迅速进行外科手术干预。

50 Sv 或以上的局部剂量则意味着不得不对受辐射部位进行手术切除和（或）截肢。

11.4.4　辐射的随机性效应

辐射效应一般不需要达到剂量阈值水平就会出现，其概率与剂量成正比，其严重程度取决于剂量大小。据估计，暴露于低辐射剂量时，死于辐射诱发癌症的概率约为每 Sv 5%。

针对暴露于广岛、长崎（日本）以及切尔诺贝

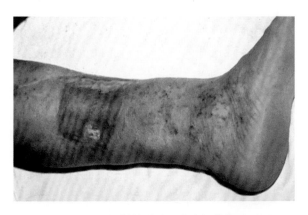

图 11.4　辐射数周后的皮肤损伤状况

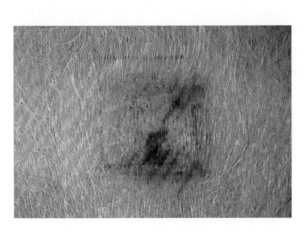

图 11.3　辐射 5 天后出现局部红斑

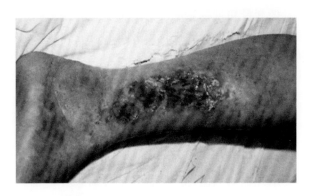

图 11.5　不完全愈合的皮肤损伤

利（前苏联）辐射的人们进行的大量研究显示，恶性肿瘤通常会在数年的潜伏期后发病，比如日本的白血病及之后的其他类型癌症。

11.4.5　产前暴露效应

产前暴露会对胚胎和胎儿造成确定性和随机性的辐射效应。辐射暴露效应取决于暴露发生时胚胎或胎儿所处的发育阶段。由于胚胎的辐射敏感性高且可能死亡，因此受孕后前 2 周的严重产前暴露不太可能引起其他效应。在器官形成期，暴露时正在发育的器官可能出现畸形。这种效应是确定的，其阈值约为 100 mSv。在整个妊娠期，辐射暴露很可能对胚胎或胎儿造成随机性效应，表现为一生中罹患癌症的概率增大。ICRP 指出，产前长时间暴露的年剂量为 100 mSv 以下时，不需要采取特定级别的防护。

11.5　核与辐射事故的医疗应急救援

11.5.1　应急计划的制订及组织架构

国际、国家、地区和当地各级别都应该有一套精准的应急准备预案，以应对核或辐射事故，这非常重要。

我们先聚焦地区和当地级别的医疗系统。医院、院前急救部门，以及基层医疗单位和家庭医生，都必须纳入应急准备体系中。

制订一套可行的联合应急计划并进行应急准备非常重要。它需要涵盖地区及当地当局、营救部门、警方、军队、非政府组织，以及如核电厂、核燃料厂等放射性或核电产业。

针对核或辐射事故的应急计划制订及应急准备，也必须考虑针对其他事故的主要应急计划制订原则。不过，除此之外还应考虑以下重要差异及特殊要求：

- 配备辐射防护专业人员及放射医学急诊专业人员，以评估紧急状况并给予建议。
- 所配备的辐射防护人员已接受辐射检测及检测设备的应用培训，可以在事故现场、医院及其他医疗机构负责接收事故患者。
- 确保有污染检测及去污设施，以用于受伤以及已经或可能受到污染的未受伤人员，这很重要。

- 在发生重大核或辐射事故时，容易出现辐射防护专业人员、放射医学急诊专业人员、检测及去污设备，以及急救医疗能力不足的情况，这一点必须总是予以充分考虑。
- 需要控制放射性物质从事故区域的扩散并监测事故区域的辐射剂量。采取限制性措施，如设立隔离区、检测事故区域内所有人的污染状况，如有必要，对被污染的人进行去污处理。最重要的是要向营救人员和公众及时提供正确的信息。
- 医疗系统需配备辐射防护专业人员及检测设备，以评估污染状况并进行临床诊断。
- 患者的临床发现可能很难评估，提供准确的诊断和预后也可能同样存在困难，因为患者可能已经同时受到体外辐射和体内辐射。
- 症状可能在数小时、数天甚至数周后出现。
- 可能出现复合伤，如同时存在物理性损伤和辐射损伤。这使患者的治疗变得复杂，也增大了对专科治疗设施的压力。
- 可能需要能做大量血细胞分析的实验室。如果患者有体内污染，还需要有设施检测患者体内污染状况并测定尿液和（或）粪便里放射性物质的含量。
- 需要大量熟知如何治疗体内污染患者的医务人员。
- 应向公众和医务人员提供事故及其医学后果的详细信息。这些信息必须由当局和专家共同发布。
- 采取紧急的公共防护措施，如提供隐蔽场所、疏散公众、提供稳定性碘以及个人保护装备。
- 为参与应急救援的事故单位工作人员、营救人员和医务人员提供特殊保护。
- 针对事故中暴露于辐射和（或）放射性物质的应急救援人员及公众，进行医学及流行病学跟踪。
- 充分照顾事故中未暴露于辐射但却感到焦虑的人群。这类人群可能人数众多，需要医学建议。
- 需要战略和战术层面的联合指挥。
- 参与核和辐射事故应急准备的所有医务人员，需要持续进行教育、培训和演练。

11.5.2　危险区域

危险区域面积取决于事故类型（辐射事故、放射性物质泄漏事故、核事故）以及辐射源和（或）

放射性物质的类型。

发生辐射源运输事故，且未泄漏任何放射性物质时，危险区域面积有限，也很容易通过监测确定范围。这类事故的应急救援一般不需要医务人员参与。如果辐射源运输事故中出现了放射性物质泄漏，那么就可能存在受污染的区域，面积可能大也可能小。被污染的区域必须通过监测确定并封闭起来。如果不得不进入污染区（如果辐射剂量不太高）作业，则必须穿戴防护装备，且必须带着个人剂量测量仪，以监测辐射剂量。如果医务人员进入危险区域，也应该如此装备。孕妇不得执行此类任务，因为可能暴露于辐射或放射性物质。

出现大面积危险区域，甚至达到方圆数千米时，则可能是核事故或放射性物质扩散事故，如核燃料厂发生临界反应或脏弹被引爆。

泄漏大量放射性物质的核反应堆故障或任何核爆炸，都可能造成大面积污染（数十甚至数百平方千米）。放射性物质的扩散取决于事故发生当日的天气（下雨和刮风）。而对处于危险区域的应急救援人员及公众则需采取干预措施，如隐蔽、疏散以及服用稳定性碘。

11.5.3 去污

受伤人员的去污工作应尽快进行，以减少进一步暴露于辐射并避免放射性物质的扩散。这意味着去污工作通常就在事故现场进行，靠近危险区域。

> **注意**
> 　　去污开始前，应优先做好保全生命和肢体的医学干预。

营救人员和医务人员应适当配备：
- 防护服
- 吸入防护面罩
- 防护手套和防护靴
- 监测辐射剂量的个人剂量测量仪

放射性物质的去污与化学品去污**不同**。通常辐射防护人员可以使用特殊设备检测体表放射污染，而营救人员和医务人员从污染患者处受到高剂量暴露的风险较低。去污作业从除去衣物开始，然后继续检测皮肤是否有任何受污染的部位。如果某些部位的皮肤受到污染，应用水小心清洗，这样受污染的部位和清洗的水就不会扩散放射性物质（比如清

洗伤口时就可能发生）。应先清洗口部、鼻部、鼻孔、眼部、耳部和开放性伤口，以防止和（或）减少体内污染。用拭子从上述部位取样，将样本置于试管中送去进行放射性物理和放射性化学分析。

口部应清洗并将漱口水吐出，以免造成体内污染，而眼部清洗也同样重要。伤口清洗最重要，必要时应采用手术修复去除污染，并尽快在局部使用解毒剂，最好在 2 h 内进行，以减少放射性物质的吸收和体内污染。可剪短毛发和指甲，以便去污。

去污后再进行检测，然后再去污，直至无放射性物质残留或者进一步去污的效果小于体表残留活度的 10%。建议残留活度应低于 10 Bq/cm^2 或辐射防护部门推荐的任何其他水平。

接收污染患者的**医院**应准备特殊的去污设施，因为需要尽快对这些患者施以适当的治疗。救护车内可以铺上塑料布或毯子，以减少在运输过程中造成污染，而被污染的废物和衣物则应收集起来并根据辐射防护部门的建议予以处理。

11.5.4 检伤分类

检伤分类的基本原则同样适用于核与辐射事故。严重**急性辐射综合征**（acute radiation syndrome，ARS）发病较早（1 小时内），伴有恶心、呕吐。然而，这些症状可能难以被诊断为辐射引起的症状。因此，应尽快评估临床症状，并与辐射防护专业人员合作估算辐射剂量，这很重要。辐射引发的可能危及生命的症状通常会在数日或数周后出现，但是对于高致死剂量，辐射引起的意识丧失会在最初 15 分钟内出现，进行检伤分类时，建议对这样的患者采取姑息治疗。

在重大事故中，如果缺乏足够的治疗设施，则有必要进行检伤分类。表 11.2 列出了针对不同急性辐射综合征患者组的临床治疗方式，可以用作检伤分类指导。

11.5.5 诊断

临床诊断非常重要。症状评估、临床发现以及实验室发现共同构成治疗管理的决策基础。应与辐射物理学专业人员一起进行辐射分析和剂量评估，以查明是体表辐射、体内辐射或是两者兼有。分析的内容包括已经暴露于辐射的身体部位和器官，以及暴露的原因——仅仅是体表辐射和（或）通过吸

表11.2　急性辐射综合征的检伤分类方案

症状	优先组 1	优先组 2	优先组 3
症状出现的时间	30 分钟	5 小时	12 小时
意识丧失	+（昏迷）	0	0
虚弱 / 身体不适	+++	++	+
恶心	++++	+++	+
呕吐（/24 小时）	> 10 次	1 ~ 10 次	≤ 1 次
腹泻	> 10 次，水样粪便	2 ~ 9 次	偶尔
皮肤红斑	+++，3 小时内	+/-	0
血压	收缩压 < 80 mmHg	正常或间歇性偏低	正常
体温	> 40℃	38-40℃	< 38℃
外周血淋巴细胞计数			
24 小时后	< 500/μl	< 1500/ μl	> 1500/ μl
48 小时后	< 100/ μl	< 1500/ μl	> 1500/ μl
剂量估算			
全身	> 4 Sv	2 ~ 4 Sv	≤ 2 Sv
病情类型	重度或致死性急性辐射综合征，多器官衰竭的风险高	中度辐射综合征	轻度辐射综合征
治疗管理	重症监护，替代性姑息治疗；放射医学急诊专家与其他医学专家协作进行个人评估	住院治疗	非卧床治疗

Joussineau S，modified after IAEA，EBMT and Metrepol

入或摄入导致的体外辐射。知道辐射的类型、剂量以及是否存在体内污染很重要。检测方法的选择取决于放射性核素，因此有可能进行全身扫描或者进一步与其他放射性核素分析方法相结合，如通过尿液、粪便或血液检测，或者检测口部、鼻部、眼部、耳部、胃探查、毛发和指甲的局部拭子。

- 既往病历：要尽力评估辐射暴露的开始时间、持续时间以及主要症状的出现时间，这很重要。要询问暴露类型、辐射类型、剂量测量仪值，以及是否存在污染，或者存在污染的风险。
- 症状：症状的开始时间、持续时间以及频率，都是需要知道的重要参数。主要症状有意识丧失、恶心、呕吐和腹泻。
- 临床发现：包括总体状态、血压、体温和皮肤红斑（发作时间、位置和持续时间）。
- 实验室发现：包括入院时、24 小时后和 48 小时后的外周血状态，中性粒细胞、淋巴细胞及血小板计数；与辐射剂量（见表 11.2 和图 11.2）相应的特定模式经时表现、电解质、肾肝功能检查和尿检。
- 生物剂量测定：应将肝素化试管中的外周静脉

血样送到专科实验室（可联系世界卫生组织辐射事故医学应急准备及支持网络以及国际原子能机构应急救援支持网络获取具体地址），以进行淋巴细胞的细胞遗传学分析，这可以进行暴露评估。这种方法已得到正式认可及认证。

- 物理剂量测定：与辐射物理学专业人员合作，进行辐射检测和实验室分析，包括采自不同部位如口部、鼻部、胃液、血液的拭子，同时检测尿液和粪便中排出的放射性核素，并进行剂量评估。
- 人体白细胞抗原分型：如果怀疑暴露于高剂量辐射，就应尽快取样。干细胞移植或许是一种可能的治疗方式。

11.6　治疗

11.6.1　全身辐射患者的治疗

暴露于全身低剂量辐射的患者不会患急性放射病。他们不需要任何特殊治疗，可进行非卧床治疗，比如在当地健康中心治疗或由家庭医生治疗。然而，总是存在随机性效应的风险。癌症风险随辐射剂量增加而增大，但还是相当低。剂量可通过生物剂量测量仪进行评估。门诊应为患者提供相关信息并进行后续跟踪。

暴露于全身辐射剂量为 0.5 ~ 2 Sv 的患者在数天内会发展为轻度急性放射病，出现疲劳、恶心、便溏、偶发性呕吐的症状。数周后淋巴细胞、中性粒细胞和血小板计数略有下降，这些变化将与疲劳一起持续数周。患者通常不需要任何特殊治疗，但是某些个体病例可能需要治疗感染症状。他们通常可在门诊接受治疗和定期检查。

暴露于全身辐射剂量为 2 ~ 4 Sv 的患者在暴露后 5 小时内可发展为中度急性辐射综合征，出现恶心、呕吐、腹泻和体温升高的症状。他们在 10 ~ 14 天内容易感染并且有出血倾向，这是由辐射引起的骨髓抑制所致，骨髓抑制加重可长达 5 ~ 6 周。这些患者需要进行住院治疗，最好入住有血液和骨髓抑制治疗经验的血液科或肿瘤科。如果患者出现危及生命的感染和出血以至于病危，则需要进行重症监护。在整个骨髓抑制期间，应向患者提供针对感染、贫血和出血的治疗并提供营养、液体和电解质，这很重要。可用造血生长因子促进骨髓恢复，直到骨髓痊愈。恢复预后良好。

暴露于全身高剂量（> 4 Sv）或极高剂量（> 6 Sv）辐射的患者在半小时内发展为重度或极重度急性辐射综合征。严重恶心和频繁呕吐是典型症状。可能丧失意识。若出现昏迷，则表明暴露于**致死剂量**（> 15 Sv）辐射。同时体温会上升到 40℃ 以上，收缩压下降到 80 mmHg 以下。在第 1 周会出现血液和骨髓抑制，并对胃肠道造成损伤，进而出现频繁的水样腹泻，伴随体液和电解质的大量流失。多器官损伤累及皮肤、肺部和循环系统，这些损伤继续恶化，可能发展为多器官衰竭、死亡。患者需要入住重症监护室并全面采用现代治疗模式。患者通常会经历剧烈疼痛，这也应予以特别应对。全身辐射剂量约为 6 Sv 或以上时，通常会对骨髓造成大面积的严重损伤，以至于即使用生长因子强化，骨髓也不可能自发恢复到原状。**同种异体干细胞移植**或许带来存活的可能性。这样的治疗必须在专科诊所进行。即使干细胞移植成功，肠道严重受损的状况也可能引起一些问题，结局不容乐观。在大规模伤亡的灾难中，也应考虑重症监护室的收治能力问题。

暴露于全身致死剂量（> 15 Sv）辐射的患者通常在第 1 ~ 2 周死亡。可考虑使用镇静剂、镇痛剂、止吐剂和高剂量糖皮质激素进行姑息治疗。

11.6.2 体内污染患者的治疗

体内污染指放射性核素由呼吸道、胃肠道、皮肤或开放性伤口进入人体产生的污染。其治疗方法基本上与化学中毒一样。第一步应确定是哪一种放射性核素造成的污染。

患者检测由辐射防护专业人员进行。应确定是哪一种核素，并进行初期剂量评估，然后给予最恰当的医学治疗。应从鼻部、口部、胃液、尿液和粪便采集样本并进行分析，以确定是哪一种放射性核素。

治疗主要是为了减少放射性核素的再吸收，可以促进放射性核素的排出，用稳定类似物稀释放射性核素，或者形成放射性核素的复合结合物以促进排出。治疗应由放射医学急诊专业人员与毒理学专业人员一起进行，因为某些核素可能同时造成辐射损伤以及由该核素的物理和（或）化学性质引起的化学或毒性效应。

> **注意**
>
> **时间因素**非常重要，因为体内污染可在短时间内引起损伤。因此，尽快进行充分的治疗至关重要。
>
> 建议医务人员（院前急救和医院）接受教育、培训且医疗机构配备相应的医疗设备，以应对体内污染患者，尤其是在核与辐射事故可能发生的地方，如核工业附近地区。与营救部门联合制订应急计划并进行演练也非常重要。

11.6.3 体内污染患者的初步治疗

11.6.3.1 气道
可在现场清洗口鼻，但要避免吞咽水。

11.6.3.2 胃肠道
- 可在现场清洗口鼻，但要避免吞咽水。
- 可在现场立即给予减少吸收的药物，如抗酸剂（例如氢氧化铝）。
- 洗胃。

- 口服泻药，比如将 15 g 硫酸镁溶于 100 ml 水中服下，以促进放射性核素的粪便排泄，特别是镭和锶。
- 口服亚铁氰化铁（普鲁士蓝）1 g，每天 3 次，以包裹住肠道内的铯，阻断其通过胃肠道的再吸收，从而增加粪便排泄。

11.6.4　特殊疗法：阻吸收剂、稀释剂和促排剂

- 放射性碘：口服稳定性碘（碘化钾），阻断放射性碘的吸收。如果在暴露之前 6 h 给药，可以阻断摄入量的 98%；如果在暴露时给药，可使摄入量减少 90% 左右；如果在暴露后 4～6 h 给药，可使摄入量减少 50%。给药可在院前急救阶段进行。
- 氚：可通过大量饮水来实现同位素稀释。大量饮水会增加氚的排出，也可能增强利尿作用。
- 放射性锶：一种促排剂是钙剂，以增加放射性锶的尿排出。葡萄糖酸锶（600 mg/d，静脉注射）也可以用来促进放射性锶的尿排出。
- 放射性磷：口服磷酸钙可减少放射性核素的吸收。

11.6.5　螯合剂

螯合剂是一种可加速自然代谢过程的化合物，可从身体组织中有效地清除放射性核素。螯合剂可促进放射性核素与可溶性复合物结合，而结合后的物质可通过肾以尿液的形式排出。由于螯合剂不能穿透细胞，因此，在暴露后**立即开始治疗**效果最好，这时放射性物质的离子仍然处于循环状态，尚未进入靶器官如骨骼和肝的细胞。**二乙三胺五乙酸（diethylene triamine penta-aceticacid，DTPA）**是螯合剂最常见的形式，它在超铀元素如钚、镅、锔，以及镧系元素如铈、钇造成的污染的治疗中已显示出效果。

- 钚和其他超铀元素或镧系元素的治疗建议：每天静脉输注 1g CaDTPA，或含 1g CaDTPA 的等渗氯化钠溶液 250 ml，输注 30 min。将含 1 g CaDTPA 的等渗氯化钠溶液 10 ml 配制成气溶胶喷雾，吸入 10～20 min。确诊或怀疑受到污染时，应立即开始治疗，以减少钚进入骨骼或肝。患者应接受为期 2 天的初步治疗。治疗可能持续数周，每周连续 5 天。当然，治疗时间以放射性核素在尿液中的排出量

检测为标准。治疗期超过 2 天时，建议同时使用 ZnDTPA 治疗，剂量与 CaDTPA 相同，但 ZnDTPA 治疗不应采用吸入法。
- **钚污染的开放性伤口**：可将上述 CaDTPA 溶液直接施于伤口。
- 放射性铅（Pb）和钋（PO）的治疗：口服 DMPS（译者注：二巯丙磺钠）胶囊 100 mg，每天 3～4 次。
- 铀：对于可溶性形式的铀造成的污染，应尽快静脉注射 250 ml 1.4% 的碳酸氢钠缓冲液，以免造成肾损害，而其造成的化学危害大于放射性危害。

11.6.6　体内污染治疗的一般建议（TIARA，EC）

- 评估的有效剂量低于 1 mSv：风险最小，向受影响的人告知即可。
- 评估的有效剂量为 1～20 mSv：进行新的检测和剂量评估。如果剂量仍在此范围内，则不存在确定性损伤风险，且随机性风险仅稍微增大。告知患者，无须治疗。
- 评估的有效剂量为 20～200 mSv：进行新的检测和剂量评估。如果剂量仍在此范围内，则对治疗效果进行医学评估。尽管急性损伤的可能性并不大，但也应考虑进行初步的短期治疗，以减少剂量负荷。
- 评估的有效剂量超过 200 mSv：进行治疗，但应评估较长治疗期的效果。

11.6.7　手术治疗

11.6.7.1　开放性伤口

被污染或怀疑被污染的开放性伤口应尽快清洗，必要时进行手术修复。伤口不得缝合，除非检测未发现任何残留放射性核素，而且检测结果应经放射医学急诊专业人员评估。

11.6.7.2　弹片

任何进入人体的由炸弹或爆炸物产生的放射性污染弹片/碎片，都应尽快除去。在伤口缝合前，应与放射医学急诊专家一起，检测、评估是否有任何残留的放射性弹片/碎片。如果肢体内有大量放射性弹片/碎片，则应考虑截肢。

11.6.7.3　复合伤

所有有严重物理性损伤的患者都应首先稳定伤情，然后再治疗辐射损伤（见第 7 章）。不能因为暴露于电离辐射就耽误采取抢救生命或保全肢体的措施，但是我们必须意识到，患者的预后可能因电离辐射而恶化。我们必须特别考虑到骨髓抑制和胃肠道损伤所引起的并发症。建议与放射医学急诊专家进行联合评估。外科手术干预应在最初 36 h 内进行并完成，以避免由辐射引起并发症。开放性伤口应进行修复和缝合，同时处理骨折并固定。如果进行肠道手术，造瘘的指征要放宽。在进行大型重建干预前，最好进行截肢。与正常情况相比，骨折愈合所需时间可能延长 25% ～ 50%。

11.6.7.4　局部辐射损伤

当局部辐射剂量达 12 ～ 20 Sv，尤其是剂量超过 25 Sv 时，可能出现持续性局部组织损伤和坏死。首先应与放射专家一起进行剂量重建，以确定受影响的部位，这非常很重要。同时，必须界定正常血液灌注的区域边界。其后，手术切除受损组织，确保与正常血液灌注区域有精准的边界。伤口必须避免受到感染和进一步损伤。有可能需要反复切除受损组织甚至截肢。通常需要植皮覆盖受损区域，并且最好是自身血液灌注的皮肤皮瓣。近年来，已采用局部注射间充质干细胞并联合使用生长因子的方法，以促进受损组织再生，据报道已取得一些积极成果。

局部辐射损伤的愈合缓慢，过程漫长。伴有血液输注问题的愈合不全、复发性溃疡和纤维化很常见。

在核和（或）辐射事故的应急救援期及其后的后续治疗期，对放射性污染伤口、复合伤及局部辐射损伤的治疗，都会给手术资源带来额外的治疗压力。

11.6.8　心理支持及信息提供

核或辐射事故会在受影响的人群及其亲人、社会、营救人员以及医务人员中引起严重的沮丧、恐惧和焦虑情绪。因此，在进行应急准备时，应配备、培训相应人员向上述不同人群提供相关信息和医学建议，这很重要。同时，相关信息应由相关当局联合发布，这也同样重要。

不过，很多人会因为焦虑和恐惧情绪而向医疗部门寻求帮助，因此，应在地区及当地社区级别制订应急计划并建立心理支持系统，这非常重要。需要更多设施来应对精神性反应。参与事故应急救援的营救人员和医务人员也需要额外的心理支持和持续跟进。

重大核和（或）辐射事故会对整个社会造成心理和身体上的影响，且持续很长时间。这意味着对医疗服务有更高的期望和要求：需要制订全面的应急计划，并在组织、装备、教育、培训和定期演练上进行应急准备。

11.7　制订应急计划及进行应急准备

如上所述，针对核和（或）辐射事故制订全面的应急计划并建立应急架构至关重要。重大核和（或）辐射事故可能不仅影响到当地社区，也可能影响到整个地区、国家以及国际社会。

11.7.1　当地级别

每一个拥有、处理放射性物质和辐射源的个人或机构（个人、私营或公共机构），都有责任针对核和（或）辐射事故制订应急计划。当地级别的营救、医疗部门必须有足够的设备，并进行充分的培训，以应对紧急事故，同时与其他地方当局保持合作。此外，还要对当地可能发生的不同核和（或）辐射事故进行分析，以此作为制订应急计划和建立当地应急架构的基础。

11.7.2　地区级别

如果发生重大核或辐射事故，比如反应堆发生故障，之后大量放射性物质泄漏，这就不止是一场当地事故，也是地区级事故。许多国家都设有相应的地区级机构，负责制订应急计划并在核和（或）辐射事故发生时，负责与其他地区级机构如营救部门、医疗部门、警方及军队进行协调，以共同应对。事故营救指挥（Rescue Incident Commander, RIC）应有专门的支持团队驻扎在指挥中心。指挥中心还应有医学专业人员和辐射防护专业人员。事故营救指挥将就避难处、疏散及稳定性碘的摄入做出决定（在有些国家，稳定性碘会预先发放给居住在核电站周围危险区的人群）。地区医疗管理部门协助事故营救指挥并负责向医务人员和公众发布医学信息。营救负责人负责协调地区级别向公众发布的所有信息。事故营救指挥负责向国家级别的协调当局和辐射防护当局汇报，后者则向地区当局提供专业支持。

11.7.3　国家级别

大多数国家都有国家级别的专门指定机构，负责制订应急计划，并在核和（或）辐射事故发生时，负责从国家级别和国际合作中予以应对。现在以瑞典为例。在瑞典，瑞典辐射安全机构（Swedish Radiation Security Authority，SSM）负责就辐射防护问题提供专家意见并负责在国家级别协调、监控核与辐射事故。它也负责与 EC（译者注：欧洲委员会）、国际原子能机构进行辐射防护领域的国际交流。国家卫生及福利委员会为瑞典辐射安全局提供医学专业人员支持（其下属的核医学专家组由放射医学急诊、血液学、肿瘤学、核医学和健康物理学专家组成）。国家卫生及福利委员会负责向医疗部门和公众提供医学信息，并且可由政府授权去协调地区医疗部门的工作。国家卫生及福利委员会也是与 EC、世界卫生组织（WHO）在医疗领域进行国际合作的联络机构。国家营救管理机构（Management of the Rescue Services，MSB）负责制订营救应急计划并负责协调营救服务。国家营救管理机构也是政府的协调机构，负责与 EC、联合国进行国际交流。其他国家也有不同组织，但是无论组织类型如何，都必须做好应急准备。

11.7.4　国际级别

重大核和（或）辐射事故可能不仅仅影响一国，还可能影响到其他国家。因此，国际社会应该持续保持并加强合作。

世界各个地区都存在双边和多边合作协议。在欧洲，欧洲委员会有责任维持应急准备，及时向欧洲共同体紧急辐射信息交换组织的成员国发出辐射预警及相关信息。欧洲委员会位于卢森堡，也是营救部门的协调机构和医疗部门的监测、信息中心。

11.8　全球国际组织

位于维也纳的国际原子能机构（International Atomic Energy Agency，IAEA）根据其章程，被授权制订健康保护的安全标准。

国际原子能机构是关于核或辐射事故的《尽早通知核事故公约》（Convention on Early Notification of a Nuclear Accident）及《协助公约》（Convention on Assistance）的存管处。在应急准备行动方面，它承担着具体义务，即收集在发生核和辐射事故时，可用专家、设备和物资的信息，并向缔约国及成员国提供。国际原子能机构已设立专门的事故及应急救援中心（ERC），每天 24 小时每周 7 天都正常运转，以履行应急准备的具体职责，并设有专门的应急救援网络——ERNET。

在应急救援方面，位于瑞士日内瓦的世界卫生组织负有总的法定责任。世界卫生组织下属的辐射与环境健康项目组（Radiation and Environmental Health Program，RAD）是辐射 - 核事故应急救援的关键职能部门。它与国际原子能机构、事故及应急救援中心密切配合，负责维持、运营国际应急救援系统。在辐射与环境健康项目组的协调下，辐射事故医疗应急准备与支持网络向世界卫生组织在成员国内的合作机构提供大量的专业设施及设备信息，以针对核与辐射事故造成的辐射损伤及滞后的健康问题进行咨询、诊断和治疗。

扩展阅读

Bennet B, Repacholi M, Carr Z (2006) Health of the Chernobyl accident WHO. WHO, Geneva

Berger ME, Christen DM, Lowry PC et al (2006) Medical management of radiation injuries: current approaches. Occup Med (Lond) 56:162–172

Blakely W, Carr Z, Chin-May Chu M (2009) Meeting report: WHO 1st consultation on the development of a global biodosimetry laboratories network for radiation emergencies (BioDoseNet). Radiat Res 171(1):127–139

Carr Z (2006) The role of the WHO in strengthening capacity of the Member States for preparedness and response to radiation emergencies. Acta Med Nagasaki 50(Supplement 2):37–40

Daniak N, Berger P, Albanese J (2007) Relevance and feasibility of multiparameter assessment for management of mass casualties from a radiological event. Exp Hematol 35:17–23

Der Strahlenunfall, Strahlenschutzkommission, Band 32, Berlin 2007 Germany

EBMT (eds) (2007) European approach for the medical management of mass radiation exposure – the first 48 hrs. Ulm University, Institut de Radioprotection et de Surete Nucleaire IRSN Fontenay aux -Roses, France

Fliedner TM, Friesecke I, Beyrer K (2001) Medical Management of radiation accidents: manual on the acute radiation syndrome. The British Institute of Radiology, London

Gorin NC, Fliedner TM, Gourmelon P et al (2006) Consensus conference on European preparedness for hematological and other medical management of mass radiation accidents. Ann Hematol 85:671–679

Gourmelon P, Marquette C, Agay D et al (2005) Involvement of the central nervous system in radiation induced multiorgan dysfunction and/or failure. Br J Radiol Suppl 27:62–68

Gourmelon P, Benderitter M, Bertho JM et al (2010) European consensus on the medical management of acute radiation syndrome and analysis of the radiation accidents in Belgium and Senegal. Health Phys 98(6):825–832

Gusev I, Guskova A, Mettler F (2001) Medical management of radiation accidents. CRC Press, New York

IAEA EPR-JPLAN (2006) Vienna Austria

ICRP Publication 103 (2007) The 2007 recommendations of the international commission on radiological protection. Ann ICRP 37(2–4):1–332

ICRP Publication 96 (2005) Protecting people against radiation exposure in the event of a radiological attack. Ann ICRP 35(1):1–110

Joussineau S, Riddez L (2003) KAMEDO report 78 (The nuclear technology accident in Tokaimura, Japan 1999) SoS Socialstyrelsen, Stockholm Sweden

Lataillade J, Doucet C, Bey E et al (2007) New approach to radiation burn treatment by dosimetry-guided surgery combined with autologous mesenchymal stem cell therapy. Regen Med 2(5):785–794

Lewensohn R, Stenke L, Joussineau S (2002) Management of radiation injuries new organisation, new guidelines. J Swedish Med Assoc (Läkartidningen) 99:1453–1455

Lloyd DC, Edwards AA, Moquet JE et al (2000) The role of cytogenetics in early triage of radiation casualties. Appl Radiat Isot 52(5):1107–1112

Meineke F (2005) The role of damage to the cutaneous system in radiation induced multi-organ failure. Br J Radiol Suppl 27:95–99

Menetrier F, Berard P, Joussineau S et al (2007) TIARA: treatment initiatives after radiological accidents. Radiat Prot Dosimetry 127:444–448

Menetrier F, Hodgson A, Stradling N et al (2007) Dose assessment of inhaled radionuclides in emergency situations. Health Protection Agency, Didcot

Ricks RC, Berger ME, O'Hara FM (2002) The medical basis for radiation accident preparedness: clinical care of victims. Proceedings of the 4th International REAC/TS conference. Parthenon Publishing, New York

Rojas Palma C, Liland A, Jerstad AN et al (2009) TMT handbook: triage, monitoring and treatment of people exposed to ionising radiation following a malevolent act. Norwegian Radiation Protection Authority, Norway

Waselenko JK, MacWittie TJ, Blakely WF et al (2004) Medical management of the acute radiation syndrome: recommendations of the Strategic National Stockpile Radiation Working Group. Ann Intern Med 140:1037–1051

12

感染性疾病与微生物威胁

Martin Wahl

12.1 引言（图 12.1）

在新闻报道中，几乎没有一天不报道与感染性疾病威胁有关的重大新闻。当今这个时代，距离"合上关于感染性疾病的书籍"为时尚早。当然，并非所有感染性疾病威胁都演变成疫情暴发或重大事故，也并非所有疑似感染性疾病威胁都最终发现感染源。

重大事故的起因在发生之初往往是不明朗的，尤其是在灾民表现的症状不强烈、病情未确诊或相关危险物质不明确时。许多由非生物污染物引起的事故在一开始往往被认定为疑似感染性事故。随着事故全貌逐渐变得清晰，这些事故往往被发现由其他原因所致，例如为化学物质中毒或放射性物质中毒。出现这种情况的原因之一是大部分地区都有监测系统，但在大多数时候，这些监测系统的关注重心放在那些更常见的原因上：感染性疾病。

感染性疾病可以单独构成重大事故，也可以是一部分原因，或者是非感染性原因所导致的后果。在一场灾难发生后，作为这场灾难的一部分或其直接后果，感染的出现可能由不同原因所致，这些原因随原发性事故类型的不同而有所不同。原发性事故可能导致受灾地区的基础设施遭到破坏，继发因素则会导致生物性事故的发生率升高，出现人群聚集增多、供水中断、卫生条件恶化、干旱或饥荒等情形。继发性影响甚至会出现在医疗机构中，例如由于对受感染人群的隔离能力下降而出现交叉感染。

上述某些情况会导致感染的临床表现和微生物毒力——微生物的致病能力增强，从而使某些传染性疾病更容易出现疫情暴发，或者单独造成灾难性后果。

诸如流感或霍乱等由微生物引起的疾病大流行就是感染性疾病单独造成灾难性后果的例子。在2003 年严重急性呼吸综合征（severe acute respiratory syndrome，SARS）的疫情暴发之前，它还是一种未知的感染类型，这是又一个感染性疾病单独构成重大事故的例子。SARS 也是新发感染可被纳入术语**生物重大事故**范畴的一个典型例子。术语"新发感染"有时包含此前未知的新传染病以及再次出现的古老传染病（或称为再发感染）这两种情形。

在由冲突或自然灾害造成的重大事故中，常常会有大量人员流离失所。这些灾民或难民通常会被安置在人口密度高、食物及帐篷数量不足、饮用水不安全和卫生条件差的临时安置点。这些情况可能

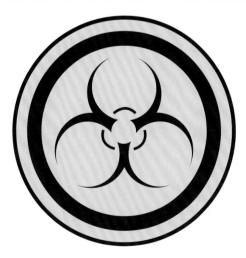

图 12.1 国际生物危害标志

M. Wahl
e-mail: martin.wahl@vgregion.se

增大传染性疾病和其他疾病的传播风险，并导致死亡人数增多，尤其是死于易暴发疫情的人数增多。

为了应对这种增大的风险，在发生上述重大事故后的应急阶段，有关国家的政府部门通常会在受灾地区建立专门的疾病监测应急救援系统，这种举措通常也得到世界卫生组织（World Health Organization，WHO）和其他机构的支持。这些预警性的疾病监测应急救援系统旨在迅速发现并应对灾民中出现的疫情暴发和聚集性疫情。

由微生物或其毒素引起的重大事故也应被视为疑似生物恐怖主义事故，而事实上此类事故也常常被误认为是生物恐怖主义事故。

关于自然灾害及其后出现的疫情暴发，一直流传着几种误解。其中一种误解是，疫情流行是由自然灾害本身造成的。然而，如上所述，疫情暴发通常是人员流离失所和基础设施遭到破坏的继发性后果。因此，灾害发生后出现的感染通常是在灾害发生前该地区就已存在的感染类型，只是在灾害发生后感染人数可能增加。这方面一个最近的例子是2010年1月海地发生那场毁灭性地震后出现的情形。

另一种常见的误解是尸体会传播疫情。尸体的气味很难闻，通常看起来也令人感到不舒服，搬运、处理尸体也多是勉为其难。然而，尸体更多来说是一种卫生问题，在大多数情况下，如果处理得当，尸体是不具有危险性的。只有当大规模霍乱疫情流行或病毒性出血热（viral hemorrhagic fever，VHF）（如埃博拉病毒）疫情暴发时，尸体才有可能对公共卫生构成直接威胁。与尸体相比，自然灾害的幸存者通常更有可能传播疾病。

12.2　微生物事故的分类

对于由微生物或其毒素引起的重大事故和灾难，其分类可以参照由其他原因引起的重大事故的分类方式，包括第2章中给出的相关分类方法：

- 由技术导致的微生物事故。
- 由人蓄意制造的微生物事故。
- 由气候和自然变化导致的微生物事故。

12.2.1　由技术导致的微生物事故

由技术导致的微生物事故可以是由诸如供水、卫生和通风等系统的故障所致。此类事故可能发生于社区、建筑物或交通运输工具内。最近发生的许多经由食物或水传播的疫情暴发都是由现代食物配送或水供应环节处理不当所造成的。

密集的人群和动物也可能导致感染性事故的发生，这也属于由技术导致的微生物事故之一，例如高致病性禽流感，主要出现在动物高度密集的家禽养殖场。另一个例子是，当人群高度聚集时，比如麦加朝圣（朝觐）期间出现的情况，流行性脑膜炎的发生风险会增大。

1979年，在苏联斯维尔德洛夫斯克发生了一起大面积传播传染性孢子的有名事件。在一家微生物工厂下风处生活的居民和家畜中出现了数例炭疽病例（图12.2）。这起事故发生数年后，事故原因才得以公布：因为过滤器使用不当，导致炭疽孢子散布到室外空气中。

有些事故虽然主要造成身体创伤，但也可能带来继发性的感染性疾病事故，例如当伤口感染病例骤增或缺乏隔离设施时。医院获得性感染性疾病属于另一种日渐增多的感染性疾病事故，此类事故与医院设施和医疗技术直接相关。

12.2.2　由人蓄意制造的微生物事故

由人蓄意制造的微生物事故通常被称为**生物恐怖主义**。由人蓄意制造的生物恐怖主义事故可能发生于战争以及其他情形中。1975年，联合国通过了《生物及有毒武器公约》（Biological and Toxin Weapons Convention，BTWC），禁止使用生物武器。

要生产和扩散生物制剂，需要具备生产足够数量生物制剂所需的知识和资源，同时也需要获得将这些制剂变成武器的方法。第二个条件常常未得到重视，这也是为什么发动生物战争的尝试往往以失败告终。尽管1975年联合国通过了BTWC协定，然而有关国家仍然多次尝试使用生物武器，例如20世纪80年代的伊拉克-伊朗战争期间。

1995年，恐怖组织奥姆真理教试图在日本向公众散布炭疽孢子，但以失败告终，主要原因是使用了错误来源的微生物。他们使用的是非致病性的疫苗衍生菌株，这种菌株根本不会对人产生任何伤害！

人为散布炭疽的行为首次获得成功是在2001年9月11日美国纽约的世界贸易中心遭遇袭击之后。在"9·11"袭击发生之后，有人通过美国的邮政系统故意散布炭疽，这种最危险且武器化最成

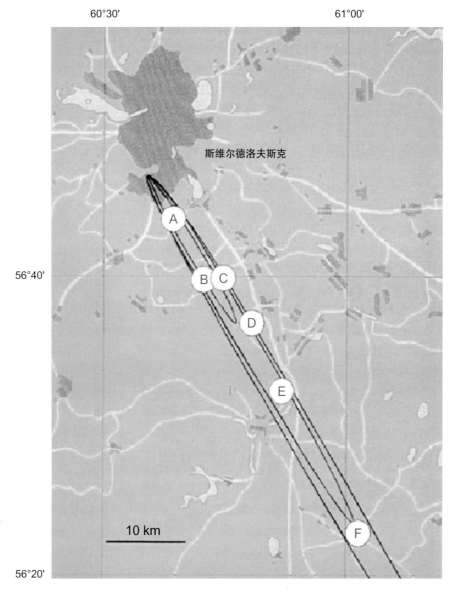

图 12.2　1979 年 4 月，炭疽孢子通过斯维尔德洛夫斯克一家工厂的通风口被意外释放出去，此后，6 个村庄（A—F）出现了致命的动物炭疽病（资料来源：Meselson 等，1994）

功的炭疽最终导致数人死亡。

2008—2009 年，津巴布韦及其邻近国家暴发了大规模的霍乱疫情。据推测，这场灾难虽然并非直接由人为原因所致或有人蓄意为之，但其直接后果在发生之前就可被轻易地预见到。尽管国际社会做了巨大努力，这场疫情仍然使大约 10 万人受到感染。这场疫情异乎寻常的高病死率清楚地显示：国家基础设施落后、卫生系统瘫痪、政府管理混乱等因素会引起病死率升高。

12.2.3　由气候和自然变化导致的微生物事故

目前，在感染性疾病领域，最大的威胁可能来自气候和自然变化导致的微生物事故。

气候变化可能导致某些感染性疾病在原本已被根除的地区重新出现，或者导致其传播到新的地区。例如，气候变化可能导致疟疾在原本已被根除的地区再次出现的可能性急剧增大。在南欧，登革热的传播和病毒性感基孔肯亚病的出现，其原因之一很可能就是正在发生的气候变化。

气候变化还可导致干旱、饥荒、人口流离失所、水资源短缺、洪水、暴风雨、海啸，这些情况都可能进而引发感染性疾病事故并使其发生率上升。

在潜在微生物危害方面，比如由海水引起的水灾和由淡水引起的水灾，造成的后果也存在明显的差异。2009 年，菲律宾遭遇了现代历史上最大的几场降雨并爆发了淡水洪灾，其后该国严重钩端螺旋体病病例数骤增，而 2005 年美国南部遭遇卡特里娜飓风袭击并发生海水洪灾，其后出现的病原体却与之不同。

抗生素耐药性增大是另一种自然变化，被视为目前最严峻的疾病威胁之一。"这些微生物正在发起反击"，抗生素有效的局面正在迅速瓦解，速度之快超乎任何人的想象。

12.3 感染性疾病事故的相关术语和特点

感染性疾病事故的特点与其他大多数类型的重大事故不同。

感染因子的传播或暴露通常要经过一段潜伏期后才会被发现，因为在感染性疾病事故发生时，感染因子并不会以任何明显的方式表现出来——人们既看不到它，听不到它，也闻不到它。只有当暴露人员出现症状后，人们才会发现感染因子的传播或暴露。如果感染因子以高增殖率（传染病在人群中传播的可能性）进行传播，则感染人数可能急剧上升，甚至出现以指数速度上升的趋势。在大规模传染性疾病事故中，受到感染的人数可能非常大，相关案例可见表 12.1 所列的一些近年疫情流行数据。

感染性疾病事故发生后，几乎总是要经过一段时间，才会被发现或披露为一起感染性疾病事故，甚至可能要经过更长的一段时间，才会被确定为某一特定类型的感染性疾病事故。感染性疾病事故的发现主要依靠各种不同的**监测系统**。不同的监测方法是发现感染性疾病事故的基础手段。

根据定义，**疫情暴发**或**疫情流行**是指某种感染被发现或确诊的病例数超过预期水平的情形。生物事故的常见术语见表 12.2。

根据所出现的症状和监测的严密程度，疫情暴发可分为显性暴发和隐性暴发两种情形。大多数国家都针对多种不同的感染性疾病建立了相应的国家级监测系统。通过不同的网络或组织，各国的主管当局可以相互联系和通报情况。例如，在全球范围内有世界卫生组织（WHO），在欧盟内有欧洲疾病预防与控制中心，此外还有一些针对特定疾病的网络，比如 ENTER-NET（国际肠道感染监测网络）和欧洲军团菌感染工作组等。

表12.1 近年大规模传染性疾病事故案例

疾病名称	发生年份	发生地点	感染数	病死率或死亡例数
严重急性呼吸综合征	2003	多个国家	＞8 000 例	9.6%
霍乱	2008—2009	津巴布韦	＞98 000 例	4.3%
流感	2009—2010	全球	＞200 个国家	＞15 000
钩端螺旋体病	2009	菲律宾	＞3 000 例	＞250
登革热	2008	巴西	＞530 000 例	0.1%

表12.2 生物事故术语

术语	说明
生物事故	可能造成潜在的广泛伤害的生物毒素或微生物因人为、意外和自然等条件释放而导致的实际事故或者威胁
感染性疾病	所有由微生物或其毒素引起的疾病
传染性疾病	可以从感染者传播到他人的感染性疾病
传染病	此术语含义较为模糊，通常用于描述感染性极强的疾病
疫情流行	指某种疾病以明显高于人们正常预期的发病率出现在某一地区或某一类人群中的情形
疫情暴发	对于疫情流行的一种更温和、更中性的说法，通常用于形容较小规模的疫情
疫情大流行	指某种流行病在全球范围内或至少在某几个大洲内传播的情形
监测	覆盖某些地区、某些人群或某一时期的一套监测系统，目的是及时发现某种疾病或病症发生率的突然变化，即疫情暴发或流行

国际监测报告和应急救援由 WHO 及其成员国进行协调。WHO 及其《国际卫生条例》(International Health Regulations，IHR) 在加强全球、各国国内和各地区的各级公共卫生安全方面发挥着全球性的作用。IHR 是一个对 194 个国家(包括 WHO 的所有成员国)具有约束力的国际性法律规定。IHR 旨在帮助国际社会预防和应对那些有可能跨越国界并威胁到世界各国人民的紧急公共卫生风险。

在全球化的世界中，疾病可能通过国际旅行和贸易进行远距离和大范围的传播。一个国家内发生的卫生危机可能影响到世界上许多地区的民生和经济。这些卫生危机可能是诸如 SARS 或一种新的人类大流行性流感等新发感染造成的。IHR 也可以适用于其他突发公共卫生事件，比如化学品溢流、泄漏、倾倒或核熔化。IHR 旨在通过预防疾病蔓延来确保公众健康，同时减小疾病对国际交通和贸易的影响。

IHR 于 2007 年 6 月 15 日生效，它要求各国将一些疾病的暴发情况和公共卫生事件通过归口单位向 WHO 进行报告。基于 WHO 在全球疾病监测、预警和应急救援方面的独特经验，IHR 规定了各国报告公共卫生事件的权利和义务，确定了 WHO 在维护全球公共卫生安全工作中必须遵循的一系列程序。

IHR 还要求各国加强其现有的公共卫生监测和应急救援能力。WHO 正与各成员国及合作伙伴密切合作，为其提供技术指导和支持，以确保有足够的资源来落实这些新规则。其总体目标是，通过公共卫生事件的及时、公开报告，使这个世界在卫生方面变得更加安全。

WHO 还负责协调一个全球专家网络——全球疫情预警和响应网络(Global Outbreak Alert and Response Network，GOARN)，该网络可应成员国请求即刻采取行动。GOARN 是一种技术合作机制，由现有机构和网络构成，汇聚了相应的人力和技术资源，以快速发现、确认和响应国际性的重大疫情暴发。

感染性疾病事故的发现在很大程度上取决于监测系统的灵敏性和反应速度。在与传统监测并行的基础上，各个监测系统旨在通过诸如综合征、人群内的健康相关信息、缺席人数或粗略估计的死亡率数据等来获得感染性疾病事故的预警。收集所有监测数据的目的是为了发出警报，并在必要时启动不同级别、不同类型的响应措施，即监测系统可提供采取行动所需的数据。

基于综合征及类似的监测方法可以更容易地发现疾病全貌中的未知变化以及新出现的先前未知的传染病。在过去数十年中，出现了许多新发感染，也有许多先前已知的病原体再次出现。比较有名的例子有人类免疫缺陷病毒(HIV；获得性免疫缺陷综合征，AIDS)、十二指肠消化性溃疡的致病病原体**幽门螺杆菌**、导致疏螺旋体病各种不同表现的**伯氏疏螺旋体**和导致 SARS 的冠状病毒。

对新发感染的监测还需要覆盖人类医学以外的其他领域。人兽共患感染是指可以从脊椎动物传播到人类，也可从人类传播到脊椎动物的感染。因此，对人兽共患感染的监测需要覆盖公共卫生领域和动物卫生领域，以加强对可能出现大范围危险传播的新发疾病的监测。在这方面的一个例子是 2009—2010 年 H1N1 流感的大流行。事实上这种新的病毒株此前已在猪中间传播了近 10 年，2009 年春季在墨西哥被发现时，很可能才刚刚传播到人类中没几个月。

从感染因子开始传播或暴露到首批临床症状出现这段时间的长度，取决于该微生物的类型和暴露于感染因子的人群的易感性。从暴露、感染到症状出现的这段时间称为**潜伏期**。潜伏期通常在一定时间范围内变化，并且取决于多种因素，比如感染剂量、传播方式和暴露者的易感性。

对某种特定的感染因子不敏感的原因有很多，其中一个原因可能是具有免疫力。**免疫力**可能是由遗传决定的(先天性)，也可能是在暴露或免疫接种后获得的。

有几种感染性疾病可以用抗菌药物进行干预，可以是预防性用药(即在症状出现前用药)，或作为治疗性用药(即在症状出现后用药)。

确诊/发现的首个相关感染病例被称为**指示病例**，而在疫情暴发或生物事故中的首个病例(即将传染病带入人群或某一类人的那个病例)则被称为**原发病例**。

一种感染性疾病可以以不同的速度在某一类人或人群中传播，这取决于多种因素，比如传播方式、接触的频率和类型、暴露级别、人群的免疫力，以及这种疾病在人群中传播的可能性(称为**增殖率**或**传播率**)。

感染性疾病事故的相关特点如表 12.3 所示。

表12.3 感染性疾病事故的特点

致病病原体	引起疾病的微生物或其毒素
传播方式	传染性疾病从一个宿主传播到另一个易感个体的途径
潜伏期	从暴露、感染到症状出现的这段时间
指示病例	在疫情暴发期间确诊的首个相关感染病例
原发病例	将感染带入某一类人或人群中的个体
继发病例	被指示病例感染的个体。继发病例可在受到影响、暴露的人群中进一步引发感染
增殖率	在完全易感人群中由同一指示病例产生的平均继发感染病例数
免疫力	指在临床中个体在暴露于特定感染后不发展为疾病的情形
群体免疫力	群体抵抗某种感染，防止这种感染暴发的免疫力水平
预防	为防止传播或发展为某种疾病，在人群暴露于某种致病病原体之前或之后采取的措施
发病率	人群暴露于特定致病病原体后的发病比例
病死率	某种感染性疾病患者中死于该疾病的患者所占比例，即致死率

12.4 传染性疾病的传播途径

感染性微生物可以通过多种途径传播给人以及在人群中传播。只有了解各种传染病的传播方式，才能以恰当的方式应对所出现的感染性疾病威胁、事故或疫情暴发。感染性疾病的几种最主要的传播方式如表 12.4 所示。

12.4.1 感染控制和个人防护

与了解如何限制感染扩散一样，了解各种病原体的传播途径也同样重要。在个体接触时，大多数病原体和病症都是未知的，因此必须掌握并遵循一些基本的原则。应针对每种具体情况进行风险评估，然后决定采取何种措施以确保充分的个人防护。在某一地点或某一时间出现某种感染因子或疾病，这可能是相关微生物自然演化的结果，也可能是蓄意或无意的环境污染所致。

每个个体都拥有诸如皮肤和黏膜等**生理屏障**，可以发挥相当不错的保护功能，至少在未受到破坏的情况下是如此。通过在医务人员和潜在受影响人员（接受治疗或护理的每名患者）的各个级别接触中引入卫生规程，上述屏障作用可显著增强，且暴露风险可明显降低。**基本卫生规程**包括：每次身体接触前后使用乙醇类物质对双手进行消毒；在接触分泌物或实施检查时使用一次性手套；在存在液体飞溅风险时使用一次性围裙，并对眼部和口部实施防护；在进行环境消毒时采用点消毒的方式，比如针对受到液体飞溅污染的表面。图 12.3 所示为根据这些原则着装的医务人员。

表12.4 感染性疾病的传播方式

传播方式	说明	示例
空气传播	需要可悬浮在空气中并可随风或经由通风系统扩散的相对较小的粒子	麻疹、水痘、军团菌、炭疽孢子
飞沫传播	粒子大于经由空气传播的粒子，只会在感染者周围较短距离（数米）内的空气中悬浮	流感、结核、天花
接触传播	可在人与人之间直接传播或通过受污染物体间接传播	流感、皮肤感染
性传播	通过性接触（包括体液转移）传播	HIV、衣原体
血液传播	注射受污染的血液或血液制品	HIV、肝炎、疟疾
粪-口传播	摄入受污染的物质，通常是食物或水	诸如病毒、沙门菌、霍乱、炭疽
媒介传播	感染性微生物经由昆虫或较大的动物从储存宿主传播到宿主	疟疾、疏螺旋体、鼠疫

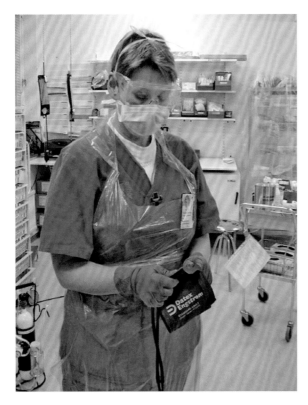

图 12.3　根据基本卫生规程着装的医务人员，包括按照分泌物防溅洒程序进行操作（来源：National Board of Health and Welfare, Sweden）

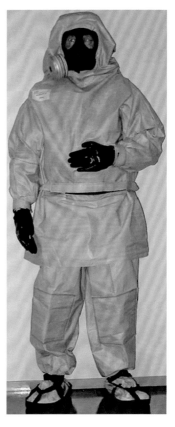

图 12.4　在事故现场处理危险物质的应急救援人员的个人防护装备。此类装备为一次性装备，为瑞典多个应急救援部门的常用装备（来源：National Board of Health and Welfare, Sweden）

在不同情况下，所使用的**个人防护装备**（personal protective equipment, PPE）也会有所不同，这取决于多种因素，例如可疑病原体的传染性、传播途径以及相关病症的严重性。个人防护装备首先应根据基本卫生规程配备，可增加使用面罩或呼吸防护装备，甚至使用全身用个人防护装备（例如怀疑存在 VHF 病原体时），以相应提高个人防护等级，如图 12.4 和 12.5 所示。存在引起 VHF 的病原体是使用全身用个人防护装备的一种典型情况。VHF 病原体可通过所有已知的传播方式传播，一旦感染，病死率较高。

除了在医疗环境中对患者个体、医用材料和物体表面去污外，通常不会针对环境中的生物因子进行**去污**。

最需要对环境和受污染个体进行大范围去污的传染性疾病是**炭疽**。由于炭疽杆菌能够产生极有活力的孢子，因此对环境进行消毒不但难度大，耗时长，涉及范围广，而且成本极高。每次的去污计划都必须针对具体情况而制订。正如传统上和近来针对炭疽的去污一样，都需要按个案制订去污计划，尽管现在有了更先进的技术、设备和资源。

1942 年，第二次世界大战期间，苏格兰西北部的小岛格林亚德岛是英国军事科学家进行生物战试验的场所（图 12.6）。由于炭疽孢子生命力顽强，在生物战试验结束后，该岛无法获得彻底的去污。结果，此后多年格林亚德岛被隔离。除检查污染水平的工作人员外，其他人员严格禁止进入该岛。1986 年，数百吨用海水稀释的甲醛溶液开始被用于对该岛进行去污，整座岛屿都被喷洒了该溶液；同时，孢子扩散点周围受污染最严重的表层土壤被移除。其后，一群羊被放养到该岛上，健康状况保持良好。直到 1990 年，经过 48 年的隔离之后，该岛才被宣布为可安全居住岛屿。

2001 年 9 月 11 日美国纽约的世界贸易中心遭袭之后，美国又发生了通过邮件传播炭疽的事件，造成 5 人死亡，一座参议院办公楼关闭，美国的邮政系统几乎陷入瘫痪，并在美国国内以及国际上造成恐慌。当时的环境去污使用了氯气和其他去污剂。在污染发生后 3 个月，参议院办公楼重新开放。

美国联邦调查局（Federal Bureau of Investigation,

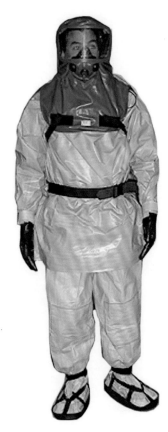

图 12.5　在医院内处理危险物质的医务人员（包括去污和初步急救人员）的个人防护装备（来源：National Board of Health and Welfare，Sweden）

FBI）对该事件进行了调查（"Amerithrax 调查"），历时 6 年。这成为 FBI 历史上规模最大、涉及范围最广的一项调查。该事件最终被认定为一起蓄意的犯罪事件，与任何政治活动无关。然而，由于主要嫌疑人在调查结果最终确定前自杀身亡，该事件并未完全查清。

个人防护不仅需要生理屏障和生物屏障。**免疫力**也应被视为个人防护的一个组成部分。免疫力可分为先天性免疫力和获得性免疫力。获得性免疫力可通过自然暴露（造成或不造成明显发病）后痊愈的方式获得，也可通过免疫接种的方式诱导产生。

针对许多感染性疾病，都可通过被动或主动（更理想的方式，如疫苗接种）的方式获得免疫力。免疫力的持续时间取决于所使用的免疫剂类型和所产生的反应。反应可能是自然维持，也可能需要通过持续给予一定剂量来维持。

然而，在感染性疾病暴发期间，通常不太可能使用免疫手段。原因有很多，比如相关微生物的鉴定需要时间，免疫个体产生免疫反应需要时间，且定向免疫目标人群的界定比较困难。某些情况下，相关疫苗的成本及其供应也成为问题。

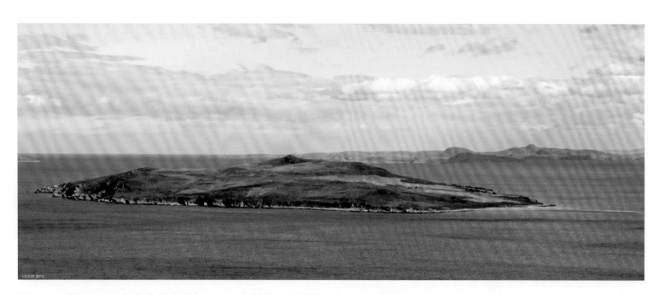

图 12.6　苏格兰西北部的格林亚德岛，1942 年被英国军事科学家用于生物战试验。经过大范围的去污后，在 48 年后的 1990 年该岛被宣布为可居住的安全岛屿（来源：http：//www.drookitagain.co.uk/coppermine/displayimage. php?pid=2856。摄影：Donald Whannell）

12.5　通过医疗干预获得个人防护

免疫是主动为个体和群体提供防护的一种方式。某一特定群体防止疫情流行所需的免疫力水平被称为**群体免疫力**。群体免疫力随相关疾病传播率的不同而不同。传播率越高，防止疫情暴发所需的群体免疫力水平就越高。对于大多数传染性疾病而言，群体免疫力介于 75% ~ 85%。

在大多数情况下，通过免疫手段获得免疫力的方式都有一个缺点，即免疫力的产生需要一段时间。产生免疫力所需的时间取决于所用**疫苗**的类型，以及达到完全防护状态所需的剂量和剂量间隔。相应地，通过疫苗接种方式获得的免疫力的持续时间也会有所不同，取决于疫苗的类型和给予的剂量。

在某些情况下，也可通过**预防性用药**的方式获得个人防护。预防性用药可在暴露发生前或发生后进行（暴露前预防和暴露后预防），用药时间取决于相关微生物的自身特点、潜伏期以及暴露是否仍在持续。抗生素的预防性用药通常被认为是不合理的，但下列情况除外：炭疽材料暴露、封闭人群中出现多例脑膜炎球菌病、疟疾、某些发生 HIV 暴露的情况。

一旦受感染个体出现疾病进展，阻止相关传染病传播及发展的最终方式是实施**治疗**。

12.6　生物恐怖主义

生物武器或生物制剂的制造相对容易，但其使用必须掌握相应的散布方法。尽管联合国在 1975 年就已经通过一项禁止使用生物武器的国际协定，但其后仍有人试图使用生物武器。生物武器使用的可能性相对较低，因为受到诸如难以控制使用范围（包括会使受影响区域受到污染，以及可能对使用者自身产生负面影响）等因素的影响。

蓄意制造的生物事故可以发生在战争期间，也可以发生在单独的恐怖活动中，这两种情况都曾出现过。针对可能发生的生物恐怖事故，公共卫生应急准备不能一劳永逸，应随各种因素的变化而调整。应对所面临的生物恐怖威胁及其变化进行持续性评估，并据此进行应急准备。

"蓄意制造的生物事故"往往最终仅停留在怀疑层面，而实际上并没有任何人蓄意使用生物制剂。怀疑的程度取决于有关方面对所面临威胁的评估结果以及如何看待这些威胁。

针对生物威胁，公共卫生应急准备还需制订应急计划，且可随威胁的变化而相应调整，同时还涵盖具体事项。具体事项包括个人防护装备、疫苗、抗生素的需求量及其储存。物资储备的分散程度取决于威胁的类型和对此类威胁的评估结果。在制订应急计划时，还应考虑隔离设施和在可能的情况下增加隔离设施的能力。

事实证明生物制剂的使用，甚至仅仅是其威胁，都可对人们造成巨大的心理影响。因此，公共卫生应急准备还应包括制订详细的策略，涵盖如何处理、传播信息以及如何应对此类威胁可能造成的心理影响等内容。

一些组织制作了潜在的生物制剂清单。公共卫生应急准备应关注的重点是可能造成最大公共卫生危害的那些生物制剂，这些生物制剂如表 12.5 所示。

12.6.1　何时该怀疑发生了蓄意制造的生物事故

当病例数或粗死亡率骤增时，当病例仅仅在数量或临床症状上存在异常表现时，或者当室内或另一类地点呈现不同的发病率时，可怀疑发生了蓄意制造的生物事故。当某种已知疾病或传染病表现出异常的敏感性时，或者当某种病症出现了孤立病例，且与生物恐怖袭击制剂的使用之间存在高度相关性时，应高度怀疑为蓄意所致。

应拥有广泛的监测系统，涵盖已知病症和未知病症，这一点至关重要。只有这样，才能实现早期预警和响应可疑的未预期事故。

在过去 40 年，大约出现了 40 种新型感染性疾病。新型感染性疾病的迅速出现，更要求建立、持续开发"开放的"监测系统。相较于灾害医学的其他领域，感染性疾病的应急准备更需要"预测未预期的"。

12.7　结论

由感染性疾病引发的重大事故呈现独特的特点。微生物在我们的日常生活中广泛存在，它们有

表12.5　较可能用于生物恐怖主义袭击的生物制剂

生物制剂名称	疾病	备注
炭疽杆菌	炭疽	有三种临床形式（取决于传播方式）：皮肤型、胃肠道型、肺型。二次传播风险很小
天花病毒	天花	一种已灭绝的病毒性疾病，但实验室中仍存在此类制剂
鼠疫耶尔森菌	鼠疫	有三种临床形式（取决于传播方式）：腺型、败血症型、肺型。二次传播风险较高
土拉弗朗西斯菌	野兔热	低感染剂量疾病；有多种临床形式（取决于传播方式）：溃疡腺型/眼腺型、咽腺型、肺型或败血症型
肉毒梭菌	肉毒中毒	孢子，会产生不耐热的强力神经毒素，培养时间短；主要通过气溶胶或摄入途径传播；无二次传播风险；可使用抗毒素治疗
沙粒病毒（拉沙病毒）、丝状病毒（埃博拉、马尔堡）、布尼亚病毒（克里米亚-刚果出血热）等	病毒性出血热	具有高度传染性的严重疾病，由几类地理分布有限的病毒引起；几乎没有特定治疗方法，病死率高；可通过大部分病毒的所有已知方式传播

可能引发严重的疾病，也可能造成大规模的疫情暴发和流行。下面归纳了感染性疾病和微生物威胁的特点。

- 感染性疾病事故的发生通常是渐进式的，但（感染人数）也有可能迅速增加，甚至呈指数形式增加。
- 感染性疾病事故的发现有赖于完善、有效的监测和响应系统。此类系统也需包括新发感染的发现机制。
- 感染性疾病事故从发生到被发现往往存在一个时间差。当此类事故被发现时，往往已无法追查其来源。此类事件的发现主要依赖间接的流行病学证据。
- 有多种方法可以保护目标人群并阻止疫情进一步暴发。
- 目前最严重的医疗威胁并非生物恐怖活动，而是不断增强的抗生素耐药性——感染正在变得越来越难以治疗。

扩展阅读

CDC (2011) Emerging infectious diseases. Available at: http://www.cdc.gov/eid

ECDC (2011) Eurosurveillance. Available at: http://www.euro-surveillance.org/

Fong A, Alibek K (2005) Bioterrorism and infectious agents: a new dilemma for the 21st century. Springer Science and Business Media Inc., New York

Giesecke J (2001) Modern infectious disease epidemiology, 2nd edn. Arnold, London

Heymann D (ed) (2008) Control of communicable diseases manual, 19th edn. American Public Health Association, Washington, DC

International Society for Infectious Diseases: ProMED mail. http://www.promedmail.oracle/

Menne B, Ebi KL (eds) (2006) Climate change and adaptation strategies for human health. Springer, Darmstadt

Meselson M, Guillemin J, Hugh-Jones M, Langmuir A, Popova I, Shelokov A, Yampolskaya O (1994) The Sverdlovsk anthrax outbreak of 1979. Science 266(5188):1202–1208

National Research Council (US). Committee on Standards and Policies for Decontaminating Public Facilities Affected by Exposure to Harmful Biological Agents: How clean is safe? (2005) Reopening public facilities after a biological attack: a decision-making framework. Board on Life Sciences, Washington, DC

Physicians for Human Rights (2009) Health in ruins: PHR reports on the man-made health crisis in Zimbabwe. Physicians for Human Rights, Cambridge

Swiderski R (2004) Anthrax: a history. McFarland and Co, Inc, Jefferson

World Health Organization (2011) Global alert and response (GOAR) – Disease outbreak news. Available at: http://www.who.int/csr/don/en/

13

自然和气候变化导致的灾害

Louis Riddez 和 Johan von Schreeb

13.1 引言

"自然灾害"是指**由自然性风险造成的严重破坏，其造成的生命、财产、经济或环境损害严重超出了受灾人群的应对能力**（联合国开发计划署的定义）。自然灾害可能突然发生，比如地震、洪灾或台风，但也可能缓慢发展，比如干旱、饥荒或流行病。自然灾害的分类方法有多种，但我们认为本书第 2 章所示是最恰当的分类方法。

自 1973 年起，比利时的灾害流行病学研究中心（Centre for Research on the Epidemiology of Disasters，CRED）一直系统地记录世界发生的自然灾害。针对自然灾害，CRED 采用了与上述类似的定义，但 CRED 数据库收录的自然灾害至少满足以下标准之一：

- 报道死亡人数至少为 10 人
- 报道受灾人数至少为 100 人
- 宣布为紧急状态
- 呼吁国际救援

13.2 自然灾害的流行病学

数据显示，自 1987 年起，全球范围内自然灾害的发生次数逐年增加。1996—2006 年，自然灾害的发生次数翻了一番（图 13.1）。灾害次数增加一方面是由于报道流程更加完善，另一方面则是由于

L. Riddez • J. von Schreeb
e-mail: louis.riddez@kaolinska.se；johan.von.schreeb@ki.se

气象自然灾害的发生次数明显增加（图 13.2）。灾害类型包括洪灾、滑坡、暴风、极端气温和森林火灾。仅 2007 年，就在 133 个国家发生了 414 起自然灾害，共有 2.11 亿人受灾，1.7 万人死亡。而洪灾占自然灾害的一半以上。第 2 章详细介绍了由气候和环境因素造成的不同类型的自然灾害。

13.3 自然灾害的短期和长期影响

气候变化增大了气象灾害的发生风险。同时，城市贫民窟人数的增多也增大了人们的受灾风险，使自然灾害的后果变得更加严重。在这些存在风险的环境中，最穷的那部分人受灾害影响的风险最大。近年来自然灾害有增无减，结果越来越多的人受到灾害的影响。完善预警系统、避难所和应急准备计划在一定程度上能降低损害（图 13.3）。

由于自然灾害涵盖各种类型的灾害，而这些灾害在性质和严重程度上均有差别，同时还会大范围地影响不同的社会阶层，因此其造成的影响也不尽相同。在高收入国家和某些中等收入国家，自然灾害的影响通常可以得到缓解和应对，因为其基础设施能够应对自然灾害，尽管经济方面的影响仍很严重。而且，在应对自然灾害方面，国家还有相应救援服务和医疗资源等应急计划。即便宣布处于紧急状态（"状况失去控制，需要采取紧急措施"），持续时间通常也较短，并且灾害造成的影响能得到应对，正常的社会结构或市政功能也能够快速恢复。当灾害缓慢发生，持续数天时，就有时间进行应急准备，比如发生洪灾。即便是突然爆发的大规模灾

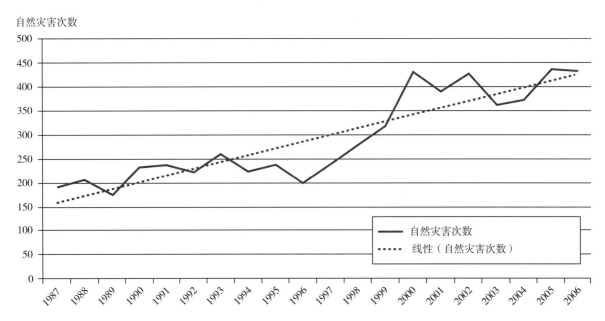

图13.1 1987—2006年世界范围内发生的自然灾害次数(来源：Centre for Research on the Epidemiology of Disasters)

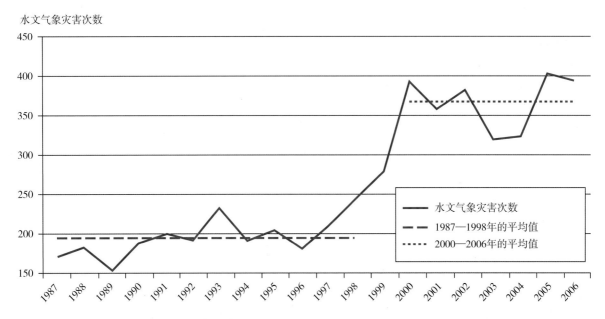

图13.2 1987—2006年发生的水文气象灾害次数，以及1987—1998年、2000—2006年的平均值（来源：Centre for Research on the Epidemiology of Disasters）

害，比如2003年12月26日在伊朗发生的巴姆地震中，受灾地区和当地也可以迅速采取行动，组织大规模的伤员疏散，通过陆运或空运将他们安置到伊朗的其他城市。而其后抵达的国际应急救援只发挥了有限的作用。

低收入和许多中等收入国家的资源有限。地理因素和无法进入灾区使救援工作变得复杂，也使灾害影响的持续时间更长。比如2005年在克什米尔发生的地震中，据估计有300万人受灾。受灾地区范围很大，相当于瑞士国土面积的2/3，而且大多数地区都难以进入。

13.4 受灾地区的脆弱性及恢复能力的差异

自然灾害发生后，受灾地区的**脆弱性**和**恢复能力**存在差异，这与该地区的社会经济水平有关。而

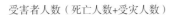
受害者人数（死亡人数+受灾人数）

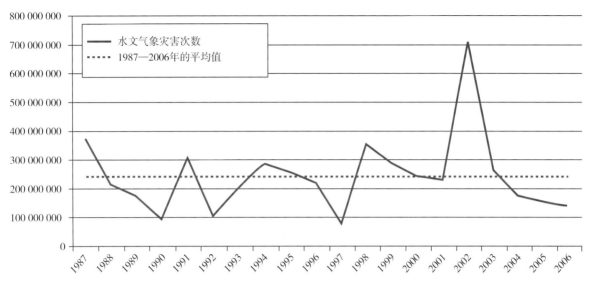

图 13.3　近年来发生的气象自然灾害次数增多，结果受灾人数也增加（来源：Centre for Research on the Epidemiology of Disasters）

且，灾害的影响也与自然灾害的类型，受灾地区的人口规模、受灾人数、地理状况，以及外部提供救援的数量和类型有关。

灾后重建的一个重要因素是国家、当地和个人应对灾害影响的机制。灾后重建能力通常被低估，特别是那些经常受到自然灾害侵袭的国家，如孟加拉国。在孟加拉国，经常性的洪灾已经让民众找到了应对灾害的机制。根据以往的经验，当地的人们知道如何自救。政府还系统地引进了预警系统。通过扩音器，危险地带的民众可以知道热带气旋正在逼近。此外，在低洼地区也修建了较高的混凝土平台，民众可以在那里避难，大大降低了洪灾造成的死亡率。1971 年，有 30 多万人丧生于热带气旋；1990 年，这个数字下降到 14.2 万人；而 2007 年 11 月热带风暴希德仅造成 4000 人死亡，因为在热带风暴来袭前已有近 20 万人被疏散到紧急避难所。这一新的发展趋势也意味着热带风暴的影响更多的是引发贫困。人们存活下来，但却失去生计，因为他们的家畜和耕地都被摧毁了。对于那些已有可行性灾难应急准备的国家，自然灾害发生后，首要的任务是制定策略，帮助灾民重建家园和消除贫困。

有些例子显示，灾后重建可能需要花费多年时间。1998 年飓风米奇发生后，跟踪研究显示：飓风对社会造成的影响长达 10 年之久。在巴姆和克什米尔，自然灾害造成严重的破坏，而关于土地所有权之争也花费了数年时间才得以解决。

13.5　地震引起的自然灾害

地震引起的自然灾害包括地震、海啸和火山爆发。

13.5.1　地震

地震是由地壳出现断层引起的，在一些国家经常发生。世界地震地图显示，世界上有两大地震带，这两个区域发生的地震占全世界发生地震的 90%。其中一个地震带是环太平洋火山带，它环绕整个太平洋（不包括南极洲）和印度尼西亚群岛。另一个地震带西起加那利群岛，经过地中海、北非、中东、巴基斯坦北部、印度、喜马拉雅山，东至中国的西藏及其他大部分地区。

尽管人们对地震的地理分布和发生原因有了更进一步的认识，但今天依然没有研发出相应的预警系统，可以提前预知什么时候会发生地震。因此，地震仍然毫无预警地发生，这也是没有足够时间疏散民众或将其撤到安全区域的原因。地震的强度以里氏震级测量。地震的强度和震中位置是造成生命财产损失的关键性因素。此外，房屋的建筑方式和城市的建筑风格也对地震造成的破坏程度有巨大影响。

因此，在遭到地震严重破坏的地区，人们开始根据新的建筑标准建造房屋，新材料及墙壁、屋顶的加固意味着建筑物能更好地承受水平运动，甚至更强的地震。从 1995 年 1 月 17 日在日本神户发生的地震中就可以看出这一点。那次地震的震级为里氏 7.2 级。那些根据 1981 年建筑标准建造的房屋，损坏程度就比其他建筑物轻。但是在人口高度密集的神户，仍然有 1 万栋建筑物被地震及其后发生的火灾损坏。受灾人数众多，30 多万人失去家园，约 3.5 万人受伤，5000 多人死亡。与之相比，2003 年发生在伊朗巴姆的地震为里氏 6.5 级，它损坏了大量旧建筑物，造成 2.6 万人死亡，更多的人失去家园。发生在克什米尔的地震情形差不多，损坏了大量住宅，受灾人数众多，且发生在难以进入的广大地区。克什米尔地震凸现的主要问题是营救人员很难进入灾区对灾民进行救援。

2008 年 5 月 12 日，中国四川省发生里氏 7.8 级地震。受灾地区相当于法国国土面积，500 多万人失去家园。尽管有 10 万多名军人和志愿者迅速展开救援行动，但也不可能为每一个需要帮助的人提供帮助。和其他地震一样，营救人员很难及时救出被埋在废墟里的人们。震后 3 天，埋在废墟里的人存活希望很小。在其后的几天里，只有少数几个人被活着救了出来。此外，外国营救人员很难及时奔赴灾区。同时，也很难评估**外国搜救队的作用**，比如不知道配备搜救犬的搜救队在这次救援工作中做出了多大贡献。但通常来说，这类搜救的结果不尽如人意。

2010 年 1 月 12 日，海地首都太子港发生了强地震（里氏 7 级）。此次地震造成的影响与前述地震不同。海地属于低收入国家，政府管理无力，基础设施有限，并且大部分受灾地区人口高度密集。据估计，死亡人数高达 20 多万人，还有大量需要立即救治或接受手术的受伤灾民，然而已经瘫痪的医疗系统根本无法应对这种需求。受灾地区急需国际救援。尽管物流遇到很多困难，如机场小且被损坏、道路损毁等，但是国际救援还是迅速抵达。灾后两周内，有 50 多家外国野外医院抵达。非政府组织在早期也开展活动，向当地医疗机构提供帮助（图 13.4）。联合国集群系统启动，开始协调各项救援活动。在 1 个月内，医疗资源集群系统协调了 314 个医疗机构为灾区提供医疗服务。灾后数年，海地依然需要长期的医疗、手术援助。

13.5.2　潮汐波（海啸）

2004 年的印度洋海啸是近年来破坏力较大的一次自然灾害。震中在距离苏门答腊西海岸不远的海底，震级为里氏 9 级，地震随后引发巨浪。数万千米内的海滨地区都受到了海浪冲击。海啸造成 23 万多人死亡，数百万人失去家园。受灾最严重的海滨地区是印度尼西亚位于苏门答腊岛的亚奇省（图 13.5）。地震本身造成了大量破坏，首先是建筑物，约 15 分钟后海浪袭击海岸，许多建筑物被完全摧

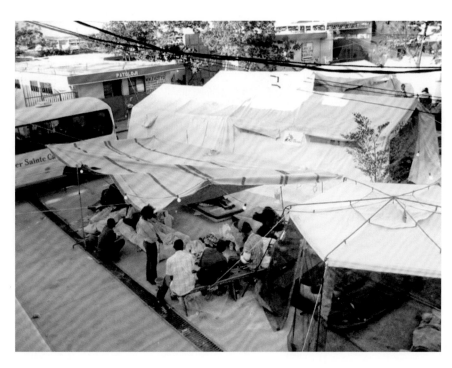

图 13.4　海地太子港的 Choscal 医院，由无国界医生组织提供支持（摄影：L. Riddez）

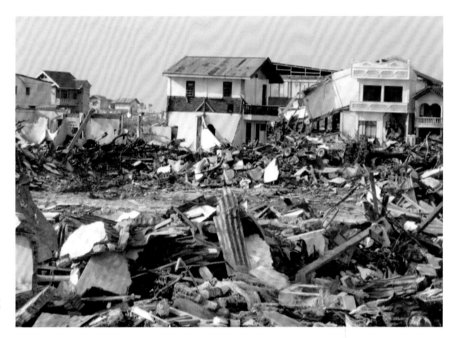

图 13.5　2004 年海啸袭击后的班达亚奇（摄影：L. Riddez）

毁。最大的海浪高达 20 米。太平洋地带有预警系统，但那时候印度洋还没有，所以没能挽救亚奇省民众的生命。预警系统本可以让许多民众离开海滨地区去避难，从而避开海啸的冲击。

13.6　气象自然灾害

13.6.1　暴风

　　暴风雨、飓风、气旋和台风都是暴风，但类型不同，每年世界各地都有大量人口遭受以上风灾。比如，在 2006 年，从受灾人口来看，剧烈、高速的暴风雨占了世界十大自然灾害中的 5 个（表 13.1）。

　　正如表 13.1 所示，2006 年中国遭受风灾最严重，而欧洲对此知之甚少。部分原因可能是难以从中国获得信息。但是，在很大程度上，则是因为欧洲和美国对媒体的依赖，因为媒体只报道自己认为有意义的内容。

　　相比之下，2005 年 8 月底袭击美国南部的超强飓风卡特里娜所造成的巨大影响众所周知。卡特里娜形成于飓风季，为第 12 号热带低气压。卡特里娜于 8 月 24 日在海面上形成，随后几天威力剧增，最后达到平均风速 250 km/h 以上（卡特里娜风速的 1/2 以上即被界定为飓风）。飓风的中心，或者说"飓风眼"，于 8 月 29 日下午抵达美国新奥尔良州

东部以及路易斯安那州。它引起的潮汐波摧毁了堤防系统，引发大规模洪灾。密西西比州和阿拉巴马州的沿海地区遭受广泛的财产损失，因为伴随大风而来的还有强降雨。

　　尽管有预警系统且提前疏散人口，但依然有1830 人死亡，近 100 万人失去家园。飓风过后，据估计财产损失超过 1000 亿美元，这也充分表明，即便在美国这样的高科技国家，这种最严重的飓风也能造成极大破坏。飓风过后的营救行动以及稍后的重建都遇到了很大困难，这也显示灾后可能出现恢复、重建的迟滞，以及社会、政治冲突，即便在

表13.1　2006年十大自然灾害（按受灾人数统计）

	自然灾害类型	国家	受灾人数
1.	高风速（台风碧利斯）	中国	29 622 820
2.	旱灾	中国	18 000 000
3.	高风速（台风派比安）	中国	10 000 089
4.	高风速（台风格美）	中国	6 531 109
5.	高风速（台风桑美）	中国	5 921 791
6.	旱灾	马拉维	5 100 000
7.	洪灾	中国	4 600 045
8.	洪灾	中国	4 120 030
9.	洪灾	印度	4 000 415
10	高风速（台风象神）	菲律宾	3 842 634

来源：Centre for Research on the Epidemiology of Disasters

高收入国家。

2008 年 5 月 2 日，气旋纳尔吉斯袭击缅甸海岸，引发洪灾，摧毁了建筑物、住宅、公路交通网和该国大部分地区的农田。有 13 万多人死亡。灾后 18 天，死亡人数仍持续上升，因为该国领导层仍没有采取任何有实际意义的救援行动。而且，在灾后初期，尽管国际社会反复敦促该国接受救援，该国几乎不允许任何国际资源进入。

13.6.2　洪灾

洪灾是世界上最常见的自然灾害。洪灾对健康的影响不尽相同，与受灾地区的具体情况以及洪灾的类型、地理位置和严重程度有关。洪水可能与气旋同时出现，如 2005 年飓风卡特里娜和气旋纳尔吉斯之后也爆发了洪灾。最常见的洪灾由强降雨引起。2010 年 7—8 月，巴基斯坦发生强降雨，导致国土面积的 20% 遭受洪水袭击，约 1400 万人受到影响。灾民需要安全饮用水、卫生设施、食物和避难所，而救援人员面临的最大困难却是无法将救援物资运送到灾民手中。

洪灾的卫生干预措施应该聚焦于预防而非治疗。当失去家园的灾民聚集在生活条件恶劣的地方，暴发流行病的风险就会增大。在世界上的富裕国家，洪灾造成的损害主要限于财物损失，如 1997 年在波兰，2000 年在瑞典，以及 2002 年在捷克共和国及德国东部发生的洪灾。

13.6.3　极端气温

极端气温包括极端高温和极端低温。然而，根据公认的定义，极端低温一般不会导致灾害，即使世界上每个国家每年都有弱势人群死于寒冷天气。另一方面，极端高温可能引发干旱、农作物无收成，进而间接导致饥荒。通常，极端高温导致的自然灾害情形很复杂，因为受灾国家一般都已遭受长期的干旱，而且也为此饱受内乱和水资源之争的困扰。针对极端高温造成的特殊自然灾害，其应急救援与其他应急救援存在巨大不同，因为：

- 需长期提供救援。
- 提供救援的目的地通常是冲突地区。
- 难以提供救援，除非帮助建设该国的基础设施。

极端气温也可能引发另一种形式的高温灾害，如 2003 年 8 月在欧洲爆发的暑灾。热浪侵袭了法国及其位于欧洲南部的邻国，造成近 3.5 万人死亡。热浪还对农业造成影响，导致农作物减产。仅在法国，就有 14 802 人因为持续超过 1 周的 40℃ 以上的高温天气而死亡。医疗系统的脆弱性暴露无遗，尤其是在假期期间。总之，人们第一次意识到在这样的情形下，照顾老弱病残是多么重要。其他国家如英国、意大利和德国也受到了影响，有 2000 ～ 7000 人死于高温天气，其中大部分是老年人。

13.7　环境影响间接导致的自然灾害

自然灾害中，哪些是由自然力量直接导致的，哪些是由环境影响间接导致的，其区分界限往往不是很明显。前述的一些自然灾害是如此，但干旱、沙漠化、水土流失、滑坡、森林火灾以及与健康相关的流行病更是如此。以上各类型的自然灾害往往很复杂，其严重程度不同，所造成的破坏也存在很大差异，并且形成自然灾害的速度也不同。但是这些自然灾害有一个共同点：如果环境影响没有那么大，灾害完全有可能避免，或者至少严重程度可以减轻。比如滑坡，通常发生在人口过剩地区，那里的农田或房屋位于山坡上，在碰上强降雨或者其他天气变化的时候，就可能出现滑坡。滑坡还可能发生于海岸线一带，有时还可能引发海啸。在过去的 20 年里，每年有 800 ～ 1000 人死于滑坡。

13.8　国内、国际灾害救援医学

灾害救援医学最重要的内容是灾害应急准备，包括应急计划的制订，即如何在灾害发生后迅速地将资源进行重新分配。做到这点需要定期演练，也需要医疗系统大部分部门的配合。参与灾害医学活动的专业人士不仅仅限于急诊科医生、外科医生和麻醉师，还包括消防员、救护车司机、管理人员和物流运输人员，以及提供心理、社会和精神支持的专业人士。在低收入和中等偏低收入国家，尽管灾害更经常发生，但政府机构并没有多少能力去进行灾害应急准备。尤其是低收入国家，在灾害发生时，可能缺乏甚至根本没有足够的资源去进行救援。而具有一定规模的国家则能够动用国家资源去应对局部灾害，尽管其国民总收入／人均收入相对较低。但是 2005 年在克什米尔发生的地震中，尽管该国已先期投入相当多的国内资源，包括军用和民用资源进行救援，但由于损害规模巨大，巴基斯坦政府不得不请求国际救援。孟加拉国是一个低收入国家，但通过持续地进行灾害应急准备，已成功且系统性地降低了台风和洪灾造成的伤亡人数。该国在沿海地区已建立了预警和警报系统，并且建有高的混凝土平台，当水位上升时，人们可以爬上去使自己免于被洪水冲走。经常遭受自然灾害的中等收入国家，如印度尼西亚、菲律宾和伊朗，在灾害应急准备和应急救援上都有相当丰富的经验。在这些国家，灾害应急救援在很大程度上由国内应急救援部门负责。

13.9　需求评估

需求评估（needs assessment，NA）是一个广义的术语，是指系统地收集信息，用以描述灾害的严重性以及需要立即采取行动应对的人类需求。理想的需求评估以调查结果为依据，采用定性和定量的方法进行。现实中，在灾后最初数周中进行的需求评估往往"快速而粗糙"，主要是基于观察的粗略评估。

计划救援离不开信息的帮助。灾害结果取决于互相交织的多个因素的共同作用，这些因素包括灾害前的具体情况、灾害的直接影响、受灾人口规模，以及提供救援的类型和数量。灾害前的具体情况指灾害前存在的薄弱环节和应对能力等，主要决定因素为受灾国的社会经济状况。在低收入国家，灾害发生的可能性明显高于中等收入和高收入国家。儿童存活率与灾区的抗灾脆弱性、社会经济状况几乎呈线性关系，即在贫穷国家，儿童死亡风险更高。同样重要的是，要收集受灾地区灾害发生前的疾病状况和医疗系统能力的信息。这类分析被称作"远程规模假设"。此类快速分析可以在数小时内完成。除了确认具体情况信息外，还要估计受灾范围和受灾人数（框 13.1 和框 13.2）。然后再根据救援组织的使命和能力对需求评估结果进行分析，从而帮助明确潜在救灾类型和数量。同样需要注意的是，灾害类型不同，其医疗需求类型也不同。泛美卫生组织已汇编了从不同类型自然灾害中获得的经验（表 13.2）。

在决定是否提供救援前，还应考虑一些其他因素，比如人道主义组织的使命、当前的安全状况、

框13.1　初步远程需求假设表

灾害评估：

时间：

地点：

报告者：

报告编号：

情形、经过和可能采取的行动概述，以及信息、分析的可靠性：

灾害类型：

具体情况（政治、经济、地理、健康和经济背景）：

该地区的人数，受灾 / 受伤 / 失踪 / 死亡的人数：

当前资源（有重症监护病房、其他资源和能力的医院数量）：

基本需求（水、卫生设施、食物、非露天避难所、医疗保健、安全）的类型、数量及优先顺序分析：

如果有医疗需求，请陈述需求类型及其随时间的变化：

需求将怎样满足以及由谁来满足？（当地？国家？区域？国际？）

受灾国是否请求救援？所需救援的类型是什么？

该地区是否有其他救援者？他们可能提供哪种类型的救援？

经过（威胁、风险及时间因素）：

救援行动涉及的法律、物流、语言、文化和交通方面的问题：

是否需要救援行动，如果需要，其类型、数量和持续时间：

何时应进行下一次需求评估？

现场是否需要一份更详细的需求评估？所用信息来源：

框13.2　初步远程需求假设的网站资源信息

救援网	http：//www.reliefweb.int
世界卫生组织	http：//www.who.int
路透社	http：//www.alertnet.org
谷歌	http：//www.google.com
英国广播公司	http：//www.bbc.com
谷歌博客搜索	http：//blogsearch.google.com

是否有救援资源、救援抵达的最快时间，以及其他救援者会提供多少救援。

在最初几天，应在现场进行更系统、更详细的需求评估，以帮助形成救援的执行策略并调整救援目标，从而使救援行动更好地适应当前的状况，并

表13.2　各种自然灾害可能产生的影响

影响	地震	强风	海啸和山洪	普通洪灾	山体滑坡	火山和熔岩活动
生命损失	高	低	高	低	高	高
需要复杂治疗的重伤员	高	中	低	低	低	低
主要的传染性疾病风险	所有严重灾害都存在潜在风险（人口过密及卫生条件恶化会增大可能性）					
医疗设施损坏	严重（架构和设施）	严重	严重但仅限于局部	严重（仅限于设施）	严重但仅限于局部	严重（架构和设施）
供水系统损坏	严重	轻	严重	轻	严重但仅限于局部	严重
粮食短缺	不常见（通常由经济或后勤因素导致）	常见	常见	不常见	不常见	
大迁移	不常见（通常发生在严重受灾的城区）	常见（通常有限）				

来源：Pan American Health Organization（2002）

应对灾民最迫切的需求。现场需求评估也要同时采用通过**遥感装置**获取的信息，应用卫星图片和计算机程序来分析破坏程度以及可能的人口疏散计划。需求评估应被视为信息检索的第一步并定期更新，以跟踪灾后状况的发展情形。如果状况逐渐稳定下来，则以定期监测取代需求评估，这可通过数据收集和分析来完成，比如从医疗设施处获取数据。

有一些方法可以提高需求评估方法的利用率，并且还可以通过互联网提供此类信息，比如将信息输入到谷歌地图。世界卫生组织的任务之一便是确保需求评估数据可用。

下面我们列出了一份提供充分医疗救援的清单，适用于在资源匮乏地区发生自然灾害的情形。该清单不适用于针对复杂的长期性灾害提供的医疗救援，因为这种灾害是渐进性的，并且除灾害外还有其他复杂因素。这样的灾害需要更深入的知识和经验，比如如何防止饥饿危机的发生、恶化。研究显示，引起饥饿的直接原因很少是单纯的食物匮乏，它通常由饥饿背后的其他复杂问题造成。消除饥饿和营养不良不能仅靠提供食物来解决，而需要一个长期战略。因此，针对这类长期性灾害提供援助已经超出灾害医学的范围。

13.10　地方、国家救援行动

灾害发生后，最重要的初期救援由当地人和当地救援组织提供。在任何其他形式的外部救援到来之前，他们将在最初的几分钟、几小时以及几天时间里挽救生命、营救被困人员。随着国家财富的增加，灾害发生的风险会降低，同时国家组织救援服务和提供救援的能力也会增强。在高收入和中等偏上收入国家，灾害发生时，大多数情况下当地和国家救援组织能够提供足够的救援，必要时，国家的军方、警方、医疗系统以及志愿救援组织也会提供救援服务作为补充。在高收入和中等偏上收入国家，尽管灾害风险低，灾害救援医学仍发展得十分完善。在资源丰富的国家，灾害救援医学的重点是在灾害发生前制订应急计划，灾害发生后进行现场急救以及迅速将伤员转送医院。台风和洪灾后的情形类似：必须由受灾地区立即提供救援服务，以挽救重伤员的生命。因此，国家救援组织提供的支持极为重要。然而，灾后数日，如果仍需救援，则需要国际卫生和医疗组织提供救援服务了，尤其是当地日常的卫生、医疗设施遭到破坏，或因需要医疗服务的人过多而不堪重负时。

13.11　国际人道主义救援

国际人道主义救援是基于人道主义责任，以及一种无私的、道德上的义务去帮助需要帮助的人，旨在保护生命、减轻痛苦。这个术语被广泛使用，但却很少被予以定义。国际人道主义救援指的是提供资源和（或）专业能力，为遭受灾害而无力自救的人们挽救生命，减轻痛苦。人道主义医疗救援是国际人道主义救援的组成部分之一，它提供公共医疗干预，如预防服务以及更多基于治疗和医疗设施的医疗、手术服务。

国际人道主义救援始于慈善目的的救助活动，现已发展成一个专门的行业，有数百个组织，使命范围广泛；而雇用、从事该行业的经过培训的人员达数千名。在过去的20年里，用于人道主义救援的经费也显著增加。

国际人道主义救援的架构会因灾害不同而异。参与救援的主要机构是具有人道主义使命的**联合国各个内部组织**。在资源匮乏的自然灾害受灾区，积极提供人道主义救援的组织包括世界卫生组织、联合国儿童基金会、世界粮食计划署、联合国难民署和联合国人道主义协调办公室。一类国际组织，称为**非政府组织**（nongovernmental organizations, NGO），也提供了相当比例的国际人道主义救援。非政府组织与其他国际救援组织之间的关键区别在于其使命不同。联合国和红十字会/红新月组织有法定的使命，而非政府组织则各自确定自己的使命。在过去20年里，积极参与灾后人道主义救援的非政府组织大幅增加。2004年印度洋海啸发生后，有300多个国际非政府组织在亚奇省积极参与救助。2010年海地地震发生后，据记载，有400多个救援机构参与救援，其中多为非政府组织。**政府机构**，包括高收入、中等收入国家的军方，也越来越积极参与灾后救援。但是救援参与者的增多及其使命的不同，也增大了救援的管理和协调难度。在过去的15年里，人们已经做了大量的工作，以确保更好地协调救援。然而，由于缺乏法律框架去管理、控制人道主义救援，如何改善人道主义救援中的协调工作仍然是一个亟待解决的严峻课题。

2003年，伊朗巴姆地震发生后，邻国和当地的红十字会组织（伊朗红新月会）挽救了数千人的生命，而来自27个国家的34支救援队仅仅营救了22人。2010年海地地震发生后，史上最大规模的国际搜救队伍抵达灾区，53支海外搜救队共营救了211人。救援效果如此之差，原因是国际救援队抵达灾区需要的时间太长。许多地震救援的经验显示，震后3天，能够从废墟中救出的幸存者非常少，而国际救援极少能在震后3天之内抵达。

13.12　关键的救援需求

人类的生存需要确保5种需求得到满足：①水

和卫生设施，②食物，③避难所，④医疗，⑤保护/安全。人道主义救援的重点是确保受灾人群的所有这些关键需求能够得到满足。

在资源有限的灾后环境中，灾害医学的责任范围更广泛，应更加侧重于公共卫生，而不是个体的治疗。为了降低死亡率，常常需要优先采取预防性卫生措施，比如确保获得水或充分照顾伤员。最好是同时采取这些不同措施，并将其整合起来。

无国界医生组织是一个在灾害医学方面有着丰富经验的组织。针对灾后人们不得不离开家园，在难民营中生活的情形，无国界医生组织总结出应进行的10项最重要的医疗卫生相关工作（框13.3）。除确保重建最重要的医疗卫生功能外，也需要迅速建立一套完整的医疗设施架构，以采取预防性和治疗性措施。卫生、医疗部门除需应对灾害造成的损伤外，还要采取预防性措施，以避免灾后容易出现的传染病、流行病暴发风险。收集数据和监测灾后情形的系统也必须迅速建立起来。

灾后数周，最重要的医疗需求是普通疾病的治疗。在低收入国家，这包括传染病、营养不良和分娩过程中出现的问题。主要的手术需求为剖宫产。在低收入国家的难民营中，麻疹是最严重且最常见的疾病之一。如果儿童未接种疫苗，他们很快就会被感染。如果感染者营养不良，就会有死于麻疹并发症的风险。几项来自难民营的研究已经证实，麻疹及其并发症病例的病死率为30%。

因此，应尽快采取预防措施，如接种疫苗。最常见的疾病往往容易治疗，如肺炎、腹泻和疟疾。然而，由于严酷的难民营环境，这些疾病可能会扩

框13.3　针对难民营难民的10项最重要的医疗卫生相关工作

1．需求评估

2．大规模麻疹免疫

3．水和卫生设施

4．满足食物需求

5．非露天避难所，包括计划制订及建设

6．治疗性基本医疗，重点是腹泻、呼吸道感染和疟疾

7．控制传染病和流行病

8．监测、收集医疗卫生数据

9．人员管理——管理与培训

10．协调工作

来源：Médecins sans Frontières（1997）

散，病情也会更严重。如果在供水和卫生设施上采取充分的预防措施，就不容易出现霍乱和其他严重流行病的暴发。尽管有洪灾后流行病暴发的媒体常规警告，但并没有洪灾后暴发大规模流行病的记载。2010 年巴基斯坦大地震造成大规模灾害，但是并没有发生重大流行病的记载。因此，可以说灾后流行病的风险并未显著增大，除非人们被迫生活在缺乏安全用水和厕所的难民营中。当人们被迫生活在缺乏安全饮用水和卫生设施的拥挤空间时，便会有流行病暴发的风险。因此，必须迅速建立传染病监测机制以防止此类疾病的暴发。必须认识到霍乱等流行病的暴发风险，并建立特殊机制以应对这些流行病的暴发。主要措施是让人们有安全卫生的避难所并避免过度拥挤。尽管灾害后往往出现尸体会传播疾病的流言，实际上尸体并没有传播疾病的风险。

换而言之，我们需要扎实的灾害医学经验和知识去应对灾后情形，从而最大限度地利用资源。自然灾害会造成巨大的破坏，并严重损坏医疗设施架构。灾后救援很容易优先进行医疗、手术活动。2004 年海啸后印度尼西亚亚奇省的救援情形就是如此。然而，设立国际野外医院费时且成本高。一项最近发表的针对 4 次重大自然灾害进行的研究报告表明：设立国际野外医院至少需要花费 3 天时间。

43 个派往不同灾区的野外医院均没有及时设立、运行，也没能挽救重伤员的生命。当然，一些野外医院在治疗非重伤员，特别是主要的日常疾病方面，也确实发挥了重要作用。

2010 年海地发生强烈地震，袭击了人口高度密集的首都地区，该国资源有限且政局不稳定。据估计直接受灾人口达 300 万，死亡人数 20 多万。国际应急救援规模庞大，初期重点是创伤手术。据估计，有 30 ~ 40 个外国野外医院被派往灾区。关于这些外国野外医院展开的救援，所知信息有限，但很明显，在灾后最初 2 周，主要是为创伤患者进行手术治疗。图 13.6 为概念模型，描述了突发性灾害后的院内治疗需求。地震后初期，除地震造成的损伤外，还有普通的急诊问题，如需要进行剖宫产的难产、小儿肺炎、交通事故以及暴力损伤。

因此，外国野外医院应是多学科的，应具有所有学科类型的医疗专业能力，这一点至关重要。

任何对国际应急救援活动感兴趣的人士都应提前做好充分的准备。目前几乎所有的医科大学都开设全球卫生这门课程，这是一个新近形成的学科，研究全球范围内的疾病发生状况，以及如何针对具体情形进行有效的预防和治疗。除培养灾害医学的技能外，这些课程还教授如何理解、尊重其他文化，如何与团队合作等。目前也有一些培训课程主

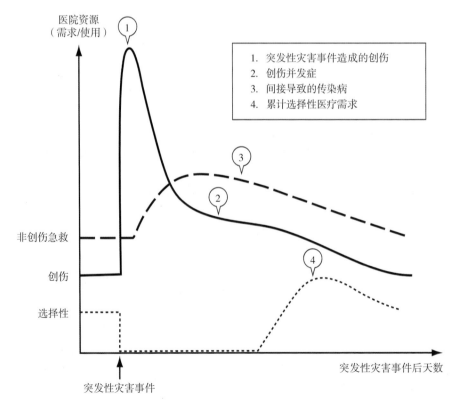

图 13.6　概念模型，描述突发性灾害后的院内治疗需求

要针对实务方面，比如如何快速搭建公共厕所，如何组织大规模接种麻疹疫苗，如何搭建、运营医疗中心，以及如何设立不同类型的医疗设施。表13.3为主要人道主义非政府组织清单，它们常年募集人员参与灾后救援行动。

13.13 日本地震、海啸（2011 年 3 月 11 日）

2011 年 3 月 11 日，日本遭到了地震和海啸的袭击。在撰写本文时，该事故的影响尚未完全明了，但是由于其深度和广度，无疑可以书之史册。虽然获得的信息有限，但是我们可以根据其他突发性灾害的经验进行评价并以之作为本章内容的结尾。灾害的结果不仅取决于其类型和强度，还取决于灾害发生前的社会经济状况以及灾害发生后的应对能力。3 月 11 日的灾害不仅包括一场震级为里氏 9.0 级的地震，而且还包括一场毁灭性的海啸以及核电站堆芯熔化的威胁，这增加了灾害的复杂性。这场灾害的一个关键因素是其发生在一个高收入国家。日本是世界第三大经济体，居民超过 1.27 亿，其中有 25 万名医生。日本不仅是一个富有的国家，政府运行良好且有效率，而且日本人民也接受过在

地震中如何进行自我保护的训练，这使其遭受损伤的可能性降低。日本人口的一个重要特点是，60 岁以上的人占总人口的 28%，而海地则为 6%。制订医疗救援应急计划时应考虑到这一点，因为除创伤以外，慢性疾病也是医疗应急救援的重要内容之一。

海啸袭击沿海低海拔地区，其特点是受灾区与非受灾区之间存在很明显的界限。在撰写本文时，海啸袭击海岸已过去 4 个月，但依然缺少有关受灾人数的准确数据，每天报道的死亡人数一直在增加，这与 2004 年南亚海啸后亚奇省出现的情况相似。与之形成对照的是，在 2010 年海地地震中，死亡人数估计在地震 3 天后已经相当准确。尽管出现了新技术，似乎要评估此类灾害的深度和广度仍然相当困难。

对科技高度发达的日本而言，地震和海啸的复杂性可能会很特殊。核电站的损害和核辐射的重大风险不仅造成恐慌，迫使一些人离开家园，还造成电力供应不足，影响了很大一部分人口。

在高收入国家，灾后国际医疗救援发挥的作用有限。此类灾害的应急救援需要大规模地使用大型船舶和直升机、大量医务人员，以及运行良好的组织。在日本地震和海啸中，军方是最合适的救援力量，因为只有它有这样的能力和组织架构。在有限

表13.3　主要人道主义非政府组织

组织名称	救灾重点	网址
英国医学应急救灾国际组织 Medical Emergency Relief International（MERLIN）	长期灾害的医疗救援	http：//www.merlin.org.uk
无国界医生组织 Médecins Sans Frontières（MSF；Doctors Without Borders）	医疗救援	http：//www.msf.org
世界医生组织 Médecins du Monde（MDM；Doctors of the World）	医疗救援	http：//www.mdm-international.org/
红十字国际委员会 International Committee of the Red Cross（ICRC）	武装冲突受害者的救援	http：//www.icrc.org/
红十字会与红新月会国际联合会 International Federation of Red Cross and Red Crescent Societies（IFRC）	人道主义救援	http：//www.ifrc.org/
乐施会 Oxfam	水、卫生设施	http：//www.oxfam.org.uk
国际救援委员会 The International Rescue Committee	食物、营养	http：//www.theirc.org/
反饥饿国际行动组织（ACF 国际） Action Against Hunger（ACF International）	食物、营养	http：//www.actionagainsthunger.org/

的几个领域，来自外国的专业技术援助能够发挥作用，但大部分医疗资源都可从日本本土调用。发生这种大规模灾害后，人类的基本需求无论在低收入国家还是高收入国家，都是一样的，即获得水和卫生设施、避难所、食物、安全和医疗。然而，在高收入国家也存在额外的需求，那是国际人道主义救援鲜有经验的领域，比如慢性疾病的治疗和如何满足当地人民的期望。

要全面了解这次在日本发生的灾害的影响以及核电站事故造成威胁的程度，我们还须假以时日。毋庸置疑的是，灾害医学的基本训练会为我们提供基本工具，从而更好地分析此类灾害，并确保医疗应急救援能够真正满足受灾人群的需求。

扩展阅读

书籍与报告

Canny B (ed.) (2005) A review of NGO coordination in Aceh post earthquake/tsunami. International Council of Voluntary Agencies (ICVA)

Darcy J, Hofmann C (2003) According to need? Report 15. H. P. Group, London, Overseas Development Institute, 74, 2003

De Ville de Goyet M (2006) Evaluation of the adequacy, appropriateness and effectiveness of needs assessments in the international decision making process to assist people affected by the tsunami. Tsunami Evaluation Coalition (TEC) 2006:1–104

Lorin H (ed.) (1996) Jordbävningen i Kobe, Japan tisdagen den 17 januari 1995. Kamedo SoS-rapport rapport 66, 1996;1–81

Médecins Sans Frontières (1997) Refugee health: an approach to emergency situations. Macmillan Education, Ltd., London, Epicentre

Red Cross Federation World Disasters Report 2004; www.ifrc.org/en/publications-and-reports/world-disasters-report/report-online/

Riddez L (ed.) (2001) Översvämningarna i Polen 1997 och i Sverige 2000, Kamedo SoS rapport 76, 2001; 1–77

United Nations Development Programme, Bureau for Crisis Prevention and Recovery. Reducing disaster risk: a challenge for the future 2004; Available at: http://www.undp.org/bcpr

Von Schreeb J (2007) Needs assessment for international humanitarian health assistance in disasters, Thesis for doctoral degree, Akademisk doktorsavhandling, Karolinska Institutet

Willitts-King B (2007) Allocating humanitarian funding according to need: towards analytical frameworks for donors. G. H. Donorship, 12 March 2007

原始文献

Abolghasemi H et al (2006) International medical response to a natural disaster: lessons learned from the Bam earthquake experience. Prehosp Disaster Med 21(3):141–147

Akbari ME, Farshad AA, Asadi-Lari M (2004) The devastation of Bam: an overview of health issues 1 month after the earthquake. Public Health 118(6):403–408

Alexander D (1996) The health effects of earthquakes in the mid-1990s. Disasters 20(3):231–247

Bissell RA (1983) Delayed-impact infectious disease after a natural disaster. J Emerg Med 1(1):59–66

Canny B (ed.) (2005) A review of NGO coordination in Aceh post earthquake/tsunami. International Council of Voluntary Agencies (ICVA)

De Ville de Goyet C (2000) Stop propagating disaster myths. Lancet 356(9231):762–764

De Ville de Goyet C (2007a) Myths, the ultimate survivors in disasters. Prehosp Disaster Med 22(2):104–105

De Ville de Goyet C (2007b) Health lessons learned from the recent earthquakes and tsunami in Asia. Prehosp Disaster Med 22:15–21

Floret N, Viel JF, Mauny F, Hoen E, Piarroux R (2006) Negligible risk for epidemics after geophysical disasters. Emerg Infect Dis 12(4):543–548

Gautschi OP, Cadosch D, Rajan G et al (2008) Earthquakes and trauma – review of triage and injury-specific immediate care. Prehosp Disaster Med 23:197–201

Holian AC, Keith PP (1998) Orthopedic surgery after the Aitape tsunami. Med J Aust 169:606–609

Jonkman SN, Kelman I (2005) An analysis of the causes and circumstances of flood disaster deaths. Disasters 29(1):75–97

Kondo H et al (2002) Post flood-infectious diseases in Mozambique. Prehosp Disaster Med 17(3):126–133

Kunii O, Nakamura S, Abdur R, Wakai S (2002) The impact on health and risk factors of the diarrhea epidemics in the 1998 Bangladesh floods. Public Health 116(2):68–74

Malilay J (2000) Public health assessments in disaster settings: recommendations for a multidisciplinary approach. Prehosp Disaster Med 15(4):167–172

Mohammad Naghi T et al (2005) Musculoskeletal injuries associated with earthquake: a report of injuries of Iran's December 26, 2003, Bam earthquake casualties managed in tertiary referral centers. Injury 36(1):27–32

Morgan O, De Ville de Goyet C (2005) Dispelling disaster myths about dead bodies and disease: the role of scientific evidence and the media. Rev Panam Salud Publica 18(1):33–36

Natural Disasters. Protecting the Public's Health; Pan American Health Organization publ.2000 Vigilancia Epidemiológica Sanitaria en Situaciones de Desastre, guía para el nivel local

Noji EK (2005) Public health issues in disasters. Crit Care Med 33(1, Suppl):S29–S33

Prasartritha T, Tungsiripat R, Warachit P (2008) The revisit of 2004 tsunami in Thailand: characteristics of wounds. Int Wound J 5(1):8–19

Redmond A (2005) Needs assessment of humanitarian crises. BMJ 330(7503):1320–1322

Riddez L et al (2006) The surgical and obstetrical activity at the ICRC Field Hospital in Banda Aceh in the aftermath of the tsunami 2004. Int J Disaster Med 3(1):55–60

Roberts L, Hofmann CA (2004) Assessing the impact of humanitarian assistance in the health sector. Emerg Themes Epidemiol 1(1):3

Schnitzer JJ, Briggs SM (2004) Earthquake relief: the US medical response in Bam, Iran. N Engl J Med 350(12):1174–1176

Schultz CH, Koenig KL, Noji EK (1996) A medical disaster

response to reduce immediate mortality after an earthquake. N Engl J Med 334(7):438–444

Schwartz BS et al (2006) Diarrheal epidemics in Dhaka, Bangladesh, during three consecutive floods: 1988, 1998, and 2004. Am J Trop Med Hyg 74(6):1067–1073

Siddique AK, Baqui AH, Eusof A, Zaman K (1991) 1988 floods in Bangladesh: pattern of illness and causes of death. J Diarrhoeal Dis Res 9(4):310–314

Sur D, Dutta P, Nair GB, Bhattacharya SK (2000) Severe cholera outbreak following floods in a northern district of West Bengal. Indian J Med Res 112:178–182

Tahmasebi MN (2005) Musculoskeletal injuries associated with earthquake: a report of injuries of Iran's December 26, 2003, Bam earthquake casualties managed in tertiary referral centres. Injury 36(1):27–32

Taylor PR, Emonson DL, Schlimmer JE (1998) Operation Shaddok – the Australian defense force response to the tsunami disaster in Papa New Guinea. Med J Aust 169:602–606

Von Schreeb J et al (2008) Foreign field hospitals in the recent sudden impact disasters in Iran, Haiti, Indonesia, and Pakistan. Prehosp Disaster Med 23(2):144–151

14

战斗伤员管理

Howard R. Champion 和 Robert A. Leitch

战场的急救经验是如此丰富多样，正是战士们用鲜血浇注了一个个优秀外科医生的成长[1]。

——Sir Clifford Albutt，克里米亚战争中的外科医生

14.1 定义

当代急救医疗服务（emergency medical services，EMS）体系在很大程度上依赖医疗服务供给能力及战争期间建立起来的医疗组织架构（如第二次世界大战、越南战争）。当然，急救医疗服务体系的培训重心及实践偏向于日常医疗活动中最常遇到的急救问题，如心脏疾病及交通事故创伤。民间创伤急救的常规做法基于以下前提条件：既有的诊断及治疗设备，快速到达可靠的医院或专科医疗中心，保证进行急救处理的环境相对稳定。而在资源有限、混乱的战斗环境下——面临敌方炮火的危险、转送被延迟、缺乏急救设备和物资（Butler，2000），民间的创伤急救常规做法却一直沿用到 20 世纪 80 年代中期，当然也一直饱受质疑（NAEMT，2003）。

当前武装冲突的特点是：小股武力的埋伏、远程引爆的简易爆炸装置（improvised explosive devices，IEDs）以及携带引爆装置的自杀性炸弹袭击（Eastridge 等，2006；Champion 等，2010）。

1992 年的海湾战争后，在战斗环境下（通常暴露在炮火之下）沿用民间急救医疗服务的常规做法（如要求固定骨折、建立静脉通道）得到详细的评估和重新审视。1996 年，人们开发出了专门针对战斗环境的创伤管理策略（Butler 等，1996）。新的创伤管理策略内容包括对严重的肢体出血使用止血带，延迟静脉输液，进行临时性气道管理，并摒弃了标准创伤常规做法中的颈椎制动和脊柱板的使用。战斗伤员急救处理战术（tactical combat casualty care，TC3）包含了在正确的时间遵守正确的急救处理原则，并将战斗伤员急救处理（combat casualty care，C3）分为以下三个明显不同的阶段（NAEMT，2003）：

1. 战火下的急救处理

   受伤时点的急救处理：医务人员和伤员都处在敌方炮火下，存在进一步受伤的巨大风险，且医疗设备仅限于相关人员随身携带进入战场的设备。

2. 战场的急救处理

   伤员不再处于敌方炮火下的急救处理：医疗设备仅限于相关人员的随身携带，疏散时间从数分钟到数小时不等。

3. 疏散途中的急救处理（tactical evacuation care，TACEVAC）

   至更高一级医疗机构的疏散途中的急救处理：增援的医务人员及设备已到位且可立即投入使用 [疏散途中的急救处理包括伤员疏散

H.R. Champion • R.A. Leitch
e-mail: hrchampion@aol.com；adrian.uganda@gmail.com

[1] 引自 Cantlie N（1974）A History of the Army Medical Department. Vol 2. London：Churchill Livingstone

(casualty evacuation，CASEVAC）及医务人员疏散（medical evacuation，MEDEVAC）]。

战斗伤员急救处理战术的三个基本目标是在敌方炮火下、资源有限且疏散时间延迟的情况下，尽量减少或消除本可避免的死亡，防止出现更多伤员并完成军事任务。在过去 15 年里，美国军事医学训练加进了战斗伤员急救处理战术的内容，从而在应急准备上取得显著进步，而战场损伤的治疗效果及存活率也得到明显提高（Goldberg，2010；Lechner，2010；Kelly，2008a；Holcomb，2006a）。

14.2 战地救护方法

2001 年，美国军事医疗领导层通过"战术战伤救护委员会"在战区建立了创伤治疗的规范化管理系统，旨在完善战伤救护技术，提高救护水平。该系统虽遵循美国创伤系统模式，但可适应真实的战争形势（Eastridge 等，2006）。"联合战区创伤系统"于 2004 年开始实施，应用遍及世界三大洲，其中不仅涵盖了 TC3 救护原则，也包括 5 级连续救护法具体内容 [北美公约（North American Treaty Organization，NATO）任务 1—5 条]（Champion 等，2010），如下：

第 1 级 受伤后，受伤人员（自己）、同伴或医护人员给予即时基本护理。

第 2 级 前沿手术团队——配有小型可移动式医疗设备供手术医生进行初始复苏和损害控制性手术。

第 3 级 战斗保障医院——设备齐全的战地医院在从作战区医疗后送伤员之前提供复苏、损害控制性手术和确定性护理。

第 4 级 医疗后送至美国之前在作战区之外提供确定性护理（如德国的兰茨图尔区域医疗中心）。

第 5 级 在美国本土（如沃尔特·里德军队医疗中心或华盛顿国家海军医疗中心，或位于圣安东尼奥市的布鲁克陆军医疗中心）实施的确定性和康复护理（Champion 等，2010）。

"伊拉克自由行动"（Operations Iraqi Freedom，OIF）和"持久自由行动"（Operations Enduring Freedom，OEF）中的病死率已从在越南战争中的 15.8%（Holcomb 等，2006b）降为 9.4%。此数据表明，该体系有效地降低了美军战死的数量（Borgman 等，2007；Holcomb 等，2007；Holcomb，2005；Ennis 等，2008；Eastridge 等，2010）。

证据表明，取得这些成果的直接原因是连续救护法上每一环节的 C3 都获得了改善。最首要和基本的改善为将急救向前延伸至近战阶段。在 TC3 计划中，美国海豹突击队第 75 游骑兵团强调在战火下救助生命，需要所有战士进行急救培训，能够对自己和战友进行救护，并能防止伤员在从危险区撤离至治疗区的过程中因伤口流血过多致死或因气道阻塞而死。该游骑兵团的病死率为 7.6%（Kotwal 等，2011）。尽管这听起来很简单，它却让许多来自军队医疗系统中的人们不得不在观念上做出重大转变。特别是让战士放弃对指定医护人员近乎彻底的依赖，不再寄希望于后者在战火下对其实施复杂的急救措施。自救和他救在现代战争中被视为普遍做法。TC3 美国模式和"从受伤那一刻到损害控制、稳定再到冗长疏散并实施确定性护理"的连续救护法已被许多 NATO 成员国采纳，并迅速推广至国际军事领域。目前，TC3 在"院前创伤生命救援术"2010 年军用版中被实例化（NAEMT，2010）。

14.2.1 第 1 级

14.2.1.1 战火下的救护

可预防性战斗死亡的主要原因为大出血（US Casualty Status，2010；Bellamy，1984）、张力性气胸及相对较少发生的面部外伤时引起的气道阻塞。最初，建议使用军用止血带的说法在外科手术圈内引起了极大的反对，反对者认为拙劣的包扎技术或不必要的施用止血带可能对四肢造成不可挽回的伤害，如果不是专业人士（即外科医生），则使用止血带的风险远大于感知利益。如今，止血带是 TC3 中控制四肢出血的一线治疗方案，特别是在战火救护阶段，由于炮火喧天又可能同时救助多名伤员，战场上的医疗人员一般很难维持定向压力。利用定向压力进行出血控制在冗长的疏散期间很不易操控，这便引起了有关是否应使用止血带的争论，而反对者则表示拙劣的包扎技术或不必要的施用将会带来风险。但是，从过去 8 年伊拉克和阿富汗的战争来看，使用止血带带来的益处远大于风险，而其中的关键所在是教会战士和战地医护人员如何正确地包扎止血带。正确适当的使用方式能让止血带在战争期间有效地挽救生命。目前，已给所有美军战士发放了止血带并教会他们如何正确使用。OIF 和 OEF 中四肢严重出血后的存活率明显提高，这也证实了关键 C3 战术的价值所在（见图 14.1）。

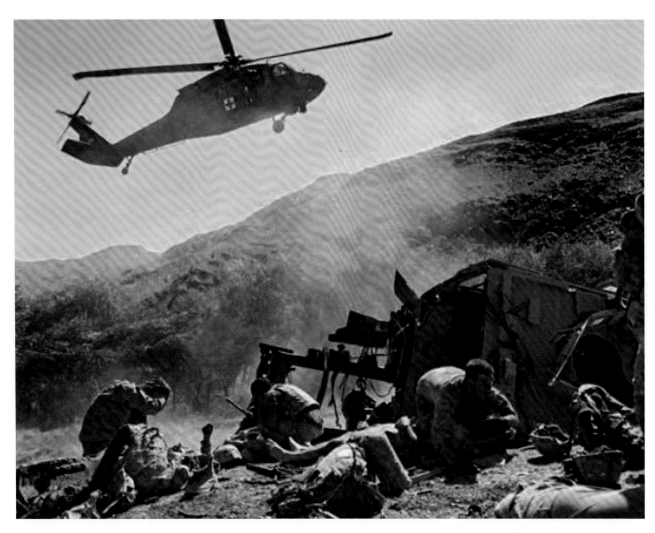

图 14.1　战火下的救护：2009 年，在阿富汗的第 10 山地师 UH60 救难直升机抵达战区协助伤员撤离简易爆炸装置袭击点

　　军队伤口护理者必须懂得如何在黑暗中、战火下、混乱中、增援物资不易获得和伤员转运严重滞后的条件下应对非常规损伤，他们必须在第一次遇到这些情况时就如对外界宣称的那样完成任务。他们无法借鉴常规医疗情况中获得的经验。

14.2.1.2　战术战地救护

　　民间院前创伤生命支持政策表明，"保证气道通畅是创伤管理和进行复苏的首要任务"（NAEMT，2003）。但是，当面临敌军炮火时，对于伤员和医护人员来说，出血控制占了优先地位，除少数情况下气道受到明显阻塞会导致伤员开始产生窒息现象外，在其他所有情况下都需等到战术战地救护阶段才能为气道错乱进行确定性管理。基于这点，当医护人员和伤者不在炮火战区时，前者或许可以多花一点时间进行更为复杂的救护工作，比如环甲膜切开术（Cook，2010）。可用时间的长短决定是给予快速伤口护理还是综合治疗。所有资源都应用于去拯救有一线生机的伤者；例如重伤患者，即"无生命体征"，不应给予心肺复苏术救治。如果时间允许，除了进行必要的出血控制外，还可采取以下诊断性 / 干预治疗：①进行 ABC（气道、呼吸及循环）顺序评估，用止血敷料包扎无法用止血带收口的伤口（例如躯干伤口或关节处伤口）；②止血带结合压迫包扎术进行伤口护理；③使用静脉点滴保证药物安全进入血管。TC3 不允许使用大量的置换液，而是更偏向于通过用量最小、方法更为明智的静脉点滴或骨内路径为失血者进行初步治疗。骨折患者可采用夹板固定伤处或采取其他措施为撤离做好准备。这种情况下，通常会用到肌内注射吗啡和（或）"棒棒糖"型芬太尼的止痛法。英

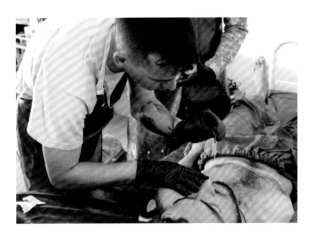

图 14.2　美国军队医护人员对阿富汗士兵伤员进行胸腔穿刺术

国医学理论建议使用克他命作为这种情况下的止痛选择。

胸部闭合和穿透伤的管理需要在战术战地救护阶段引起特别注意。胸部开口伤需通过封闭敷裹法进行闭合。所有战士均应通过培训懂得如何处理这种类型的伤口。战区医护人员也应知道如何使用刺针胸腔穿刺术来缓和高压性气胸问题（如图 14.2）。同样重要的是，应教会所有战士何种姿势对于胸伤患者来说最有利于缓解呼吸窘迫，通常坐姿最有利。该姿势与常规 EMS 做法中关于颈椎固定的方法有冲突。

14.2.1.3　战术医疗后送

战争期间医疗护理中最不确定的因素或许是医疗后送至专家治疗（包括损害控制性手术和固定术）所需的时间，可能从几分钟到数小时不等（Chambers 等，2006）。鉴于涉及后勤方面的原因，医疗后送通常是战伤救护中最易出状况的领域。战场上通常不会有用于转运患者的标准担架，患者有时需要用临时担架或捎运法（根据患者和救助者双方的体重确定难易度）进行运送（Butler，2000）。

将伤员后送至下一等级护理的过程中对时间的把握是关键所在。越南战争期间形成的相对原始的救护方式，且后来很快又被引入美国民用创伤护理法的"黄金小时"（即最佳治疗时间），直至今日仍被人们作为标杆所例行，在 TC3 中也不例外。目前的 TACEVAC 救治法复杂又昂贵，涉及救护飞机、近身保护武装直升机，通常还涉及 AC-130H 鬼魅炮舰，还需火炮和战斗轰炸机随时待命在侧翼减少威胁。其复杂性说明了以下事实：①伤亡救护情况

取决于快速撤离；②对于当今战争而言，各战士的死亡会对战略产生影响；③当今时代的敌人，特别是叛乱者，将失败的 TACEVAC 作为潜在目标从而进行战略性宣传。由于所用资源的规模巨大以及紧急疏散地周围环境的巨大危险性，直升机一旦到达地面，TACEVACs 救护员将匆忙完成转移任务。在这个过程中速度是关键，将伤员从军医手中转移至飞行医护人员处的过程中总会出现失误和疏忽（图 14.3）。在阿富汗，情况更为复杂：由于距离远，伤员只能通过直升机进行撤离，然而由于海拔高，直升机的性能会受到严重的限制。当直升机离开救援地点后，返回之前必须对其补加燃料，这导致了 TACEVAC 救护飞行之间有较长的间隙。在离前线作战基地较远的战区，TACEVAC 通常会延迟数小时。

军队里通常采取不同的途径来完善直升机 TACEVAC 救护。美国军队使用中型直升机，如 UH160，作为定期使用的专用救护飞机。飞机上有战区医疗人员随同，任务仅限于继续进行最初的急救护理和固定处理措施，重点在于快速撤离，不进行更进一步的治疗。英国则部署重型直升机如 CH-47 作为救护飞机，机上配有完整的医疗团队，包括医生 1 名，救护目标旨在必要时强化飞行途中的治疗以抵消撤离时间拉长、滞后所带来的负面影响。

无论采取了何种方式，现实却是通常情况下，后送所需时间并不由距离所定，而是取决于操作性因素，如战斗强度和战士将伤员迅速撤离至安全后送点的能力。关于战术伤员后送失败的例子，不得不提 1992 年美国军队索马里战争所经历的一切，可谓是严峻至极（正如电影《黑鹰坠落》里表现的那样），一个仅在 1 小时内就可以执行完毕的小任务，不料遭到当地军队的偷袭，竟演变成一场冗长的伤员后送演习，之后面临的是第一架救援飞机被当场击落的残酷事实。从这个电影和类似事件中得到的教训是，操作规则通常决定了后送伤员所需的时间；战区医疗人员必须配备救助工具并经过相关培训，有时还需应对冗长的撤离情形；医疗护理规划和体系必须具备灵活应对延迟后送情形的能力。

14.2.2　第 2 级

在越南战争中，大约 2.5% 的伤员到达外科医院时死亡（King，2005）。尽管有快速撤离直升机

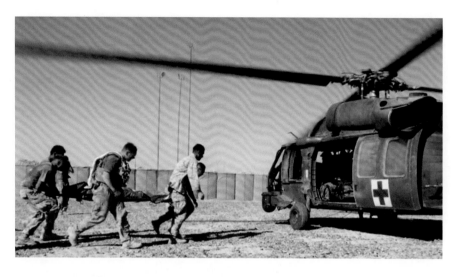

图 14.3   2009 年阿富汗国民军士兵从前沿作战基地利用救伤直升机将伤员转移

和恪守"黄金时刻",但大部分的死亡都是在伤口接受外科护理之前发生的。在现代战争中,演变为拥有越来越强大的前沿卫勤保障、规模更小更灵活的战斗部队,特别是子级战区医疗人员和战士的 TC3 全员培训,结合深入子级的高级实时通信技术和随时候命的 TACEVAC,在某种程度上提高了战区伤员的存活率。下一步目标是提高外科手术医疗能力,能够在离战区部队较近的地方进行损害控制和稳固护理。

根据西班牙内战时期的国际纵队和第二次世界大战北非战场、马岛战争和海湾战争期间的英国陆军采用的模式,美国军队建立了一大批能够直接深入部队后方的前沿外科手术队(forward surgical teams,FSTs),其中配备了功能性外科手术设备如四张自带呼吸机病床和两张手术台,这些均能在 60 分钟内完成组装。FSTs 通过高机动、多功能轮式运输车转移,车上携带可快速组装的军用双人帐篷。用于快速复苏和伤员护理的医用物资以包裹形式存放于车上,包括无菌器械、麻醉设备、药物、消毒巾单、隔离衣、医用导管以及用于检测血象、电解质和血气指标的手持设备。辅助设备包括便携式超声波监测仪、呼吸器和提供高达 50% 氧气的氧浓缩器,20 个浓缩红细胞和卷式带轮担架。FSTs 预计拥有充足的物资,可对高达 30 名伤员进行伤情评估和(或)执行手术,并能提供约 6 小时的术后加强监护。

FSTs 因有限的资源和专业医疗人员等因素而受到操作和后勤方面的限制。美国陆军拥有大约 100 名现役普通外科医生和大约同等数量的储备医生,而美国海军和空军拥有的医生数量相对较少。

近十年来的经验告诉我们,长期部署大量医生和后勤人员对两场战争进行支援是不可能完成的任务。因此,美国军队将现有的外科手术团队浓缩成了仅由整形外科医生和少数其他领域的专家(如颌面外科和血管外科医生)提供支持的小型普通外科医生团队,他们将对被称作损害控制手术的战斗创伤管理的创新性和快速发展起到至关重要的作用(图 14.4)。FSTs 将分阶段进行战伤管理,该团队大约由 20 人组成:通常情况下,包括 3 名普通外科医生、1 名整形外科医生、2 名麻醉护士、3 名普通护士加上其他医疗人员和后勤人员。其他国家拥有的 FSTs 团队规模更小,灵活性更大;例如英国和法国的 FSTs 团队为 6 人一组,每组仅配有 1 名外科医生。虽然这些 FSTs 具有团队性,但同样有独立作战的能力,并曾支援过特种部队。FSTs 的任务是实施一系列损害控制外科操作,以稳定伤员状况,为

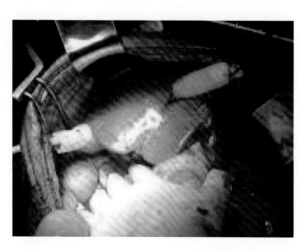

图 14.4   损害控制手术——为受枪伤的肝进行内部填塞

医疗后送打好基础。

当伤员到达救治地点后，FSTs 将实施标准医疗方案。由于穿透伤的发病率高，救生手术实施的频率相比民用创伤中心高出很多。手术策略旨在损害控制而非确定性修复。修复肝损伤，缝合肠穿孔，清洁伤口，并采取一切控制大出血和防止感染所需的措施，同时应预防体温降低及凝血功能障碍的发生。理想状况下手术应在 2 小时之内完成，首要任务便是稳定伤员状况以便后送。打开伤员腹部，将剖腹手术棉放置其中，剪开肠道，血管分流，此时伤员处于麻醉镇静状态，并用呼吸机辅助呼吸。为顺利完成上述过程，应保证严格的管制空域和配有急救护理团队的专用直升机后送通道到位。

14.2.3 第 3、4 和 5 级医疗后送

FSTs 的下一级救助单位是一大批战斗支援医院（combat support hospitals，CSHs）。CSHs 为拥有 200 张病床、6 张手术台和提供若干专业手术服务的医院，医院内通常配备高端放射设施和实验室设备。CSH 的主要任务是进行持续性稳定护理和损害控制，并在适当的时候实施确定性手术。伤亡管理的关键在于伤亡管理团队能帮助伤员挺过困难期以撑到下一级救助。最初，在科威特、西班牙罗塔和德国兰茨图尔的医院均被命令执行临时护理任务。随着时间推移，仅德国兰茨图尔保留着第 4 级救护。在那里，大部分来自伊拉克和阿富汗的美国伤员都被直接后送至美国本土进行为期 1～4 天的第 5 级救助。该三大洲体系让伤员能够接受从受伤到康复的一系列全面服务。这也是史上最强大和有效的创伤救治体系。

这一创新体系需要一些时间来适应。每一个救助等级的外科医生最初都不想放弃患者，坚信他们能够也有责任为其提供确定性的治疗。根据美国陆军医疗部统计，2003 年伊拉克战争初期的前几个月，需要大约 8 天的时间才能将一名伤员从受伤地点转移至美国本土的医疗救治单位（medical treatment facility，MTF）。但是，外科医生逐渐开始接受该体系，目前从阿富汗受伤点后送至美国 MTF 所用的平均时间少于 3 天，在这么短的时间内将完成直接后送伤员至 CSH 安全区域进行损害控制手术、稳固护理，以及在适当时候进行确定性手术。

美国空军表示，顺利完成上述工作的关键在于不远万里后送重病伤员并保证其在旅途期间伤情稳定的能力。重症空运救护队（Critical Care Air Transport Team，CCATT）是美国空军在 C3 中非常重要的力量。CCATTs 负责在战区内或战区外将伤员空运至下一级救护（通常是位于兰茨图尔的医院或位于美国内陆的 MTF）期间，提供稳固护理或者针对危重症、创伤或烧伤的高级急救护理。CCATT 的 3 名成员包括 1 名专科医生、1 名危重症护理人员和 1 名心肺复苏技术员。有时伤员在运输过程中会出现动态的生理变化。

CCATT 的干预措施通常始于空运后送分段运输点。当接受过稳固治疗的患者到达后，CCATT 团队将准备运输工作、陪同病员登机并在必要时对伤员进行监测及提供干预护理。现实中在长达 16 小时的执勤期间，团队对病员的最大比是一个团队应对 3 名重症患者或 6 名伤情较轻且接受过稳固处理的患者。重症病员可能遭受了严重的多脏器损害、未接受过确定性外科治疗但接受过救生或保肢手术，此类患者需要后送至下一级救护。这类患者对于 CCATT 团队来说是相当大的挑战，也需要用到比病情较轻患者更多的医疗物资和设备。但是，在实施了更多确定性治疗后，重症病员病情会相对减轻。而病情较轻的患者四肢可能受过不同伤害并接受过救生或保肢手术，但其内部器官并未受伤；这类患者则需要进行监控，但相对于重症患者来说所需的医疗人员和物资相对较少。

CCATT 任务持续时间不定，可长可短。例如，将一名接受过稳固处理的患者从西南亚的分段运输点送至兰茨图尔可能需要 6 小时的飞行时间，而飞行前后的运输和管理时间又将任务总用时延长了 2～4 小时甚至更多。将患者从兰茨图尔送往沃尔特里德进行后续确定性治疗将需要包装和地面运输，以及 8～10 小时的飞行时间。美国和其他北约部队的指定运输机为 C17，这是一架大型货机。上述这类冗长的飞行经常会使患者倍感压力，所以外科医生必须确定病员具有良好的耐受性（图 14.5）。

美国大陆内针对美军战伤的后期护理、长期护理和康复救护通常都会选择三大 MTFs 医院进行后续治疗：华盛顿沃尔特里德海军医疗中心、美国马里兰州贝塞斯达国家海军医疗中心 [沃尔特里德海军医疗中心于 2011 年 9 月关闭，国家海军医疗中心计划建立一所新的沃尔特里德军事医疗中心，作为基地关闭与重组委员会计划（Base Realignment and Closure Plan，BRAC）中的一部分] 或德克萨斯圣安东尼奥布鲁克陆军医院。只有当该患者被视为

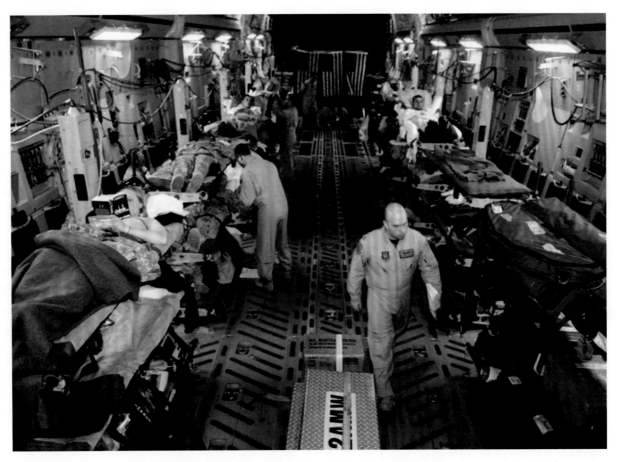

图 14.5 美国空军 C17 协 CCATT 飞离伊拉克巴拉德空军基地

身体情况极度不稳定而无法挺过这段旅程时，可以在兰茨图尔待一段时间。原因和民用标准类似，即针对重伤的确定性治疗通常冗长、复杂甚至需要整个团队协作完成。由于各救助等级的战区医疗人员付出的努力提高了伤员存活率，使得受到多重重伤的幸存者人数增加，从而导致了对为重伤人员提供一流救助服务的军事医疗体系的需求上升。特别是针对创伤性脑损伤（traumatic brain injury，TBI）患者的治疗，对军事医疗有着巨大需求，而综合性团队的参与对于长效管理和 TBI 治疗有着重要意义，其中除了其他领域专家外，还包括职业理疗师和语言治疗师。

14.2.4 额外创伤管理问题

我方虽能够通过加强版防弹衣和车辆来提高对士兵的保护能力，但敌方却拥有更强大的武器来打击这些防护措施，这样的斗争在敌我之间愈演愈烈，而战士受伤的模式也随之而变。个人防护设备（personal protective equipment，PPE），特别是可用于防护许多破碎和高速轻武器的陶瓷板，被有力证明了具有防御绕切性受伤的效果。因此，即使简易爆炸装置（IEDs）越来越常出现在战争中，还是有很多战士存活下来，而在此之前他们可能就因爆炸引起的绕切碎片不幸罹难。这些战士通常带有严重且威胁生命的脸部、颈部和四肢损伤，甚至包括四肢的严重损毁（软组织、骨骼和血管均严重受损）。最初在这种情况下，军队外科医生会依靠民用创伤标准进行应对，但由于战争引起的四肢损伤比一般性损伤恶劣且常会伴有其他器官受损，所以事实证明这并不适用。早期按照民用创伤标准进行保肢的做法常常失败，并导致致命性的大量失血。而对于此类伤情，C3 则更倾向于采取截肢手术。

晚期并发症对于管理来说也是一项重大挑战。由于四肢伤情的严重性和长途运输带来的额外伤害，外科医生将面临伤员后期的肺栓塞和深静脉血栓形成，而对此并无特别有效的解决方法。事实证明，对于这类刚受伤且急需多种手术治疗的病员来说，使用抗凝血剂根本不现实。

在伊拉克战争中受伤的战士给 MTFs 带来了一种被称为"多重耐药性鲍曼不动杆菌感染"的传染病（2003—2004 年间发病率为 8.4%，比以往任何时候都要高出很多），从而引起了大量的伤口感染和假肢感染，甚至导管相关的败血症（Gawande，2004）。这对医学界来说是一个挑战，之后通过隔离伤员进行病菌屏蔽才得以抑制。该传染病发生的起源至今还是个谜，在阿富汗驻扎的士兵均未曾感染该细菌。

14.2.5　CNN 效应

概括了约束现代战伤管理的操作性、物流性和医疗性规则后，不得不提同样重要并且是战场医学仅有的第四点原则：CNN 效应。虽然这一点并不属于严格的医学范畴，但对持续性救护也起着指导性和规范性作用。

CNN 效应即 24 小时实时性新闻报道的影响，如同美国有线电视新闻网络（Cable News Network，CNN）一样（Belknap，2002）。对于伤员及其家人来说，CNN 效应将在病员伤情初步传到其近亲时发挥作用，这种情况通常会出现两种发展轨迹：①病员伤情快速地发生着变化；②受牵连的亲属人数不断增加，从而有大量信息需求。虽然在战争初期（第二次世界大战），伤员的近亲大部分情况下都是通过邮件往来得知伤员病情，到了 1982 年和马岛战争时，媒体对事件的及时报道迫使军队在 10 小时内将相关信息通知近亲，以避免他们从电视上获取第一手信息。现代战争中，从海湾战争至今，人们建立了相关规则来防止在伤员近亲得到通知前，军队发布伤员名单和个人信息，而媒体作为代表对这一做法表示同意。然而，移动电话和社交媒体却让病员受伤这一事实不再具备暂时保密性，受伤一旦发生便被公之于众。

在现代实践中，从战士受伤到通知家属间的过程极短，让医疗人员在战区提供确定性的临床预测、评估后送服务或随时应对信息需求（"他到底伤得有多严重？""他现在在在哪？""我什么时候能见到他？"）几乎不可能，而伤员家属的人数越来越多更让这成为一项艰巨挑战。不久以后，来自回答家属问题的压力变得巨大，这种压抑在战场之中弥漫，时刻牵动着现场指挥员和医疗人员的心。

当一名战士受伤后，实际上他或她的亲属也都成为受伤者，直到这种焦虑和担忧彻底停止，他们才会好起来。这种现象在民间医疗界同样常见，但通常家属会陪伴在病员左右并能很快到达他们身边。减少这种焦虑心理的最有效方式是将病员从战区撤离并后送至亲属能很快到达病员身边的地方。这在如今的伊拉克和阿富汗是惯用做法，也是建立连续性护理的关键驱动点。当人们认识到亲属陪伴的积极治疗效果后，亲属自然会被安排飞往兰茨图尔和三大 US MTFs 医院（图 14.6），来到伤员身边。美国军队医疗设施会提供亲属或重要人员暂时寄宿的医院，在这里他们能够长期陪伴在伤员左右，并能在治疗初期密切参与治疗和复苏护理。另外，对于脱离重症监护的病员，允许带其宠物陪同。

14.3　重大事故中的民用 C3 原则

未来恐怖主义活动和近期遭遇的自然灾害所带来的威胁，突出了建立基于民用和军队资源的综合反应系统的必要性（Champion 等，2006a；Kapur 等，2005；Niska 和 Burt，2003；Mattox，2001）……恐怖事件可能造成大量伤亡，而因此产生的伤害可与伊拉克及阿富汗每天应对的情形非常相似（Kapur 等，2005；Aharonson-Daniel 等，2006；Moore 等，2007）。

虽然医疗救护的基本原则都大同小异，但战斗损伤却与民间创伤有较大差异 [National Association of Emergency Medical Technicians（NAEMT），2003]，二者潜在的救护哲学也大相径庭。因车祸或摔倒引起的创伤，通常只涉及一个或少数人受伤，针对此类创伤的主要准则是"尽力救助最多的人"。

但是，战争或重大事故期间，通常会伤及大量人员，针对此情况的指导准则是"尽力最好地救助最多的人"，例如将有限资源用于有生存希望的病员来维持其安全并防止额外伤害的发生（NAEMT，2003）。因此，有必要对一般创伤案例采用民间救

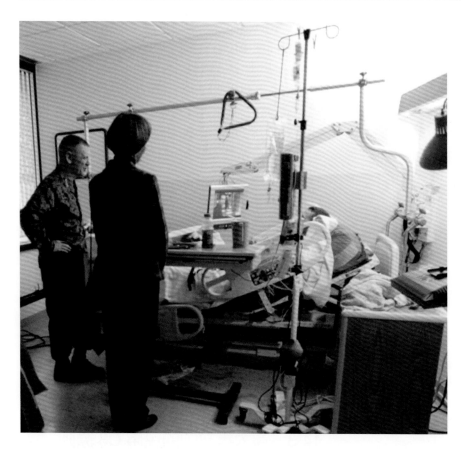

图 14.6 美国华盛顿特区沃尔特里德陆军医疗中心的受伤战士

助模式，而针对重大事故（例如那些救助需求超过可用资源的案例，详情请见第 1 章）则采纳 TC3 原则。有关如何对上述方式进行区别，详见表 14.1。

如今的战伤通常是初期由爆炸装置引起的复杂且多系统错乱的损伤，这在民间救护中非常罕见（Champion 等，2010；Kelly 等，2008b）。

受到恐怖主义炸弹袭击期间，由于缺乏交流、缺乏应对大量伤者的资源和人力、对救援者和围观者有次要攻击风险、基础设施损坏可能带来危险、化学 / 生物战剂存在、混有钉子或其他可能增加 IEDs 潜在爆破危险的物体等因素，对于这种战争背景的情形而言，民间救护规则通常并不适用。爆炸装置（自杀式炸弹和 IEDs）所致的伤口通常由大量的穿透伤、钝挫伤和烧伤夹杂而成，救护难度非常高。为了更好地应对这类情形，民间急救护理提供者应接受培训来了解如何使用军用医疗标准，即：①识别大规模战伤事件中的致伤因素和伤口模式；②开始进行积极治疗。换句话说，救护提供者必须经过培训以了解民用标准和军队对伤员的管理差异，能够识别战术场景的各种条件，知道何时切换至军事准则进行更高效的场景管理、伤员检伤分类、救护、快速转移最大数量的伤员至相对安全区，并知道如何撤离遭受严重但可治愈损伤的患者。

表14.1 民用救护与军队院前救护的对比

民用救护（一般性创伤）	军队院前救护（战争和重大事故）
伤员规模小	通常有大量病员
可预测，所需资源充足	伤员数量不可预测，极难匹配所需资源
实施救护环境安全	实施救护环境不安全（通常非常不利）
容易获取物资和医疗咨询服务	物资有限，供应商通常会被隔离
院前时期较短	院前时间延长
后送路线和时间较短、可预测且安全性高	后送路线安全性低，不可预测后送时间

来源：NAEMT，2003

[美国]军队创伤体系[联合战区创伤体系]为我们的民用体系提供了模型参考……（Eastman，2010）。

表14.2 暴发性损伤分类

类别	受伤发生机制	描述
第一级 冲击波毁伤	冲击波毁伤带来的直接组织损伤。冲击波与身体发生相互作用，特别是充气组织。应力波和剪切波对器官造成伤害并引起开裂/传播	肺损伤（肺爆震伤）、鼓膜破裂、空腔脏器损伤
第二级 推进碎片	爆炸武器产生第一级碎片和第二级碎片（如残骸、破碎玻璃），后者是爆炸事件中最常见的受伤发生机制	穿透性碎片伤害
第三级 身体因冲击向物体/表面推进或物体向身体推进	身体的推进力或大型碎片冲向身体的推进力（移位损伤），或结构倒塌	穿透性创伤或钝挫伤，最初因结构倒塌引起的挤压伤
第四级 热量和（或）燃烧气体	烧伤，燃料、金属燃烧产生的有毒烟雾，土壤和环境污染带来的脓毒综合征	烧伤、窒息和吸入性损伤
第五级 放射物或化学添加剂	辐射污染、化学剂、细菌或尸骸	不同程度的损伤

改编自 Champion 等（2006b）

术语"暴发性损伤"包含5大类损伤，反映了因爆炸力引起受伤的具体机制和种类，具体内容可参考"国防部指令"6025.21E（2006）和表14.2的概括性介绍。当一个爆炸装置引爆后，通常先发生冲击波的振动波前锋，然后转变成强大的爆炸气浪，从而对其附近的人和物造成一系列影响（FEMA，2003）。其通过推进碎片造成多重穿透伤[爆炸相关伤害的主要原因（Wade 等，2008）]，又通过推进大型物体和人导致全身或部分身体移位、穿透和钝挫伤，以及因结构倒塌引起的挤压伤（DePalma 等，2005）。烧伤、吸入性损伤和窒息通常因爆炸产生的热量、火焰、气体和烟雾引起（DePalma 等，2005），而一旦包含有细菌或放射物的爆炸物引爆后，将对人造成额外的健康影响。

初级爆炸伤可能会立即表现为鼓膜破裂、肺损伤和空腔脏器破裂（DePalma 等，2005）。唯一经常发生的超压损伤是鼓膜破裂（Leibovici 等，1996；Ritenour 等，2008），即使低至5磅/平方英寸（译者注：即5 psi，约34.5kPa）的压力也会引起鼓膜破裂。在更高的压力下，肺部最易受到损伤，包括肺气压伤，这通常是致命的，特别是当损伤发生在封闭的空间时（Nixon 和 Stewart，2004）。

爆炸发生后，对救护者来说最大的挑战是大量的人员伤亡和多种穿透伤（Wade 等，2008；Beekley 等，2007）（图14.7）。现代 IEDs 的设计是为了将碎片伤害最大化，即将这类炸弹装置的各种碎片（弹药外壳、残骸、内嵌物件如螺栓或钉

子）的杀伤力和杀伤范围成指数级增加（Beekley等，2007；Linsky 和 Miller，2005；Champion 等，2009）。IEDs 袭击的受害者可能因多处看起来很小的伤口流血过多而死。因此，手术团队应该学会在进行腹部手术或其他干预措施之前包扎出血部位，并且进行彻底的清创，以确保传染性的碎片能够得到充分移除。军事人员腹部和胸部的二次穿透性损伤的发生率已降到比以往更低的水平（并且不同于一般创伤），因为他们受到了防弹衣的保护。然而，碎片能从防弹衣的侧面和下面以及躯干、手臂、颈部和腿部的连接处进入身体。在没有防弹衣的情况下，例如平民，严重的碎片伤害可能会发生。30～40处的碎片伤害并不罕见，如果有的话，常常也难以确认哪些伤口会造成穿透。

在密闭空间（楼房、火车、汽车和其他交通工具内）发生的爆炸会造成更严重的伤害，而且比那些发生在开放空间的伤害更加致命（Leibovici 等，1996）（图14.8）。在建筑物里面或者旁边引爆炸弹装置通常会造成建筑坍塌，对那些在里面或者附近的人将造成挤压伤或者筋膜室综合征。例如在1995年俄克拉荷马爆炸案中，在未坍塌区域的死亡率和住院率分别为5%和18%，在坍塌区域为87%和82%（Mallonee 等，1996）。

像烧伤和吸入性损伤这样的第四级伤害，通常见于城市炸弹袭击中。烧伤可由爆炸本身的火焰或者爆炸产生的火灾所致（Stein，2005），而且如果使用了燃烧剂[如2001年9月11日配备燃料的

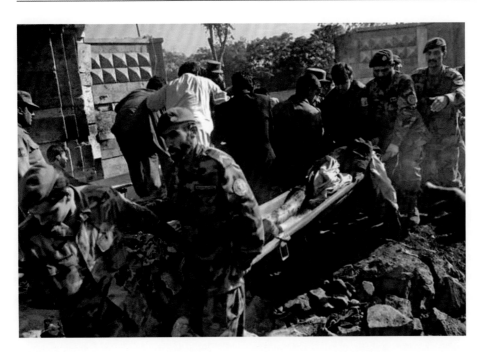

图 14.7　2009 年一枚自杀式炸弹在喀布尔引爆，造成 12 名人员死亡和至少 60 人受伤

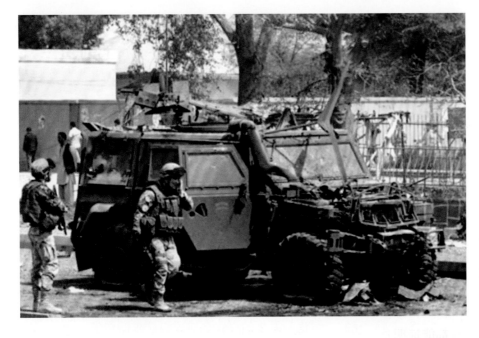

图 14.8　2009 年喀布尔一枚自杀式炸弹袭击了国际安全援助部队（International Security Assistance Force，ISAF）车辆，导致了 10 人死亡（6 名 ISAF 成员），40 人受伤

飞机袭击事件（DePalma 等，2005）] 或者燃烧弹，会加重伤害。由爆炸释放的有毒物质导致的第五级伤害，也包括造成穿透性损伤的碎片推进骨片的情形（Stein 和 Hirshberg，2003）。

　　因爆炸事件引起的损伤可能会造成上述描述中的某一种或多种损伤的结合。根据经历过恐怖主义爆炸事件的以色列人记载，爆炸物造成的损伤模式与因其他创伤引起的损伤模式不同（Kluger 等，2004）。受到爆炸性装置影响后，大部分人因其引起的致命伤而当场死亡。虽然绝大多数幸存者未受到有生命危险的伤害，但 10% ~ 15% 的伤员将受到重伤并通过有效救护得以幸存（Stein 和 Hirshberg，1999；Mallonee 等，1996；Quenemoen 等，1996）。相比于非爆炸性损伤的病员来说，恐怖爆炸事件的受害者被发现具有较差的意识状态（格拉斯哥昏迷量表测量结果）及更严重的低血压、损伤更重、常为多重受伤、更需要手术和重症护理服务、有更长的住院期和更高的死亡率（Stein 和 Hirshberg，1999）。仅由爆炸冲击引起的损伤模式包括下列内容（Frykberg 和 Tepas，1988）：

- 大部分为非关键性软组织或骨骼损伤。
- 大部分死亡患者存在头部损伤（50%～70%）。
- 大部分（98.5%）头部损伤幸存者有非关键性损伤。
- 头部损伤与暴露的全身体表面积不成比例。
- 大部分肺爆震伤会导致当场死亡。
- 在幸存者中，虽然死亡率很高（10%～40%），但腹部和胸部受伤、烧伤、外伤性截肢和肺爆震伤的发生率较低。

无论爆炸是否发生在密闭空间内，也无论是否引起了结构倒塌，发病率和死亡率通常都与炸药的尺寸有直接联系（Phillips 和 Richmond，1989）。伤员检伤分类决策在爆炸事故中尤为复杂。由于现场可能出现建筑倒塌以及导致应对人员和旁观者死亡或受伤的二次爆炸，所以现场安全策略具有非常重要的意义。另外，我们必须及早预期"受伤后仍能走的伤员"通常比重伤病员更早到达医疗中心，在现场必须为其备好所需物资 [如指定特殊非紧急护理区（Mallonee 等，1996）]。

14.4 结论

> 可能是因为战斗中紧急救护手术的极端性，战争，至少在过去的一个世纪，促使伤者救护有了重大进展并得以完善（Champion，2007）。对因爆炸引起的复杂且涉及多系统的损伤进行管理被视为战争和民间创伤管理的子集，通常需要特别的培训以达到最佳治疗效果（Ramasamy 等，2009）。

历史表明，战场是创伤救护技术进步的沃土，从过去的战斗中学到的很多经验都能证明这一点。当今在伊拉克和阿富汗的战争对战场伤员救治的进步产生了巨大作用，而且其中很多技术正在运用到民用场合。正如阿富汗和伊拉克战伤外科专家描述的，这些进步不仅包括紧急救护中止血带和止血敷料的立即使用，也包括用降血压方式代替大量补液的出血性休克管理、低体温管理和有关复苏的早期方案更改（Nessen 等，2008）：

> ……他们不再向受到巨大创伤的伤员注射生理盐水来试图将血压升至 120 mmHg，[后者的结果是]……经过高度血液稀释且体温较低的患者无凝血因子，而高血压会重新引起出血现象……相反，他们试图用红细胞和更多的血小板将其提高至 80 或 90 mmHg，刺激凝血。同样，初期手术对于严重受伤患者来说可能较为草率—仅需控制出血和抑制肠撕裂引起的感染即可。之后患者被送回进行重症特别护理、复温、升高血压并保持电解质平衡。下一步治疗的目的通常旨在稳定患者病情以便运送至更高级别的医院（可能在巴格达或喀布尔、德国或美国）治疗（Butler 等，2007）。

20 世纪 90 年代中期到 2010 年间学到的最重要的经验教训是，C3 的医疗训练必须以军事为中心，培训内容以数据、经验、深刻见解、理论知识和近期战争中形成的流程为主。当前的挑战是需要培训所有美国军队有关 TC3 原则并进行实践（Butler 等，2007）。因此，这就对培训资源、培训师、设备有着大量需求，也需要投入大量资源研发出更新、更具创造力的培训技术，如专为 TC3 设计的模拟器。

第二点经验教训（尚未明确）是从战场伤亡救护演变而来的基于证据的最佳实践如何适应并用于民间创伤领域，特别是重大事故和恐怖主义紧急事件发生后的院前创伤救护。

扩展阅读

Aharonson-Daniel L, Klein Y, Poleg K (2006) Suicide bombers form a new injury profile. Ann Surg 244:1018–1023

Beekley AC, Starnes BW, Sebesta JA (2007) Lessons learned from modern military surgery. Surg Clin North Am 87: 157–184

Belknap MH (2002) The CNN effect: strategic enabler or operational risk? Parameters 32:100–114

Bellamy RF (1984) The causes of death in conventional land warfare: implications for combat casualty care research. Mil Med 149:55–62

Borgman MA, Spinella PC, Perkins JG et al (2007) The ratio of blood products transfused affects mortality in patients receiving massive transfusions at a combat support hospital. J Trauma 63:805–813

Butler FK (2000) Tactical medicine training for SEAL mission commanders. SpecialOperations.com. 14 July 2000. Available at: http://www.specialoperations.com/Navy/SEALs/SEAL_Medicine.htm. Accessed 14 Dec 2010

Butler FK, Hagmann J, Butler EG (1996) Tactical combat casualty care in special operations. Mil Med 161(Suppl):1–16

Butler FK, Holcomb JB, Giebner SD et al (2007) Tactical combat casualty care 2007: evolving concepts and battlefield experience. Mil Med 172(11 Suppl):1–19

Chambers LW, Green DJ, Gillingham BL et al (2006) The experience of the US Marine Corps' surgical shock trauma platoon with 417 operative combat casualties during a 12-month period of Operation Iraqi freedom. J Trauma 60:1155–1161

Champion HR (2007) Lessons learned at war. Surg News 6(2): 80–81

Champion HR, Mabee MS, Meredith JW (2006a) The state of US trauma systems: public perceptions versus reality – implications for US response to terrorism and mass casualty events. J Am Coll Surg 203:951–961

Champion HR, Baskin T, Holcomb JB et al (2006b) Injuries from explosives. In: McSwain NE et al (eds) National Association of Emergency Medical Technicians: PHTLS basic and advanced prehospital trauma life support: military, vol 2. Mosby, St. Louis

Champion HR, Holcomb JB, Young LA (2009) Injuries from explosions: physics, biophysics, pathology, and required research focus. J Trauma 66:1468–1477

Champion HR, Holcomb JB, Lawnick MM et al (2010) Improved characterization of combat injury. J Trauma 68:1139–1150

Cook C (2010) Tactical Combat Casualty Care (TCCC). Undated PowerPoint presentation. Available at: http://www.psow.org/Tactical%20EMS%20Trends.ppt. Accessed 17 Dec 2010

DePalma RG, Burris DG, Champion HR, Hodgson MJ (2005) Blast injuries. New Engl J Med 352:1335–1342

Department of Defense Directive (2008). Medical research for prevention, mitigation, and treatment of blast injuries. Number 6025.21E. July 5, 2006 [Defense Technical Information Center Web site]. Available at: http://www.dtic.mil/whs/directives/corres/html/602521.htm. Accessed 21 Nov 2008

Eastman AB (2010) Wherever the dart lands: toward the ideal trauma system. J Am Coll Surg 211:153–168

Eastridge BJ, Jenkins D, Flaherty S et al (2006) Trauma system development in a theater of war: experiences from Operation Iraqi Freedom and Operation Enduring Freedom. J Trauma 61:1366–1373

Eastridge BJ, Wade CE, Spott MA et al (2010) Utilizing a trauma systems approach to benchmark and improve combat casualty care. J Trauma 69(Suppl):S5–S9

Ennis JL, Chung KK, Renz EM et al (2008) Joint Theater Trauma System implementation of burn resuscitation guidelines improves outcomes in severely burned military casualties. J Trauma 64(2 Supp):S146–S151

Federal Emergency Management Agency (2003) Explosive blast. In: Primer to design safe schools projects in case of terrorist attacks. FEMA, Washington, DC, pp 4-1–4-13

Frykberg ER, Tepas JJ III (1988) Terrorist bombings. Lessons learned from Belfast to Beirut. Ann Surg 208:569

Gawande A (2004) Casualties of war – Military care for the wounded from Iraq and Afghanistan. N Engl J Med 351: 2471–2475

Goldberg MS (2010) Death and injury rates of U.S. military personnel in Iraq. Mil Med 175:220–226

Holcomb JB (2005) The 2004 Fitts Lecture: current perspective on combat casualty care. J Trauma 59:990–1002

Holcomb JB, Stansbury LG, Champion HR, Wade C, Bellamy RF (2006a) Understanding combat casualty care statistics. J Trauma 60:397–401

Holcomb JB, Stansbury LG, Champion HR et al (2006b) Understanding combat casualty care statistics. J Trauma 60:397–401

Holcomb JB, Jenkins D, Rhee P et al (2007) Damage control resuscitation: directly addressing the early coagulopathy of trauma. J Trauma 62:307–310

Kapur GB, Hutson HR, Davis MA, Rice PL (2005) The United States twenty-year experience with bombing incidents: implications for terrorism preparedness and medical response. J Trauma 59:1436–1444

Kelly JF, Ritenour AE, McLaughlin DF et al (2008a) Injury severity and causes of death from Operation Iraqi Freedom and Operation Enduring Freedom: 2003–2004 versus 2006. J Trauma 64:S21–S27

Kelly JF, Ritenour AR, McLaughlin DF (2008b) Injury severity and causes of death from operation Iraqi freedom and operation enduring freedom: 2003–2004 versus 2006. J Trauma 64:S21–S27

King B, Jatoi I (2005) The Mobile Army Surgical Hospital (MASH): A military and surgical legacy. J Nat Med Assoc 97:648–656

Kluger Y, Peleg K, Daniel-Aharonson L et al (2004) The special injury pattern in terrorist bombings. J Am Coll Surg 199: 875–879

Kotwal RS, Montgomery HR, Kotwal BM et al (2011) Eliminating preventable death on the battlefield. Arch Surg online. Available at http://www.medicalsca.com/files/archsurg.2011.213v1.pdf. Accessed 23 Aug 2011

Lechner R, Achatz G, Hauer T et al (2010) Patterns and causes of injury in a contemporary combat environment. Unfallchirurg 113:106–113

Leibovici D, Gofrit ON, Stein M et al (1996) Blast injuries: bus versus open-air bombings–a comparative study of injuries in survivors of open-air versus confined-space explosions. J Trauma 41:1030–1035

Linsky R, Miller A (2005) Types of explosions and explosive injuries defined. In: Keyes DC et al (eds) Medical response to terrorism: preparedness and clinical practice. Lippincott Williams & Wilkins, Philadelphia, pp 198–211

Mallonee S, Shariat S, Stennies G et al (1996) Physical injuries and fatalities resulting from the Oklahoma City bombing. JAMA 276:382–387

Mattox K (2001) The World Trade Center attack: disaster preparedness: health care is ready, but is the bureaucracy? Crit Care 5:323–325

Moore EE, Knudson MM, Schwab CW et al (2007) Military-civilian collaboration in trauma care and the senior visiting surgeon program. N Engl J Med 357:2723–2727

National Association of Emergency Medical Technicians (2003) PHTLS: Prehospital Trauma Life Support, Revised 5th edn. Mosby, St. Louis

National Association of Emergency Medical Technicians (2010) PHTLS: Prehospital Trauma Life Support, Military Edition (NAEMT PHTLS, Basic and Advanced Prehospital Trauma Support). 7th edn. Mosby, St. Louis

Nessen SC, Lounsbury DE, Hetz SP (2008) War surgery in Afghanistan and Iraq: a series of cases, 2003–2007. Office of the Surgeon General, Borden Institute, Walter Reed Army Medical Center, Washington, DC

Niska RW, Burt CW (2005) Bioterrorism and mass casualty preparedness in hospitals: United States, 2003. Adv Data 364:1–14

Nixon RG, Stewart C (2004). When things go boom: blast injuries. Fire Engineering, May 1, 2004. Available at: http://www.fireengineering.com/articles/article_display.html?id=204602. Accessed 15 Apr 2008

Phillips YY, Richmond DR (1989) Primary blast injury and basic research: a brief history. In: Bellamy RF, Zajtchuk R (eds) Conventional warfare: ballistic, blast, and burn injuries. Office of the Surgeon General, Department of the Army, Washington, DC, pp 221–240

Quenemoen LE, Davis YM, Malilay J et al (1996) The World Trade Center bombing: injury prevention strategies for high-rise building fires. Disasters 20:125

Ramasamy A, Hill AM, Clasper JC (2009) Improvised explosive devices: pathophysiology, injury profiles and current medical management. J R Army Med Corps 155:265–272

Ritenour AE, Wickley A, Ritenour JS et al (2008) Tympanic membrane perforation and hearing loss from blast overpressure in Operation Enduring Freedom and Operation Iraqi Freedom wounded. J Trauma 64:S174–S178

Stein M (2005) Urban bombing: a trauma surgeon's perspective. Scand J Surg 94:286–292

Stein M, Hirshberg A (1999) Medical consequences of terrorism. The conventional weapon threat. Surg Clin North Am 79:1537

Stein M, Hirshberg A (2003) Limited mass casualties due to conventional weapons. A daily reality of a level 1 trauma center. In: Shemer J, Shoenfeld Y (eds) Terror and medicine – medical aspects of biological, chemical and radiological terrorism. PABST Science Publishers, Lengerich, pp 378–393

US Casualty Status (OIF and OEF) (2010). Fatalities as of February October 6, 2010, 10 a.m. EDT. Available at: http://www.globalsecurity.org/military/library/news/2010/10/101006-casualty.pdf. Accessed 16 Dec 2010

Wade CE, Ritenour AE, Eastridge BJ et al (2008) Explosion injuries treated at combat support hospitals in the global war on terrorism. In: Elsayed NM, Atkins JL (eds) Explosion and blast-related injuries: effects of explosion and blast from military operations and acts of terrorism. Elsevier Academic Press, Burlington, pp 41–72

15

针对平民社会的恐怖袭击

Boris Hreckovski 和 Robert Dobson

知己知彼，百战不殆。

——孙子，《孙子兵法》

15.1　引言

"terrorism"（"恐怖主义"）一词源自希腊语中的 *therares*（意思是"使…恐惧"），或者源自拉丁语中的 *terrere*（意思是"恐吓"）。在近现代历史上，恐怖主义一词最早用于 18 世纪的法国大革命时期，被用来形容雅各宾派在"恐怖统治"时期的所作所为。

如今，关于恐怖主义的定义已超过 100 种。世界各国对恐怖主义的定义各不相同。联合国秘书长将恐怖主义表述为**"任何有意造成平民或非战斗人员死亡或严重身体伤害的行为，其目的在于威胁民众或者迫使一国政府或一个国际组织进行或不进行某种行为"**。美国联邦调查局将恐怖主义定义为**"任何针对个人或财产使用非法武力或暴力，旨在威胁或者胁迫全体或部分政府、平民，以实现某种政治或社会目的的行为"**。由于存在不同类型的恐怖活动，因此要对恐怖主义一词的定义达成共识并不容易。

无论我们对恐怖主义如何定义，一个不变的事实是：**恐怖分子通过对非战斗人员使用暴力，以赢得公众对他们的组织、团体、目标或个人的关注。**恐怖主义也可以是一种非对称形式的战争，即由非

国家行为主体向国家发动，但其中必定包含针对平民使用暴力的行为。

15.2　恐怖主义的策略

在纽约世贸中心遭受"9·11"恐怖袭击之后，我们的世界就变得不一样了。我们进入了一种新的两极分化状态。一方面，西方国家已经建立反恐联盟（Antiterrorist Alliance，ATA），以更有效地打击恐怖主义；另一方面，在全球恐怖主义逆潮（Global Terrorist Movement，GTM）中，各个国际恐怖团体或组织也发生变化，导致恐怖袭击的频率上升。全球知识量每 3～4 年就翻一番。在这个全球化的时代，这意味着人人都有机会获得新的财富，且财富的流动变得更加容易，全球恐怖主义逆潮当然也可以运用这些新的财富来进一步追求其目标。恐怖分子迅速采用新技术，显示出逃避反恐措施打击的能力。2008 年在印度孟买发生的恐怖袭击中，恐怖分子使用全球定位系统来为其船只导航，使用移动电话来进行战术通信，使用卫星电话来进行相互协调，使用黑莓手机来对媒体报道进行战术分析，以获取军方、警方及其活动的相关信息。他们还通过电子邮件向媒体发布信息。通过使用新技术，恐怖分子能够在发动袭击的过程中与身在异地的头目和同伙保持联系。

在过去 10 年间，恐怖主义网站的数量增加了500% 以上。恐怖组织通过互联网在线培训，完成沟通、招募新成员、收集情报和发送加密邮件的工作。基地组织在训练手册中宣称："无须采用非法手

B. Hreckovski • R. Dobson
e-mail: boris.hreckovski@vip.hr；bobdobsonlas@hotmail.com

段，只需以公开的方式使用公共资源，就可以收集到至少80%的敌方必要信息。"通过互联网，恐怖组织可以推广其恐怖袭击手段，追悼恐怖袭击者，暗示潜在袭击目标，并误导年轻人甚至儿童。有些恐怖组织的网站会提供游戏下载链接，儿童可以在游戏中扮演恐怖分子角色。另外，通过使用互联网，恐怖分子建立起基于个人联系的全球网络，以至于其指挥链难以被发现。

恐怖活动的目标不仅体现在恐怖行为本身造成的后果上，还体现在公众和政府对恐怖行为的反应上。例如，1983年美国驻贝鲁特海军陆战队兵营遭受自杀式袭击后，美国国会做出的反应和表决就是恐怖袭击导致政治策略发生改变的一个例子。

恐怖活动的目标还体现在对公众造成的**心理影响**（也是一种恐怖）上，这是恐怖主义行为的目的之一。随时存在的恐怖袭击威胁也会产生类似效应。在一些国家，绑架和劫持人质的威胁随时存在，这也同样会在公众心理上产生影响。此外，恐怖袭击也是恐怖分子赢得公众关注、赚取金钱和帮助同伙获释的一个机会。人质只是工具，恐怖分子的目标是关注人质命运的公众。袭击（如单个自杀式袭击者）可能造成的物质损失相对较小，但其造成的政治、心理影响却很严重。一起恐怖袭击事件可能造成数名受害者，但经过媒体的报道，人人都会知道这起事件并做出反应。

恐怖分子利用暴力在公众中制造恐慌。这也可能使社会和（或）政治发生变化。恐怖分子进行恐怖袭击的主要目的之一是利用"大众传媒这一武器"。简单来说，他们借助大众传媒将恐惧和威胁信息传递给公众。恐怖袭击的信息只有传递给公众才能起作用。恐惧是引发公众反应的一个强有力因素，它会导致公众对体制的不信任，并迫使政府进行社会和（或）政治变革。

在恐怖事件中，急救人员和医务人员处境危险，是二次爆炸装置的潜在袭击目标。恐怖分子的目的是向公众传达一个信息：**如果好人都会受到伤害，那么没有人是安全的。**

现场和医院的应急医疗救援代表了恐怖分子试图挑战的一个强大体系。潜在的二次爆炸装置会在现场、转送过程中或医院的急诊室内导致更多的受害者。恐怖分子试图以此削弱公众对应急救援体系的信心，并扰乱对伤员的救治工作。恐怖分子企图通过在公众（而不仅限于伤员）中制造恐怖气氛而引发社会和（或）政治变革。为了有效抗击恐怖主

义，我们需要采用多机构联合应对的方式，对所有应急救援参与机构进行培训。**媒体对恐怖袭击的报道应该成为应急救援工作的一环，而不应成为传播引发恐慌信息的媒介。**

15.2.1 恐怖组织的架构

恐怖行为可能由个人、组织或国家实施。恐怖组织的主要类型是秘密行动小组，由狂热的成员组成，他们不惜从事危险甚至付出生命的行动。通常，一个恐怖主义行动小组由2～5名成员组成，并且有其自身的后勤支持系统。恐怖主义行动小组之间并不相互了解，这也正是难以渗透、掌握整个恐怖组织状况的最主要原因。恐怖主义行动小组的头目是与更高一级组织或其他行动小组进行联络和协调的唯一人员。此外，通过使用互联网等技术手段，恐怖主义行动小组成员也无须互相认识或共同接受训练。恐怖组织可能是一个行动小组，只进行战术层面的恐怖活动，也可能由多个行动小组组成，并在当地或国际上进行恐怖活动。近来出现了一种新的恐怖主义组织形式——**混合型行动小组**。混合型行动小组是宗教和意识形态相结合的产物，具有犯罪组织的基本架构。

恐怖组织可以分为国内恐怖组织、国际恐怖组织或跨国恐怖组织。国内恐怖组织如埃塔（Euskadi Ta Askatasuna，ETA），只在其本国范围内活动；国际恐怖组织如黎巴嫩真主党，则在某一区域的多个国家活动，目的是促成某些特定地区发生某种变化；而跨国恐怖组织如基地组织，则在全球范围内活动，并不针对某一特定区域，目的是对具有不同政治制度和国家利益的世界各国产生影响。

恐怖行为并不仅由组织严密的团体实施，也可能由单个个人实施。例如，1995年由Timothy McVeigh实施的美国俄克拉何马城爆炸案，就是由单个个人在其助手的协助下实施的。在这起事件中，共有168人丧生，其中包括19名不到6岁的儿童，另有超过680人受伤。

准备材料并制作一颗炸弹，比如混合使用2000 kg的硝酸铵肥料、硝基甲烷和柴油燃料，大约花费5000美元，但其造成的损失却可能高达6亿美元。根据美国马里兰大学恐怖主义及应急救援研究（Study of Terrorism and Responses to the Terrorism，START）的全国联盟报告，俄克拉何马城爆炸案发生后，在美国发生的恐怖袭击中，大部分是由无任

何组织背景的个人实施的，其比例远高于由组织团体实施的比例。

"独狼恐怖分子"是一种很难识别和掌握的威胁。全球恐怖主义逆潮可能影响和煽动这些孤独的个人去实施恐怖袭击，而他们游离于任何指挥链之外。

除了个人恐怖分子之外，如今还出现一种新的恐怖分子团体，被称为**自发性恐怖分子**或"**土生土长的**"行动小组，常见于西方国家。他们与诸如基地组织等恐怖组织并无直接联系，而是受散布于各个网站上的恐怖主义思想影响。自发性恐怖分子行动小组通常靠自学，与从基地组织训练营出来的恐怖分子相比，在相关经验和知识上自然略逊一筹。但是，自发性恐怖分子接受过高等教育的比例更高。2004年的马德里爆炸案和2005年的伦敦恐怖袭击均由自发性恐怖分子制造。

15.2.2 恐怖活动的准备阶段

恐怖袭击的准备过程通常需要花费数年时间。为了更好地认识恐怖袭击的准备过程并采取相应的反恐措施，在此将其分为以下几个不同阶段：

1. 目标选择——对目标地区的防御体系漏洞进行研究分析。
2. 材料收集——该过程比较缓慢，以免引起注意。
3. 材料（武器）准备——需要一个隐蔽的空间。
4. 袭击准备——向参与者说明有关计划和时间安排。

为什么说认识恐怖主义袭击的准备阶段很重要呢？实际上，恐怖主义袭击的准备过程已充分显示出恐怖分子是如何进行周密准备，以实现其危险的、攻击性的杀人意图。我们绝不应低估恐怖分子的恐怖袭击准备（教育和训练）及其意图。恐怖分子 McVeigh 的准备过程花了将近2年时间，在此期间他还测试了他的第一枚炸弹，但他却从未受到情报部门或警方的任何注意。"**独狼恐怖分子**"是很难被发现的。由 A. B. Breivik 在挪威实施的恐怖袭击包含两起几乎同时发生的恐怖行为：市中心发生的爆炸事件和在一个邻近岛屿上发生的大规模枪击事件，这一恐怖袭击足以显示"独狼恐怖分子"有多危险。

15.2.3 恐怖分子采用的技术、战术和方法

在重大事故中，应急医疗救援遵循的**医疗原则**是在正确的时间把正确的患者送到正确的医院。而

恐怖分子遵循的原则（对于自杀式袭击者而言）则是把正确的炸药带到正确的地点，并在正确的时间引爆。如今，自杀式爆炸袭击者穿得越来越像女性，并使用人们难以察觉的高级智能炸弹。自杀式爆炸袭击者的背心装置内通常装有钉子或螺丝，在爆炸时，它们就像一个个小型的高速子弹。这些飞出的碎片会造成大量小型穿透伤。在现场，几乎不可能全面判定这些飞出的碎片对人体造成了何种损伤。只有到了医院，才能首次确认穿透伤的深度及其对器官和神经血管结构造成的损伤。在现场，急救人员和医务人员应遵循灾难性出血、气道、呼吸、循环（Catastrophic haemorrhage，Airway，Breathing，Circulation，CABC）的军事医学原则（见第14章），尤其是在热区进行急救时。对严重外出血进行处理、进行气道和通气管理以及快速将重伤员从现场转送至医院，这几项工作不得有任何延误（图15.1）。

对于自杀式爆炸袭击，包括400名自杀式爆炸袭击者信息在内的数据库研究（Hassan，2001）显示，自杀式爆炸袭击者通常都极为狂热，即使他们能够通过留下炸弹或其他方式造成同样的伤害，在大多数情况下他们还是会选择进行自杀式袭击。自杀式袭击可以在公众中引起更大恐慌，因此恐怖分子多采用这种方式。Hassan（2001）在研究中还发现，在被问及自杀式爆炸袭击是否是一种战术或战略时，大部分恐怖分子头目都会回答，他们的战略是圣战，自杀式爆炸袭击只是诸多战术中的一种。

由于在世界上许多地方反恐措施都取得了成功，因此现在恐怖分子会寻找所谓的"软性目标"下手。软性目标是指诸如超市、夜总会和酒店之类

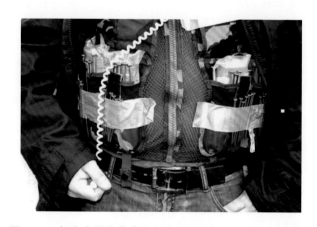

图15.1 自杀式爆炸袭击者的背心装置，内有4 kg塑料炸药和用于产生碎片的钉子（由克罗地亚 Brodsko-posavska 警察部队提供）

的地方，这些地方的安保措施相对较松，恐怖分子可以在投入较少的情况下比较容易地发动恐怖袭击。在"9.11"世贸中心恐怖袭击发生后，国际机场纷纷提升了安保措施等级，变成"硬性目标"。当然，由于人流量大、出入口数量多，因此国际机场仍然存在安保漏洞。针对软性目标发动恐怖袭击的做法不仅难度更小、成本更低，还能同样获得媒体关注和报道，而这正是恐怖分子所追求的目标。恐怖袭击的新方法使恐怖分子可以在不同地点同时发动小型的自杀式袭击。首次自杀式袭击会选择特定目标，通常是人群聚集的地方。其他自杀式袭击者会藏匿在伤员中，他们会在急救人员抵达现场时或在医院的急诊室内引爆二次爆炸装置。首次袭击并不是恐怖分子的主要目的；二次袭击才是他们的真正目的，尤其是当他们可以在应急救援人员中造成混乱和伤亡时。

要描绘恐怖分子的形象是不可能的。为了避免引起怀疑，恐怖分子在穿着、行为和生活上表现得与常人无异。当然，我们也可以通过对恐怖分子行动小组的特点进行更仔细的研究以及网络分析来获

得更多信息。只有做好情报工作，并对应急救援体系的所有参与机构进行恰当的教育和培训，我们才能更有效地防范恐怖袭击。

恐怖爆炸事件通常发生在人群聚集的地方，所使用的武器是各种形式的简易爆炸装置（improvised explosive device，IED），通常经过伪装。所选择的袭击目标是那些会引起媒体关注和报道的地方。此类目标可以是具有历史、宗教或社会性意义的地方，也可以是诸如桥梁和供水系统之类的基础设施。平民之所以成为恐怖袭击的受害者，仅仅是因为他们在错误的时间出现在恐怖分子选择的目标地点（图15.2）。

目前，恐怖分子使用最多的武器就是简易爆炸装置，因为它制作简单、容易隐藏且具有巨大的潜在破坏力。简易爆炸装置起源于战争环境。越南战争期间，北越士兵发现，美军士兵在公路上巡逻时喜欢踢路上的空易拉罐，于是他们就把简易爆炸装置装进可口可乐或啤酒的易拉罐中。

如今，在伊拉克和阿富汗使用最普遍的简易爆炸装置是路边炸弹。路边炸弹的威力更加强大，破

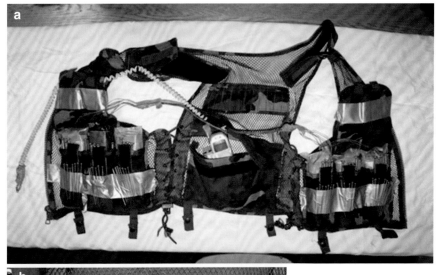

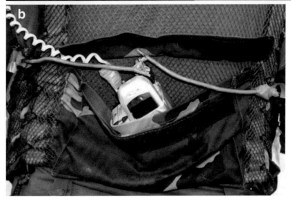

图15.2 （a，b）自杀式爆炸袭击者的背心装置，可由袭击者或手机引爆（由克罗地亚Brodsko-posavska警察部队提供）

坏力惊人。伤员会遭受烧伤、冲击伤和穿透伤的复合伤，那是由爆炸释放的热量引起的热效应、爆炸产生的冲力引起的冲击波效应以及飞溅的碎片引起的弹道效应造成的。当爆炸发生在封闭或半封闭空间内时，所产生的破坏效果会比在开放空间时更加巨大。对人体造成的冲击伤主要取决于以下因素：

- 爆炸的威力
- 爆炸发生的介质
- 人体与爆炸中心之间的距离

在一个封闭或半封闭的空间里，即使是少量炸药，也可能造成大量的人员伤亡。与爆炸本身的强度相比，现场死亡受爆炸发生的介质的影响更大。

2011 年在莫斯科发生的恐怖袭击事件就充分显示出在封闭空间内发生的爆炸可能造成多大的人员伤亡。虽然发动这起袭击的恐怖分子只携带了 5 ~ 7 kg 炸药，但通过精心挑选爆炸的地点和时间，他们还是成功地使大量人员遭受烧伤、冲击伤和穿透伤。

在某些特定位置上，威力强劲的简易爆炸装置还会导致建筑物坍塌，造成灾难性的后果。在 1995 年的俄克拉何马城爆炸案中，大部分死亡正是由建筑物坍塌造成的。当时，在一栋大楼前人行道上停放的一辆卡车发生爆炸，爆炸产生的冲击波损坏了附近其余 300 多栋建筑物。在很远的地方，人们都能听到爆炸声或感受到爆炸的冲击波。在发生建筑物坍塌时，可能会有大量伤员被困，且存在潜在的挤压伤。

简易爆炸装置的主要构成物如下：

- 供电电池
- 触发器，可能由无线电信号触发。最常使用的远程触发器是手机
- 雷管，通常为电雷管
- 起爆药，通常来源于未被引爆的地雷
- 其他构成物还有钉子、用于点火的化学品，甚至还有有毒物质或受污染物质
- 用于藏匿简易爆炸装置的信封、容器或其他伪装品

简易爆炸装置的使用方法有：

- 车载简易爆炸装置——装满被伪装好的简易爆炸装置的卡车，通常停在选定区域内或目标附近
- 人体携带的简易爆炸装置——自杀式炸弹袭击者（男人、女人，甚至是残疾儿童）
- 带包装的简易爆炸装置——藏在袋子、动物尸体等里面

恐怖分子也常常使用**液体炸药**发动袭击，主要是在飞机上。他们可能将液体炸药藏匿在装洗发水或护肤油的标准包装瓶内，然后以 MP3 播放器引爆。

另一种可能用于在飞机上发动恐怖袭击的爆炸装置是**饵雷**。诸如装在塑料信封内的季戊四醇四硝酸酯之类的炸药会以手术方式植入到恐怖分子的体内。为了引爆自己，恐怖分子需要使用注射器穿透皮肤，将三过氧化三丙酮注射到装有炸药的信封内。

近来出现了诸多关于恐怖分子将会使用**脏弹**的猜测。脏弹是一种爆炸装置，可以散布放射性物质。对恐怖分子来说，脏弹是一种非常有吸引力的武器，因为它同时含有炸药和放射性物质，可以获得媒体的关注并在公众中引起恐慌。也正因为如此，脏弹被称为"大规模杀伤性武器"。恐怖分子只有获得放射性物质才能制造脏弹。恐怖分子可能从医院或药房等处窃取放射性物质铯 -137。车臣分裂分子曾两次试图引爆含铯的脏弹，但均未获得成功。**放射性散布装置**是一种"高科技"武器，具有一定的制造难度，这也正是脏弹并未如简易爆炸装置那样被恐怖分子广泛使用的主要原因。

对由简易爆炸装置造成的损伤的急救处理，请参见第 7 章（图 15.3）。

在大规模人质劫持事件中，伤员可能遭受不同类型的穿透伤、钝伤和冲击伤。这取决于使用的炸药量以及恐怖分子、营救队伍所使用的短程、远程步枪的子弹数量。在大规模人质劫持事件中，恐怖分子采用的一种新战术是将简易爆炸装置作为路障，如 2004 年发生的别斯兰市人质事件（1150 名人质）。当时恐怖分子将爆炸装置放置在学校周围，并将其连起来，以随时引爆。恐怖分子从 2002 年

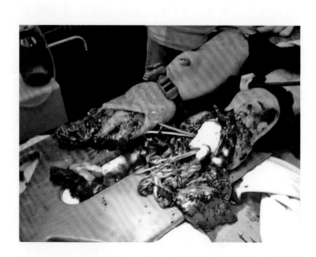

图 15.3 简易爆炸装置是如今导致创伤性截肢的主要原因

发生的莫斯科剧院人质劫持事件中吸取了一个教训：这次他们打破了别斯兰学校的所有窗户，并堵塞了管道和通风系统，以防止受到俄罗斯特种部队的攻击。

2008 年发生在孟买的大规模人质劫持事件中，恐怖分子在战术方面又向前迈进了一步。恐怖分子分成多个小组发动连环袭击，他们利用高科技手段进行通信并取得战术优势。孟买恐怖袭击事件充分暴露了应急救援体系中存在的所有问题，尤其是当恐怖分子在两个或两个以上不同地点同时发动小型袭击时。

15.3　反恐医学

21 世纪恐怖主义在全球的蔓延催生了一门新的特色学科——**反恐医学**，作为灾害救援医学的一个特殊组成部分。这门新兴的学科，或者灾害救援医学的一个特殊组成部分，应包含针对恐怖袭击后的应急医疗救援管理，而不论恐怖袭击采用的武器为何。它研究的内容应涵盖整个应急医疗救援过程，即从现场到出院后的整个过程。

在日常医疗活动中，大部分平民创伤患者来自交通事故，主要是身体不同部位受到钝性创伤。而由枪击和锐器造成的穿透伤则相对较少，尤其是在欧洲国家。在恐怖袭击中，伤员会遭受钝伤、穿透伤和冲击伤的复合伤，这是另一种类型的创伤。在恐怖袭击中受伤的伤员住院时间更长。就严重程度和类型而言，由采用简易爆炸装置的典型恐怖袭击造成的损伤与交通事故造成的损伤大为不同。

为防止恐怖袭击，各国都投入了大量的精力和财力。针对恐怖袭击的急救处理及康复的应急准备也很重要，这意味着反恐医学应涵盖从应急准备、损伤处理到心理干预的整个过程。在开始阶段，与气候变化（飓风、龙卷风、火山爆发）引发的重大事故不同，判断重大事故是否由恐怖活动造成并不那么容易。面对由恐怖活动造成的重大事故与由自然灾害造成的重大事故，人们的反应也不相同。目前，**全球恐怖主义数据库**已在网上开放，人们可以通过它们更好地认识恐怖分子所采取的战术。

恐怖袭击的事前阶段通常不易被人察觉。医务人员很可能成为恐怖分子的袭击目标之一。鉴于世界上多数地区医院的安保水平，我们认为医院属于软性目标。因此，了解恐怖活动的基本知识以及如何尽快识别恐怖事件，对医务人员而言至关重要。通过适当的教育和培训，我们可以在意识上发生转变，即认识到在我们身边是有可能发生恐怖袭击的。当恐怖袭击发生时，这是我们更好地进行应急救援的第一步。在恐怖袭击发生后，我们应启动相应的社区应急计划并采取各项安保措施，以确保人员安全，同时防止出现更多的伤亡人员。虽然无法确保安保措施万无一失，但是我们可以最大限度地减少安全隐患。

在恐怖袭击造成的重大事故中，伤员的损伤类型与战争中伤员的损伤类型相似。但医务人员和应急救援体系的所有相关人员应牢记，典型战争和恐怖袭击之间存在重大区别。**战争不会毫无预警地突然爆发**。战争由于事前阶段通常较长，有明显的预警征兆，因此人们总是有足够的时间来进行准备。然而，**恐怖袭击却毫无预警地突然发生**。它通常发生在平平常常的日子里，而医院通常也都是满负荷运转，忙于诊治各种预约患者。恐怖袭击的发生没有任何预兆，这让医疗体系没有时间进行准备。

15.4　院前应急救援组织的任务

在针对平民的恐怖行为发生后，多个机构应联合应对（通常被称为"蓝光"应急救援），这非常重要。在欧洲出现的恐怖袭击主要可分为以下 3 种类型：

- 炸弹袭击
- 人质劫持
- 连续枪击

针对这三种恐怖袭击，应急救援部门需要采取不同的应对策略。

警方的主要任务：

- 挽救生命
- 协调参与应急救援的其他部门和机构
- 保护现场
- 调查取证
- 收集伤亡信息
- 防止犯罪活动
- 在某些恐怖袭击事件中，维护警戒线内的安全
- 任命事故警方指挥官

消防的主要任务：

- 搜救幸存人员
- 灭火或防止火灾发生

- 发现、确认、监测和管理危险品
- 提供科学建议
- 抢救财物和控制财物损失
- 维护警戒线内的安全
- 任命事故消防指挥官
  救护车/医疗的主要任务：
- 挽救生命
- 为伤员进行急救处理，稳定伤情并提供治疗
- 转送伤员，提供急救设备和资源
- 进行有效的检伤分类
- 与医院协调中心进行联络
- 任命事故医疗指挥官
  军队救援：
- 在平民恐怖袭击事件中，军队的介入程度须由各国自行确定。

15.4.1 警方

在平民恐怖袭击事件中，各个机构应联合应对，这一点至关重要。警方可能拥有其他应急救援部门尚未掌握的情报，比如已知的威胁、威胁的类型或者在其他国家的恐怖分子可能采用的威胁模式。通常情况下，反恐警察可能对恐怖分子的恐怖袭击能力有所了解。例如，在马德里发生连环爆炸袭击之后，在伦敦也发生了同样的连环爆炸袭击。过去，埃塔（西班牙）或爱尔兰共和军（英国）常常使用单枚炸弹、包裹或汽车炸弹来发动袭击，这与在伦敦发生的连环爆炸袭击或自杀式炸弹袭击明显不同。

警方对恐怖分子人质劫持事件的应对策略是高度机密的。在许多国家，这项任务往往由专业武装警察或特种武器与战术部队来完成（图 15.4）。

一些国家可能使用**特种部队**，后者通常具有更强的作战能力，或者拥有普通警察所没有的装备和资源。**军事应急救援**通常是万不得已才使用的最后手段，且其到位时间较长。各个国家应在事件发生前就讨论、制订相应的军事介入策略，并进行演习，这非常重要。

同样重要的是，在发生连续枪击事件或恐怖分子持枪袭击事件（如孟买袭击案）的时候，警方应为其他应急救援机构启动"停止"系统。当然，要做到这一点非常困难，因为在收到停止应急救援的消息前，首批急救人员可能已经抵达现场（图 15.5）。

在战场上，军医常常在炮火下为伤员进行急救处理，而警方的首要目标则是赢得战斗，为之后消防队或医疗队进入现场创造一个相对安全的环境。

警方的另一项职责是与其他机构保持联系，并让他们了解这是一个犯罪现场。在现场收集到的证据足以让警方得出相应结论，这些证据还可提供与恐怖分子、炸弹袭击者甚至恐怖主义行动小组相关的线索。

在所有重大事故中，警方都应设置**内部和外部警戒线**，并为不同安全级别区域确定不同的人员出入权限（图 15.6）。

警方还应联络救护车，告知往返医院与现场之间的路线。救护车应有明确的行驶路线，以确保尽快将需要手术的伤员送到医院，并在必要时返回现场。

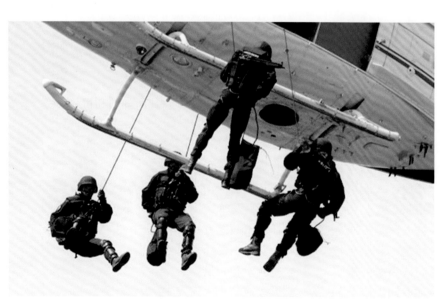

图 15.4　特警具有更强的作战能力
（由克罗地亚内政部提供）

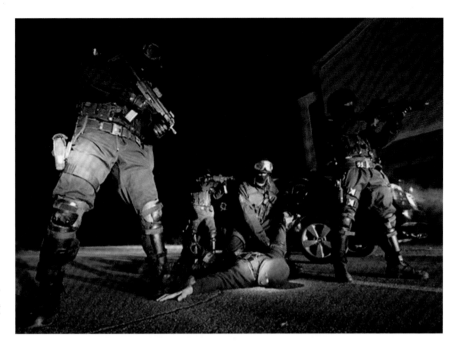

图 15.5 警方必须先赢得战斗，医务人员才能进入现场（由克罗地亚内政部提供）

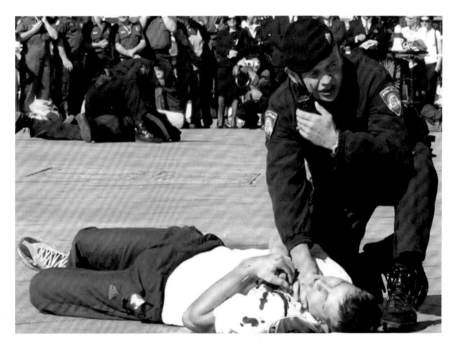

图 15.6 确保现场安全非常重要（由克罗地亚 Brodsko-posavska 警察部队提供）

15.4.2 消防部门/营救部门

是否在现场进行急救处理在很大程度上取决于警方和消防部门做出的风险评估。一般认为，在平民恐怖袭击事件中，是否让"医务人员"进入现场必须经警方和消防部门同意，医务人员只有在后两者认定现场足够安全之后方可进入。警方和消防部门具有同样的责任，即让进入现场施救的医务人员

感到自身的生命安全受到保护。

在"蓝光"营救阶段，发生火灾或建筑物损坏的威胁通常由消防部门确认。他们会使用检测设备来评估发生化学品威胁的风险，并会尽早发出预警，建议是否启动化学、生物、放射性或核处理的应急救援程序。

消防部门可以提供丰富的**搜救**知识。他们拥有切割设备、重型起重设备和照明设备。他们还拥有

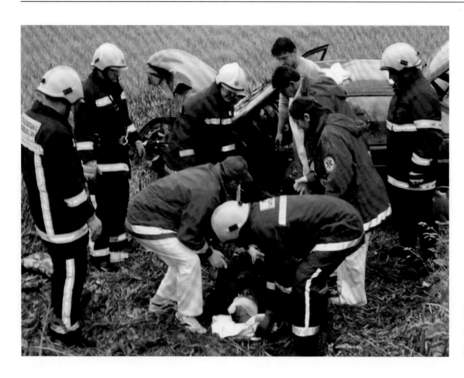

图 15.7　医务人员和消防部门通常会在现场协同工作（由克罗地亚 Slavonski Brod 消防队提供）

丰富的"人力"。他们习惯于与医护人员协同工作，比如切割汽车营救里面的被困人员。正是他们在日常工作中养成的这种团队合作精神，使其在重大事故的应急救援中发挥了重要作用（图 15.7）。

由于需要使用消防部门的设备，医务人员也习惯于与消防人员协同工作。事实上，所有人都是在消防部门和医疗部门派出的事故负责人的协调下，以小型团队的方式开展应急救援工作的。在伦敦爆炸案中，这样的场景让人印象深刻：消防人员抬着担架转送伤员，而医务人员或警察在一旁随行。

在**人质劫持事件**中，消防部门会在警方的指挥下开展工作。他们会发挥专业人士的作用，提供关于火灾或爆炸威胁的专业建议；他们也拥有关于建筑物稳定性和结构方面的经验和专业知识。他们也有能力切断如电力、天然气和自来水的供应。由于人质劫持事件通常不会在短时间内结束，因此营救部门有时间去征调结构工程师或具有丰富建筑知识的人员来参与救援。

在发生**火灾**时，他们会指导如何灭火，或者通过使用热追踪设备告知哪里是热区。他们还可根据热源和浓烟的方位，告知建筑物内被困人员火灾可能蔓延的方向和存在的威胁。

在**连续枪击**事件中，警方会阻止消防部门和医务人员进入现场，直至威胁减弱。通常，火灾是由武器中射出的曳光弹或爆破开启技术引起的。消防部门会在第一时间进入现场灭火。现场也可能存在

结构损坏的问题，消防部门会就此提出建议。如果现场没有发生火灾或存在结构损坏的情况，消防部门则会为医务人员提供伤员搬运方面的协助。

15.4.3　救护车 / 医务人员

在发生恐怖事件时，医务人员应听从警方和消防队的建议，这一点很重要。急救人员通常会直接进入现场。在发生炸弹袭击、人质劫持或连续枪击事件时，警方应尽快划定一个待命区（rendezvous point，RVP），这是警方要完成的**首要任务**。一般而言，应急救援部门最初接到的警报中都会包含与事件类型有关的信息，因此，指挥控制中心有责任尽快将这些信息告知相关机构，从而实现信息共享并达成共识。

尽管现场安全主要由警方和消防部门负责，但每个人也有责任确保自身的安全。

过去曾有医务人员出于好心将患者连同其所有行李都带到了医院，结果这些行李轻轻松松通过了所有安检。如今的恐怖威胁已显示，行李中有可能隐藏有二次爆炸装置（或者如第 14 章所述，称为"**来即炸**"）。想象一下：你出于好心将一个行李包带入医院，却未曾想里面竟装着另一枚炸弹！**因此，无论伤员如何恳求，医务人员都不应同意其随身携带包裹，而应将包裹留给警方检查。**此外，医务人员还应意识到，这是一个犯罪现场，证据一旦

被带离现场即意味着证据遭到破坏，亦即对警方而言证据已无任何用处。

对于医务人员而言，人质劫持事件是一种相当耗时费神的情形。在这种情况下，（像英国国内设立的）多机构指挥小组将发挥极其重要的作用。此时，医务人员**务必**参加指挥小组会议。在英国，指挥小组会议一般是在联合应急指挥 / 控制区附近召开。

待命区可能设在离现场稍远一点儿的停车场内，救护车就停在那里。这样做的目的是确保现场畅通无阻。如果事件发生意外进展，武装警察部队、特种部队或消防部门才能够迅速进入现场。一般而言，在人质劫持事件中，人质被释放后会被要求先接受检查和搜身，然后才会被移交给医务人员。当然，警方有可能采取进一步行动，这主要由指挥小组决定。

医务人员通常会被告知进入紧急待命区。如果医务人员太靠近现场，则可能刺激恐怖分子做出过激行为。因此，紧急待命区会设在一个封闭、机密的地方，不在现场内。必要时，警车会护送救护车进入紧急待命区。至于医疗队能够深入现场到什么程度，则由各国的警方指挥决定，同时也取决于建筑物是否安全或是否存在进一步威胁。在英国，医务人员会跟随警方人员参与进入建筑物的训练，因此他们对这一任务的难度和具体耗时会有一个具体的认知。如果医务人员能够进入现场对重伤员进行急救处理，那么警方就可将伤员更快地疏散至安全地点。

发生在孟买的恐怖事件使**连续枪击事件**成为全球关注的焦点。尽快救治伤员是每个医务人员的本能。在如英国这样的一些国家中，大多数普通民众对武器或枪支并没有足够的认识和了解。人们对它们的了解最多也只是通过一些好莱坞式的电影，而在这些电影中主人公总是会取得最终的胜利。医务人员也只是在一种安全的环境中接触伤员时才切实看到子弹造成的后果，而对连续枪击现场危险性的认识不足可能给他们带来巨大风险。与之相比，军医则接受过枪支使用方面的训练，且具有在炮火下救治伤员的经验——这种经验普通医务人员几乎没有。

医务人员离现场太近可能带来的另一个主要问题是，他们可能被卷入到恐怖分子和警方的交火中。而在连续枪击事件中，警方需要做的是集中所有力量取得战斗的胜利，因而不会分散精力去保护医务人员。因此，医务人员应听从警方指挥小组的

指挥，这一点非常重要。医务人员应该明白，警方的目标是尽快将所有伤员交给他们救治。

15.4.4　军方

针对平民的恐怖活动并**不属于**军事事件。是否动用军方力量将由高级警官和总统或总理级别的政府官员决定。

大多数国家的特种部队及其作战能力都是高度机密的。当发生恐怖组织劫持人质事件时，特种部队会迅速介入，而对于单独一名枪手在学校内劫持儿童的事件，特种部队通常不会介入。不过，在有需要时他们也会充当顾问的角色。

在打击恐怖主义方面，世界各国的特种部队之间会互相联络、共享信息。他们极有可能非常了解应如何应对各种类型的恐怖袭击，并拥有最新经验。

尽管世界上大部分国家的首都都配备有高级武装警察部队，但特种部队具有的一个优势是，他们可以在需要时派遣至任何一个城市或乡镇，而置身于警察政治之外。任何事件一旦有特种部队介入，往往都会在非军方指挥小组中引起连锁反应，并会使事件性质提升至另一个等级。特种部队不应被视为武装警察部队的竞争对手。Sten Lennquist 教授说过一句著名的话，即"**简单就是关键**"，这句话源自大多数特种部队联络官的态度。在与高级警官进行秘密会谈时，他们只会简单透露其作战能力。此后，他们对事件的介入程度则由高级警官和政府共同决定。

指挥权一旦移交给军方，非军方指挥人员就会暂时退出。在军方和非军方之间的合作方式上，各国都有自己的做法。一旦威胁消除，军方会即刻将指挥权交还给非军方指挥人员。此时撤离是为了确保特种部队人员安全及其战术机密性。

15.5　针对恐怖事件的医院应急救援

在发生重大事故时，医院应急救援是整个应急医疗救援体系中的一个主要组成部分。对于重大事故，良好而有效的医院应急计划意味着医院不仅应有自己的灾害应急计划，而且其应急计划应整合进地区及国家级别的应急计划之中，并与应急医疗救援体系的其他组成部分（如院前急救、伤员转送、通信、协调和指挥）有机地结合起来。

15.5.1 制订应急计划的重要性

危害巨大的重大事故（2 级和 3 级）发生的概率相对较低，这给医院应急计划的制订带来一定难度，因为要找到对此类事件非常了解且具有丰富经验的人并不容易。此外，迄今为止，并没有多少国家、医学会、机构或个人对以往重大事故的经验和认识进行收集、分析和传播。

针对重大事故制订医院应急计划，需要得到地区及国家级别的地位保障、授权和支持，这样才能得到其他组织和机构的重视、尊重和配合。

应急计划的制订事关重大，其制订者应对最终方案负责。**在重大事故的严峻情形中，任何一个错误的决定或程序都可能导致许多生命失去**。关于针对重大事故的医院应急救援，具体可参见第 5 章。

即使沟通和协调工作进行良好，院前急救也精准，**现场对伤员的过度检伤分类**依然会降低治疗效率。Frykberg（2002）在对 10 起恐怖爆炸事件的分析中发现，过度检伤分类和危重患者死亡率之间存在线性相关性。在重大事故现场，对伤员进行的过度检伤分类是导致本可获救的伤员最终丧命的因素之一。在马德里恐怖爆炸案（2004）中，离重大事故现场最近的医院里挤满了被过度检伤分类的伤员，而在此次事件中危重患者死亡率为 17%。针对简易爆炸装置引起的恐怖袭击，大部分回顾性分析显示，大多数伤员为轻伤，只有 15% ~ 20% 的伤员损伤严重程度评分（Injury Severity Score）超过 15。

如何避免过度检伤分类呢？2005 年伦敦恐怖爆炸案中的做法可供参考。在此次事件中，应急救援人员划定了轻伤评估区，并在此对大量轻伤员进行急救处理。这个例子显示，应急计划制订者很清楚，在计划针对恐怖袭击的应急医疗救援时必须考虑其特点。

许多以往的恐怖事件例子也显示，30% 甚至更高比例的轻伤员都会前往医院接受治疗，并不利用**救护车转送**。通常，非救护车转送的伤员都会来到距离现场最近的医院。正因为如此，以色列救护车部门尽量不将非重伤员转送至距离现场最近的医院。据以色列的 Shapira 所述，一些医院如 Hadassah 医疗中心会根据医院所接收的伤员人数（不考虑损伤严重程度）来确定重大事故的规模。

太多的重伤员被送往医院（即使是最大的医院）也会造成问题。如果**大医院接收过多重伤员，则可能无法进行所需的急救处理（取决于当时正在**进行的诊疗活动量），因为今日医院普遍存在最小备用收治能力的问题，这是对医疗效率要求越来越高造成的后果之一。良好的协调、沟通，以及通过地区指挥中心在现场和医院之间传递信息，对于针对重大事故的应急医疗救援工作的开展至关重要（关于院前及医院应急救援，可分别参见第 3 章和第 5 章）。

在涉及恐怖袭击的重大事故中，**医院的安保**尤为重要，因为存在诸如患者（主要是轻伤员）、伤员家人和朋友、媒体人员、自由职业者，甚至潜在的恐怖分子在医院内随意流动的问题。在以色列，救护车在进入医院前都会先在医院入口处接受检查，因为救护车可能是二次爆炸装置的潜在载体。由于医院是为患者提供服务的场所，原则上不会拒收患者，因此医院的安保工作存在相当大的难度。

15.6 恐怖主义对医院的挑战

医院可能忙于对患者进行检伤分类和急救处理，而容易忽略这个事实——如果出现什么问题，医院可能成为全世界瞩目的焦点，即使是很短一段时间，也足以损害医院甚至国家的声誉。

在由恐怖袭击引起的重大事故中，涉及医院的关键挑战包括：

- 医院的安全
- 正在接受治疗的患者的安全
- 医院空旷地带的安全
- 停在医院入口处的救护车的安全
- 对医院内不同族群员工的照顾
- 电话沟通
- 对受害者亲人的照顾
- 与警方和安保部门的合作
- 与媒体的合作
- 与外国使馆的沟通
- 接待"重要人物"（"very important persons"，VIP）

15.6.1 医院的安全

一旦宣布有恐怖事件发生，相关的指定医院就应加强安保措施。这意味着医院应封闭伤员接收区；对邻近的停车场进行清场，只停泊必需车辆，并且移除任何可能阻碍交通的车辆。

所有医务人员都应佩戴身份证件，且医生和护士不应将白大褂或诸如听诊器之类的物品随意放置。调查和测试表明，穿着白大褂或佩戴听诊器之类物品的非医务人员可能在医院里随意走动而不受到盘查。

15.6.2　患者的安全

在所有重大事故中，伤员接收区都会变得十分拥挤，尤其是当隔间之间的人员流动更加频繁的时候。在这种时候，个人物品很容易丢失。物品丢失不仅对于患者而言是个问题，对于警方而言，则可能意味着法医证据的丢失。某名伤员的伤势非常严重可能意味着当时他正好离爆炸中心或连续枪击枪手很近。

医院是一个救死扶伤、给人以安全感的地方。医院有责任确保做到这一点。

15.6.3　停在医院入口处的救护车的安全

当救护车载着伤员抵达医院时，急救人员通常会忙于将伤员从救护车内转移至医院，结果容易让救护车门大大敞开，车内情形一览无余。举例来说，在以色列，救护车抵达医院后会立即接受检查，任何个人物品只有先通过安检方可被带进医院。此前曾有院前急救人员将他们认为属于患者的行李包带入医院，而事实上该行李包并非患者物品，此类风险已在上文强调过。

15.6.4　医院内少数族群员工的问题

对于医院内的伤员救治工作，各种消息会流传，而伤员亲人之间也可能出现种种猜测和愤怒情绪。对此医院应保持足够的警觉，因为医院内具有不同族群外貌特征或信仰的员工可能成为攻击的对象。

15.6.5　电话沟通的问题

接入医院的电话系统很快会变得不堪重负。亲朋好友咨询其家人朋友下落或身体状况的电话会蜂拥而至，让医院的来电系统陷入瘫痪。此时，预先指定的专用电话线路将大大缓解这种状况，使重要电话得以呼出或呼入。在有患者需要转院时，这些电话线路也有利于与其他医院进行联络，使电话线路两端的通话人员都省去了等待的麻烦。应为此制订相应的应急计划，调配额外员工负责此项工作（见第 5 章）。

在医院的电话系统变得不堪重负的同时，急救部门的电话系统通常也会变得不堪重负。这会影响医院与救护车部门之间的联络。一些国家如英国会立即将这项任务交给医院联络官，由他们来决定到该医院的伤员转送，并向医院急诊科主任及时报告现场情况。

在此，警方也有几项工作要做。他们须确保医院已受到保护且安全。他们应到医院收集诸如伤员姓名和国籍之类的信息，并将这些信息反馈给伤员信息管理中心，由其对已知姓名的伤员进行统计。为了减轻医疗系统的电话压力，警方应公布一个电话号码供公众查询，以打听其可能失踪亲人的下落。

15.6.6　警方和安保部门的问题

通常，医院人员主导他们的工作，但在发生恐怖事件时，他们可能与其他机构发生冲突。例如，当伤员为恐怖分子时，警察将与伤员一起待在病房。有时候伤员可能不得不戴着手铐接受急救处理。急救处理区的安保必须加强，因为其他伤员的亲人可能会得知医务人员正在治疗的是什么人。

医务人员往往对危险缺乏警觉，甚至经验丰富的警察也曾遭遇不测。例如，英国的一名反恐警察曾到一名恐怖分子的家中对其进行调查，但他没有将恐怖分子控制起来，以为后者并不构成危险。事实上他犯了一个错误，恐怖分子最终用刀将他刺死。

另一个例子发生在土耳其，数名恐怖分子乔装成警察袭击了一处美国设施。当这几名恐怖分子来到医院时，他们成功骗取了医务人员的信任，让他们以为是在给真警察做急救处理。

除此之外，专业警察、高级警官或特种部队队员也可能受伤。这类伤员的身份、武器装备，甚至他们穿戴的衣物都需要保密。警方或军方应对此类伤员加强保护，并进行特殊安排。

15.6.7　媒体的问题

媒体的工作是伟大的，他们让每个人都知道发生了什么。一旦有事件发生，各大新闻频道都会在事件发生后的数秒钟内播报事件相关信息。从医院的角度来看，这种做法的一个**优点**是，传送到千家万户的电视画面也会出现在医院各部门里。医生和护士可以对事件的情形以及他们即将接收的伤员的潜在损伤机制有所了解。

媒体的**缺点**在于，他们会不择手段地获取任何可以引起轰动效应的新闻故事或图片。管理良好的医院有专门的媒体应对策略。医院应与媒体**合作**，尽量满足他们的需求，但在发生恐怖事件时，医院可能会在不经意间过早地透露一些信息。在反恐经验丰富的国家，医院总是会先与警方确认，哪些信息可以发布，哪些信息不可以发布。而警方则会与政府官员进行确认。一些意见认为，这是向公众隐瞒信息；但也意见认为，这是保护医院或国家的声誉，因为事件很可能引起全世界的关注。

媒体可能误报信息。在伦敦爆炸案中，媒体发布消息称爆炸是由一系列电子炸弹引起的，而实际上这是一起由多名自杀式炸弹袭击者共同发动的针对伦敦的袭击。医院在发布消息时必须谨慎，医院和媒体都不希望提供错误的信息。

伤员的照片永远是一个卖点，因此医院有责任保护其收治伤员的尊严和保密性。试想一下，如果摄影师发布了一名受伤特种部队队员的照片，伤员本人及其家人都可能暴露于更大危险之中，这也可能意味着其职业生涯的结束。

15.6.8　外国使馆的问题

为了在更多国家获得最大限度的关注，恐怖分子经常会选择旅游景点作为袭击目标，例如巴厘岛爆炸案（2002 年 10 月）和埃及爆炸案（2005 年 7 月）。这么做带来的影响是，各国都会通过其使馆来了解是否有其本国公民在袭击中死亡或受伤。如果由警方来掌握伤亡人员的姓名和国籍，那么使馆工作人员就只需与警方一个机构打交道，其问询工作也会变得容易一些。医院也必须认识到，他们并不掌握整体的伤亡情况，因为伤员可能被分送到多家医院或医疗机构接受救治。

15.6.9　重要人物的来访

重要人物会访问医院，而且是可预期的。医院必须接受这个现实，因为医院几乎不可能拒绝这些重要人物的来访。谁能阻止身后跟着一大帮记者的国家总统的来访呢？必须预期、组织，并为重要人物的来访提供便利。

15.7　结论

恐怖行为可能继续在世界各地发生。**所有**相关机构都应认识到，只有多机构联合应对，**才能**挽救更多生命。本章旨在让人们知道，尽管每个机构都有自己的想法、关切点和问题，但所有机构的目标是一致的，都是尽可能挽救更多生命。"单独"行动不会成功，只会牺牲更多生命。

> 从目前的冲突中得到的教训很简单：创伤患者最终存活得益于尽早得到有效的急救处理，且在第一时间没有任何延误地被送至能提供精准治疗的医疗设施。

有时外科医生也可能来到现场救治患者，但这种情形非常罕见。如何采取精准的急救措施，如外科医生所要求的那样，以挽救患者生命？这样的知识应该传递给越来越壮大的不断积累经验的院前急救医生队伍，后者也有责任指导医务辅助人员、院前急救护士和救护车急救人员。

只有通过接受关于重大事故应急救援、检伤分类及患者临床需求的培训，各级医务人员才能统一认识，在重大事故发生时实现通力合作。要知道，**一根链条的整体牢固程度取决于最薄弱的环节**。

警方和消防部门等充分理解多机构联合应对的必要性，也努力兼顾应急救援的安全性和速度。有时候，他们阻止医务人员进入现场进行急救处理的理由似乎显得不太充分。例如，在伦敦爆炸案中，据称当时警方阻止医务人员前往发生爆炸的车厢，因为担心可能会发生二次爆炸。当现场有人严重受伤处于垂死边缘，同时又存在发生二次爆炸的潜在危险时，是否进入现场实施急救处理永远是一个艰难的选择。人们一定会问，到什么时候警方或消防部门才会宣布现场**完全**解除二次爆炸威胁。现实的情况很可能是 1 周以后。这可能让医务人员感到沮丧，但这是一种主观判断，而且是我们要求他们做的。对于整个应急救援体系，包括院前急救人员和医院医务人员而言，由恐怖袭击造成的重大事故永远是最大的挑战。

我们的愿景是，无论在什么情况下，我们都要在正确的时间对正确的患者使用正确的资源，并在正确的时间将正确的患者送到正确的医疗设施。

扩展阅读

Abrahams M (2002) What terrorists really want. Int Secur 32(4):86–89

Aharonson-Daniel L, Klein Y (2006) Suicide bombers form a new injury profile. Ann Surg 244(6):1018–1023

Ciottone GR (ed) (2006) Disaster medicine. Mosby Elsevier, Philadelphia

Dingle J (2010) Dirty bombs – a real threat? Int Secur 42(4):48–52

Frykberg ER (2002) Medical management of disasters and mass casualties from terrorist bombings–how can we cope? J Trauma 53:201–212

Musharbash Y (2005) Future of terrorism: what Al-Qaida really wants. Spiegel Online. Available at: www.spiegel.de/international Accessed July 27, 2011

Goldschmitt D (2009) Medical disaster response. CRC Press, Boca Raton

Hassan N (2001) An arsenal of believers. The New Yorker, 2001

Hassan N (2004) Al-Qaida's understudy: suicide terrorism has come to Pakistan. Atlantic Monthly 293:42–44

Hogan ED, Burstein JL (eds) (2007) Disaster medicine, 2nd edn. Lippincott Williams & Wilkins, Philadelphia

Horrocks C (2001) Blast injuries: biophysics, pathophysiology and management principles. J R Army Med Corps 147:28–40

Kluger Y, Peleg K (2004) The special injury pattern in terrorist bombings. J Am Coll Surg 199(6):875–879

Lennquist S (2005) Education and training in disaster medicine. Scand J Surg 94:300–310

Lennquist S (2007) Management of major incidents and disasters – an important responsibility for the trauma surgeon. J Trauma 62:1321–1329

London Emergency Services Liaison Panel (2007) LESLP manual. The Stationery Office, London

Loretta N (2005) Insurgent Iraq. Seven Stories Press, New York

Mayo A, Kluger Y (2006) Terrorist bombings. World J Emerg Surg 13:1–33

Pape RA (2008) Strategic logic of suicide terrorism. Am Pol Sci Rev 97(3):346–361

Peral G, Turegano F, Perez D (2005) Casualties treated at the closest hospital in the Madrid, March 11, terrorist bombings. Crit Care Med 33:107–112

Shapira SC (ed) (2009) Essentials of terror medicine. Springer, New York

Shapira SC, Shemer J (2002) Medical management of terrorist attacks. Isr Med Assoc J 4:489–492

Wightman J, Gladish S (2001) Explosion and blast injuries. Ann Emerg Med 37:664–678

16

严重损伤的预后评分系统

Per Örtenwall

16.1 解剖学评分系统

16.1.1 简明损伤量表

针对损伤严重程度的解剖学分类制定的**简明损伤量表**（Abbreviated Injury Scale，AIS）是一个标准化系统，于 1971 年首次提出（Committee on Medical Aspects of Automotive Safety，1971）。AIS 系统的开发，最初是为了帮助分析机动车事故造成的钝性损伤的影响。手册第 1 版仅涵盖 73 类损伤，而且仅适用于钝性损伤。其后，AIS 系统经过数次修订。现在的（2005）AIS 系统（2008 年有所更新）适用于所有类型的机械性损伤包括穿透伤，以及物理性损伤如烧伤、吸入伤、高压电击伤、事故性低体温等。AIS 系统的版权由机动车医学促进会（Association for the Advancement of Automotive Medicine，AAAM）（http：//www.carcrash.org，2011 年 4 月 3 日开设）拥有。AIS 系统已经成为损伤严重程度分类的国际（民用）标准，适用于几乎所有类型意外事故导致的急性损伤。因为现代战争造成的损伤具有毁灭性的后果，针对战争损伤，美国已开发出一套军方专用的 AIS 系统（Champion 等，2010）。

AIS 编码系统由十进制位数组成：最后一位数字表示严重程度分值，其他位数表示受伤的身体区域、损伤的解剖结构类型和损伤类型。本章仅讨论严重程度分值。

损伤的严重程度——AIS 分值，针对每处损伤，包括不明损伤，以 7 个分值的顺序量表来表示（表 16.1）。AIS 3 或以下分值的损伤判断为不会危及生命，AIS 4 损伤判断为会危及生命但可能存活，AIS 5 判断为会危及生命且可能无法存活，AIS 6 判断为无法存活。AIS 9 为出现损伤，但却不知道损伤所在特定器官或分区的情形，如"腹部钝性损伤"。针对特定年龄的任何个人，每处损伤只有一个 AIS 分值。

正确的评值需要对损伤范围进行精确确认。这可能只有在手术或检查如 CT 扫描或磁共振成像结果出来后才能做到。根据所有可能的书面信息，如果仍对损伤严重程度存在疑问，则应给予"保守"的分类，即选择分类中最低的 AIS 分值。

AIS 分值并不只是针对某处损伤后的预期死亡率的简单评定，尽管经验数据显示，在严重、很严重和危及生命的分值中（AIS 分值 ≥ 3），AIS 分值与死亡概率存在很大相关性。决定 AIS 严重程度时

表16.1　简明损伤量表

AIS 分值	严重程度
1	轻
2	中等
3	严重
4	很严重
5	危及生命
6	无法存活
9	不明

P. Örtenwall
e-mail: per.ortenwall@vgregion.se

还要考虑其他因素，包括诊断准确性，以及是否有既有治疗方案，如果有，是否能及时开展治疗，以及治疗的持续时间、复杂性和预期效果。

需要注意的是，AIS 分值仅仅评估单处损伤对生命的威胁程度，而不是多发伤的综合影响。最大 AIS（maximum AIS，MAIS）也就是最高的 AIS 分值，用于反映交通事故多发伤患者损伤的整体严重程度。在创伤研究中，因为其与死亡概率呈非线性关系，所以 MAIS 并不是充分的分值。不过，AIS 系统是损伤严重程度评分（Injury Severity Score，ISS；见下文）的基础。

简明损伤量表（AIS）系统的版权由美国机动车医学促进会拥有。多年来，AIS 委员会做了大量工作，致力于更新 AIS 系统，以及训练医务人员如何准确地对损伤进行评值。正确使用 AIS 是必要的，因为在 ISS 和新 ISS 中，损伤严重程度分值被予以平方。在比较不同时间的创伤分值时，还可能存在一个陷阱，即使用了不同版本的 AIS，这一点在发表的文章中并不总是明确指出。例如，AIS 的编码数从 1998 年版的 1341 个、2005 年版的 1983 个更新到 2008 年版的 1999 个。因为治疗手段的进步，与 1998 年版相关的 AIS 编码相比，2008 年版 AIS 编码会对很多损伤赋予更低的严重程度。在损伤编码中，与 1998 年版 AIS 相比，在 2008 年版 AIS 中，尽管只有 4.3% 的损伤严重程度降低，但这种下降对创伤登记具有深远影响。在对 3.2 万名澳大利亚患者的 12.8 万处损伤进行的一项近期研究显示：与采用 1998 年版 AIS 编码的数据库相比，采用 2008 年版 AIS 编码后，分类为重大创伤的患者人数（ISS > 15，$n = 15\,471$）下降了 30%（Palmer 和 Franklyn，2011）。

16.1.2 损伤严重程度评分

AIS 系统是损伤严重程度评分（ISS）的基础。ISS 系统于 1974 年由 Baker 等提出，用于预测缺乏生理参数的多发伤患者的死亡率。与 MAIS 相比，ISS 使整体严重程度与存活概率之间存在更大相关性。

在 ISS 系统中，人体被分为 6 个分区（表16.2）。ISS 评分为最高 AIS 分值的平方和，取 ISS 人体分区中 3 个受伤程度最严重分区的 AIS 分值。对于 AIS 分值为 6 的任何损伤，其 ISS 分值自动

表 16.2　损伤严重程度评分的身体分区

1	头颈部
2	面部
3	胸部
4	腹部和盆腔
5	肢体和骨盆环
6	体表

头颈部损伤包括脑部、颈椎损伤。**面部损伤**包括嘴部、耳朵、眼睛、鼻子、面部骨骼损伤。**胸部损伤以及腹部、盆腔区损伤**还包括各个腔体内器官组织的损伤。胸部损伤还包括横膈、胸廓和胸椎损伤，**腰椎损伤**含在腹部或盆腔区损伤内。**四肢损伤**包括肩部和骨盆环损伤。**体表损伤**包括浅表性损伤如擦伤、挫伤、撕裂伤、烧伤，而不论其位于体表何处。

变为 75。ISS 只采用 1 ~ 75 中的 44 个整数值。评分为 75 的损伤基于两个评估之一：要么 3 处 AIS 分值为 5 的损伤，要么至少 1 处 AIS 分值为 6 的损伤。

1975 年 Bull 公布的数据显示，重大创伤的死亡率会随年龄增长而升高：50%"致死剂量"对年龄为 15 ~ 44 岁的患者来说，ISS 评分为 40；对 45 ~ 64 岁的患者来说，ISS 评分为 29；对 65 岁及以上的患者来说，ISS 评分为 20。不过，死亡率不一定严格地随 ISS 评分增加而升高（Copes 等，1988）。在 ISS 评分上，死亡率的峰值分别为 16 和 25，原因是 AIS 量表不是区间量表。单处 AIS 4 的损伤（相当于 ISS 16）却可能比同时有两处 AIS 3 损伤（相当于 ISS 18）更危及生命。同样，单处 AIS 5 损伤（相当于 ISS 25）可能比同时有 1 处 AIS 4 损伤和 AIS 3 损伤，再加 1 处 AIS 2 损伤（3 处加起来相当于 ISS 29）更危及生命。

16.1.3 解剖学整体评分

为了克服 ISS 的缺点，Copes 等于 1990 年提出了**解剖学整体评分**（Anatomical Profile，AP）（Copes 等，1990），并在后来予以修订（mAP）。AP 依然以 AIS 为基础，它将所有 AIS 分值为 3 分或以上的损伤划归 3 个身体分区：头/脑/脊椎、胸/颈及其他。这些损伤被分别赋予权重，然后求和。不过，AP 并未得到广泛应用。

16.1.4 新损伤严重程度评分（NISS）

ISS 仅考虑了 6 个身体分区中各自最严重的损伤。而在同一身体分区中出现多发伤，如多处骨折、多处胸内损伤或多处腹内损伤时，ISS 则明显存在对损伤严重程度评估不足的问题。为应对这个问题，Osler 等提出了**新 ISS**（New ISS，NISS）（Osler 等，1997）。新 ISS 以 3 处最严重损伤评分的平方和来计算，而不考虑其所在身体分区。

16.1.5 ICISS（ICD-9 损伤严重程度评分）

1996 年，Osler 及其同事提出采用**国际疾病分类法**（International Classification of Diseases，ICD）为评分工具。ICISS 为每处损伤存活概率之和。与 AIS 编码相比，ICD 是绝大多数医院在医疗记录中采用的标准编码体系，因此也很容易从医院数据库中获取相关信息，从而节省时间和成本。有软件可以将 ICD 编码转换成 AIS 编码。不过，AIS 编码的数量远远大于 ICD。美国仍在使用第 9 版（ICD-9），而欧洲早已采用第 10 版（ICD-10）。另外，有报道显示很多医疗记录存在分类错误。

16.2 生理学评分系统

近年来人们提出了不少生理学评分系统。原因之一是人们希望预测哪些患者能够直接转送到创伤中心，在进行现场检伤分类时受益。需要进行气管插管、收缩压过低（< 90 mmHg）和心动过速的患者，也意味着需要进行急诊手术、重症监护，有较长时间住院，并且有较高的死亡率。不过，研究使用的大部分参数是患者抵达医院急诊科时的数值，很少使用院前数值。而现场检伤分类图式表使用的信息则通常基于生理状况、明显外伤，尤其是损伤机制。损伤评估，尤其是损伤机制评估，灵敏度和特异度均较低。为尽量降低过低检伤分类的风险，有超过 50% 的过度检伤分类患者也被创伤中心收治。

在重大事故中，医疗的目标从确保每位患者的最佳预后，转变为确保最大数量的患者有良好预后。这时，由于检伤分类人员只能在每位患者身上花最少的时间，必须尽快做决定。在重大事故中，据报道，过度检伤分类与患者死亡率之间几乎成线性关系（Armstrong 等，2008）。

血压不是重大事故检伤分类系统中的一个重要指标，因为在事故中出现大量患者时，测量血压既困难又耗时。作为评估血液灌注的替代措施，一般触摸桡动脉搏动或测 2 秒内毛细血管再充盈。需要注意的是，很多检伤分类系统已经不再使用毛细血管再充盈时间指标，因为在黑暗中难以测量，而且当受害者身体冰凉时测量结果也不准确。

创伤的预后与患者的年龄有关，还与关键功能指标如意识、血压、呼吸频率以及呼吸能力有关。1974 年以来，作为脑部损伤的基本评分系统，**格拉斯哥昏迷量表**（Glasgow Coma Scale，GCS）在世界上得到广泛应用（Teasdale 和 Jennet，1974）。值得注意的是，GCS 的预测能力在很大程度上与运动能力评分相关。由于 GCS 评估的精确度随院前检伤分类人员的不同而存在差异，因此有人建议仅采用运动能力评分。1985 年，Starmark 等在瑞典提出了基于运动能力评分的**反应水平量表**（Reaction Level Scale，RLS 85）（Starmark 等，1989）。反应水平量表在瑞典得到广泛应用，却从未得到国际认可。

16.2.1 修订版创伤评分（Revised Trauma Score，RTS）

为了从功能变量，即反映呼吸、心血管以及中枢神经系统功能障碍的角度来评估损伤的严重程度，Champion 等（1980）提出了检伤分类指数（Triage Index）。经过修订，检伤分类指数演变为包括收缩压、呼吸频率的创伤评分（Trauma Score，TS；Champion 等，1981），进而演变为修订版创伤评分（Revised Trauma Score，RTS；Champion 等，1989）。从一开始，RTS 就旨在预测存活概率，而不论患者的年龄和创伤的病理解剖特征。

RTS 是当今最常用的系统。它由格拉斯哥昏迷量表得分（GCS）、收缩压（SBP）和呼吸频率（RR）的加权值（0 ~ 4）来计算，获得的总值作为急诊科收治的标准。RTS 使用上述生理参数的加权值，由以下回归公式算出，而生理参数由美国**重大创伤预后研究**（Major Trauma Outcome Study，MTOS）数据库得出（Champion 等，1990a）。

$$RTS = 0.9368（GCS）+ 0.7326（SBP）+ 0.2908（RR）$$

RTS 分值范围为 0 ~ 7.84，并且可为非整数值。RTS 整数值的存活概率如表 16.3 所示。从公式

表16.3 修订版创伤评分（RTS）整数值对应的存活概率

RTS	存活概率
8	0.988
7	0.969
6	0.919
5	0.807
4	0.605
3	0.361
2	0.172
1	0.071
0	0.027

中可以看出，与呼吸频率相比，意识、收缩压水平是预测存活概率更重要的因素。不过，由于 RTS 对 GCS 分值的依赖性，因此对插管患者进行评价就变得比较困难。

16.2.2 检伤分类修订版创伤评分（Triage Revised Trauma Score，T-RTS）

GCS、SBP、RR 的加权值如表 16.4 所示计算。各加权值之和（范围，3 ~ 12）即为**检伤分类修订版创伤评分**（Triage-RTS，T-RTS）。T-RTS 的正常评分为 12。T-RTS 评分小于 12，则表示患者应给予高的优先顺序和（或）需要送到创伤中心。

其他生理学评分系统包括 **CRAMS 评分** [循环（Circulation）、呼吸（Respiration）、腹部（Abdomen）、运动（Motor）、言语（Speech）的英文首字母缩写]（Gormican，1982）、**院前指数**（Prehospital Index，PHI）（Koehler 等，1986）、**生理学严重程度评分**（Physiologic Severity Score，PSS）（Husum 等，2003）、**MGAP 评分** [机制（Mechanism）、格拉斯

表 16.4 检伤分类修订版创伤评分（RTS）的加权值

格林斯哥昏迷量表得分	收缩压	呼吸频率	RTS 评分
13 ~ 15	> 89	10 ~ 29	4
9 ~ 12	76 ~ 89	> 29	3
6 ~ 8	50 ~ 75	6 ~ 9	2
4 ~ 5	1 ~ 49	1 ~ 5	1
3	0	0	0

哥昏迷量表（Glasgow Coma Scale）、年龄（Age）、动脉压（Arterial Pressure）的英文首字母缩写]（Sartorius 等，2010）。

16.3 综合评分系统

16.3.1 死亡概率评分

1983 年，Somers 提出了**死亡概率评分**（Probability of Death Score，PODS）。它以一个 logistic 回归模型为基础，使用两个取自 19 类加权表的最高 AIS 分值和患者年龄进行计算（Somers，1983）。因为死亡概率评分的研究需要实际受害者人群的死亡率信息，所以其使用范围有限。

16.3.2 TRISS（创伤评分、损伤严重程度评分）

1987 年，Boyd 等提出了 **TRISS**，同时运用创伤评分（Trauma Score）和损伤严重程度评分（ISS），以评估存活概率。TRISS 也加进了年龄的权重系数，将其当作一个生理能力指标。TRISS 最初使用创伤评分，继而以修订版创伤评分（RTS）取而代之。TRISS 提供了一套标准的方法来追踪、评价创伤治疗的效果。TRISS 用于评估急性期的存活概率，在大多数情况下，它具有足够的灵敏度和特异度，但也存在某些缺陷。TRISS 的主要局限性是它无法同时反映同一身体分区内的多处严重损伤，也无法给予不同身体分区里的损伤同样的权重。

存活概率（P_s），由以下函数计算：

$$P_s = 1/(1+e^{-b})$$

上式中的指数 b 由以下回归公式计算：

$$b = b_0 + b_1(RTS) + b_2(ISS) + b_3(A)$$

公式中的变量 A，如果患者 54 岁或以下，则为零；如果患者 54 岁以上，则为 1。

方程式系数 b_0、b_1、b_2、b_3 最初取自 Walker 和 Duncan 的分析（1967），并应用 MTOS 数据库。对于钝性损伤和穿透伤，其取值不同。TRISS 的预测并不非常准确，很容易受病例的复杂程度影

响。另外，尽管系数是基于 MTOS 数据库，但也根据其他患者人群信息，如北美国家创伤数据库（Schluter 等，2010）进行校准、更新。2004 年，英国的创伤审计研究网络（Trauma Audit and Research Network，TARN）开发了一个新的模型，删掉了非严重受伤患者，加进了年龄，且以 GCS 分值代替 RTS（Bouamra 等，2006）。该模型的系数在 2007 年进行了更新。

16.3.3 创伤严重程度特征（A Severity Characterization of Trauma，ASCOT）

1990 年，为弥补 TRISS 的局限性，Champion 等提出了 ASCOT（Champion 等，1990b）。它加进了 1985 版 AIS 和 ICD-9 的临床修订版（1977）权重，以及更具体的年龄分类。

同 TRISS 一样，ASCOT 计算存活概率的方法也使用指数函数：

$$P_s = 1/\left(1+e^{-k}\right)$$

上述函数中的指数 k 由以下回归公式计算：

$$k = k_1 + k_2(\text{GCS}) + k_3(\text{SBP}) + k_4(\text{RR}) + k_5A + k_6B + k_7C + k_8(\text{Age code})$$

在本计算式中，GCS 为格拉斯哥昏迷量表得分，SBP 为收缩压，RR 为呼吸频率。

变量 A、B、C 表示 AP 特定分区内所有严重损伤（AIS ≥ 3）（Copes 等，1990）。AP 中的 A 表示所有头部、脑部、脊髓的严重损伤，B 表示所有前颈和前胸的严重损伤，C 表示所有身体其他分区的严重损伤。每个变量的值（A—C）等于相关损伤 AIS 分值的平方和的平方根。同时，变量 A、B、C 的值分别与患者所有 AIS 分值 3、4、5 损伤的数值、部位和严重程度相对应。

最初，公式包括变量 D，表示全身所有 AIS 分值为 1 和 2 的损伤。不过，这个变量可以取消，因为对存活概率并没有太大的影响。

与 TRISS 相比，ASCOT 中患者的年龄划分更细。年龄组分为：55 岁以下、55 ~ 64 岁、65 ~ 74 岁、75 ~ 84 岁、85 岁以上。同 TRISS 一样，针对钝性损伤和穿透伤，公式中的系数 k_1 至 k_8 与其他损伤不同。

不过，与 TRISS 相比，ASCOT 只是在差异化方面稍有进步。由于使用方法比较复杂，因此 ASCOT 的应用也受到限制。

16.3.4 多发伤评分（Polytrauma Score）

1983 年，德国开发了另一种评分系统，称为汉诺威多发伤评分（Hannover Polytrauma Score）。根据之前对 696 位患者的分析，研究者发现影响预后的主要因素为损伤的严重程度与患者的年龄。1989 年，多发伤评分进行了修订，加进了实验室检测指标如 PaO_2：FiO_2 值和碱剩余。

16.3.5 碱剩余损伤严重程度量表（Base Excess Injury Severity Scale，BISS）

碱剩余损伤严重程度量表为荷兰模式。它以最初的碱剩余（base excess，BE）值代替 TRISS 方程式中的 RTS，因为碱剩余被认为是反映代谢紊乱的敏感参数，而且不容易受解读者偏倚的影响（Kroezen 等，2007）。

16.3.6 儿科创伤评分

儿科创伤评分（Paediatric Trauma Score，PTS）于 1987 年由 Tepas 等提出（Tepas 等，1987）。PTS 根据 6 个因素，包括体重、呼吸道状况、收缩压、精神状态、是否有开放性伤口、是否有骨骼损伤，来确定损伤严重程度的评分。

PTS 的最高评分为 12。针对进入美国国家儿科创伤登记数据库里的 615 个儿童的 PTS 和 ISS 评分，Tepas 等（1988）进行了比较研究。结果显示，PTS 和 ISS、PTS 和死亡率均呈反线性关系。

MTOS 数据曾被用于评价儿科损伤量表得出的医疗需求。尽管儿科患者与成人患者存在很大不同（如损伤原因、死亡率、住院时间），但研究发现，对儿童来说，成人群体的 MTOS 标准也是可靠的预后预测参考。

16.3.7 其他综合系统

人们还开发了许多其他评分系统，以预测不同患者群体，最常用于需要 ICU 护理的患者的死亡率预测。其中一些系统也被用于评估创伤患者，如急性生理学及慢性健康状况评分（Acute Physiology and Chronic Health Evaluation，APACHE）就是其中一种。APACHE 被用于 ICU 患者，后来相继修订为 APACHE II、APAPCHE III。针对成人呼吸窘迫综合征以及多器官衰竭，也有许多专门的评分系统。

16.4　预后

16.4.1　存活

1982 年，MTOS 项目启动。它由美国外科学会创伤委员会负责协调。MTOS 的最初目的是制订创伤治疗的国家规范供医院使用，以确保急救医疗服务系统的质量并对其进行管理。MTOS 为预后预测公式提供数据，从损伤的病理解剖表现和生理参数预估存活概率。其后其他国家（英国、德国）也开展类似工作，并持续至今，为急救医学界提供佐证最新创伤治疗"黄金法则"的数据。这些研究也为预后评分系统的发展和调整做出了贡献。

有两种运用创伤评分、损伤严重程度评分（TRISS）的评价方法。一种称为**基于预后的初步评价**（Preliminary outcome-based evaluation，PRE），可以判断单个病例的预后；另一种称为**基于预后的确定性评价**（Definitive outcome-based evaluation，DEF），可以判断不同患者群体的预后，比如比较来自两个医院的数据。不过，需要注意的是，本章所述存活概率公式，其推导采用的统计方法本身是追溯性的，因而它们不能用来评估治疗中的单个患者的预后。统计方法完全依据精准测量每处损伤的类型和严重程度。因为测量训练不充分，或使用了不同版本的简明损伤量表（AIS），预后比较可能得出完全错误的结论。

PRE 法中，采用一个创伤病例的 RTS 和 ISS 来对实际的预后（生存或死亡）和预期的预后进行比较。在 PRE 图式表中，每个患者对应的 RTS 和 ISS 都会被编入。计算出"意外"结果值得医师仔细检查和同行评审。

DEF 法对不同医疗机构间的创伤治疗进行统计学比较。它以所谓的 Z 值为基础进行，而 Z 值最初用于烧伤患者（Flora，1978）。Z 值以样本中的实际存活者人数（A）与预期存活者人数（E）之差除以比例因子（S），表示统计学变量，从而得出（A−E）/S。Z 的绝对值大于 1.96 则表明 A 与 E 之间在统计结果上存在显著性差异（P < 0.05）。英国会把各个医院的创伤患者死亡率比较结果发布到网站上（http：//www.tarn.ac.uk）。

16.4.2　损伤的长期后果和其他后果

根据《牛津英文词典》，"结局"（outcome）的定义为"可见的或实际的结果"。在大多数创伤研究中，结局表示损伤事故发生后 30 日内的死亡。这种标准的做法并没有考虑其后死亡的受害者。同样必须注意的是，对于某些损伤，尤其是中枢神经系统损伤和很多肌肉骨骼损伤（即便 AIS 分值低）而言，其长期影响也不可忽视。与死亡的情形相比，反映或量化损伤的**长期后果**更不容易，一方面是由于缺乏评价的理想量表，另一方面也是因为对如何描述后果存在不同的意见（以经济或非经济术语）。

近年来，人们开发了大量量表。它们大致可分为两种：一种是量化医生的评估，另一种是量化患者对自己问题的评估。第一种通常被医生用来比较针对特定损伤的特定治疗模式的结果，第二种（通常被称作健康状况、功能状况或生活质量指标）通常被卫生经济学家、管理者和政治家使用。

在讨论损伤的长期影响或结果时，也应考虑世界卫生组织对残疾、失能和障碍的定义。**残疾**是指明显的解剖学结构上的丧失或损害，比如关节活动受限；**失能**是指由残疾造成的功能限制，妨碍本人自如地活动；**障碍**则指受限于环境，当对环境进行某种调整或增设某种设施时，就可以减少或克服失能的情形。

不同的损伤可能造成相似的残疾。比如运动受限可能是肌肉骨骼损伤导致的，而神经损伤也可能导致完全相同的结果。同样，长期疼痛或心理后遗症可能给日常生活带来各种困难，而这很难进行量化。因此，很难用单个量表或评分方法来充分评价健康（或不健康）状况，也没有任何量表或评分方法可适用于所有情形。

一个理想的评价工具应该同时包括客观评估和主观评估，还要简单、迅速、可靠、可复制，且具有较好的成本效果。当然，这样的评价工具是不存在的，尽管有很多评价工具已被广泛使用。

16.4.3　器官损伤预后评分

有大量评价工具用于评估器官损伤或疾病相关的生活质量。通常，开发这些评价工具的目的是比较某些疾病或损伤的预后。

一个最常使用且被广泛认可的评价工具是格拉斯哥预后量表（Glasgow Outcome Scale），用于评价头部损伤的预后（Rappaport 等，1982）。格拉斯哥预后量表用 5 个单独的等级来评估存活概率、人际能力和日常生活需要的护理程度，而不是具体评价残疾、失能和障碍状况。失能评价量表（Disability Rating Scale，DRS）也对头部损伤的预后进行评分，但量表有 30 个分值（Rappaport 等，1982）。当然，与格拉斯哥预后量表相比，失能评价量表敏感度更高，因为调查问卷的内容更广泛，相应的耗时也越长。评估头部创伤预后的其他评估工具包括"欧洲脑损伤调查问卷""脑损伤后的生活质量评价"以及"Rivermead 脑震荡后调查问卷"。影响头部损伤预后的其他因素包括年龄、受伤前已存在的中枢神经系统障碍以及损伤后评估的时间。通常，评估在损伤后 1 年进行，但运动能力和认知能力可能在损伤后数年持续改善。同时，收集数据的方法也会影响对功能效果的评价。神经学预后评分全部依赖社会功能 / 障碍的评估，而不是详细的残疾和失能状况。

关于其他器官系统（胸部、腹部、肌肉骨骼）的预后评估，也有不少量表在使用。不过，这些量表通常针对疾病，而不是损伤。

16.4.4　整体预后量表

1972 年，机动车安全医学委员会提出了**综合研究损伤量表**（Comprehensive Research Injury Scale，CRIS 或 CIS），该量表涵盖了骨科损伤的分类。CRIS 分类以简明损伤量表（AIS）系统为基础，但在预测永久性残疾时，发挥的作用有限。其后，出于同一目的，AAAM 开发了损伤残疾量表（Injury Impairment Scale，IIS）（States 和 Viano，1990）。IIS 也以 AIS 分类为基础，是一个预后量表，涵盖所有类型损伤的长期影响。2005 年版的 AIS 中，**功能能力指数**（MacKenzie 等，1996）用于评估损伤后 1 年的预后。

有大量**生活质量量表**正在使用，包括以单一标准评价整体生活质量的"全球生活质量评分"，以及各种健康相关的生活质量量表。健康相关的生活质量量表通常使用调查问卷，从多角度评价生活质量。还有大量其他量表也在使用中，包括 EQ-5D、WHOQOL-100、36 项健康调查简表（36-item Short Form）、诺丁汉健康调查表（Nottingham Health Profile）等。

16.4.5　心理学预后

一些人在被卷入意外事故、重大事故、战争或经历其他类型的极端紧张情形后，可能出现心理症状。最严重的症状是**创伤后应激障碍**（posttraumatic stress disorder，PTSD），会严重影响日常生活。其发病率与身体受伤害的严重程度无关，而与主观感知到的生命受威胁程度有关。

尽管大多数生活质量量表都涵盖了人际联系和心理状态，但仍有专门针对个人心理状态的量表，以及评价某一事件对受害者生活质量影响的量表，比如**事件影响量表**（Impact of Event Scale）。

16.4.6　问题和陷阱

在急性期被认为是"轻"或"小"的损伤也可能对个人未来的健康产生重大影响。挥鞭样损伤障碍（whiplash-associated disorders，WADs）就是典型情形之一。挥鞭样损伤障碍为 AIS 1，分值最低，但从保险公司的角度来说，在欧盟的一些国家却是迄今为止最昂贵的医疗状况。不少要求挥鞭样损伤障碍获得赔偿的患者甚至在损伤刚出现时，都没有意识到应该去做医学检查。心理社会症状如 PTSD 也是如此。这类患者都不大可能被收入医院的创伤登记中。因此，要描述损伤的长期影响或后果，传统的创伤登记并不适于收集这样的数据。

在反映交通事故损伤对社会造成的长期影响时，很难使用多维模型。最好使用单值工具如**疾病影响模型**（Sickness Impact Profile）或 **EQ-5D**，或者将应用上述生活质量量表得到的多维模型转化为单值工具再使用。这样得出的健康状况值 / 指数就可以用于经济成本计算了。还有一种方法是研究人们的健康状态偏好，使用如视觉模拟量表、时间换算法或支付意愿等方法。

质量调整生命年这个术语常被使用。质量调整生命年由余生的生活质量（以 0 ~ 100 的数值表示）乘以预期寿命得出。伤残调整生命年由失能生存年数加上因人口过早死亡而损失的年数得出。伤残调整生命年反映了人口的理想状况，即人人免于疾病和失能的困扰，直至预期寿命，与实际状况的差距。

成本计算可能指直接成本、间接成本或整体成本。

16.4.7 总结和结论

迄今为止并没有出现完美的评分系统。在院前急救中，检伤分类以及转送受伤患者至不同类型医疗设施的决策模型已经使用很长时间了。现场检伤分类决策模型自 1986 年由美国外科学会出版以来，其后已历经 4 次修订。

近年来，人们提出了大量供医院使用的评分系统。通常，计算评分需要很多参数，而这些参数不可能在患者入院时就立即取得。除损伤的详细信息外，还需要患者受伤前的生理状况以及其他健康状况信息。

创伤的长期后果在很大程度上是未知的。人们使用了各种各样的量表。一个评估预后的理想工具应该同时包括客观评估和主观评估，还要简单、迅速、可靠、可复制、低成本，通常这样的工具是不存在的。没有量表或评分系统既能够精准反映健康（或不健康）状况，又能够适用于所有情形。成本计算方法以及其他计算损伤给社会造成的负担的方法都有其各自的优缺点。因此，要更精准地反映损伤的各种影响，最好综合采用数种评价方法。

扩展阅读

Armstrong JH, Hammond J, Hirshberg A, Frykberg ER (2008) Is overtriage associated with increased mortality? The evidence says "yes". Disaster Med Public Health Prep 1:4–5

Baker SP, O'Neill B, Haddon W, Long WB (1974) The Injury Severity Score: a method for describing patients with multiple injuries and evaluating emergency care. J Trauma 14: 187–196

Bond MR, Jennett WB, Brooks DN, McKinlay W (1979) The nature of physical, mental and social deficits contributing to the categories of good recovery, moderate and severe disability in the Glasgow Global Outcome Scale. Acta Neurochir Suppl (Wien) 28:126–127

Bouamra O, Wrotchford A, Hollis S, Vaila A, Woodford M, Lecky F (2006) A new approach to outcome prediction in trauma: a comparison with the TRISS model. J Trauma 61: 701–710

Boyd CR, Tolson MA, Copes WS (1987) Evaluating trauma care: the TRISS method. J Trauma 27:370–387

Bull JP (1975) The injury severity score of road traffic casualties in relation to mortality, time of death, hospital treatment time and disability. Accid Anal Prev 7:249–255

Champion HR, Sacco WJ, Hannon DS, Lepper RL, Atzinger ES, Copes WS, Prall RH (1980) Assessment of injury severity: the triage index. Crit Care Med 8:201–208

Champion HR, Sacco WJ, Carnazzo AJ, Copes WS, Foulty WJ (1981) Trauma score. Crit Care Med 9:672–676

Champion HR, Sacco WJ, Copes WS, Gann DS, Gennarelli TA, Flanagan ME (1989) A revision of the trauma score. J Trauma 29:623–629

Champion HR, Copes WS, Sacco WJ, Lawnick MM, Keast SL, Bain LW, Flanagan ME, Frey CF (1990a) The major trauma outcome study: establishing national norms for trauma care. J Trauma 30:1356–1365

Champion HR, Copes WS, Sacco WJ, Lawnick MM, Bain LW, Gann DS, Gennarelli TA, MacKenzie EJ, Schwaitzberg S (1990b) A new characterisation of injury severity. J Trauma 30:539–546

Champion HR, Holcomb JB, Lawnick MM, Kelliher T, Spott MA, Galarneau MR, Jenkins DH, West SA, Dye J, Wade CE, Eastridge BJ, Blackbourne LH, Shair EK (2010) Improved characterization of combat injury. J Trauma 68:1139–1150

Committee on Medical Aspects of Automotive Safety (1971) Rating the severity of tissue damage: I. The abbreviated scale. JAMA 215:277–280

Copes WS, Champion HR, Sacco WJ, Lawnick MM, Keast SL, Bain LW (1988) The Injury Severity Score revisited. J Trauma 28:69–77

Copes WS, Champion HR, Sacco WJ, Lawnick MM, Gann DS, Gennarelli T, MacKenzie E, Schwaitzberg S (1990) Progress in characterizing anatomic injury. J Trauma 30:1200–1207

Flora J (1978) A method for comparing survival of burn patients to a standard survival curve. J Trauma 18:701–705

Gormican SP (1982) CRAMS scale: field triage of trauma victims. Ann Emerg Med 11:132–135

Husum H, Gilbert M, Wisborg T, Van Heng Y, Murad M (2003) Respiratory rate as a prehospital triage tool in rural trauma. J Trauma 55:466–470

Koehler JJ, Baer LJ, Malafa SA, Meindertsma MS, Navitskas NR, Huizenga JE (1986) Prehospital Index: a scoring system for field triage of trauma victims. Ann Emerg Med 15:178–182

Kroezen F, Bijlsma TS, Liern MS, Meeuwis JD, Leenen LP (2007) Base deficit-based predictive modelling of outcome in trauma patients admitted to intensive care units in Dutch trauma centers. J Trauma 63:908–913

MacKenzie EJ, Damiano A, Miller T, Luchter S (1996) The development of the Functional Capacity Index. J Trauma 41: 799–807

Osler T, Rutledge R, Deis J, Bedrick E (1996) ICISS: an International Classification of Disease-9–based injury severity score. J Trauma 41:380–386

Osler TM, Baker SP, Long WB (1997) A modification of the Injury Severity Score that both improves accuracy and simplifies scoring. J Trauma 43:922–926

Palmer CS, Franklyn M (2011) Assessment of the effects and limitations of the 1998 to 2008 Abbreviated Injury Scale map using a large population-based dataset. Scand J Trauma Resusc Emerg Med 19:1, http://www.sjtrem.com/content/19/1/1

Rappaport M, Hall KM, Hopkins K, Belleza T, Cope D (1982) Disability rating scale for severe head trauma: coma to community. Arch Phys Med Rehabil 63:118–123

Sartorius D, Le Manach Y, David JS, Rancurel E, Smail N, Thicoïpé M, Wiel E, Ricard-Hibon A, Berthier F, Gueugniaud PY, Riou B (2010) Mechanism, Glasgow Coma Scale, age, and arterial pressure (MGAP): a new simple prehospital triage score to predict mortality in trauma patients. Crit Care Med 38:831–837

Schluter PJ, Nathens A, Neal ML, Goble S, Cameron CM, Davey TM et al (2010) Trauma and Injury Severity Scores (TRISS) coefficients 2009 revision. J Trauma 68:761–770

Somers RL (1983) The probability of death score. An improvement of the Injury Severity Score. Accid Anal Prev 15:247–257

Starmark JE, Stålhammar D, Holmgren E (1989) The Reaction Level Scale (RLS85), manual and guidelines. Acta Neurochir (Wien) 91:12–20

States JD, Viano DC (1990) Injury impairment and disability scales to assess the permanent consequences of trauma. Accid Anal Prev 22:151–160

Teasdale G, Jennet B (1974) Assessment of coma and impaired consciousness. Lancet 2:81–84

Tepas JJ 3rd, Mollitt DL, Talbert JL, Bryant M (1987) The Pediatric Trauma Score as a predictor of injury severity in the injured child. J Pediatr Surg 22:14–18

Tepas JJ, Ramenofsky ML, Mollit DL, Gans BM, DiScala C (1988) The Pediatric Trauma Score as a predictor of injury severity: an objective assessment. J Trauma 28:425–429

Trauma Audit and Research Network. An improved approach to outcome prediction: the solutions. http://www.tarn.ac.uk/Content.aspx?c=1895 Accessed Aug 28, 2011

Walker SH, Duncan DB (1967) Estimation of the probability of an event as a function of several independent variables. Biometrika 54:167–179

重大事故中的心理危机支持

Kerstin Bergh Johannesson，Per-Olof Michel 和 Tom Lundin

17.1 引言

重大事故的影响取决于重伤员或遇难者的人数。有时，幸存者中受伤的人较多，这样救援者的应对压力变大。比如，大量幸存者遭受痛苦，或者幸存者需要团体心理干预，或者大众媒体聚焦该事故，或者是政治性压力较大。现在，我们知道，潜在创伤性事件后，幸存者有患上长期后遗症的风险，同时也知道事件发生后初期，应灵活应对幸存者的需求。术语**危机支持**是指灾害发生后，各种社会机构向灾民提供的所有共情的、具体的、情感性的和社会性的支持。

17.2 历史背景

自希波克拉底（公元前 460—前 377）时代开始，在医学领域，人们就提出各种不同学说描述各种非正常心理状态。1763 年，瑞典科学家 Linnaeus 在他的著作《普通疾病》（*Genera morborum*）一书中列举了一系列心理疾病。在暴露后出现的相关心理状态（病态情绪）中，Linnaeus 描述了一种怀旧情绪或思乡病，即对故土或亲人的强烈怀念。他还认为，极端情绪压力之后可能出现其他心理疾病，如**忧郁症**、泛恐慌症、**焦虑症**。不过，怀旧这个概念最初由 Johannes Hofer（1678）提出，用来描述

士兵的一种心理障碍，即强烈渴望回家的情绪："从本质上讲，这种疾病源于扭曲的想象，即大脑中控制想象的部分受到了损害。它位于大脑内部，在那里，心理活动通过神经纤维进行，而神经纤维则存储各种想象的景象。一旦病态的心理活动出现并得到强化，即便在睡眠中，也会反复经过相同的路径不断出现。"

1871 年，美国军医 Da Costa 描述了士兵中出现的一种心理疾病，并将其命名为**应激性心脏综合征**。该症状出现在服役数月后的士兵身上，随后发展成心动过速、胸口痛、呼吸窘迫、烦躁或腹泻。其后，人们发现，在战斗中或战斗后，有的士兵会出现精神崩溃的情形，这种状态被视为中枢神经系统感染的继发症状，或**子弹惊吓症**。人们认为，是手榴弹爆炸的冲击波造成了中枢神经系统的解剖学改变，虽然并没有出现其他神经病学上的症状。第一次世界大战期间开始出现"战争神经症"这个概念。

第二次世界大战后 40 年，随着相关知识的积累，士兵患战斗后遗症后出现的精神病学状态、平民暴露于极端威胁（恐怖主义炸弹袭击或大规模杀伤性武器）后出现的心理障碍，还有一些人从集中营出来后患上的滞后反应（集中营综合征），都被收进《精神障碍诊断与统计手册》（DSM 系统）一书，被列为创伤相关心理障碍。因此，直到 20 世纪下半叶，尤其是越南战争结束后，人们才充分了解创伤后应激障碍（posttraumatic stress disorder, PTSD）及其神经生物学机制和治疗方法。

K. B. Johannesson • P.-O. Michel • T. Lundin
e-mail: kerstin.bergh.johannesson@akademiska.se ;
per.olof@michel@neuro.uu.se ; tom.lundin@neuro.uu.se

17.3 心理危机支持：背景

社会性支持，即便组织有序、全面到位，也不能让幸存者迅速、全面地摆脱痛苦，而对社会性支持有这样的期待也是不切实际的。帮助幸存者克服困难的支持力量主要来自幸存者自身的社会网络，如亲人、朋友、同事、邻居或其他比较亲近的人。社会性支持只能作为个人社会网络的补充，而不可能取代个人社会网络。社会性支持也有助于个人社会网络发挥其重要作用。同时，各种不同形式的社会性支持应该能够比较容易地获得。当然，这需要提供社会性支持的相关各方共同制订应急计划并进行合作。国际上有报道显示，建立"信息咨询中心"是成效显著的做法。信息咨询中心遵循"一站式服务"理念，即幸存者只需到当地的信息咨询中心，就能获得支持或被介绍到能满足他们需求的其他机构。

17.3.1 整体观

要在潜在创伤性事件后提供有效支持，则需从整体的角度来看待幸存者。这意味着救援组织应该利用不同领域、互补的学科知识提供支持，并考虑生物学、心理学、社会学、心理社会学，以及生存和精神层面的因素。这种有效支持可以减少其后的心理干预和治疗需求。有针对性的早期支持有可能降低暴露于困难环境的个人出现发育或身体问题的风险，并可帮助幸存者恢复。不过，从长期来看，一些幸存者仍有出现心理问题的风险。因此，应该确认个人是否患有创伤后应激障碍或出现其他创伤后问题，这样他们才有可能去看心理创伤专业人士，进行检查和治疗。

17.3.2 重大事故

概括性术语"重大事故"是指"影响范围广或后果严重的事件，以至于需要用一种特殊的方式组织、领导和管理社会资源"。因此，重大事故可用作泛指术语，适用于医疗、卫生、疾病控制、社会服务领域，指发生的各类事件，包括发生此类事件的风险或威胁。这意味着那些未出现患者，但可能对医疗系统造成很大影响的事件仍被视为重大事故。严重事件可能对当地、地区医疗系统的领导能力和管理能力的要求较高。当一个事件造成很多人死亡，或一个严重事件让人们面临明显、直接的生命威胁时，即便没有任何人受到身体伤害，也是重大事故。

17.3.3 幸存者

许多年来，灾害救援医学应急计划的重点是提供严格意义上的身体治疗。其后，关注对象逐渐扩大，延伸至所有受害者及其反应，照顾自己、他人的能力，以及某些群体持续领导的能力。不仅那些**直接受到影响**的人，如幸存者及其亲人，会出现各种不同类型的反应，而且其他**间接受到影响**的群体，如医务人员和营救人员，也可能遭受不同形式的痛苦。一个严重事件对不同的个体或群体来说可能影响不同，也会造成不同的创伤后反应。合理、有效的应急准备必须涵盖所有受到影响的个人或组织，并努力去应对幸存者的不同需求。在每一次重大事故中，都应确认哪些人受到直接或间接影响，并将其进行分类。同时，社会必须区分未受影响或受影响较轻的幸存者，而且应避免夸大他们的需求，以免造成需求过度。

17.3.4 亲人和朋友

突发性严重事件会对一些人造成影响，无论他们幸存下来还是死亡，最终都会影响他们的亲人、朋友和同事。因此，在制订应急计划阶段，需要考虑应该在何时、何地以及如何应对这些群体的需求。

17.4 重大事故后的应激反应

一起重大事故可以在大多数幸存者中激起短暂的应激反应。不过，对一些人来说，这样的压力负担可能最终发展成创伤后应激反应。创伤后应激反应是否出现，不仅取决于幸存者暴露的压力源的大小，还取决于幸存者如何理解、管理、解释事件对他的影响。个人对事件的理解以及他认为该如何管理事件的影响，将决定事件是否成为真正的压力因素。因此，事件可被视为"潜在创伤性"事件。根据事件类型、受影响群体和暴露程度的不同，潜在创伤性事件发生后有 5% ~ 30% 的幸存者会患上不同形式的创伤后障碍。

17.4.1 什么是创伤后应激反应

潜在创伤性事件将动摇我们对世界的根本认知，即世界是安全的，还有我们的假设，即我们可以信赖我们所处的环境。因为潜在创伤性事件超出了我们的预期，所以我们可能出现一些看似奇怪、反常的反应。即使这些反应不同寻常、令人不安，它们也是意料之中的典型反应，应被视为对异常事件的正常反应。

创伤性体验后出现的应激反应通常是适应性的，并且可能原本是帮助我们识别并迅速避开更危险情形的反应。有时，应激反应可能在严重事件发生后数天或数周内减轻。生物体内出现的身体应激反应被称为**一般适应综合征**，通常分为 3 个阶段：报警期、抵抗期和疲惫期。

报警期是指机体遭遇物理性压力源后迅速做出生理反应的时期，由交感神经系统兴奋引起。**抵抗期**是指机体努力适应、抵消持续性压力带来的影响的时期。在**疲惫期**，机体的防御减弱，生理反应随着能量的消失而消失。

我们会试着去解释、理解事件的发生。因此，针对创伤性体验，人们的反应总是存在强烈的主观性因素。在重大灾害中这一点可以明显观察到，尤其是当很多人暴露于同样的情景后。

应激反应：一般适应综合征的 3 个阶段
- 报警期：遭遇物理性压力源后，机体迅速做出生理反应，由交感神经系统兴奋引起。
- 抵抗期：努力适应、抵消持续性压力带来的影响。
- 疲惫期：防御减弱，生理反应随能量的消失而消失。

术语**创伤**是指暴露于危及生命的情景体验。从进化论的角度看，危及生命的情景体验会激活大脑内更原始部分的防御机能，以应对威胁或压力。

同时，许多受到自己信任的人或群体伤害的人表现出的症状也与创伤后应激反应相同，即使这些暴行并没有直接危及生命。受到自己完全依赖的人（例如亲子关系）的欺骗，其造成的症状也与人们受到危及生命的典型威胁后出现的症状一样。遗忘（比如童年时期）有助于维持重要且必要的依恋。

无助感是遭遇各种创伤性情形后出现的共同症状。创伤性体验可能令人震惊，并造成强烈的情感冲击。对于暴露于创伤性体验的人来说，出现各种反应是很自然的。其中一些反应包括极度恐惧、惊恐、疏离感、无助。这样的事件可能造成死亡或意味着死亡威胁、重伤、性暴力或其他身体暴力。也可能是明确的事件，如自然灾害、火灾、暴行或严重交通事故。还有一些事件可能是持续或反复进行的，如家庭暴力、儿童虐待或忽视。而经历战争、酷刑和政治暴力的人，尤其容易出现严重的心理创伤。通常，心理创伤也会伴有各种不同形式的丧失感。

一种特殊形式的创伤是**无形威胁**，那是我们不能直接觉察出的威胁，比如核辐射。暴露于无形威胁后出现的心理反应，在某种程度上取决于内在威胁反应机制是否启动，也就是说，外部威胁会削弱正常的心理防御机制。因此，无形威胁更难以适应，其引起的心理反应更复杂。

17.4.2 如何识别创伤后应激反应

暴露于潜在创伤性事件后，人们的反应各不相同，有的人程度较轻，有的人比较严重，更有甚者可能失能。身体反应如摇晃、颤抖、心动过速等比较常见，而心理反应如焦虑、恐惧、惊恐、不真实感、愤怒、情感麻痹、心理或社会的疏离感也比较常见。回忆起事件的某些细节也比较常见，有些幸存者还会被记忆的某些片断所折磨，然后以具体的或心理性的闪回出现。此外，出现与事件相关的噩梦也比较常见，还有抑郁、烦躁、睡眠问题、思考力下降、过度警觉、肌肉紧张等症状。从一个造成很多人死亡的灾害中存活下来，也可能让人产生一种复杂的生存罪恶意识，即**幸存者负罪感**。幸存者负罪感，以及以**闪回**或**噩梦**的形式重新经历创伤性事件，可能是灾害后初期出现的最典型症状。

潜在创伤性事件可能威胁个人的安全感和控制感。身体健康也可能受到影响，出现如疲劳、头痛、胸口发紧等症状。曾经暴露于创伤性事件的人，如果再次遭遇创伤性事件，则可能出现如愤怒、身份认同障碍的反应，并出现疼痛的身体症状。其他反应可能有难以控制冲动和不信任他人等。

常见应激反应
- 情感失调：焦虑、抑郁、负罪感。
- 身体失调：颤抖、肌肉紧张、言语问题。
- 认知失调：无法清晰思考、注意力无法集中。
- 生理变化：皮质醇激素分泌增加、心动过速、血压上升。

17.5 更严重的症状

针对事件的发生，人们会努力予以解释、理解。因此，强烈的主观因素影响人们对创伤性事件的反应。这在重大灾害中可明显观察到，因为很多人都暴露于同样的事件。个人反应的差异很可能源于人格或个人经历的不同，因为人格或个人经历会影响受害者如何理解创伤性体验。

在灾害后初期出现创伤性应激反应的人，有可能发展成急性应激障碍（acute stress disorder，ASD）。要符合急性应激障碍的诊断标准，个人遭受痛苦的时间必须至少2天，最多4周，并且相应的症状也必须出现于创伤性事件后4周内。在灾害后初期出现严重反应，如急性应激障碍的人，患上创伤后应激障碍的风险也更高。因此，在灾害后初期，有必要确认出现严重反应的个人，并介绍他们去获得专业帮助。急性应激障碍的特点是极度恐惧、无助、惊恐，并至少伴有以下症状的其中3种：

- 主观性麻木、疏离或缺少情绪性反应
- 对周围环境的意识降低（如发呆）
- 现实感丧失
- 人格解体
- 分离性遗忘症（如无力回忆起创伤性事件的重要细节）

急性应激障碍的另一个特点是持续回忆创伤性事件，以至于引发闪回，出现焦虑或唤起症状。

17.6 创伤后应激障碍

创伤后应激障碍是一种精神障碍，指暴露于创伤性事件后出现的痛苦状态。创伤后应激障碍会带来极大痛苦，甚至可能转变成影响生活质量的障碍。国际研究显示，在特定人群中，创伤后应激障碍的发病率为1%～9%。而在暴露于创伤性事件的人群中，患上创伤后应激障碍的风险是5%～30%。患上创伤后应激障碍的风险也随遭遇过人际暴力如身体暴力，以及骤然失去至亲的情形而增大。而且，患有其他精神障碍如抑郁、其他焦虑障碍和药物滥用的人群中，创伤后应激障碍的发病率也更高。要符合创伤后应激障碍的诊断标准，则个体必须暴露于某一事件或某种情形，而该事件或情形具有极度威胁或具有灾难性质，很可能在大多数人中

造成严重痛苦。创伤后应激障碍的最常见症状如下：

- 创伤性事件的记忆在清醒时刻或者在噩梦中反复、侵入性地出现。
- 回避：受影响的个体竭力避开所有能引起创伤性事件回忆的事物，继而可能出现疏离家人、朋友或同事的倾向。另一种回避的情形是记忆丧失，全部或更多的是部分丧失创伤性事件发生前、发生时或发生后那段时间的回忆。
- 过度唤起，一种反常的惊吓反应，如烦躁、无端发怒、注意力无法集中或睡眠等问题。

焦虑和分裂是暴露于创伤性事件后可能患上的其他心理障碍，还有心因性症状或身体症状如高血压等。应区分遭遇事件后的反应（创伤后应激反应）与遭遇丧失后的反应（悲伤反应）。这两种反应可能同时发生。不过，一般认为创伤性体验对健康的损害大于丧失本身。

创伤后应激障碍

个体必须曾暴露于压力性事件，亲身经历或目击，或者遭遇真实的死亡、危及生命或重伤的情形，或者遭遇危及自身或他人身体完整性的情形。个人的反应包括极度恐惧、无助、惊恐。

持续、反复地重新体验
- 反复、侵入性地回忆起创伤性体验。
- 反复做痛苦的梦。
- 强烈的痛苦，暴露于任何可引起创伤性事件回忆的线索时。
- 生理反应，暴露于任何可引起创伤性事件回忆的线索时。

持续地回避
- 回避引发创伤性事件回忆的想法、情感、谈话、活动、地点或人。
- 不能回忆起创伤性事件的重要细节。
- 对重要活动的兴趣减弱或不太愿意参加。
- 对他人疏离或冷漠。
- 情感范围变窄（如无法再有爱的情感）。
- 有一种看不到未来的感觉。

唤起症状加剧
- 较难入睡或难以安睡。
- 烦躁或暴发性愤怒。

- 注意力难以集中。
- 过度警觉。
- 过度惊吓反应。

失调状态持续 1 个月以上，出现临床上的巨大痛苦，或在社会、职业或其他重要功能领域出现障碍。

17.6.1　创伤后应激反应的危险因素

创伤后应激反应的风险随暴露于创伤性事件的严重程度增加而增大。换句话说，与仅暴露于一次有限事故相比，长期或反复暴露于创伤性情形后出现的应急反应更难应对。事件的严重程度、真实的生命威胁、暴露后缺乏社会性支持，通常被视为容易出现创伤后应激反应的最重要的危险因素。在创伤性事件的应急救援中，社会表现出夸大的情绪反应、女性以及未成年人，这些因素都会使出现创伤后应激障碍的风险增大。儿童之所以容易患上创伤后应激障碍，与照顾者可能不了解儿童的特殊需求，以及儿童对外部世界的理解不同有关。有时儿童会把他们的幻想与自身遭遇的事件联系起来，认为它们之间存在因果关系。而且儿童的抽象思维能力尚未充分发育，生活阅历也有限，因此他们还不具备如成人一般的前瞻性思考能力。在创伤性事件中，儿童的基本安全感受到威胁。有时，在重大灾害中，儿童可能有被"遗忘"的风险，因为他们的反应不是那么激烈。而年龄略大的青少年遭遇创伤性事件后，则可能突然意识到原来生命不是永恒的。在青春期，青少年可能幻想自己强悍无比，长生不老。因此，创伤性事件可能对他们的人格产生更具决定性的影响。

此外，智力、教育水平、社会经济地位较低或少数民族身份也被视为危险因素。而此前曾暴露于身体暴力、忽视或性虐待的人会更加脆弱。人格也会影响对创伤的急性反应。还有一个危险因素是暴露于创伤性事件时，受害者原本就处于痛苦状态。

17.6.2　韧性

前述的焦点是风险和危险因素。在所有人中，有 60% ～ 80% 的人会在一生中暴露于潜在创伤性事件。不过，近来发现，只有少部分人才有出现创伤后应激反应的风险。同样，人们发现，有相当大比例的幸存者面对创伤性事件时表现出抗压力或韧性。抗压力是指在严重事件期间和之后，人们表现出的保持平衡的能力，而韧性则是指人们在经过一个功能减弱的阶段后很快恢复的能力。具有韧性的人通常对自己的自给自足能力持乐观的态度，因而具有稳定、安全的基本人格，这样的人格在大多数情形下会起到自我保护的作用。具有韧性的人似乎也有途径获得社会性支持。许多研究显示，社会性支持本身就是避免患上创伤后应激障碍的最重要的保护因素之一。

17.6.3　轨线图

近年来，人们对灾害后经时轨线的认识不断增加。如前所述，大部分灾害幸存者会表现出抗压力和韧性（图 17.1）。一部分人会有不同的反应，且需较长时间恢复。小部分人会慢慢出现一些症状。还有一些幸存者会患上慢性障碍，如创伤后应激障碍、深度悲伤、焦虑症、抑郁症或药物滥用。在灾后组织力量帮助幸存者时，了解上述知识将大有帮助。

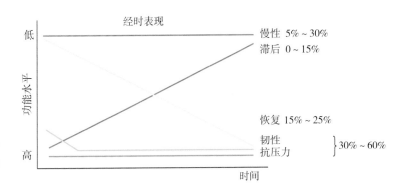

图 17.1　轨线图（改编自 Bonanno，2004；Bonanno 等，2006；Norris 等，2009。已获得授权）

17.7　危机支持

要有效组织灾后支持，则需遵循经过实践验证的 5 项干预原则。这些原则适用于不同层面，从医务人员、社区层面，到现场先遣急救人员。这些原则旨在提升：

- 安全感
- 个人及社区的自我效用感
- 连带感
- 冷静
- 希望

灾害幸存者有不同的需求。需求有短期和长期之分，取决于事件的类型和实际状况。灾害后初期的情形通常比较混乱，可用的资源有限，但是依然可能从幸存者的角度确认他们的一些需求。尽管所有需求似乎都很重要，但仍需要确定个人需求的优先顺序。一些幸存者的特定需求需要通过帮助来确认。

17.7.1　现场

在很大程度上，灾害后初期充满不安全感和不确定性。有时需要数小时甚至数天时间才能得到确切信息，知道灾害发生原因或遇难者人数。

在等待官方信息的同时，幸存者还需要诸如共情、亲近感、基本安全和安全感的人际关怀。在第一阶段的危机支持中，现场心理急救人员的主要目标是为持续的危机支持打下良好基础。

很明显，现场心理急救将由其他幸存者完成，主要是具有抗压力或韧性的幸存者、目击者和后来加入的心理急救人员。所有专业的现场心理急救人员都应该接受现场心理急救训练，只有这样才能提供有效的心理支持。所有现场支持都必须尊重人的尊严，要真心实意地帮助幸存者，要让他们有基本安全感，让他们免于寒冷或高温，要提供饮食和休息场所。要谨慎地向幸存者持续提供最新的准确信息。家庭成员应该聚在一起。而且，应保护幸存者免受新的强烈刺激、大规模媒体采访或好奇公众的干扰。

注意：
- 将幸存者安置到安全地方。

- 保护幸存者免受寒冷或高温的影响，提供饮食和休息的场所。
- 提供准确信息。
- 让家庭成员聚在一起。
- 保护幸存者免受新的强烈刺激、大规模媒体采访或好奇公众的干扰。

17.8　现场心理急救

现场心理急救（psychological first aid，PFA）是向灾害或恐怖袭击幸存者提供的特定的心理支持。它聚焦于安全、幸存者的独特需求和社会性支持。现场心理急救需要灵活的应急计划，以及接受过训练的医务人员和当地心理急救人员。现场心理急救可以在现场、当地营救中心、宾馆、机场或其他特设网站上进行。下面讨论现场心理急救的核心内容。更多信息请看参考文献。

17.8.1　建立联系

心理支持的基础是用共情和谨慎的方式与幸存者建立联系。建立这样的联系是必要的，因为它可能影响幸存者对心理支持的看法，也影响他们在未来是否接受心理支持。对心理支持人员来说，首要的任务是将自己呈现于自己所服务的对象面前。现场心理急救人员最好穿上某种专门的服装，佩戴标识或某种特殊的标志，以显示他们属于某个正式且为社会所认可的心理支持组织。

最基本的要求是，坐下来交谈或交流时与幸存者的视线保持同一水平。建立联系的其他方式包括询问幸存者的需求或需要提供怎样的服务。心理急救人员或心理支持人员应给予幸存者百分之百的注意力，保持冷静，进行稳定的眼神交流，谈话时不要走神，这些都可以增进信任。另外，心理急救人员应该避免侵犯幸存者的隐私。比如，心理支持人员不应该敦促幸存者详细描述体验、感情、想法，如果他们还没有做好谈这些的准备。不过，如果幸存者渴望讲述自己的体验，心理急救人员则应该倾听，既不要打断他们的谈话，也不要积极鼓励。

注意：
- 呈现自己。
- 询问你能提供什么帮助，而不是幸存者需要什么帮助。
- 投入百分之百的注意力，进行稳定的眼神交流。
- 不要侵犯隐私，但随时准备倾听。

17.8.2　安全感和安心感

要降低因持续害怕或痛苦而出现生理反应的风险，心理支持人员就应努力提升幸存者的安全感和安心感。压力也会影响认知功能，如思考能力。创伤性体验会动摇幸存者对世界和环境的基本观点和看法，比如他们可能难以再相信世界是安全的，周遭环境是值得信赖的。创伤性体验让他们感受到环境的威胁性或危险性。因此，应向不同层面——个人、群体和社会分别提供相应信息。在个人层面，心理支持人员应努力帮助幸存者确认目前的环境是稳定、安全的，告诉他可行的应对策略。除充分告知有效的应对措施外，心理支持人员在告知幸存者当前的心理支持、治疗或持续的心理支持信息时，更重要的是要传递出一种安全感、安心感。

在群体层面，第一要务是把幸存者从充满危险的环境中解救出来。要提供满足基本需求的物资，保护幸存者免受高温或严寒的影响，提供饮食、饮料，让他们有安全感和安心感。同时要提供获得社会性支持的途径，并提供也暴露于灾害事件的幸存者家人、朋友的信息。信息必须充分、真实可靠，只有这样才能提升安全感。此外，信息必须反复提供，因为暴露于创伤性事件的受害者吸收信息的能力下降。准确清晰的信息有助于防止幸存者将创伤性体验恐怖化。

注意：
- 提升安全感、安心感。
- 帮助幸存者离开灾害现场，转移到更加舒适的地方。
- 帮助幸存者建立现实感，拥有活在"此时此地"的感觉。
- 告知幸存者已有的信息。
- 反复提供信息，即使没有最新进展。
- 不要承诺无法做到的事。

17.8.3　冷静和镇定

创伤性体验通常会激发强烈的反应和情绪。一些幸存者的紧张感和警觉意识会日益增强，而另一些人可能变得麻木。在灾害后初期，这些反应可被视为努力适应的表现。心理干预应强调冷静和镇定。要将应激反应视为正常现象，应对应急反应的一个中心原则就是冷静和镇定。准确的信息和有关常见应激反应的信息都可以防止消极思考和反复思考。给幸存者提供一些建议，如改善睡眠习惯、健康饮食、摄入足够的饮用水、积极进行体育活动、尽量不喝咖啡和酒，有助于幸存者保持镇定。简单的放松技巧如深呼吸，想象安静、安全的地方或安慰角色模型，也有助于减轻痛苦或肌肉紧张。经验显示，减少看电视或阅读有关创伤性事件的报道，也可以减轻创伤性负担。儿童和青少年则需要特殊的心理干预措施，以掌握应对策略去调节情绪和解决问题。鼓励学生们回到学校去上课应是当务之急。有些人需要药物干预来帮助他们保持冷静和镇定。但是，要谨慎服用苯二氮䓬类药物，因为这些特定药物在初期可以让人镇静，但是可能增大随后患创伤后应激障碍的风险。

注意：
- 将应激反应视为正常现象，比如确认哪些是常见反应。
- 针对体育活动提出一些建议，如散步。
- 针对食物、饮料提出一些建议，还要提醒忌饮咖啡和酒。
- 建议减少看电视或阅读有关事件报道的时间。
- 告知简单的放松技巧。

17.8.4　积极应对

创伤性体验可能让人们怀疑自己解决问题的能力。这种无助感通常与创伤性暴露有关。因此，应通过强化幸存者自身能力，比如采用积极应对策略，来缓解无助感。尽管幸存者面临很多困难，现场心理急救人员要努力让幸存者对未来充满希望和积极的憧憬。

暴露于威胁后，人们通常有两种主要的应对方式：情绪应对和问题导向应对。情绪应对中，情绪反应和情绪处理是应对威胁的主要方式。问题导向应对中，主要是认知功能发挥作用。幸存者尝试用技术性术语解释发生的事情，同时努力解决出现的问题。因人格特征的不同，有的人可能更倾向于采取情绪应对方式，有的人则可能更倾向于采取问题导向应对方式。积极应对有助于提升控制感，还能带来希望。成功的应对取决于各种资源，比如自我的力量、物资、文化稳定性和社会支持。这些资源可以提高各种应激反应的能力。

增强应对能力的一个方法是坚持正常作息并参加各种日常活动。对有些人来说，帮助他人也有助于提升自己的应对能力。问题导向应对的方法之一是将问题分解成可解决的单元，这样有助于提升控制感。而低估需求或问题、制订不切实际的恢复方案、对幸存者的自我恢复能力持不信任的态度，都与幸存者随后出现创伤后应激反应存在相关性。

注意：
- 肯定幸存者的自身能力。
- 鼓励幸存者积极帮助他人。
- 支持幸存者坚持日常作息和主动规划行动。
- 帮助幸存者将问题分解成可解决的单元。
- 认真确认幸存者面对的问题。
- 帮助制订现实的目标。
- 向幸存者传递对其能力的信心。

17.8.5　连带感和社会性支持

在困难时期，和挚爱的人保持联系，从亲人处获得社会性支持将让人受益匪浅。许多研究显示，在各种文化背景中，社会性支持的缺乏都是出现心理疾病的一个危险因素。一个有效方法是继续置身于先前的日常社会环境中，无论是家人、朋友、亲人、同事、邻居、社团还是宗教团体。因此，创伤性事件后，一定不要让家庭成员分开居住。

向幸存者提供社会对事件的反应信息，也可能有助于降低他们的脆弱感，增强他们对社会的归属感。

注意：
- 让家庭成员聚在一起。
- 帮助幸存者与亲人取得联系。
- 告知幸存者，针对创伤性事件，社会做了些什么。

17.8.6　希望

保持乐观心态的人具有更好的恢复能力。乐观的心态让他们对未来抱有合理的希望。关键是要在幸存者心中激发起希望，因为他们对世界的根本认知连同他们对未来的希望可能已经被摧毁。如果失去希望，一个人可能陷入绝望，感觉人生失去意义，变得消极。

希望可以通过多种方式传递。接触幸存者时，心理支持人员应该努力保持乐观和充满希望的态度。许多幸存者会逐渐形成灾难性认知，即一切事情都了无意义，或一切都已改变，再也回不到从前，而且这样的思维可能整日萦绕在头脑当中。要战胜这种思维，就需要保持并重拾希望。同时应该告诉幸存者，形成灾难性认知是正常反应。一定要给幸存者指出恢复的现实可能性。不管对幸存者来说认识到这一点有多难，也一定要让他们相信重拾希望会对他们有益。

注意：
- 传递希望。
- 帮助幸存者熬过各种不确定性。
- 采取乐观的态度。
- 指出充分恢复的可能性。

17.8.7　跟进支持

现场心理急救人员有义务确认那些曾接受心理支持的人将得到社会支持组织的跟进支持。跟进支持可以通过心理急救人员所在组织、专门的信息咨询中心或幸存者的全科医生安排联系。跟进支持的最重要内容是辨识幸存者反应的发展趋势。如果最初的反应减弱，那么这些反应可能会自行消失。如果反应处于同一水平或增强，甚至成为严重问题，那么幸存者就需要接受评估，以确定是否需要进行治疗。

17.8.8　幸存者何时需要更广泛的心理支持

绝大多数幸存者的反应会逐渐减弱。自然的社会网络——家庭、朋友和同事——通常是最好的支持。但是有些幸存者的反应可能恶化，出现各种症状。结果，有人转而采用不利于健康的策略，如退缩、孤立、用酒精麻醉自己，或者避免参加那些通常让他们感到愉悦的活动，所有这些负面措施都可能给幸存者一种被控制的感觉。具有抑郁倾向、焦虑日趋严重或大量饮酒都是需要治疗的表现。

17.8.9　对特殊群体的心理支持

在重大事故中，一些幸存者群体需要特别关注。现场心理急救人员遇到他们时，应予以特殊考虑。这些群体包括儿童和青少年、遇难者的亲人和朋友、受伤的幸存者，以及文化背景不同的人。

儿童和青少年

灾害发生后，应对有特定需求的儿童和青少年予以特别关注。有时，即便幸存者中没有儿童和青少年，也要意识到幸存者的亲人中可能有儿童或青少年。这意味着在灾害应急计划制订阶段，就必须考虑到儿童的视角。因此，在社会性支持架构中，应配置具有儿童心理创伤应对经验且擅长此领域的心理支持人员。

灾害发生后，应尽快对以下问题的答案有整体把握：

- 在该事件中，有多少儿童被卷入？
- 他们在哪里？
- 他们的家人在哪里？
- 如果父母受重伤或遇难，谁来负责照顾孩子？
- 应为儿童或青少年提供哪些必要信息？

从根本上来说，儿童心理支持的基本原则和成人一样：儿童也需要安全感、安心感和信息。如果可能，最好由父母或其他亲人为儿童提供心理支持。因此，父母或其他亲人需要了解如何应对儿童或青少年的需求。除家庭心理支持外，一些儿童或青少年也可能需要个人心理支持，或者通过与其他儿童或青少年一起参加团体会议的方式来获得心理支持。同时，信息发布会、心理咨询会、告别仪式或追思仪式或者其他集会，都应该考虑在场儿童和青少年的需求，并进行相应调整。这样的集会最好有心理支持人员参与，他们能对儿童和青少年的需求予以特别关注。此外，还需要提供专门针对儿童和青少年的书面信息。这样的信息应该具体、实际。儿童更关注实际问题，随着年龄的增长，他们会更加意识到事件带来的后果。

亲人和朋友

对任何人来说，在创伤性事件中失去亲近的人都是一件痛苦的事情。现场心理急救人员必须意识到他们接触的每一个人，无论是幸存者还是遇难者，都有亲人和朋友。应对亲人和朋友予以关注，并按现场心理急救原则为他们提供支持。

伤员

心理支持是伤员管理的重要内容之一。重伤会带来极大痛苦，并增大患者患心理疾病的风险。除身体疼痛外，应激激素水平会因不确定性、不安全感和恐惧而升高。归根结底，治疗必须在患者的配合下才能达到最佳效果。有安全感、冷静的患者会恢复得更快。积极应对患者的心理需求，并为患者及其亲人提供充分的信息，患者就能更快进入恢复期，且康复过程也将更加顺利。心理支持人员应充分了解创伤性事件后出现的常见反应。当然，对患者来说，对自己的心理恢复过程有一个全面的了解也大有裨益。

情况复杂的患者需要长时间的康复治疗。这些患者包括有严重的脊椎损伤或烧伤、截肢，或其他严重情形者，他们回归正常生活的路可能很长，甚至充满不确定性。疼痛、对未来没有安全感和身体功能缺失都可能造成严重的痛苦，进而导致创伤后应激障碍或抑郁。对幸存者来说，骤失亲人是一种很大的打击。医务人员应为失去亲人的幸存者提供支持，帮助他们把不真实感变得真实，比如让他们做好心理准备，并以更易于接受的方式去见他们死去的亲人。在医院服务的心理咨询师、心理学者或宗教团体人士对患者来说很重要，对医务人员来说也是重要的支持力量。在创伤性事件后初期如此，在其后的时期也是如此。其他人员如物理或职业治疗师也是宝贵的资源，尤其是在康复治疗阶段。定期会面，如与物理治疗师定期会面，会显得更轻松，更没有压力，因为这样的会面不会直接要求谈论对创伤性事件的感受等。

17.8.10　文化和宗教多样性

如今，在很多国家，可能有不少人出生、成长的国家或文化背景与居住国不同。因此，在这样的社会，创伤性事件发生后，对不同文化和语言能力的要求也会随之增大。危机发生在多文化环境或涉及不同族群时，通常需要另外的管理方式，而不应简单地按应急计划或演练行事。首先，为避免幸存者与社会机构之间，或不同社会群体之间产生误解或不信任，在灾害后初期及随后阶段都需要提供更多信息。对不同文化背景或不同族群的社会缺乏了解，或警方、营救方的行动与上述群体的文化、行为方式相抵触，都可能直接妨碍营救行动，并影响幸存者对创伤性事件的应对。移民在出生国的经历也会影响他们对事件的反应。在困难时期该如何反应和行动，不同文化或宗教都有不同的规范和规则，比如如何表达悲伤和绝望的情绪，怎样照顾伤员或遇难者，以及怎样安排葬礼。因此，营救人员中也应有熟谙不同文化背景的人士。如果严重事件发生在移民聚居区，还需要以其他语言提供信息，而不仅仅是官方语言。当地广播电台和不同移民组织的信息渠道也是散布信息的重要途径。这同样适用于不同的宗教社区。在这些社区，一些人熟谙文化背景且有语言能力，他们的住所就可成为人们聚会或散布消息的地方。在一些地方，主要的移民群体可能主要从出生国的卫星频道获取新闻信息，而不看居住国新闻。因此，在移民聚居区，要进行有效的危机支持，翻译服务必不可少，无论是在灾害后初期还是其后的时期。

17.8.11　仪式和习俗

在所有文化中，仪式和习俗都有很重要的功能。仪式是需求和保护的表达方式。同时，个人的反应也会受占主导地位的文化模式的影响。在内心处于混乱状态的时期，遵循某些习俗和仪式将给人们带来安心感。在悲痛的时期，仪式提供了解释、接受的体系，可以缓解人们的焦虑情绪。通过具体、象征性的行动，那些原本难于理解、接受的东西也可能变得容易理解、接受。仪式还是某一既定过程的自然组成部分，能起到安慰作用。

17.8.12　见逝去的亲人

对许多人来说，能有机会见死去的亲人最后一面非常重要。这有助于让不真实感变得真实，并帮助亲人从悲痛中走出来。想象死去亲人的遗骸会变成什么样子可能比真实情况更让人恐惧。如果遗骸严重损坏，建议将损坏部分覆盖起来，仅露出能够让亲人确认遇难者身份部分的身体。有时遗骸严重损毁，根本无法看出遇难者的原来面目，则应建议不要见遗体最后一面。儿童不应该被强迫参加，不过人们应该意识到儿童的反应通常是成年人反应的一面镜子。

当一些人去见死去的亲人，尤其是遗骸严重损坏时，需要心理支持。相关人员应提前检查一下尸体状况。另外，在亲人进入遗体告别房间见遗体最后一面之前，建议告诉他们遗体的损坏状况。见遗体最后一面时，室内环境应庄严肃穆，并对遇难者的尊严表现出足够的尊重。见遗体最后一面的仪式，应尊重伦理价值观以及文化、宗教差异。

17.9　治疗

针对创伤后应激障碍或创伤相关障碍，有 3 种治疗方式：心理社会治疗、心理治疗和药物治疗。各种治疗方式的焦点不一样。最基本的关注点是心理后果，其他方面包括行为、非特定症状和身体功能减退等。心理治疗是创伤后应激障碍的主要疗法。

在心理后果中，最显著的问题是侵入性回忆，包括记忆、想法、图像及其他感官印象（闪回）的反复出现。对于这些症状，以及反复做关于创伤性事件的噩梦，其主要治疗手段是心理治疗，有时辅以药物治疗以增强效果。

创伤后应激障碍的行为症状主要源于竭力避免那些可能引发创伤性事件回忆的任何线索而出现的不安感。这可能表现为**麻木**，即无力感受或无法表达情感。这时可以采用心理社会治疗或心理治疗。

药物治疗主要针对非特定心理症状和并发的心理疾病，如焦虑症和抑郁症。

17.9.1　心理治疗

针对创伤后应激障碍及其他创伤相关心理状态，研究最广的治疗模式是**创伤聚焦疗法**，有或无认知疗法的元素。这些治疗一般持续一段有限的时间，通常为 8 ~ 12 个疗程。在治疗框架中，心理教育和压力管理技巧也是其中的组成部分，患者也会学习这些内容。在**行为疗法**中，暴露是重要组成部分。这意味着患者会在监管、心理支持下将自己逐渐暴露于类似创伤性事件的情形，或能让他们回忆起创伤性事件的线索。通过这种暴露，痛苦可能逐渐减弱，然后变得可控。

认知行为疗法（cognitive behavioural therapy，CBT）开发于 20 世纪 70 年代初，开始时用于治疗抑郁症，其后也用于焦虑症的治疗。在认知行为疗法中，也使用行为疗法技术如暴露。此外，还专门应对与创伤应激状态相关的消极的、非现实的认知模式。自己练习也是治疗的重要组成部分。

眼动脱敏与再加工疗法（eye movement desensitization and reprocessing，EMDR）是一种心理治疗方法，旨在处理创伤性事件的有关回忆，从而减轻症状。这种疗法整合了各种不同的心理治疗方法，如认知疗法、行为疗法、心理动力学疗法，以及基于身体运动的治疗干预疗法。

17.9.2　药物治疗

治疗创伤后应激障碍非特定症状的药物，基本上同治疗焦虑障碍和抑郁症的药物一样，如选择性血清素再吸收抑制剂。针对复杂的创伤后应激障碍，如出现精神病症状，则使用常规的抗精神病药物。如果出现极度唤起状态，则 β 受体阻滞剂有较好疗效。

药物治疗对逃避和侵入性回忆等症状也有较好效果。药物可以减轻焦虑程度，从而降低逃避的"必要性"或减少侵入性回忆带来的痛苦。这将有助于自动地或在心理治疗过程中进行心理处理。

药物的选择基本上取决于所需治疗的特定症状。选择药物时，需要考虑症状的严重程度以及减轻或消除症状的必要性，使之易于或可能进行心理治疗。

有些症状会带来很多痛苦，尤其是那些会带来心理生理学变化的症状，因此部分正常反应也需要进行药物治疗。这时，应确保使用的药物不会妨碍接受心理治疗的能力。不能使用苯二氮䓬类药物，一是有药物依赖的风险，二是使用这种药物可能削弱心理处理的能力。在创伤后应激障碍的急性期，出现严重失眠症状或受噩梦困扰的患者可能需要先进行药物治疗，然后才能接受心理治疗。

与创伤性事件明显相关的睡眠障碍，其治疗需要检查睡眠模式，包括做梦和睡眠失调的类型（如入睡困难、睡眠不安稳或经常醒来、睡眠时间变短或醒得很早）。如果是睡眠不安稳或经常醒来，可以优先考虑使用丙酰马嗪，因为临床显示该药不会影响正常的睡眠模式。在急性期，难以入睡可以服

用佐匹克隆，效果很好。

17.10　自我管理

在创伤性事件中，帮助幸存者的人也同样暴露于创伤性体验。他们包括院前急救人员、医生、护士、消防员、警察和其他营救人员、心理学者、心理咨询师，以及灾后提供心理支持、心理咨询和心理治疗的群体。所有这些群体都有暴露于超剂量人类痛苦的风险，进而可能出现继发性心理创伤、心身耗竭综合征或共情疲劳。

由于专业能力、经验和日常工作内容，在面对受创伤或损伤的受害者时，医务人员、营救人员、警察和现场心理急救人员在某种程度上可以保护自己，免于出现重大的情感困扰。教育和培训也能增强抗压能力。在执行困难、具有挑战性的任务前，从心理上做好准备也有助于让人变得坚强，即使在执行任务中面对受严重创伤的人或死去的人。不过，有时太震撼人的现实场景也可能损害这种职业保护功能。比如出现意料之外的场景或面对具有个人意义的细节，救援人员也很难保持专业距离。参加完营救行动后，营救人员可能出现强烈的心理反应。如果在执行任务前进行培训并做好心理准备，同时在灾后给予良好的跟进支持，则可能避免出现后遗症。有继发性心理创伤风险的人不仅仅局限于经常暴露于创伤性事件的专业救援群体，其他群体如司法系统人员、新闻记者和摄影师，也有出现继发性心理创伤的风险。

17.10.1　照顾好自己

应对创伤性情形会让人精神疲惫，因此从事此类工作的人需要考虑如何照顾好自己。在执行任务中和在这之后，都需要有休息、反思和恢复体力的时间。体育活动也可以增进健康。

执行任务前
通过教育和培训做好心理准备有助于增强困难时刻的承受能力。一个高效的组织会合理安排日程，而跟随这样的组织执行艰巨任务，从而使人们有更强的控制感。在混乱情形如意外事故或灾难中，良好的领导能力尤其重要。当人们从属于一个组织，为一个共同目标而工作时，其职业安全感可

以得到加强。

执行任务中

提前做好心理准备将有助于对现场进行安全管理。这意味着在执行任务前，救援人员已经了解灾害的相关事实，也对如何开展工作进行了讨论。而且，救援人员也考虑过自己的角色和即将面临的困难。控制自己的反应也有助于保持必要的心理距离，从而理性行事并保持专注。限制暴露是另外一种策略，还有使用自我鼓励的方法。积极行事，知道要做什么和怎样做好，也有助于增强控制感。

执行任务后

一项特殊、艰巨的任务能让身体和大脑处于一种激活状态。这可能导致现场应急救援人员降低了对自己工作量的限度要求。休息、恢复的需要不再得到重视。

反应最常出现在救援人员轮岗休息期间或救援工作结束后。症状可能是身体紧张或放松困难。放松、体育活动或接受培训有助于提升健康，和同事一起执行任务的人交流也有助于提升健康。总之，有必要明确工作和私人生活之间的界限。

如今，在许多专业群体中，人们会举行非正式会议和（或）正式会议来总结他们进行的救援工作。执行任务后出现应激反应或其他问题的个人，必须接受跟进支持。领导者必须担起这项重要职责。

扩展阅读

Andrews B, Brewin CR, Rose S (2003) Gender, social support and PTSD in victims of violent crime. J Trauma Stress 16(4):421–427

Bergh Johannesson K, Stefanini S, Lundin T et al (2006) Impact of bereavement among relatives in Italy and Sweden after the Linate airplane disaster. Int J Disaster Med 4:110–117

Bergh Johannesson K, Lundin T, Hultman C et al (2009) The effect of bereavement on tsunami-exposed survivors. J Trauma Stress 22:497–504

Bisson J, Brayne M, Ochberg FM et al (2007) Early psychosocial intervention following traumatic events. Am J Psychiatry 16:1016–1019

Bonanno GA, Galea S, Bucciarelli A et al (2006) Psychological resilience after disaster: New York City in the aftermath of the September 11th terrorist attack. Psychol Sci 17(3):181–186

Brewin CR, Andrews B, Valentine JD (2000) Meta-analysis of risk factors for posttraumatic stress disorder in trauma-exposed adults. J Consult Clin Psychol 68:748–766

Bryant RA, Harvey AG, Guthrie RM et al (2003) Acute psychophysiological arousal and posttraumatic stress disorder: a two-year prospective study. J Trauma Stress 16(5):439–443

Brymer M, Jacobs A, Layne C, Pynoos R, Ruzek J, Steinberg A, Vernberg E, Watson P, (National Child Traumatic Stress Network and National Center for PTSD), Psychological First Aid: Field Operations Guide, 2nd Edition. http://www.nctsn.org; http://www.ncptsd.va.gov. July 2006

Foa EB, Keane TM, Friedman MJ et al (2009) Effective treatments for PTSD. Practice guidelines from the International Society for Traumatic Stress Studies. Guilford Press, New York

Friedman M, Keane TM, Resick PA (2007) Handbook of PTSD. Science and practice. The Guilford Press, New York

Galea S, Ahern J, Resnick H et al (2002) Psychological sequelae of the September 11 terrorist attacks in New York City. N Engl J Med 346:982–987

Halpern J, Gurevich M, Schwartz B, Brazeau P (2009) Interventions for critical incident stress in emergency medical services: a qualitative study. Stress Health 25:139–149

Hart DS, Orner R (2005) New values in reconstructing early interventions after trauma. ISTSS Trauma Stress Points 19:2–6

Hobfoll SE, Watson P, Bell CC et al (2007) Five essential elements of immediate and mid-term mass trauma intervention: empirical evidence psychiatry: interpersonal and biological processes. Psychiatry 70:283–315

Lundin T (1994) The treatment of acute trauma. Post-traumatic stress disorder prevention. Psychiatr Clin North Am 17(2):385–391

Lundin T, Jansson L (2007) Traumatic impact of a fire disaster on survivors – a 25-year follow-up of the 1978 hotel fire in Borås, Sweden. Nord J Psychiatry 61(6):479–485

Michel PO, Rosendal S, Weisaeth L, Heir T Use of and satisfaction with support received among survivors from three Scandinavian countries after the 2004 Southeast Asian tsunami. Eur Psychiatry 2011 Jan 28 (Epub ahead of print)

National Institute of Clinical Excellence (NICE) (2005) The management of post-traumatic stress disorder in adults in primary, secondary and community care. Clinical guideline 26. National Institute of Clinical Excellence, London, http://www.nice.org.uk. ISBN 1–84257–922–3

Norris FH, Tracy M, Galea S (2009) Looking for resilience: understanding the longitudinal trajectories of responses to stress. Soc Sci Med 68:2190–2198

Pynoos RS, Goenjian A, Steinberg AM (1998) Strategies of disaster intervention for children and adolescents. In: Hobfoll SE, de Vries M (eds) Extreme stress and communities: impact and intervention. Kluwer, Dordrecht, pp 445–471

Serralta-Colsa D, Camarero-Mulas C, Garcia-Marin AM et al (2011) Functional outcome and quality of life in victims of terrorist explosions as compared to conventional trauma. Eur J Trauma Emerg Med 37:31–36

Shalev AY (1999) Psychophysiological expression of risk factors for PTSD. In: Yehuda R (ed) Risk factors for posttraumatic stress disorder. American Psychiatric Press, Washington, DC, pp 143–161

18

教育和培训

Sten Lennquist 和 Kristina Lennquist Montán

18.1　教育和培训的必要性

在第 1 章，我们已经讲述了在重大事故医学应急救援中，要实现精准管理和有效救援所需的特定知识和技能——**除常规医疗中所需的知识和技能，它们包括以下能力：**

- 在急救医疗需求远远超出可用资源所能满足的情形下进行检伤分类。
- 在出现大批量伤员时进行初步急救处理，包括处理自身专业外的病例。
- 在不能进行专业诊断和治疗时，可优先采用初步诊断和急救处理方法。
- 当资源必须根据需求迅速重新分配时，作为组织的有机组成部分展开工作。这需要充分了解组织的运作方式以及如何在组织的架构中开展工作。
- 在现有技术系统受到攻击时，能够操控医疗领域的备用系统。

除非参与应急救援的医务人员具备上述知识和技能，否则即便有好的应急计划、设备和组织架构，也不会有好的效果。如果医务人员没有接受培训，学会如何在重大事故中开展工作，那么医学应急救援也不会取得最佳效果。**这意味着，教育和培训与应急预案、组织架构和设备同等重要，甚至更加重要，但是行政管理人员却往往没有充分意识到或者认识到这一点。**

在几乎所有重大事故应急救援报告中，教育和培训的不足都被一再指出。重大事故发生后，人们开始强化教育和培训（不幸的是，在大多数情形下只限于当地）。希望决策者们，尤其是教育领域的决策者，能够拓宽视野并认识到教育和培训的重要性，不要因知识和培训的缺乏而**一再造成生命和健康的损失。然而，不幸的是，在大部分情况下，对重大事故应急准备的教育和培训都是最容易被忽视且进行得最不充分的部分。**

18.2　不同层次的教育

所有人都应该知道重大事故中该如何行动以及救援行动（包括医疗）该如何组织。事实证明，在资源有限的地区，在应对自然灾害时，如果**非医务人员也具备初步现场急救知识和技能**，那么应急救援效果就会大为改观。应在学校教育的各个阶段教授初步现场急救知识和技能，尤其是在没有实行强制性义务兵役的国家，因为军队历来有开展初步现场急救知识和技能培训的传统。

参与重大事故应急救援的非医务人员，如营救人员和警察，通常都接受过初步现场急救的教育和培训，大多还包括初步检伤分类，但是在程度上存在很大差异。在大多数地方，这是一个需要大力改善的领域。所有应急救援团队一起接受培训还能够增进对问题的认识和了解，而这些问题是所有参与团队必须共同应对的，而且这样做还能极大地提高重大事故应急准备的质量。

在医学教育的各层次，有必要对**所有医务人员**进行医学应急救援方面的教育和培训：

S. Lennquist • K. L. Montán
e-mail: lennquist@telia.com ; lennquist@hotmail.com

- 针对所有医学和护理专业学生（包括救护专业），在本科教育中，将医学应急救援作为基础教育的内容。
- 针对医生和护士，进行医学应急救援的专科培训。
- 针对所有医务人员，根据他们在重大事故应急救援中的职位和职责进行在职培训。
- 按事先定好的时间和间隔，反复进行上述培训。
- 针对特定职位人员进行其他特殊培训（医疗指挥职位，特定类型事故如危险品事故的医学应急救援人员，以及派遣去执行国际救援任务的医务人员）。

18.2.1　基础教育

重大事故医学应急救援已经是医学生、护理专业学生**在本科阶段教育的必修内容**，这是出于以下几方面原因：

- 刚毕业的医生或护士可能在任何时间，在没有任何预警或准备时间的情况下，随时遭遇造成大量重伤或危重患者的重大事故，并且可能不得不在一线采取行动，基本上没有经验更丰富的人员可以予以指导。
- 与大多数其他医学领域不同，在医学应急救援领域，可能无法等待或将患者转诊至专科医生或资深同事处，而是必须立即采取行动（检伤分类、初步急救处理、决策），以挽救生命和健康。
- 对可能仍有许多年寿命的患者来说，一线人员做出的决定可能决定其是存活还是死亡，是完全康复还是永久残疾。

在医学应急救援领域，**必须纳入本科教育**的知识和技能包括：

- 能够进行首次检伤分类，区分轻伤患者和危重患者。
- 针对由机械性暴力、火灾、寒冷环境、危险品和辐射造成的损伤，能够进行基本的初步急救处理。
- 针对重大事故患者，能够实施基本生命支持（复苏）。
- 在重大事故现场，能够组织、开展工作，包括进行指挥、协调和沟通。
- 在重大事故期间，能够在医院组织、开展工作。

- 了解重大事故期间可能出现的心理反应，并知道如何预防和应对。

重大事故医学应急救援所需的知识和技能涉及许多不同的医学领域，在所有这些领域的教育中，医学应急救援都应是重要内容。然而，在其他医学领域的教育内容中，有一项特定的知识并未纳入其中，那就是在现场和医院的组织工作。必须学会在这样的组织架构下展开工作，并成为其有机组成部分。因此，除了整合进其他医学领域教育中的医学应急救援内容的培训外，还应单独开设一门关于在现场和医院的组织工作**的课程**，最好在本科阶段教育的后期进行。这门课程的培训应主要采用现场演习，或现实模拟演习的方式（见下文"培训的方法学"）进行。这门课程所需的时间取决于重大事故医学应急救援的内容在本科阶段其他课程的学习中所占的比例。

大学和医学院有责任进行医学应急救援教育。对于医学应急救援教育的广度和深度，可由政府提出相应建议，毕竟重大事故应急准备也是国家安全问题之一。在许多国家，有越来越多的医学分科都竞相争取开展医学应急救援教育。当然，开展医学应急救援教育的重要性如前文所述。

18.2.2　专科培训

重大事故医学应急救援培训也必须纳入医生和护士的专科培训中，尤其是在工作中与之密切相关的人员：救护车部门、急诊部门，以及外科、整形外科和麻醉科。在一些国家，院前急救系统也参与重大事故应急救援，因此其医务人员也应参加医学应急救援培训。

自然，因所属专业不同，医学应急救援专科培训所需的时间和课程也不同。专科学会或组织应负责将医学应急救援专科培训纳入其专科培训项目中，并负责设计、支持其专业内的医学应急救援专科培训课程。

18.2.3　在职培训

在职培训的目的是确保在重大事故期间，专科医生/护士拥有履行医疗系统中特定职位或职责的能力。同样参与重大事故医学应急救援的其他医务人员和行政人员也需要进行在职培训。

事实上，医院所有员工都应接受**基本在职培**

训，因为在最高警戒级别的重大事故应急救援中，几乎所有员工都将以某种方式参与。基本在职培训应包括灾害应急预案和相关部门救援预案的内容。其中一部分内容可以作为在医院就职的岗前培训内容之一。

特定职位需要进行**特殊在职培训**：
- 救护车急救人员应接受现场指挥和协调方面的培训，并适应当地应急救援架构。
- 可能在不同职位负责指挥的医务人员和行政人员必须接受指挥、协调和沟通方面的培训。
- 可能参加院前急救队被派遣至现场的医务人员必须接受现场工作方面的培训。
- 可能参与伤员清洁消毒的人员必须接受使用个人防护装备方面的培训。

在职培训的一部分内容可以在各部门内部进行，其余部分则需要现场演习和（或）模拟演习（尤其是指挥和协调方面的培训）。现场演习和模拟演习需要使用更多的资源，可以集中到地区或国家培训中心进行，那里具备有资质的教官和模拟演习所需设备。

18.2.4 反复培训

只进行一次上述的在职培训是不够的。也许要隔很久才进行下一次重大事故应急救援培训，而不常使用的知识很容易忘记。因此，应进行反复培训。两次培训之间的时间间隔因国家和组织而异，并且也可能因专业不同而异。不论两次培训之间的时间间隔有多长，它们都应明确规定并且按照既定计划进行，这样每个团队也能为之制订计划。进行反复培训是义务，应该写入责任书内，由各部门/团队的领导签字，以确保反复培训被赋予明确的优先顺序。

各职位的在职培训和反复训练应由当地医院，或在某些情况下，由当地所属地区负责。根据国家组织架构的不同，卫生部或政府卫生委员会应给出国家培训建议。

18.3 培训的方法学

18.3.1 培训中的问题及应对

针对重大事故应急救援进行的教育和培训是一种挑战，因为：

- 与临床学科方面的技能培训不同，重大事故医学应急救援（medical response to MIs，MRMI）所需的技能无法在"真实"场景下进行培训。重大事故发生时，所有职位的人员都需尽最大努力开展工作，那绝对不是培训的场所。
- 重大事故的发生率（仍然）相对较低，这意味着培训与其实践之间可能会间隔较长时间。所学到的知识和技能只有通过实践才不会忘记。

要应对这一挑战，我们就需要利用良好的教育方法。掌握技能的最好办法是**理论与实践相结合**。由于我们不可能在"真实"场景中进行培训，因此我们需要良好、精确的仿真模型进行互动式训练。建议尽量减少传统授课，而让学员自己从高质量的文献中学习，然后将重点放在交互式训练上。模拟模型应该涵盖应急救援管理链的各个要素，学员首先学习指挥、协调和沟通各个环节的技能，然后进行全过程培训。

18.3.2 决策——重大事故应急救援的关键要素培训

在重大事故应急救援的知识和技能中，做决策的能力是关键。在应急救援的整个管理链中，迅速、精准地做决策至关重要：

- 在指挥层面——需要向哪些部门发出警报以及如何利用它们。
- 在组织层面——如何组织应急救援，从而最好地利用可用资源。
- 在个体患者管理层面——在这个特定情形下，如何应对患者，该采用哪种方法，其优先顺序如何。

我们可以将人比作计算机：输入特定信息（**输入数据**），进行处理（**决定**），然后输出决定的结果（**输出数据**）。

要培训、评价决策过程需要两个前提条件：
- 在真实情形中做决策所需的所有信息（输入数据）必须
  ——可用。
  ——每个细节的信息都是准确的。
- 决策的所有结果（输出数据）必须明确描述。

输入数据的范例：
- 各种可用的资源：各类医务人员、物资、各类后送工具、各类医院资源（病床、手术室、呼吸机、物资供应等），以及在计算日常的常规医疗的基础上，当事件发生时这些资源到位所需的时间。

- 对所有可用的转送工具来说，抵达现场以及在现场和医院之间转送所需的时间。
- 具体情形，即伤员人数、损伤详情，包括损伤类型、严重程度，以创伤评分计。

输出数据的范例：

- 根据创伤评分评估死亡率。
- 可预防的死亡率：如果尽最大努力救治，患者能否存活？
- 不同严重程度的并发症，根据创伤评分。
- 发出警报的精准性：过低警报或过度警报？
- 发出警报的效率：发出警报的时间和应急救援到位时间。

如果输入、输出的数据达不到以上要求，那么就无法确定学员所作的决定是否正确。这意味着，培训结束后，对自己所作的决定是否正确，学员也没有得到客观的评价，因此也不能根据评价改进自己的决策。简而言之：培训没有达到最重要的目标。

不幸的是，这是现行培训计划中存在的普遍现象。原因可能如下：

- 设计具有完整输入数据的培训课程需要进行大量的准备工作。
- 现行教育模型中，鲜有能够给出客观、精准且可复制的输出数据的模型。

这意味着，针对重大事故应急救援的教育和培训仍是一个有待开发的领域，而且有待开发的空间很大。此外，应该鼓励各类医务人员积极参加培训项目，决策者也应更主动地派遣医务人员参加培训。

18.3.3 教育模型的验证

在设计新的教育模型或课程时，应确保给予或传授给学员的知识和技能：

- 正确。
- 符合课程总体目标，比如提高学员的能力，从而使其在重大事故期间做出恰当的决策并精准地执行。

换而言之，课程内容的精准性应当予以**验证**。在目前的文献中，有很多关于在该领域内建立新课程模型或项目的报告，这显示人们越来越关注该领域的教育和培训。然而，这些报告鲜有验证，甚至很少尝试对课程内容精准性进行验证。这存在明显的风险，那就是积极的课程设计者或领导者推广自认为精准的内容，也许在大多数情况他们的做法可能正确，但也可能完全是错误的。其中常见的例子是传授的现场组织架构过于复杂。要建立学员所学习的组织架构会消耗大量时间和精力，以至于鲜有时间进行检伤分类和对伤员进行急救处理，而当现场组织架构完全建立时，应急救援的阶段早已结束（图 18.1）。

针对重大事故应急救援培训，要验证其教育理念、课程或项目并不容易。在医学领域，许多教育项目可以得到验证，比如通过提供引进该项目后，临床结果得到改善的统计数据。在创伤领域，高级创伤生命支持（advanced trauma life support, ATLS）课程就是一个得到验证的好例子。当然，这需要有足够多的病例或事件来显示在统计数据上存在显著性差异。幸运的是，重大事故的数量并不太多，当然，那样的数量也不足以进行这种比较，而在重大事故发生较多的区域，还有许多不同因素影响应急救援的结果。此外，在大多数情况下，一起事故与另一起事故存在相似性的可能不大。

有时，人们以学员对课程的反馈作为验证结果，但那并不足以验证课程内容的精准性。学员对课程的反馈可能受到许多其他因素的影响，如培训者的热情、愉悦的气氛或是住处不错，这些因素可能对于学员自身评价来说很重要，但与课程内容的精准性评价无关。

可以在课程培训前进行测试，培训后再进行一次内容相似的测试，对两次测试的结果进行比较，但是必须注意重复测试带来的学习效果。这可以通过使用具有最小学习效果的测试方法进行克服。还有一种方法是让一个对照组参加培训前后的两个测试，但不让他们参加课程培训。第三种方法是在运用高级模拟模型进行反复演习后，比较通过或未通过课程测试学员的表现。

不论验证方法为何，在引进、报告新课程模型时，都应对课程内容的精准性进行验证，这是基本要求。

18.4 互动式培训模型

互动式培训模型（边做边学）有两种类型：

- 实际的现场演习，用模拟人模拟损伤患者。
- "桌面"演习，用图形符号来表示损伤患者和各种可用资源，用计算机、桌面或白板呈现。

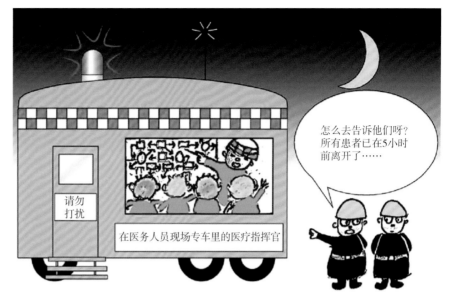

图 18.1 漫画显示了课程内容验证的重要性：所传授的知识和技能是否精准，且与既定的培训目标相符？不幸的是，漫画所示正是一个相当常见的错误：所教授的现场组织架构过于复杂，等它建起来，现场的应急救援阶段已经结束

在医务人员现场专车里的医疗指挥官

请勿打扰

怎么去告诉他们呀？所有患者已在5小时前离开了……

18.4.1 实际的现场演习

传统现场演习存在的一个问题是，它们有变成壮观场面的倾向，即将大量精力投入到追求戏剧性效果上，如将模拟人夸张地喷涂，并让其发出惨叫声。不幸的是，在许多情况下，人们很少对学员决策和所采取的行动进行系统分析。如上所述，要确认学员的表现结果以及如何改善，需要进行系统分析。

许多传统现场演习存在的另一个问题是，只有少数学员有机会参与现场演习，而大多数学员只能在一旁观看。建议少搞点儿壮观场面，让现场模拟变得简单并缩短演习课程的时间，这样每位学员便真正有机会参与现场演习并接受评价。

传统的现场演习通常终止于伤员疏散区。这样做的缺点是，最后的结果——学员表现和决策的结果仍不可知或仅仅由培训者给出假定结果。这样会留下以下疑问：

- 检伤分类是否正确？
- 从最终结果来看，现场的急救处理是否准确？
- 医院之间的患者分配是否最佳？

救护车和直升机可以进行现场转送，但成本高昂，也很难调动这样的团队来进行演习，而且还存在安全问题。

在当今效率优先的医疗系统中，将演习延伸到医院的做法很自然地会受到抵制。演习作为现场组织架构的测试也许说得通，但作为学员培训手段就很难被接受了。因此，将演习延伸到医院的做法也不现实。

然而，传统现场演习的最大错误是没有按真实的时间进程行事。学员能够模拟对每位患者的所有处置程序，这很容易，因为他们没有按实时进行或消耗任何真实资源。如果这就是学员在演习中学到的东西，那么在真实的重大事故期间，他或她也会同样这样做，结果每一个程序都耗时太长，最终造成拥堵和混乱。

在进行任何演习时，一定要考虑实际（真实）时间和消耗的资源（人员、物资）！ 否则就会传达出错误的信息，并且可能比不进行任何培训更糟。以下方法可以避免这些潜在失败：

- 给每位学员提供完整的输入数据（如前述），作为制订、评价决策的基础。应在演习前以书面形式提供。
- 使用伤员卡，而不是喷涂的模拟人。伤员卡模型如后文图 18.4 所示。
  - 与喷涂的模拟人相比，伤员卡能为学员提供更逼真、准确的信息，而不论人们投入了多大精力让模拟人看起来更逼真。
  - 伤员卡更容易显示多发伤，这更符合实际情况，即呈现了一个更为真实的情形。
  - 以生理参数显示患者状况，这是常用的首次检伤分类方法的基础。
  - 根据受伤后的时间以及采取的措施，更容易显示患者的情况变化（由培训者指示或根据模拟人的生理参数指示）。
  - 使学员和模拟人角色可以轻松转换，这样所有学员都有机会行动和充当模拟人，从而提高学习效果。

- 控制者配有计时器，并且采用现实中必须采取的所有潜在处置的程序清单。如果学员决定进行某项处置，学员和"患者"都必须原地不动（什么都不做），直到现实中这项处置所需时间结束。对学员来说，这可能带来受挫感，但对他的培训是有益的。控制者还可以检查所需的治疗设备是否确实（或将）到位。
- 使用转送白板模型，如后文图 18.9 所示，它能够显示：
  —患者离开现场的时间，根据已完成的检伤分类和（真实）可用的转送工具。
  —患者送往的医院，根据疏散决定。
  —患者抵达医院的时间，根据（实时）转送时间。
  添加 1 名教官模拟转送协调中心（见第 3 章）并提供（真实）可用医院的能力，这样做能够显示：
  —现场和医院之间的重要交流。
  —医院之间患者分配的精准性。
  —患者是否及时获得必要的院内治疗。

与现场演习的总成本相比，上述措施相对简单且成本低廉，应予以优先考虑，而不应花费太多成本在制造演习的壮观场面上。

18.4.2 桌面演习

与实际的现场演习相比，桌面演习的**优点**是：

- 它们更便宜——一次满足上述要求的实际现场演习所需要的费用，可以进行许多次满足相同要求的桌面演习。
- 桌面演习更易于满足上文所列要求。
- 不耽误每位参与者平时的工作。
- 仅仅通过扩大事件规模让更多医院参与进来，便可让大量人员参与演习，履行特定职责。
- 整个响应链（现场、转送、医院、指挥/协调中心）可以同时进行培训，从而可以培训、评价指挥、协调和沟通的重要职能。
- 应急救援的整体效果可以清晰地显现出来，而这只有在响应链的各个环节都进行培训时方可实现。使用标准化模型，其结果可以复制，并且可以用作改进的基础（比如通过更多的培训或组织架构的调整）。

缺点是没有实际的现场设备及其使用训练。这可以通过将单独的现场演习与桌面演习结合起来予以克服。单独的现场演习用于测试现场设备，而桌面演习主要用于培训医务人员。

桌面演习有不同的模型：

- 将地图在桌面上摊开，代表现场或医院，在地图上移动图形符号。这是原始的"桌面"模型。
- 使用白板，比如带磁力的白板，图形符号带标签，在白板上移动。
- 使用计算机，这意味着每一位参与者或一组参与者坐在计算机前，根据提供的信息做出决定。

只要模型能够满足上述演习的要求，就是好模型。比如，在重大事故灾害时医疗支持（major incident medical management and support，MIMMS）课程（图 18.2）中，就采用**桌面地图**演习方式。地图可以精确呈现现场组织架构，也能在一定程度上呈现医院组织架构，但难于让重大事故应急救援链上的参与者实现交互训练。

计算机桌面演习需要高质量的项目，并且需要呈现整个管理链，包括患者管理，这就需要大量的数据。人们已经进行过许多尝试，但至今成果有限。而且，迄今为止的经验表明，通过计算机进行演习给人们的交互式感觉与其他桌面演习不同。在其他桌面演习中，参与者使用、移动图形符号，且彼此间进行沟通。不过，计算机技术在不断发展，将来完全有希望开发出更成功的桌面演习模型。

第一个使用带磁力的图形符号和白板的系统是 Emergo 培训系统（Emergo Train System，ETS；Linköping，Sweden）。ETS 于 1985 年推出并被翻译成十多种语言，目前仍在世界上许多国家使用。这个相对简单的系统最初由本章的执笔者们开发，它在世界上的广泛应用表明，在重大事故应急救援的培训中需要这样的系统。在该系统中，带磁力的图形符号代表伤员、参与应急救援的医务人员、后送人员和医院的医护人员。学员在带磁力的白板上操纵同样带磁力的图形符号，对"患者"进行检伤分类、急救处理并使之随着应急救援管理链的流程移动（图 18.3 a 和 b）。该系统目前由瑞典的 Linköping 大学灾害救援医学教育研究中心拥有版权并上市销售。

一个类似的系统基于与 ETS 相同的原则，专用于方法学的科学评价，这就是**大规模伤亡模拟**（Mass Casualty Simulation，MACSIM）**系统**。该系统也由本章的执笔者们设计并于 2009 年推出

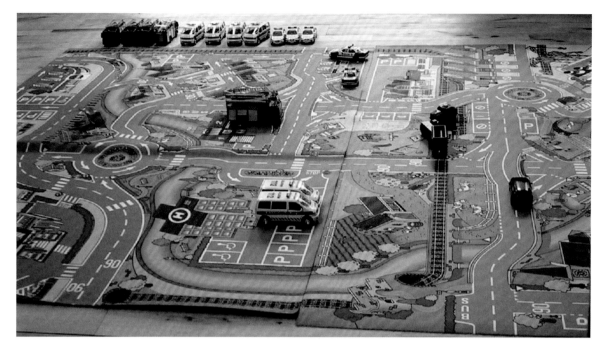

图 18.2　桌面演习的传统模型。该图显示了重大事故灾害时医疗支持的院前急救课程中使用的模型（MIMMS，见正文）。该模型为摊开在桌面上的一张地图，上有图形符号代表营救及医疗团队。这种模型可以精准呈现现场的组织架构，但却难以充分显示检伤分类和患者管理流程（摘自 Prehospital and Disaster Medicine Centre，Gothenburg，Sweden，已获许可）。

（www.macsim.se）。该系统已经用于不同检伤分类方法的科学评价和比较，而且也被选为欧洲 MRMI 课程的教育工具。

MACSIM 系统的关键组成要素是**伤员卡**（图 18.4 a 和 b），既可用于现场演习，也可用于桌面演习。用于现场演习和方法学基础培训的伤员卡尺寸较大，可挂在模拟人身上，以进行实际的、具体的操作。而用于桌面演习的伤员卡较小，可磁化后在带磁力的白板上使用。

伤员卡正面（图 18.4 a）四周是根据 ATLS 原则（气道、呼吸、循环、残疾）提供的模拟患者状况信息。根据损伤后时间或已采取 / 未采取措施，教官可以轻易改变参数，在大卡片上直接移动图形符号，在小卡片上使用白板笔移动。

在卡片中央是"暴露"后的发现，以图形符号表示，左侧是检查或与患者交流后得到的结果，右侧为触诊和听诊的结果。

左上角为患者最初的体位和状态（仰卧或站立 / 行走，无声或呼救）。左下角为患者性别和大致年龄。

大伤员卡反面（图 18.4 b）是不同图形符号的说明。不同急救处理的图形符号及其说明，可以用贴纸的形式附在卡片上。每项急救处理均与时间挂钩，使培训可以按前述的真实时间进行，而急救处理贴纸的种类可以按现实情况进行调整（图 18.5）。

小伤员卡用于桌面演习，其反面（图 18.4 c）为供教官使用的信息：

- 确定性诊断（损伤的完整描述）。
- 时间（$T > min$），如果在该时间内未进行某项处置，则可能造成死亡（M），或出现危及生命（CL）的并发症，或导致功能的永久丧失（CF）。
- 需要采取的手术耗费的大约时间（Op/min），可根据选择的手术方法进行调整。
- 潜在的呼吸机需要（V，是或否）。
- 死亡和并发症的结果。如果患者接受最佳治疗（R/Opt），其是否能够"避免"死亡或出现并发症（一些患者即便给予最佳治疗，仍可能因为严重损伤而死亡）。L+ 表示患者接受最佳治疗后存活，L- 表示患者接受最佳治疗后死亡（功能也同样表示，F+/F-）。
- 基于损伤总体情况的损伤严重程度评分（确定性诊断，如上）。
- 基于患者最初状况的修订版创伤评分，根据生理参数评分。

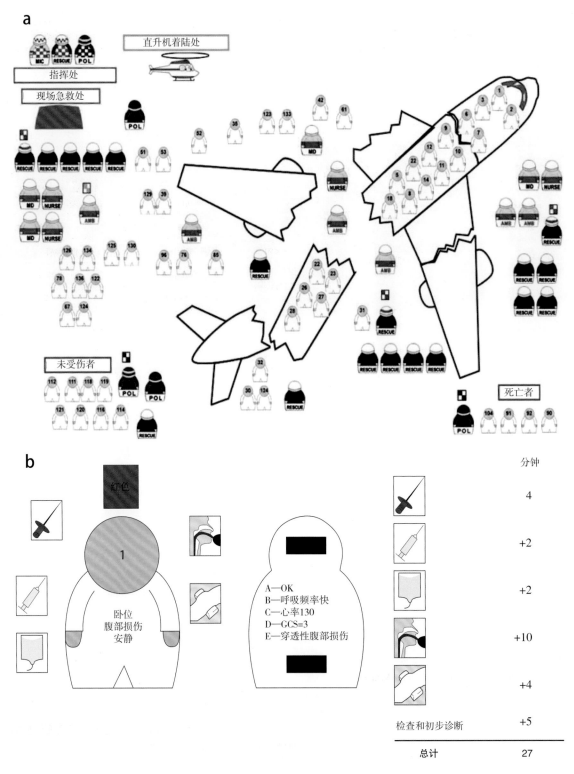

图 18.3　Emergo 培训系统（ETS）。(a) 带磁力的白板上带磁力的图形符号，表示伤员、医务人员、营救人员、后送人员。学员可以操作图形符号，移动它们来表示检伤分类和急救处理，彼此进行直接沟通。(b) 演习按真实时间进行：每项急救处理均与时间接轨。如果学员指示进行急救处理，那么在处理时间结束前患者和医务人员均不得移动。如图所示，单个患者就可能消耗相当多的时间和资源。在资源和时间允许的情况下这可能是正确的处置，但是在伤员众多的情况下，这样处置就可能是错的，因为其他潜在的可救治患者就可能因此失去生命。本 ETS 是在此类演习中首个引入"实时方法"的系统（来源：Centre for Teaching and Research in Disaster Medicine and Traumatology, Linköping, Sweden，已获许可）

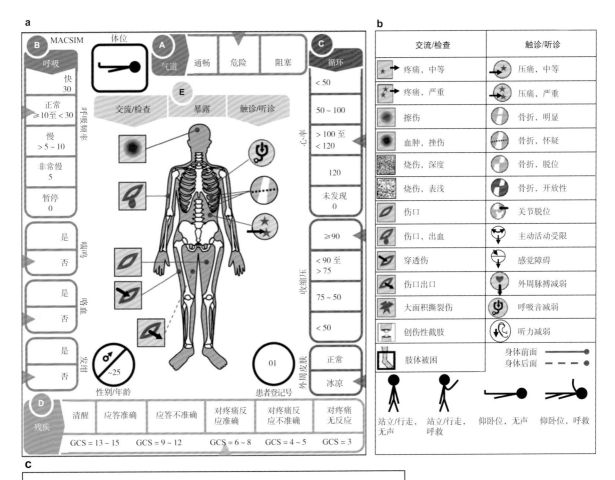

图 18.4　(a) 大规模伤亡模拟 (MACSIM) 系统的关键组成要素是伤员卡, 既可用于现场演习, 也可用于桌面模型的模拟训练。(b) 学员最好在演习前学会图形符号代表的意思 (在培训过程中也可以学习)。(c) 伤员卡反面为教官参考信息:

- 最终诊断。
- 为了抢救生命, 必须完成各项急救处理措施 (使用代码系统) 的时间。
- 用于根据创伤评分计算可避免的死亡和并发症。

(版权归 MACSIM 所有, 已获许可)

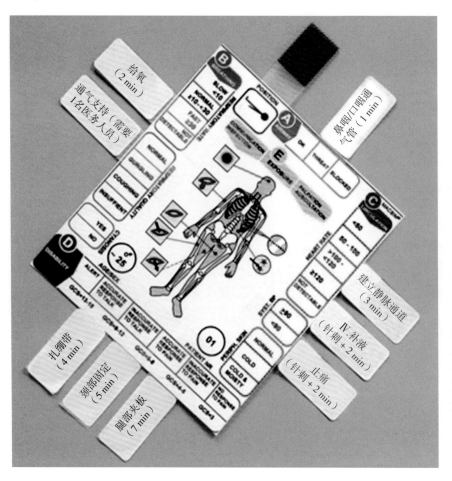

图 18.5　伤员卡上以移动贴纸标示优先顺序（卡片上端），颜色同第 4 章所述。急救处理措施也以移动贴纸在伤员卡外围标示，与诊断相对应。所有院前处理措施及医院检查 / 治疗措施都有相应的贴纸（同时标有完成每种处理所规定的时间），其种类与实际资源相对应（版权归 MACSIM 所有，已获许可）

这些信息可能看起来很广泛，但是它符合完整的输入、输出数据要求，是做决策以及精准评价各应急救援环节所做决定的基础。

可以用可移动的贴纸标示"患者"的检伤分类结果，其颜色与第 4 章（"检伤分类"）所述颜色相同。

大规模伤亡模拟（MACSIM）系统和 Emergo 培训系统都为所有参与应急救援的医务人员以及所有可用的转送和医院资源赋予了图形符号（详情参见 www.macsim.se）。

Emergo 培训系统、MACSIM 系统以及其他类似系统都使用了带磁力的白板，以确保最佳利用效果。针对应急救援链部分环节的培训，目前大多数会议室使用的白板数量就足够了。如果要针对整个应急救援链进行更广泛的培训，则需要更多的白板。最好选用带轮子的白板，但是其价格可能相差较大，在一些国家较高。这个系统也可以在桌面上使用，还可以使用带磁力的膜，可以打开，暂时贴到墙壁上。

18.5　课程模式

18.5.1　本科教育

基于本章前面部分讨论的理由，重大事故应急救援的培训应成为所有本科医学教育阶段的强制性内容，这也是大学和医学院应肩负的重大责任。如前所述，这也应是卫生部的责任，因为它关系到每个国家的公民安全问题。在最近几十年中，大多数国家都建立了这样的教育方案，这主要是在应对全球恐怖主义中形成的。这也表明任何国家在任何时候都可能面临应急救援需求。如果伤员由没有接受过应急救援培训的医务人员负责应对，那么各级教育决策者将（也应该）对此承担责任。

应急救援培训课程应尽可能安排在本科教育的后期，因为它几乎需要所有医学领域的知识。

应急救援培训课程应尽可能压缩理论内容，仅教授绝对必需的内容，因为在这个阶段，学生已经掌握足够的医学知识，足以阅读相关文献；同时，尽可能多地进行交互式培训（"边做边学"），让所有学生都积极参与。在学生们承担职业责任之前，这通常会成为他们反复强化基本创伤管理技能及提高决策能力的培训机会。根据前述原则，交互式培训可以通过实际的"操作"演习或桌面演习进行。

18.5.2　专科培训

这完全是互动式培训，复习本科阶段学到的知识，但是侧重于某个专科。自然，培训的内容会因专业不同而异，并取决于在重大事故应急救援中的潜在职责。这个标准化培训项目的设计应由各专科学会负责，而接受过包括应急救援培训项目在内的专科培训也应成为取得专科证书的条件。

18.5.2.1　创伤和急救医学课程

创伤和急救医学课程被纳入一些专科培训项目中。同样，创伤和急救医学课程也是重大事故应急救援培训的重要组成部分。例如：

高级创伤生命支持（ATLS）是美国外科学会开发、推广的基本创伤管理系统。它主要供外科、麻醉和急救专业的医生使用，目前已成为一些国家的专科执业资格考试的强制性内容之一。这些领域的专科医生需要具备广泛的创伤知识，这也是重大事故应急准备的内容之一。

确定性创伤治疗（Definitive Surgical Trauma Care，DSTC）在内容上更进了一步，针对初步的创伤治疗，其中包括损害控制原则。它与 ATLS 类似，并且出于相同的原因，也成为重大事故应急准备的内容之一。DSTC 主要供普外科医生使用，针对不同外科专科的类似课程正在开发中。

创伤护士核心课程（Trauma Nurse Core Course，TNCC）是适用于护士的课程，其理念与 ATLS 类似，且以 ATLS 为基础。

院前创伤生命支持（Prehospital Trauma Life Support，PTLS）也以 ATLS 原则为基础，适用于各类院前急救人员，也有利于提高重大事故的应急准备水平。

这是相邻领域的几个课程，可用于重大事故应急救援人员的专科培训项目设计。

18.5.3　在职培训

在职培训项目的重点是针对所有医务人员在重大事故应急救援中的实际职位和职责进行培训。这样的培训任务更艰巨，因为一位医务人员实际上很难仅接受某一特定职位的培训。在职培训的关键内容是不同职位人员之间的沟通和协调，并且不同职责的人员一起进行培训。这需要有良好的交互式模型。

18.5.3.1　重大事故灾害时医疗支持（MIMMS）概念

重大事故灾害时医疗支持（MIMMS）是交互式在职培训项目的一个例子。它使用图 18.2 所示的模型，以桌面模拟为基础。它有两种主要课程模型：院前 MIMMS 及医院 MIMMS。两种模型都主要针对组织架构，很少关注单个患者的管理。它们是两个独立的课程，也就是说一次只能培训应急救援链中的一个环节。

院前 MIMMS 给出了一个很好的重大事故现场的应急救援组织架构。它在架构上非常英国化，而组织构成则受到武装冲突中的大量急救经验及英国大规模事故应急救援经验的影响，因此它的组织架构坚强有力又复杂。但是，应记住，大多数重大事故需要不太复杂且可以迅速动员的组织架构，应奉行极简原则（见第 3 章）。

医院 MIMMS 重点关注急诊科，相对较少关注手术和重症监护，而后者往往是重大事故应急救援中的关键限制因素，因此所使用的模拟模型尚待进一步开发。

18.5.3.2　重大事故医学应急救援（MRMI）概念

重大事故医学应急救援（MRMI）模型由欧洲创伤与急救外科学会的灾害与军事外科分会的国际专家小组开发。他们在开发这个模型时达成的一致目标是：

- 覆盖整个管理链，包括现场、后送、医院管理以及沟通、协调、指挥。
- 包括患者管理，即检伤分类和初步急救处理。
- 是完全交互式的，所有参与者都履行自己的职责。
- 具有严格的标准化设计，这样在不同国家也能建立相同的应急救援组织架构，并且应急救援结果可复制、描述。

在以上讨论的仿真模型中，大规模伤亡模拟（MACSIM）系统（见 18.4.2 部分）是唯一提供充分的输入、输出数据的系统，足以满足前述要求。

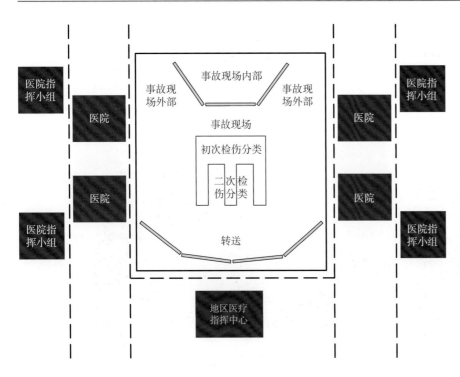

图 18.6　欧洲外伤与急救外科学会使用的重大事故医学应急救援（MRMI）课程模型示意图。该案例中有 4 家医院，当然，医院的数量可以增加。在现场外围是伤员疏散区和转送区（见正文），医院（图 18.10）和指挥中心（图 18.11）设在不同的区域，和现实中一样，因此重大事故应急救援链中的各参与组织需要以无线电或电话进行联系

　　MRMI 课程为期 3 天：第一天为预备训练，了解团体内的不同组成要素，其余两天为实时模拟演习，覆盖整个应急救援链。

　　应急救援架构如图 18.6 所示。所有职能和活动都以可移动的带磁力图形符号在带磁力的白板上显示。图中央部分代表现场。在事故现场白板中，伤员卡置于事故现场内外，比如一个建筑物。被困患者需要在规定的时间内营救出来。损伤类型取自真实的事故情形。救护车急救人员和院前急救队队员抵达现场后，必须担负起事故医疗指挥、检伤分类负责人以及救护车转送负责人的职责（见第 3 章）；并通过无线电与协调中心联系，组织、协调医疗应急救援，而且与事故营救指挥、事故警方指挥配合，就和现实中发生事故时的应急救援情形一样（图 18.7）。

　　从事故现场开始，学员依次进行初次、二次检伤分类，此处代表伤员疏散区（图 18.6 和图 18.8），终止于转送区，在转送区伤员被分配到救护车、直升机或其他转送工具上。转送白板（图 18.9）显示实时转送的情形。

　　第二层为医院（图 18.10 a 至 d），全部资源均详细列出。患者按转送白板上的抵达时间被送到医院。

　　第三层为医院指挥中心和地区医疗指挥中心（图 18.11）。所有通信均通过无线电或电话进行，和现实中的情形一样。

　　培训课程的结果以可预防的死亡和并发症显示，以损伤严重程度评分为标准。在对决策和表现进行全面评价，包括分析所有可预防的死亡后，学员获得"第二次机会"，再次进行同等严重程度事故的应急救援演习，从而改善他们的表现。

　　该模型可能看起来很复杂，但是与进行更加昂贵的现场演习相比，其整体学习效果还是符合成本效果的。

　　MRMI 课程虽然不是此类培训的唯一模型，但它无疑是一个好例子，满足了此类培训的所有要求。有关 MRMI 课程的详细内容，可查阅 www. mrmi.org。

18.5.3.3　针对特殊任务的特殊培训项目

　　针对派遣至不发达国家，或发生重大事故但资源有限和（或）需要国际救援的国家，从事国际救援的医务人员，**国际红十字会和无国界医生组织**以及其他组织提供了特殊的培训课程。强烈推荐每位可能被派遣执行此类任务的医务人员学习这些课程。

18.5.3.4　高级培训项目

　　对于那些计划在灾害救援医学领域进行学术研究或实际工作的人来说，还有一些可用的特别项目，如**欧洲灾害救援医学硕士课程（在欧洲开设）**，这个培训项目每年都会在意大利圣马力诺举办。这主要是一个理论性质的项目，在很大程度上是自学，毕业后可获得灾害救援医学硕士学位。

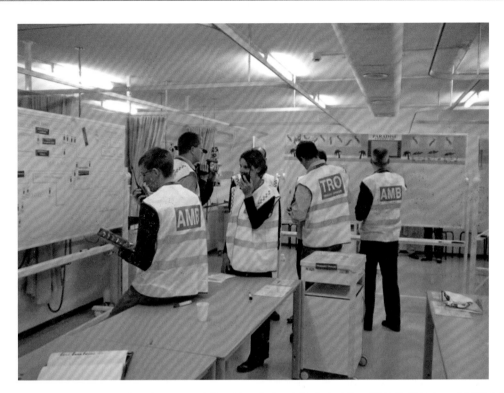

图 18.7　接到警报后抵达现场。救护车急救人员和院前急救队队员必须担负起现场不同的协调职责，以标识表示，而且同现实情形一样，他们必须彼此沟通，与其他应急救援团队进行沟通，并通过无线电与协调指挥中心联系。图中，首批营救、警方团队及首批两辆救护车已经抵达。第一辆救护车的急救人员已经充任事故医疗指挥（MIC）和检伤分类负责人（TRO）。大部分伤员仍在建筑物内（后面的白板），应急救援人员还无法接近他们（照片由 MACSIM 提供）

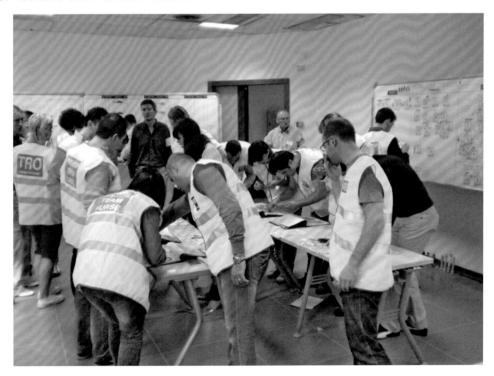

图 18.8　院前急救队队员正在处理伤员卡。在现场进行初次检伤分类后，再在伤员疏散区进行二次检伤分类，并根据可用设备附上急救处理标签，且表明优先处理顺序。所有程序均实时进行，由培训者使用定时器进行控制。如果学员指示进行急救处理，那么"患者"和医务人员都原地不动，直至急救处理时间结束。另一方面，如果未在损伤发生后及时予以急救处理，那么并发症会导致患者病情加重甚至危及生命。即使是经验丰富的医务人员，要做决定也相当不容易，这与临床中的决策过程相同（照片由 MACSIM 提供）

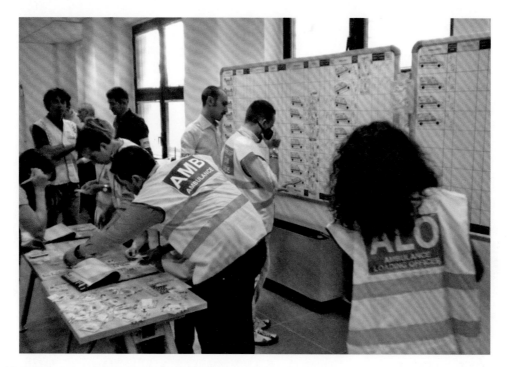

图 18.9　针对每辆救护车和每架直升机,其抵达时间,患者(伤员卡)、目的地,以及离开和到达目的地的时间均在白板上显示,均按实时进行。在此,医务人员通过无线电与协调中心联系,以确定患者的目的地,并向医院报告即将抵达的患者。患者(伤员卡)在指定的抵达时间被送至医院。将患者送至无可用资源(手术室、呼吸机)的医院,意味着患者可能死亡;同样,如果选择的转送耗时太长,以至于患者不能及时得到所需的院内治疗,也同样意味着患者可能死亡。这是高难度的决策训练,因为结果会立即显示出来(照片由 MACSIM 提供)

18.6　谁应该提供培训

如前所述,**本科阶段的培训**应由大学和医学院专门负责。即使灾害救援医学培训的大部分内容也是许多医学领域教育不可分割的一部分,但它仍需要一个灾害救援医学团队来提供整体的协调和支持,而且灾害救援医学团队还应确保在本科教育的后期培训项目中,灾害救援医学是一门单独的必修课程。灾害救援医学团队还应负责开发和研究,如同在其他医学领域一样,这是确保、维持灾害救援医学水准的前提。这样,灾害救援医学团队才能确保灾害救援医学教育和研究之间保持必要联系(见第 19 章)。

由于传统和资源不同,灾害救援医学团队在大学内的建制可能有差异。然而,重要的是,灾害救援医学,如本书中所讨论的,负有教育、培训、开发和研究的责任,其学术地位在每所大学和医学院都必须得到明确的界定。只有这样,才能确保在本科教育阶段灾害救援医学培训、教育的质量及两者之间的协调。

理所当然,上述灾害救援医学团队也应为**专科培训**项目提供支持,因为专科培训需要特定的资源和专业能力,比如开设交互式培训课程。

在职培训应由不同医院或地区负责,取决于应急救援的组织架构,并需要当地医院的医务人员参与其中。在重大事故期间,有责任接收创伤和急救患者的每所医院,都应该指定专人或专门的团队负责重大事故应急救援的在职培训,最好是负责制订医院 / 地区灾害应急计划的有关个人或团队。

针对**特定职务**,比如不同级别的指挥和协调职位的**医务人员的在职培训项目**,需要特殊的资源,包括专业能力和设备(如前述的欧洲 MRMI 课程)。这样的培训可以集中到特殊的**地区或国家中心**进行,以符合成本效益。这样的地区或国家中心也应为大学和医学院本科教育的**教师**,以及医院和地区的**教官**提供培训项目。这样的培训项目也是在组织架构、术语和设备方面实现通用国家标准的保证。

在灾害救援医学领域,**国际合作**特别重要,而

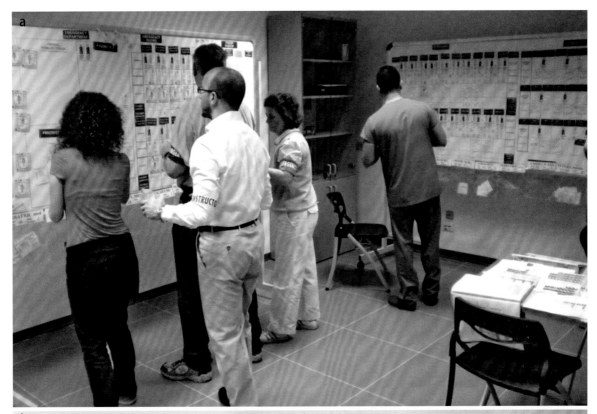

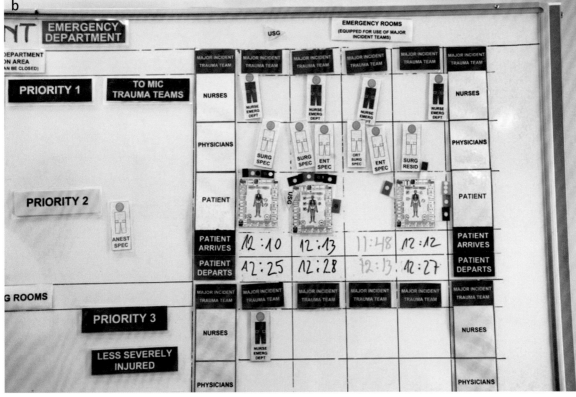

图 18.10　白板显示了医院及其所有可用资源（包括可用医务人员）。"非灾难患者"（接到警报时已经在医院的患者）用专用卡表示。（a）医院（从左至右）设立了抵达区、初次检伤分类区、急诊科区、术前区、手术区和重症监护室。病房以塑料袋表示，悬于白板下方。（b）急诊科有重伤（重大事故复苏团队）区，也有轻伤区。如在现场一样，一切都按实时进行并且根据学员做出的决定执行。教官监督计时和决策，以供后期评价

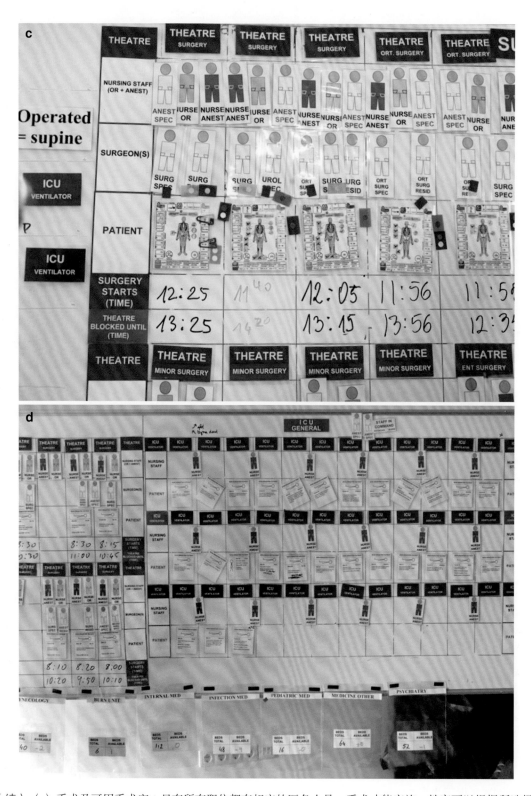

图 18.10（续）（c）手术及可用手术室。只有所有职位都有相应的医务人员，手术才能实施。教官可以根据所选择的方法和手术能力，调整手术时间。（d）是否有足够的呼吸机是决定医院浪涌能力的一个关键因素，而决定优先顺序也是一个艰难的决策（照片由 MACSIM 提供）

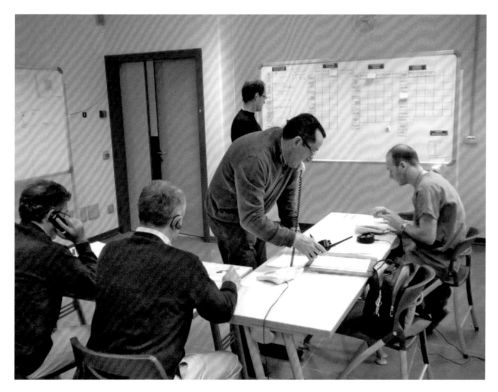

图 18.11　医院指挥中心与医院之间保持一段距离，同现实中一样，它与医院各部门的大多数通信不得不通过电话来完成。如图所示，医院指挥中心也与进行整体协调的地区医疗指挥中心持续保持联系（照片由 MACSIM 提供）

经验交流对灾害救援医学的进一步发展更是必不可少。灾害救援医学领域和相关领域的学术及专业学会应该积极开展国际课程。欧洲创伤与急救外科学会主办的欧洲 MRMI 课程便是值得仿效的榜样。

扩展阅读

American College of Surgeons Committee on Trauma (2008) Advanced trauma life support program for physicians, 6th edn. American College of Surgeons, Chicago

Archer F, Seynaeve G (2007) International guidelines and standards for education and training to reduce the consequences of events that may threaten the health status of a community. Prehosp Disaster Med 22(2):120–130

Ashkenazi I, Olsha O, Schecter W et al (2009) Inadequate mass casualty knowledge base adversely affects treatment decisions by trauma care providers: survey on hospital response following a terrorist bombing. Prehosp Disaster Med 24(4):342–347

Cummings GE, Della Corte F, Cummings CG (2006) Disaster medicine education for physicians: a systematic review. Int J Disaster Med 4(3):125–136

Debacker M, Delooz H, Della Corte F (2003) The European master programme in disaster medicine. Int J Disaster Med 1(1):35–41

Duboloz M (2003) WHO international diploma course in vulnerability reduction and emergency preparedness. Int J Disaster Med 1(1):21–24

Fischer P, Kabir K, Weber O et al (2008) Preparedness of German paramedics and emergency physicians for a mass casualty incident: a national survey. Eur J Trauma Emerg Surg 34(5):443–450

Franc-Law JM, Bullard M, Della Corte F (2008a) Simulation of a hospital disaster plan: a virtual, live exercise. Prehosp Disaster Med 23(4):346–353

Franc-Law JM, Bullard M, Della Corte F (2008b) Accuracy of computer simulation to predict patient flow during mass casualty incidents. Prehosp Disaster Med 23(4):354–360

Hodgetts T (2004) Training for major accidents – evaluation and perceived ability after exposure to a systematic approach. Prehosp Immediate Care 4:11–15

Hodgetts T, Mackway-Jones K (eds) (2002) Major incident medical management and support – the practical approach. BMJ Publishing Group, London

Jacobs LM, Burns KJ, Kaban JM et al (2003) Development and evaluation of the advanced trauma operative management course. J Trauma 55(3):471–479

Klein RH, Brandenburg DC, Atas JG et al (2005) The use of trained observers as an evaluation tool for a multi-hospital bioterrorism exercise. Prehosp Disaster Med 20(3):159–163

Lehman-Huskamp K, Rebmann T, Walther FG et al (2010) Disaster preparedness education and a Midwest Poison Center. Am J Disaster Med 5:229–236

Lennquist S (2002) Experience from five years international training of Swedish trauma teams. Scand J Trauma Emerg Med 10:200–203

Lennquist S (2003a) Education and training in disaster medicine – time for a scientific approach. Int J Disaster Med 1(1):9–12

Lennquist S (2003b) The emergotrain system for training and

testing disaster preparedness: 15 years' experience. Int J Disaster Med 1(1):25–34

Lennquist S (2005) Education and training in disaster medicine. Scand J Surg 94:300–310

Lennquist S (2007) Management of major accidents and disasters – an important responsibility for the trauma surgeon. J Trauma 62(6):1321–1329

Leroy-Heinrichs W, Youngblood P, Harter P et al (2010) Training health care personnel for mass-casualty incidents in a virtual emergency department: VED II. Prehosp Disaster Med 25(5):424–431

Nilsson H, Vikstrom T, Rüter A (2010) Quality control in disaster medicine training – initial regional medical command and control as an example. Am J Disaster Med 5:35–40

Pelaccia T (2009) Can teaching methods based on pattern recognition skill development optimise triage in mass-casualty incidents? Emerg Med J 26:899–902

Prehospital Trauma Life Support Committee of the National Association of Emergency Medical Care (USA) and the American College of Surgeons Committee on Trauma (2003) PHTLS basic and advanced trauma life support, 5th edn. Mosby, St. Louis

Rüter A, Nilsson H, Vikström T (2006) Performance indicators as quality control for testing and evaluating hospital management groups. Prehosp Disaster Med 21(6):423–426

Rüter A, Örtenwall P, Vikström T (2007) Staff procedure skills in management groups during exercises in disaster medicine. Prehosp Disaster Med 22(4):318–321

Sapp RF, Brice JH, Myers JB et al (2010) Triage performance of first year medical students using a multiple-casualty scenario, paper exercise. Prehosp Disaster Med 25(3):239–245

Thomas TL, Hsu EB, Kim HK et al (2005) The incident command system in disasters: evaluation methods for a hospital based exercise. Prehosp Disaster Med 20(1):14–23

Vincent DS, Berg BW, Ikegami K (2009) Mass-casualty triage training for international healthcare workers in the Asia-Pacific region using Manikin-based simulations. Prehosp Disaster Med 24(3):206–213

19

方法学的进一步研发

Sten Lennquist

19.1　灾害救援医学

如第 1 章中所述，本书中所有术语均基于术语 **"重大事故"**。"重大事故"是指可用资源无法满足即时医疗需求的任何情形。本书将重大事故分为 3 个不同的级别，涵盖了广泛的灾害救援情形：通过重新配置资源并调整方法，在常规情形下可获得救治的所有伤员都能够得到救治（**1 级重大事故**）；在常规情形下可获得救治的重伤员需要进行优先性排序，以救治其他治愈希望更大的伤员（**2 级重大事故**）。此外，受灾地区的基础设施可能遭到破坏，使救援工作面临更大挑战（**3 级重大事故**）。

而传统术语"灾害"一词目前在国际上尚无广泛认可的统一定义。与之相对，"重大事故"一词则有明确的定义、分级，因而可以作为重大事故发生时制定决策的依据。因此**在实际使用中**，"灾害"一词应以术语"重大事故"取代。

重大事故的医学应急救援属于医学的一个组成部分，与医学的所有其他组成部分一样，这一组成部分也需要设置一个可供研发的**学科**。传统上，该学科被称为**灾害救援医学**。对于一门学科而言，使用另一个术语的做法似乎不合逻辑，然而从科学的角度来看，灾害救援医学作为这门学科的学术名称今天已为人熟知，没有理由进行变更。

灾害救援医学的总体目标如下：

> "在现有资源无法满足即时医疗需求的任何情形下，通过以下方式，尽可能消除或减少生命、健康损失以及生理、心理上的痛苦：
> - 进行方法学方面的开发和评价。
> - 对各类医务人员进行教育和培训。"

上述定义意味着，灾害救援医学涵盖了 1—3 级的各类事故。这些事故在应急计划制订、组织和执行方面都遵循统一的基本方法学原则，只是具体决策需要根据治疗需求与可用资源之间的匹配程度而进行调整。

灾害救援医学的教育部分可参阅第 18 章，本章将重点讨论研发方面的内容。

19.2　历史背景

灾害救援医学是一门年轻的学科，通常被认为建立于 1975 年，以该领域的首个国际科学学会**国际灾害救援医学学会**（International Society for Disaster Medicine，ISDM）**的**成立为标志。两年后，即 1977 年 9 月，**世界灾害和急诊医学学会**（World Association for Disaster and Emergency Medicine，WADEM）成立，并自此成为灾害救援医学领域最有影响力的国际性科学和专业学会。其后，灾害救援医学领域出现越来越多的区域学会和国家学会。

随着第一批国际学会的成立，灾害救援医学开始在大学范围内获得认可，相关的教学和培训被引

S. Lennquist
e-mail: lennquist@telia.com

入到本科教育中，首先是针对医生，后来逐步扩大到针对护士和医务辅助人员。

然而，对于方法学的开发和评价迄今为止却相当有限。灾害救援医学，几乎毫无例外，发展成了一门**描述性学科**并延续至今。在学术会议上，人们报告他们在重大事故中的经验，包括首次遭遇此类事故时遇到的所有困难和犯下的所有错误。然而，却很少有人对方法学和应急救援结果进行科学的分析。然后，在一个又一个类似的会议和大会上，人们一次又一次地报告所犯下的一模一样的错误，并且每次都露出同样的意外神情。出现这种情况的一个原因是，在迄今为止收集到的重大事故经验中，只有极其有限的一部分可针对应急救援结果进行科学的分析和比较。

自新千年伊始，世界各地对灾害救援医学的关注与日俱增，主要原因如第2章中所述，即重大事故风险日益增大。当然，全球恐怖主义的发展也是另一个重要原因。在对灾害救援医学关注增多的同时，人们也越来越意识到需要为该学科的方法学和教育建立一个更好的科学基础。预计在未来几年，灾害救援医学作为一个学科将得到全面而积极的发展，我们对此抱有希望。

19.3 研究的必要性

方法学的研发是医学所有领域的必要组成部分，灾害救援医学也不例外。灾害救援医学是一门**跨学科的科学**，涉及医学的主要学科：

- 外科学，如创伤、急诊外科、骨科、神经外科、整形外科、小儿外科和烧伤处理。
- 麻醉学和重症监护。
- 内科学，如急诊医学、毒理学、肺部医学、肾脏病学、儿科学和营养学。
- 初级卫生保健。
- 院前急救，包括野战医院和转运医学。
- 感染性疾病医学、热带医学。
- 核医学。
- 法医学。
- 检验医学。
- 精神病学和心理学。
- 社会医学。

针对现有资源无法满足即时医疗需求的情形，以上领域的方法学都需要进一步研究发展：

- 简化的诊断、治疗方法。
- 检伤分类方法。
- 重大事故特有的损伤/疾病。

对于以上学科中的大多数而言，与重大事故应急救援相关的内容在学科中所占比例太小，不足以确立其学术地位。但是，对于灾害救援医学，以上各个学科都负有**学术协调之责**：

- 发现并明确发展/研究的需求。
- 启动研究。
- 协调研究（通常涉及多个学科）。
- 调动并确保研究资源。
- 领导、协调并发展涵盖整个灾害救援医学领域的教育和培训。

除了需要针对重大事故应急救援所涉及的各学科及各学科之间的协调开展研究之外，还需要研发涵盖以下领域的协调功能：针对重大事故的院前、院内应急救援的应急计划制订和组织架构，包括指挥、协调和沟通。协调功能的研发需要与诸如营救部门、政府部门、警方和军方等合作部门共同进行。

所有这些都进一步凸显了各学科与灾害救援医学对接的必要性。灾害救援医学研究可以由相关学科的人员兼任，由于没有人能够通晓所有这些学科，这主要是一个协调功能。如果没有人员兼职进行灾害救援医学研究，则灾害救援医学研究就难以确保质量和数量，其教育、培训质量自然也难有保证。

下面将介绍涵盖整个重大事故医学应急救援领域及其不同学科的研究需求。

19.3.1 重大事故医学应急救援领域所涵盖的全部研究

整个领域所涵盖的研究包括：

- 对各个级别应急救援结果的科学记录和分析。
- 应急计划制订、应急准备和执行的质量保证。
- 对应急救援各个级别检伤分类方法的科学评估。
- 教育方法的质量保证和验证。
- 应急救援指挥、协调模型的开发和评估。

19.3.1.1 应急救援结果的记录和分析

做完每项治疗后进行结果报告，这在今天医学界的几乎每个领域都已成为一项强制性的、理所当然的责任。这种做法也为质量保证和方法学发展奠定了良好基础。

灾害救援医学，即重大事故医学应急救援的学术领域，迄今仍是这种做法的例外之地。一种积极的现象是，如今越来越多的重大事故应急救援报告得到发表，但这些报告主要是纪实性的，描述应急救援过程、管理和执行困难等。到目前为止，几乎没有出现国家或国际性的标准化报告格式，而这一点对于科学分析、结果比较以及不同情形下最佳方法的确定都是必不可少的。不难想象，如果手术行为也只进行事实性描述或根本不进行报告的话，那么现在的手术水平很可能仍然停留在 20 世纪初的水平。

关于为何会缺少此类科学报告，有如下几种原因：

- 与其他医学领域相比，灾害救援医学仍然是一门年轻的学科。
- 作为一门学科，它的学术地位在有些国家甚至未得到认可。
- 因为重大事故应急准备是一项政治责任，应急救援结果的报告在政治上具有敏感性。应急计划制订和应急准备的不到位甚至缺乏，自然会严重影响应急救援结果，其报告会使执政者失去选票。近年就出现几起这样的例子，以至于所有相关人员被禁止披露任何应急救援结果。
- 关于应急救援结果的界定和报告，目前仍没有一种获得普遍认可的做法。

出于政治上的原因，在发生重大事故之后，官方常常会如此报告："由于伤势过重，××名患者死亡。应急准备工作做得很好，所有人都出色地完成了任务。"然而，在官方给出此类声明之后，出于某种原因，仍有为数不少的报告对应急救援工作给予了严厉、客观的评价，指出官方采取的所有措施实际上都是错误的，而且/或者官方的应急计划制订、应急准备完全不充分。重大事故本身是一种棘手的特殊情况，迄今为止，或许尚无哪个个人或机构在应对此类情况时能面面俱到。在重大事故中出错并不可耻，即便错误发生在严重创伤患者的救治上，但这些错误需要进行报告和分析，否则我们将永远不能进步。

要对应急救援结果进行标准化报告，就需要有一套统一的方法来对结果进行定义和报告。此处的"结果"并非指死亡或发生并发症的总人数，而是潜在的、可避免死亡的人数。当然，该人数是不容易进行界定的，因此可使用另一种方法，即以死亡人数和并发症患者人数作为应急救援的结果，并考虑：（a）受伤人数及其严重程度（损伤严重程度评分）；（b）可用资源。前提条件是报告格式应包含相关项目。

报告格式的输入项目示例如下：

- 按创伤评分分类的受伤人数[例如损伤严重程度评分（ISS）]。
- 可用的院前资源（院前急救队、各类转送交通工具、至现场的距离）。
- 可用的院内资源、患者激增应对能力、从现场到医院的距离。

报告格式的输出数据示例如下：

- 发出警报所需时间以及开始应急救援所需时间。
- 死亡人数。
- 不同严重程度并发症的人数。
- 资源的利用程度。

欧洲创伤与急诊外科学会的灾害与战伤外科分会已经开发出这样的格式，且数个重大事故已经采用这个格式进行报告。为了尽可能获得更广泛的认可，这个报告格式仍在不断修订完善之中，但已可以在学会论坛网站（http：// www.europeantrauma. net）、《欧洲创伤与急诊外科杂志》（*European Journal of Trauma and Emergency Surgery*）上查看。世界其他地区也有团体在制订类似的报告格式，当然最理想的结果是所有这些团体达成协议使用同一报告格式。对于国际社会而言，要在该领域实现这一目标仍是一个挑战。

如上所述，所有参与重大事故应急救援的人员都应认识到进行以上记录的重要性，并积极记录数据。

19.3.1.2 应急准备和应急救援的质量保证

要确保质量，首先需要对质量指标进行定义：可以使用哪些指标，如何记录指标，以及如何划分质量等级。此类质量指标的示例如下：

- 发出警报所需时间（从事故发生到向各单位发出警报的时间差）。
- 接收警报到开始应急救援所需时间（从接到警报到开始应急救援的时间差）。
- 警报级别与需求之间的匹配度（警报级别过低或警报级别过高）。
- 检伤分类（优先顺序评估准确/不准确的百分比，检伤分类级别过低或过高）。
- 院前应急救援的效率（从到达现场到撤离现场的时间差）。
- 转送效率（目标医院选择准确/不准确的百

分比）。

- 与 ISS 相关的死亡率。
- 与 ISS 相关的不同程度的并发症（危及生命、持续性残疾、其他）。

在这些指标中，有一些指标会受应急救援管理链上不止一个因素的影响，例如应急计划制订的质量和应急救援人员的工作能力都会对发出警报所需时间产生影响。这会稍稍增大分析的复杂程度，但这些因素可以单独进行分析。

使用质量指标后，应急救援的质量就可以具体数据呈现。这样，应急救援或演习的结果就可作为改进的基础，用于调整组织架构或进行反复培训。

19.3.1.3 教育和培训的质量保证

对教育和培训项目进行验证的必要性已在第 18 章中阐述。在灾害救援医学领域，教育和培训项目的验证是一项重要任务。

19.3.1.4 检伤分类的方法学

探讨检伤分类的第 4 章重点指出了以下事实：由于缺乏循证数据，难以确认检伤分类的正确性或对不同的检伤分类方法进行比较。文中举例说明了如何使用高级模拟模型来获得此类数据，而高级模拟模型也可用于评价重大事故应急救援中所采用的其他方法。

如第 4 章中所述，应根据临床上的创伤患者或危重患者的数据来确定检伤分类的方法。这也体现了结合实验研究与临床研究的必要性与益处。在发展、评价重大事故应急救援方法学时，应以此为基础。与此同时，这种做法同样适用于检伤分类以外的其他领域。

19.3.1.5 指挥与协调的方法学

本书多次强调高质量指挥和协调的重要性。在重大事故中，不仅医疗部门需要良好的组织架构，其他合作部门诸如营救部门、警方、政府部门和军方等也同样需要。因此，所有部门，包括医疗部门，都应采用相同的组织架构。曾经有人尝试采用统一的组织架构，但遗憾的是并未取得成功，原因是医疗部门与其他合作部门之间存在明显差异：

- 其他合作部门在日常工作中必须使用并依靠一套完善的指挥架构。
- 作为其人员培训的一项重要内容并结合日常实践，意味着这些部门任何一个级别都有人能随

时担任指挥。

- 这些合作部门的一个最重要的特点是，职位越高者领导能力越强，这也是其人员职业生涯发展所要求的基本素质之一。

另一方面，在医疗部门，领导的职能通常有限，也不是日常工作必不可少的一部分。行政领导是管理人员，负责做经济决策，并不参与专业事务，而且仅在正常工作时间上班。虽然高级专业职位对专业能力要求较高，但并不代表要求更强的领导能力。

由于这些差异的存在，要在医疗部门照搬其他合作部门的组织架构就变得困难甚至不可行。医疗部门必须开发出自己的一套组织架构。它必须简单明了，这样任何一个值班的资深医务人员都可以承担指挥的职责。对于在日常工作或职业生涯中并不行使此类指挥职能的医务人员而言，理所当然需要接受一些特殊培训。

培训的最佳方式是使用如第 18 章所述的高级模拟模型。用此类模型对医疗部门指挥进行培训时，其他合作部门的专业指挥也应参与。他们既需要熟谙自己部门的组织架构，也需要对医疗部门的特殊组织架构有所了解。这样的培训项目需要有坚实的科学基础，这也是灾害救援医学这一学科的重点研究领域之一。

19.3.2 重大事故应急救援相关特殊领域的研究

在重大事故中，由于资源有限，并非所有损伤或病症都可获得专科医生的治疗，这意味着所有参与应急救援的医务人员都应至少了解初步诊断和治疗的原则。此类损伤或病症举例如下。

19.3.2.1 高能级创伤

高能级创伤对人体产生的影响已在第 7 章中阐述。高能级创伤的治疗需要遵循特殊原则（也如前文所述）。如果不遵循这些原则，则可能导致本可避免的健康损失甚至死亡。为此，需要开发、评估此类损伤的治疗方法，并开发、评估针对可能参与此类损伤治疗人员进行的教学和培训方法。典型的高能级创伤由弹片或子弹造成，现代武器技术和恐怖分子都在朝着同一目标努力，即尽可能对人体造成更大的伤害——最好将人炸成碎片。这也成为一个特殊研究领域——**创伤弹道学**的研究基础，该领

域专门研究此类创伤所造成的影响，以找到最佳的治疗指导原则。这个令人悲哀的发展领域所带来的一个积极影响是，创伤弹道学的大部分知识都可应用到日常创伤治疗中。因为随着社会的发展，我们日常生活中所遭遇的导致创伤的能量也越来越高，例如交通运输的速度越来越快，蓄意暴力事件越来越多。

创伤弹道学知识应该被应用到日常创伤治疗及培训中。重点是这样的培训不应只限于创伤专科医生，还应包括所有可能在重大事故或武装冲突中进行损伤治疗的医务人员。

19.3.2.2　简化的诊断、治疗方法

本书已多次强调在重大事故应急救援中使用简化版诊断、治疗方法的必要性。在重大事故中，由于资源有限，我们在日常医疗中习惯使用的先进技术不可能全部都可供使用。在外科领域，简化版诊断、治疗方法的一个绝佳例子是**损害控制**（damage control，DC）**概念**的引入。初步的临时性治疗采用简单、快速的方法，旨在使患者存活下来，其后在患者病情改善且资源允许的情况下，再进行修复手术。损害控制概念被用于多种简化的诊断、治疗方法，涉及多个外科领域。以上均在第 7 章阐述。

从科学的角度来看，尽管运用损害控制概念的众多方法被引入且广泛应用于外科领域，但却并未予以实证检验。例如，可用暂时关闭肠道的做法取代切除和吻合术，也可以在动脉中插入人工血管实施临时性分流取代一期修复。然而，几乎没有或在许多情况下根本没有临床研究或实验研究显示：

- 这些操作方法的实际益处（时间和资源）。
- 发生并发症的风险及其预防。
- 应使用哪种方法。

这都有待进行前瞻性临床研究或实验研究。重症患者常常在时间非常紧迫的情况下接受治疗，针对他们进行前瞻性临床研究的困难显而易见。而将实验研究结果应用到临床实践所面临的问题也是众所周知的。因此，需要将基础实验研究与临床前瞻性、多中心研究相结合，但这对灾害救援医学学科而言无疑是一项挑战，因为需要各个临床领域的密切配合。

19.3.2.3　发生出血和休克时的容量替代治疗

这属于日常创伤治疗的研发领域，但一些问题是重大事故特有的：

- 在许多情况下，院前阶段都会延长，因此院前液体复苏的需求剧增。
- 医院将出现用血紧张的情况。

现在，院前容量替代所使用的液体均不含氧。如果含氧溶液一次输入过多，会对患者的凝血系统和循环系统产生负面影响。

从灾害救援医学的角度来看，对**含氧溶液**以及对凝血和渗透压平衡的负面影响较小的溶液进行开发、评估应是一个重点研究领域。该学科的代表人士应参与并推进这一领域的研究。

自体输血法在日常医疗中使用较少，但在重大事故中却可作为一种节约血液的有效手段，例如使用于伴有出血的血胸患者。灾害救援医学学科应推进、支持自体输血法的开发和评估。

19.3.2.4　极端体温

低体温造成的影响已在第 9 章阐述。不过，仍有许多问题有待解决，且在重大事故应急救援领域具有特殊意义：

- 低体温患者宣布为死亡的标准。
- 低体温患者的"全速或半速"复苏。
- 资源有限情况下快速复温的风险。

低体温的生理效应研究可从低体温在手术和麻醉方面的临床应用着手。体温降低的效应研究可招募志愿者进行。已有人进行此类研究，以明确儿茶酚胺在降低体温上发挥的作用。因为创伤与受寒往往同时存在，所以体温降低是重大事故中的一项重要挑战。

高体温造成的影响也是重大事故中的一个重要问题。例如，在 2005 年美国路易斯安那州新奥尔良市，卡特里娜飓风袭击后发生了洪灾。受灾人员的一个主要死亡原因并非溺水，而是孤立无援地坐在屋顶上，高温高湿，没有空气调节设施。如果人们能够更好地了解并降低此类风险，结果或许会有所不同。

烧伤也可归为高温所造成的一种影响。如第 8 章中所述，在重大火灾中，很可能出现资源不足的情况，以至于严重烧伤患者无法获得与常规烧伤治疗（耗费大量资源）同样水平的治疗。研发、评估简化版的烧伤治疗方法应当作为灾害救援医学学科努力的另一个重点领域。

19.3.2.5　危险物质

在由危险物质引起的重大事故中，有可能出现

大量伤员，他们需要接受比较消耗资源的治疗（如**暴露于有毒气体泄漏时，伤员需要接受呼吸机治疗**）。即便在对呼吸机治疗需求有限的重大事故中，呼吸机也是限制医院收治能力的一个关键因素。不难想象，如果突然出现大量（比如数百名）患者需要接受呼吸机治疗，将面临巨大的困难。这就需要制订相应的应急计划，并进行应急准备，包括研发替代方法。一个替代方法是雾化吸入法，在发生氯气暴露时，雾化吸入法可替代呼吸机治疗。针对其他类似的情形，也需要研发相应的替代方法。

此外还包括**去污方法**的研发和评估，以及在**大规模伤员暴露于危险物质时解毒剂解毒法**的替代方法的研发和评估，这也是灾害救援医学学科应努力的另一个重点领域。

19.4　展望

正如本章所述，在重大事故应急救援领域，还有许多问题有待进行方法学的研发。迄今为止，学术活动的缺乏无疑对灾害救援医学的发展产生了负面影响。灾害救援医学领域学术活动的缺乏有很多原因：灾害救援医学作为一门学科还很年轻，有些国家还对其缺乏认识；在没有科学传统的领域开展科学工作会遇到很多困难，尤其是资金方面的问题；与其他医学学科相比，灾害救援医学需要的方法学略有不同。

要克服所有这些问题并非没有可能，但目前的当务之急是使灾害救援医学在高等学府得到更好的认可，并使大学的决策者们认识到灾害救援医学研究、教育的必要性。我们正处于这项进程中，即一旦灾害救援医学在大学和医学院校内设立学科，则对于许多有待探索的领域而言，科学活动将增多，而这将显著促进灾害救援医学的发展。

扩展阅读

Birnbaum M (2000) Disaster research – why, how and when? Prehosp Disaster Med 15:88–92

Gryth D, Rådestad M, Nilsson H et al (2010) Evaluation of medical command and control using performance indicators in a full scale major aircraft accident exercise. Prehosp Disaster Med 25:118–123

Jenkins JL, Mc Carthy ML, Sauer LM et al (2008) Mass casualty triage – time for an evidence based approach: a comprehensive review. Prehosp Disaster Med 23:3–8

Jesus JE, Michael GE (2009) Ethical considerations of research in disaster-stricken populations. Prehosp Disaster Med 24:109–114

Lennquist S (2003) Promotion of disaster medicine to a scientific discipline – a slow and painful but necessary process. Int J Disaster Med 2:95–99

Lennquist S (2008) Protocol for reports from major accidents and disasters. Eur J Trauma Emerg Surg 5:486–492

McManus JG, McClinton A, Morton MJ (2009) Ethical issues in conduct of research in combat and disaster operations. Am J Disaster Med 4:87–94

Neches R, Ryutov T, Kichkaylo T et al (2009) Design and evaluation of evaluation of a disaster preparedness logistic tool. Am J Disaster Med 4:309–320

Nilsson H, Vikstrom T, Rüter A (2010) Quality control in disaster medicine training – initial regional medical command and control as an example. Am J Disaster Med 5:35–40

Rothman RE (2006) Research priorities for surge capacity. Acad Emerg Med 13:1160–1166

Sacco WJ (2005) Precise formulation and evidence based application of resource-constrained triage. Acad Emerg Med 12:759

Sundness K, Birnbaum ML (2003) Health disaster management – guidelines for evaluation and research in the Utstein style. Prehosp Disaster Med 17(Suppl 3):1–177

Talving P, Du Bose J, Barmparas G (2009) Role of selective management of penetrating injuries in mass-casualty situations. J Trauma Emerg Surg 3:225–239

Wang J (2004) Aerosol treatment of chlorine gas induced lung injury. Academic dissertation, University of Linköping, Sweden

原著编者简介

主编

Sten Lennquist，医学博士、哲学博士，瑞典 Linköping 大学荣誉教授，外科医生，曾任 Linköping 大学医院外科主任。当年，作为一名年轻的外科医生，他曾参与国际人道主义行动。从此，他开始进入灾害救援医学领域，而这也贯穿其外科医生生涯。他曾担任瑞典国家卫生与福利委员会的灾害应急准备顾问，组织并领导过多个全国性和国际性的灾害救援医学课程，并为世界卫生组织（World Health Organization，WHO）、欧盟委员会和世界不同地区的多个国家承担过灾害救援医学的教学工作。

1991 年，他被任命为斯堪的纳维亚的首位灾害救援医学教授，发起并建立了 Linköping 大学灾害救援医学研究与教育中心。在创伤和灾害救援医学领域，他已发表 200 多篇创伤和灾害救援医学方面的文章，包括一些图书中的部分章节和教科书。他是欧洲创伤与急救外科学会的荣誉会员，并在 2007—2008 年担任学会主席。他也是斯堪的纳维亚外科学会、美国创伤外科协会、法国外科学会、瑞典灾害救援医学学会以及匈牙利军事和灾害救援医学学会的荣誉会员。

lennquist@telia.com

各章编者

Howard R. Champion，医学博士，皇家外科医师学会会员，美国外科医师学会会员，位于美国华盛顿特区的国防医科大学的外科学教授和创伤高级顾问，已为军队人员提供创伤治疗培训达 30 年以上。他曾为多部图书撰稿战伤相关章节，包括第 7 版《院前创伤生命支持手册》（*Prehospital Trauma Life Support Manual*，Mosby 2010）中"爆炸伤"一章，也撰写过多篇战伤方面的文章。他的团队已获得多项资金并签订协约，为战伤救治和外科培训提供技术辅助培训。

HRChampion@aol.com

Robert Dobson，爱丁堡皇家外科医师学会（准）会员（英国），注册医务辅助人员，已在伦敦急救服务中心的教育与发展部以及萨里急救服务中心的区域培训中心任高级培训员近 35 年。他还担任过特种作战部队的顾问以及战斗和战术急救课程的教练。1973—1975 年，他曾在北爱尔兰的军队服役。他是欧洲创伤与急救外科学会（ESTES）灾害与军事外科分会以及克罗地亚急救医学与外科协会的会员。他也是 Hanover Associates（英国）的医学顾问和副总监。他还是欧洲 MRMI 课程的发起人之一、MRMI 课程教员和 MRMI 董事会成员。

bobdobsonlas@hotmail.com

Boris Hreckovski，医学博士，国际外科医师学会会员（克罗地亚），普通外科与创伤专科医生，也是克罗地亚预备役部队少校。他曾在 1991—1994 年克罗地亚和波斯尼亚发生战争期间担任军医。目前，他是 Slavonski Brod 综合医院创伤科的负责人。他是克罗地亚急救医学与外科协会以及国际外科医师学会克罗地亚分会的主席、ESTES 教育与培训分会的副主席，也是 ESTES 灾害与军事外科分会的克罗地亚国家代表。他还是国际外科医师学会的副主席（2011—2012 年）、欧洲 MRMI 课程董事会副主席和 MRMI 课程的讲师（2009 年起至今）。

boris.hreckovski@vip.hr

Kerstin Bergh Johannesson，哲学博士，执业临床心理学家，也是瑞典 Uppsala 大学医院心理学专业的高级主管。她专攻创伤相关心理障碍的治疗，并在位于 Uppsala 的国家灾害精神病学中心担任研究员。她是 Uppsala 大学医院心理社会应急小组的组长，并担任心理创伤学讲师多年。

kerstin.bergh.johannesson@akademiska.se

Siegfried de Joussineau，医学博士、哲学博士，目前是瑞典武装部队的军医总监，在放射急诊医学领域拥有丰富经验，同时也是瑞典国家卫生与福利委员会核辐射事件的专家组成员。他曾任位于斯德哥尔摩的 Karolinska 大学医院放射医学中心的高级顾问。他一直积极参与国际原子能机构和 WHO（辐射事故医学应急准备与救援网络）以及欧共体合办项目的国际合作。他还担任过全国性和国际性放射医学专业课程的组织者和讲师。

siegfried.joussineau@mil.se

Robert A. Leitch，英帝国勋章获得者，注册护士，上校（已退役），拥有 30 多年的军事医疗经验，包括和平时期与战争时期。曾担任过特种部队卫生兵、空降野战手术队士官，还曾以 Sandhurst 皇家陆军军官学校毕业生的身份负责过卫生兵教育培训项目的开发并负责制定、实施最高级别的军事医疗政策。他曾参加北爱尔兰战争、福尔克兰战争、第一次海湾战争以及世界上其他多项军事行动。

adrian.uganda@gmail.com

Bertil Lindblom，哲学博士，法医遗传学教授，瑞典 Linköping 大学兼职教授。他在家庭、亲属关系 DNA 研究方面拥有丰富经验。自从瑞典在常规家庭调查中引入 DNA 分析后，他便负责瑞典国家法医委员会的法医遗传学部门。2004 年 12 月 26 日泰国发生海啸后，他多次参加其灾难遇难者的身份鉴定工作。

bertil.lindblom@rmv.se

Tom Lundin，医学博士，哲学博士，瑞典 Uppsala 大学灾害精神病学教授，Uppsala 大学医院精神科高级顾问。他曾担任 Uppsala 大学神经科学系国家灾害精神病学中心主任，并已发表 140 多篇灾害精神病学方面的论文。

tom.lundin@neuro.uu.se

Per-Olof Michel，医学博士，哲学博士，精神病学副教授，瑞典武装部队前精神病学主任（中校，已退役）。他目前担任瑞典 Uppsala 大学瑞典国家灾害精神病学中心主任。除学术工作经验外，作为一名军事精神病学家，他还拥有野战环境中的工作经验以及民间救灾行动方面的经验。

per-olof.michel@neuro.uu.se

Kristina Lennquist Montán，注册护士，BC 1，哲学博士（在读），位于瑞典哥德堡的院前与灾害救援医学中心的灾害救援医学教练。她一直致力于灾害救援医学教育与培训模拟系统的开发，如 Emergotrain 系统和大规模伤亡模拟（MACSIM）系统，并曾担任 WHO 应急准备和易损性降低国际文凭课程以及欧盟灾害救援医学教练课程的课程助理。目前，她是欧洲 MRMI 课程教练，并在 Gothenburg 大学参加检伤分类方法论的博士研究项目。

lennquist@hotmail.com

Per Örtenwall，医学博士，哲学博士，位于瑞典哥德堡的 Sahlgrenska 大学医院的外科副教授和创伤科负责人。他是位于哥德堡的院前与灾害救援医学中心的教练和研究主任。他也是北欧战场小组的一名医疗军官，拥有在阿富汗和中东地区执行国际任务的经验。他已发表创伤和灾害救援医学方面的大量文章，包括一些图书中的部分章节。他是 MRMI 课程发起人之一，也是 MRMI 课程教练和 MRMI 课程董事会成员。

per.ortenwall@vgregion.se

Lennart Rammer，医学博士、哲学博士，瑞典 Linköping 大学法医学荣誉教授、法医病理学家，曾担任国家法医学委员会 Linköping 大学法医学部的负责人。他还担任过瑞典国家卫生与福利委员会的法医学科学顾问。

lennart.rammer@rmv.se

Louis Riddez，医学博士，哲学博士，位于瑞典斯德哥尔摩的 Karolinska 大学医院的外科副教授以及创伤与急诊外科负责人。在过去 24 年，他参与了红十字国际委员会、红十字联合会和无国界医生组织（Médecins Sans Frontières，MSF）的大量灾害救援任务。他也是位于斯德哥尔摩的 Karolinska 研究所的灾害救援医学教师。

louis.riddez@karolinska.se

Lucija Sarc，医学博士，哲学博士，内科专家。自 1995 年以来，她在斯洛文尼亚 Ljubljana 大学医学中心的国家中毒控制中心担任临床毒理学家。她领导了"化学事故应急准备"项目，并积极参与斯洛文尼亚卫生部的欧洲 MRMI 教育计划。她已发表多篇毒理学方面的论文，也是化学事故医学服务队应急救援国家指南的作者。她曾任欧盟项目"过渡设施——化学品安全 3"的专家顾问。

lucija.sarc@kclj.si

Johan von Schreeb，医学博士，哲学博士，普外科专家，有 20 多年全球灾害救援救援经验，主要服务于无国界医生组织。1992 年，他建立了无国界医生组织的瑞典分支机构。目前，他在斯德哥尔摩领导 Karolinska 研究所的一个研究小组，专攻灾害中的医疗挑战，即如何在资源匮乏的灾害环境中，在实施常规现场救治工作的同时，实现循证外科治疗。

johan.von.schreeb@ki.se

Folke Sjöberg，医学博士，哲学博士，瑞典 Linköping 大学麻醉学与重症监护教授，Linköping 大学医院烧伤中心负责人。在该烧伤中心，他领导一个研究小组，专攻烧伤、重症监护及其治疗结果。他是欧洲烧伤协会的前任主席，并曾参与制订瑞典的灾害烧伤应急计划。他已发表 150 多篇烧伤与重症监护方面的论文。

folke.sjoberg@liu.se

Martin Wahl，医学博士，哲学博士，感染性疾病副教授，拥有超过 25 年的临床经验，包括在低收入国家的诊疗、教学经验。他一直致力于地区、国家及国际级的传染病控制和预防工作。他拥有 20 年的救灾工作经验，目前是位于瑞典哥德堡的院前与灾害救援医学中心的高级顾问。

martin.wahl@vgregion.se